实用中草药图典

②

◎ 刘春生 主编

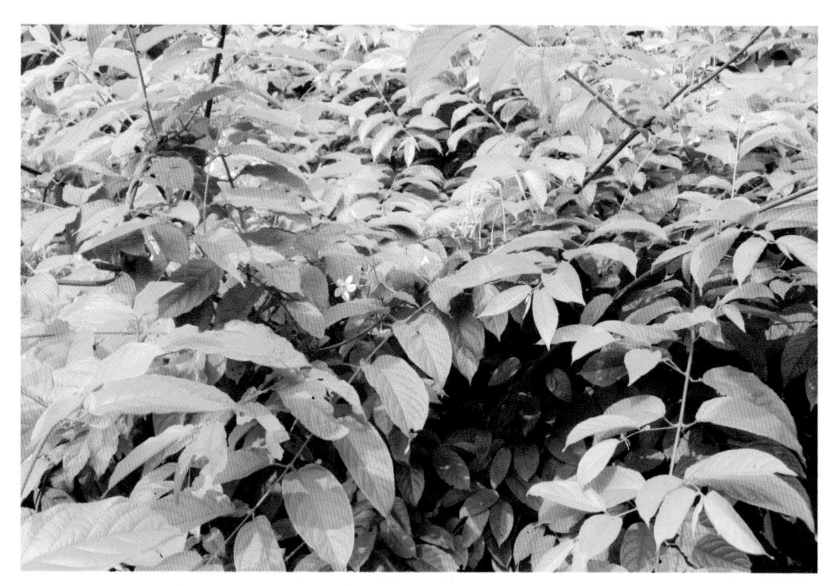

中医古籍出版社

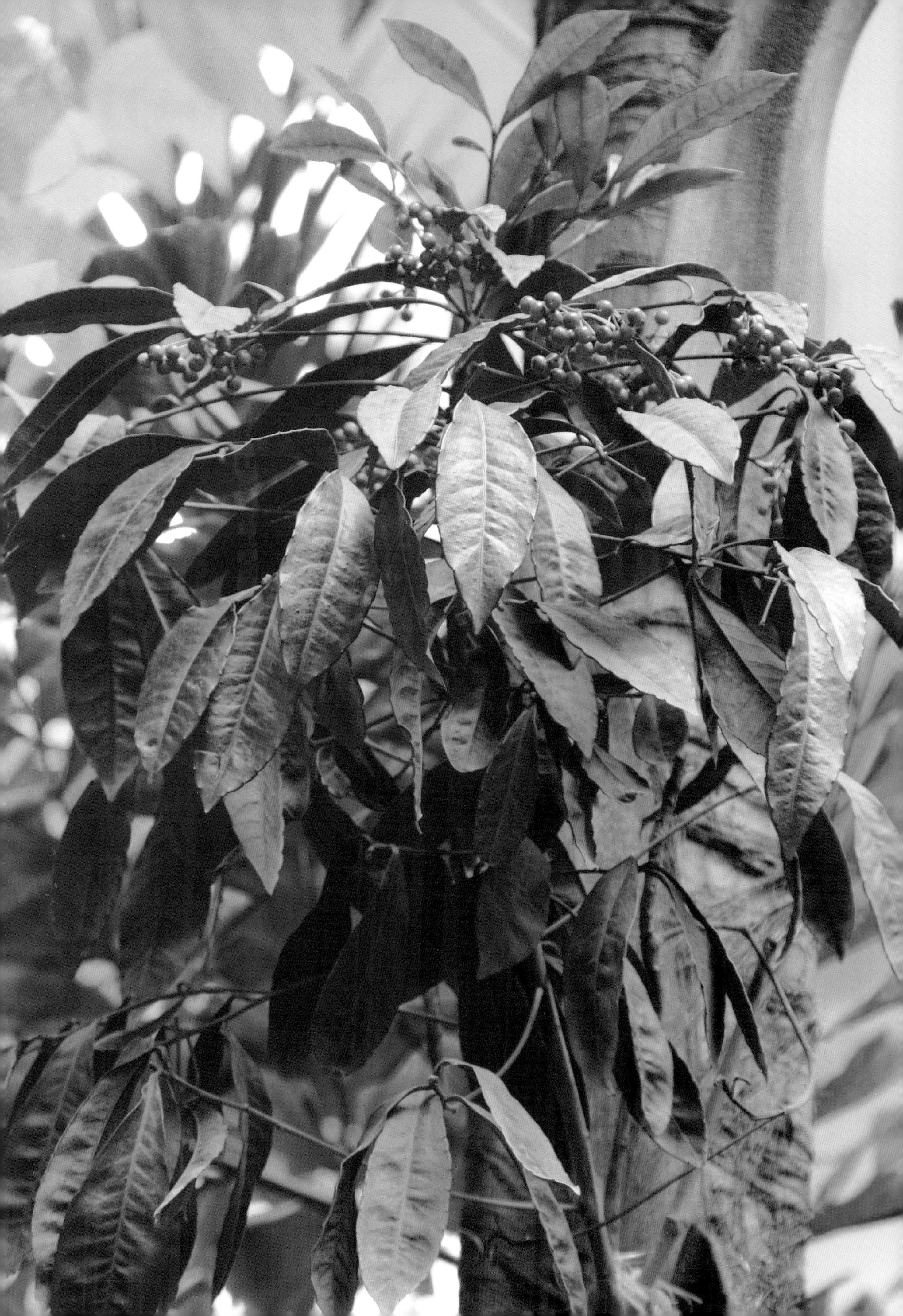

灯心草

别名：赤须、灯心、灯草、碧玉草、虎须草。
来源：为灯心草科植物灯心草*Juncus effusus* L.的干燥茎髓。

【生境分布】生长于池旁、河边、稻田旁、水沟边、草地上或沼泽湿处。主产于江苏、湖南、四川、云南、贵州等地。

【采收加工】夏末至秋季割取茎，晒干，取出茎髓，理直，扎成小把。

【性味功用】甘、淡，微寒。归心、肺、小肠经。清心火，利小便。用于心烦失眠，尿少涩痛，口舌生疮。1～3克。

【精选验方】①水肿：灯心草90克，水煎服。②膀胱炎、尿道炎、肾炎水肿：鲜灯心草30～60克，鲜车前草60克，海金沙、薏苡仁各30克，水煎服。③小儿心烦夜啼：灯心草15克，煎2次，分2次服。④失眠：灯心草适量，煎水代茶喝。⑤急慢性咽炎：灯心草、红花各适量烧灰，酒送服5克。⑥湿热黄疸：灯草根200克，加酒、水各半，煮半日，露一夜，温服。⑦鼻血不止：灯心草50克，为末，加丹砂5克，每次10克，米汤送下。

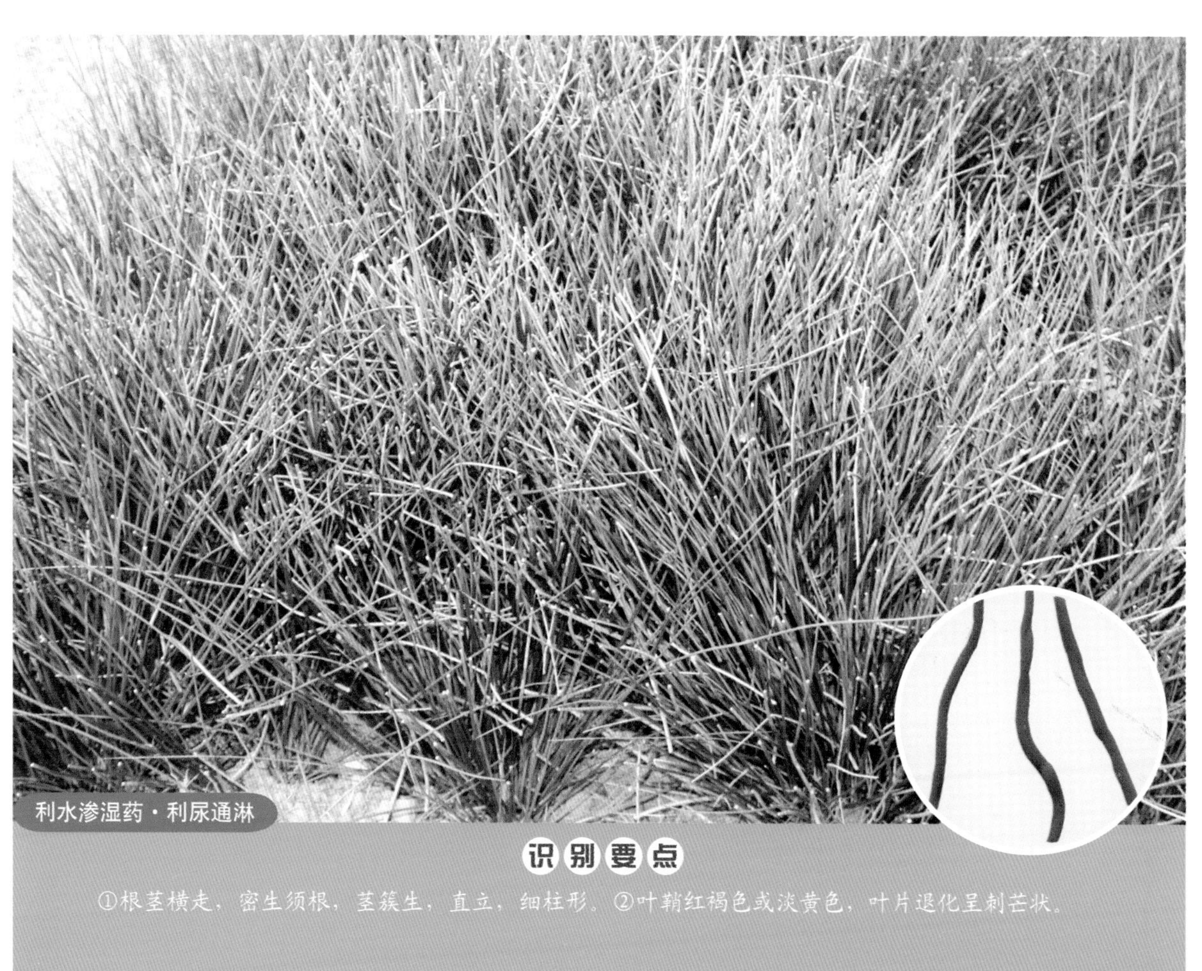

识别要点

①根茎横走，密生须根，茎簇生，直立，细柱形。②叶鞘红褐色或淡黄色，叶片退化呈刺芒状。

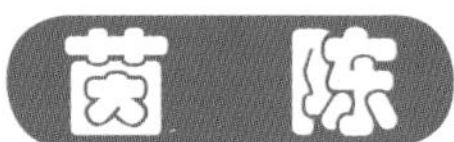

茵陈

别名：臭蒿、绒蒿、茵陈蒿、婆婆蒿。
来源：为菊科植物茵陈蒿*Artemisia capillaris* Thunb.**的干燥地上部分。**

【生境分布】生长于路边或山坡。主产于陕西、山西、安徽等地。

【采收加工】春季幼苗高6～10厘米时采收或秋季花蕾长成时采割，除去杂质及老茎，晒干。春季采收的习称“绵茵陈”，秋季采割的称“茵陈蒿”。

【性味功用】苦、辛，微寒。归脾、胃、肝、胆经。清湿热，退黄利疸。用于黄疸尿少，湿疮瘙痒，湿温暑湿，黄疸型肝炎。6～15克。外用适量，煎汤熏洗。

【精选验方】①口腔溃疡：茵陈30克，煎汤内服或漱口。②遍身风痒生疥疮：茵陈适量，煮浓汁洗患处。③肝炎阴黄：茵陈15克，生姜60克，大枣12克，水煎服。④黄疸：茵陈20克，郁金、佩兰各10克，板蓝根30克，水煎服。⑤黄疸胁痛：茵陈30克，大黄、栀子、厚朴各15克，川楝子10克，水煎服，每日1剂。

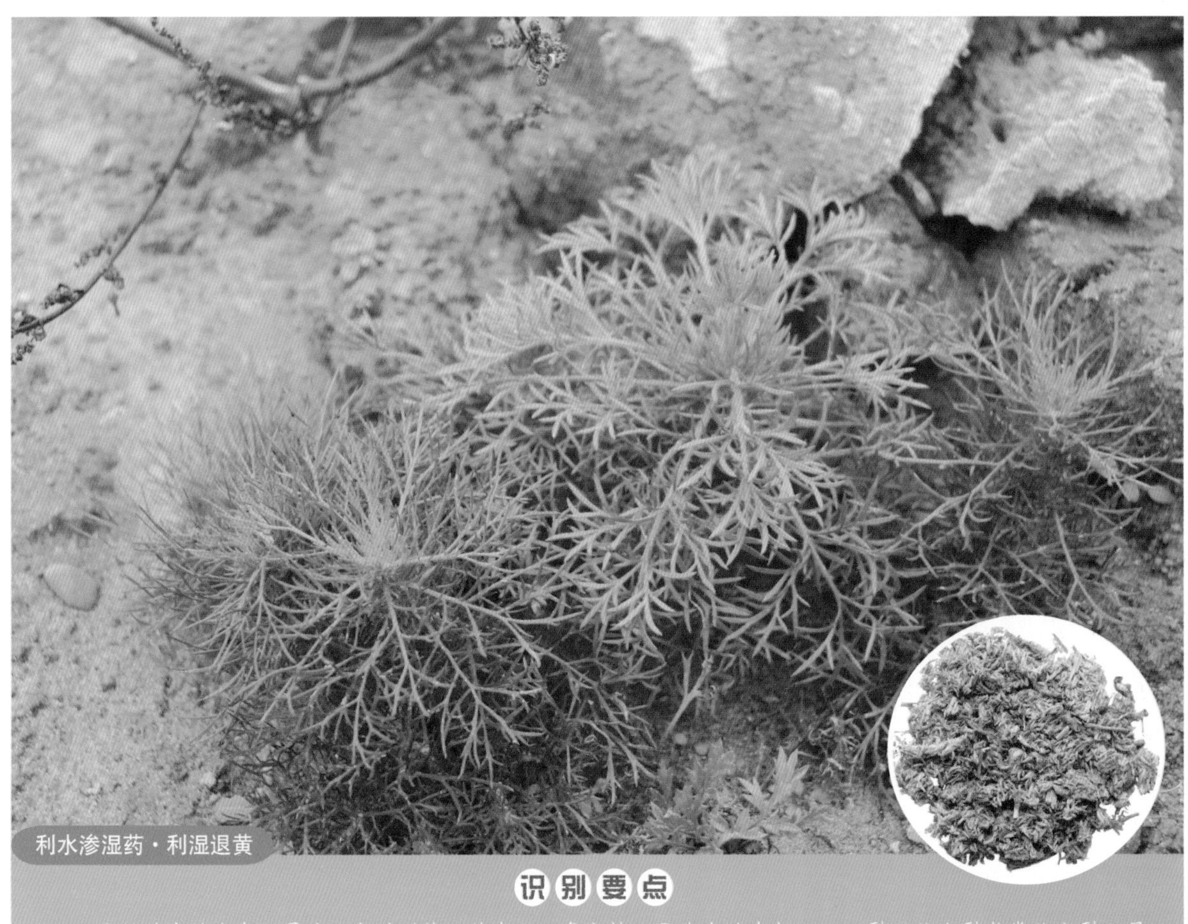

识别要点

①幼苗密被白色细柔毛，老时脱落；茎直立，多分枝。②基生叶有柄，2～3裂羽状全裂或掌状分裂，最终裂片线形；花枝的叶无柄，羽状全裂成丝状。

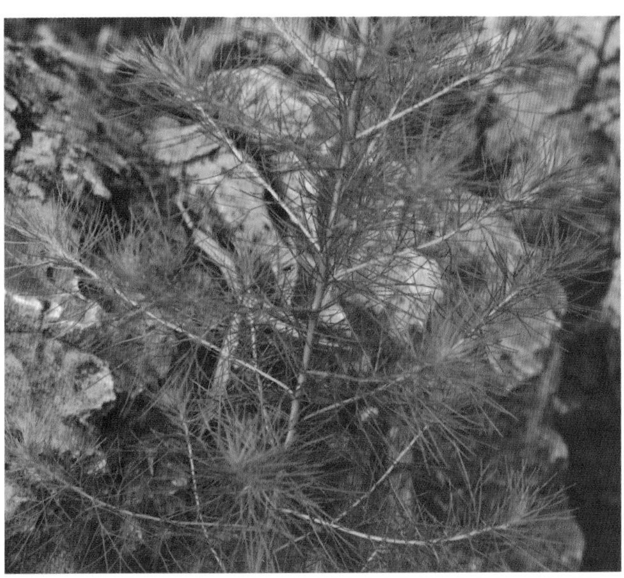

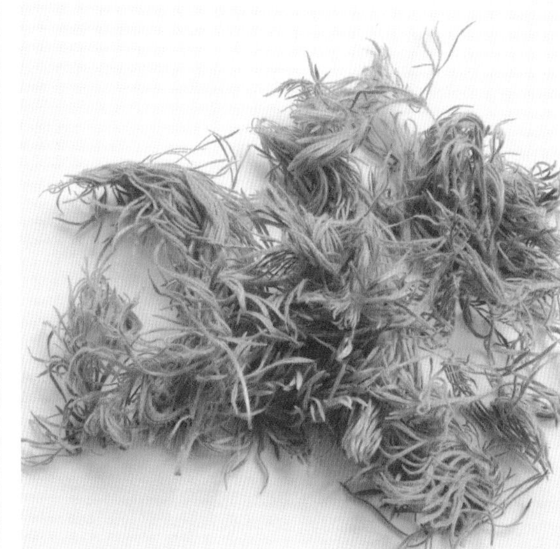

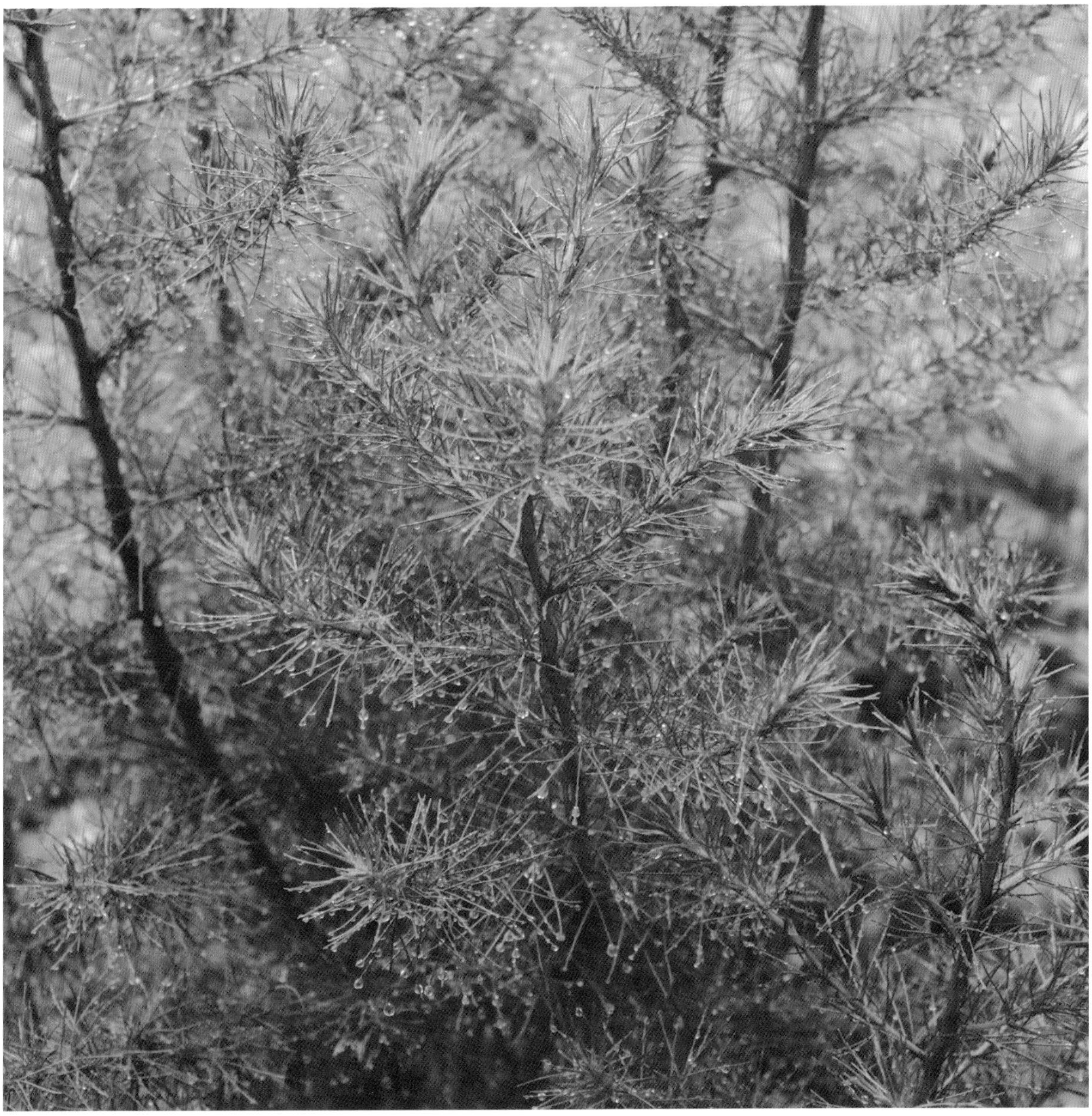

金钱草

别名：对座草、过路黄、对叶金钱草、大叶金钱草。
来源：为报春花科植物过路黄*Lysimachia christinae* Hance的干燥全草。

【生境分布】生长于山坡路旁、沟边以及林缘阴湿处。主产于四川、山西、陕西、云南、贵州等地。

【采收加工】夏、秋二季采收，除去杂质，晒干。

【性味功用】甘、咸，微寒。归肝、胆、肾、膀胱经。利湿退黄，利尿通淋，解毒消肿。用于湿热黄疸，胆胀胁痛，石淋，热淋，小便涩痛，痈肿疔疮，毒蛇咬伤，肝胆结石，尿路结石。15～60克；鲜品加倍。

【精选验方】①小便不利：金钱草、车前草、龙须草各25克，水煎服。②热淋：金钱草30克，黄芩、车前草各15克，甘草5克，水煎服，每日3次。③胆结石：金钱草、茵陈、海金沙各30克，郁金15克，枳壳、木香各12克，大黄10～15克（后下），栀子、芒硝各10克，水煎服。④泌尿系结石：金钱草120克，水煎服。⑤湿疹、稻田性皮炎、瘙痒：金钱草60克，煎汤外洗。

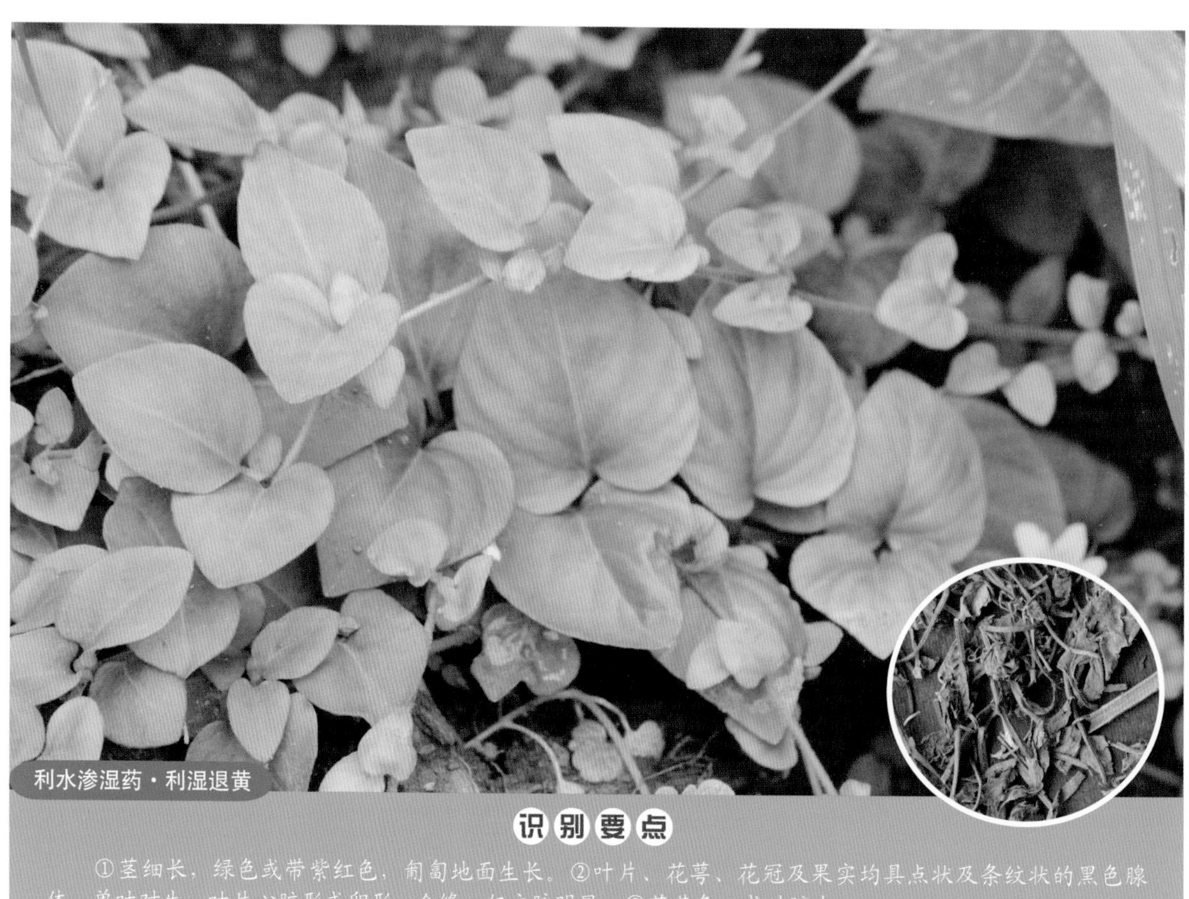

利水渗湿药·利湿退黄

识别要点

①茎细长，绿色或带紫红色，匍匐地面生长。②叶片、花萼、花冠及果实均具点状及条纹状的黑色腺体。单叶对生，叶片心脏形或卵形，全缘，仅主脉明显。③花黄色，成对腋生。

虎 杖

别名：苦杖、斑杖、酸杖、蛇总管、阴阳莲、紫金龙。
来源：为蓼科植物虎杖*Polygonum cuspidatum* Sieb. et Zucc.的干燥根茎及根。

【生境分布】生长于疏松肥沃的土壤，喜温和湿润气候，耐寒、耐涝。我国大部分地区均产。

【采收加工】春、秋二季采挖，除去须根，洗净，趁鲜切短段或厚片，晒干。

【性味功用】微苦，微寒。归肝、胆、肺经。利湿退黄，清热解毒，散瘀止痛，止咳化痰。用于湿热黄疸，淋浊，带下，风湿痹痛，经闭，癥瘕，水火烫伤，跌仆损伤，痈肿疮毒，咳嗽痰多。9～15克。外用适量，制成煎液或油膏涂敷。

【精选验方】①痈肿疮毒：虎杖、野菊花、千里光各15克，水煎服。②尿路感染：虎杖、萹蓄、车前草各15克，水煎服。③烧烫伤：虎杖粉1000克，浸入5000毫升75%乙醇中1～2日，取浸液喷洒创面。④妇女月经不利、行经腹痛：虎杖30克，没药、凌霄花各10克，共捣为散，每次3克，以热酒调下。⑤带状疱疹：虎杖、紫花地丁各15克，研末，浓茶调服。

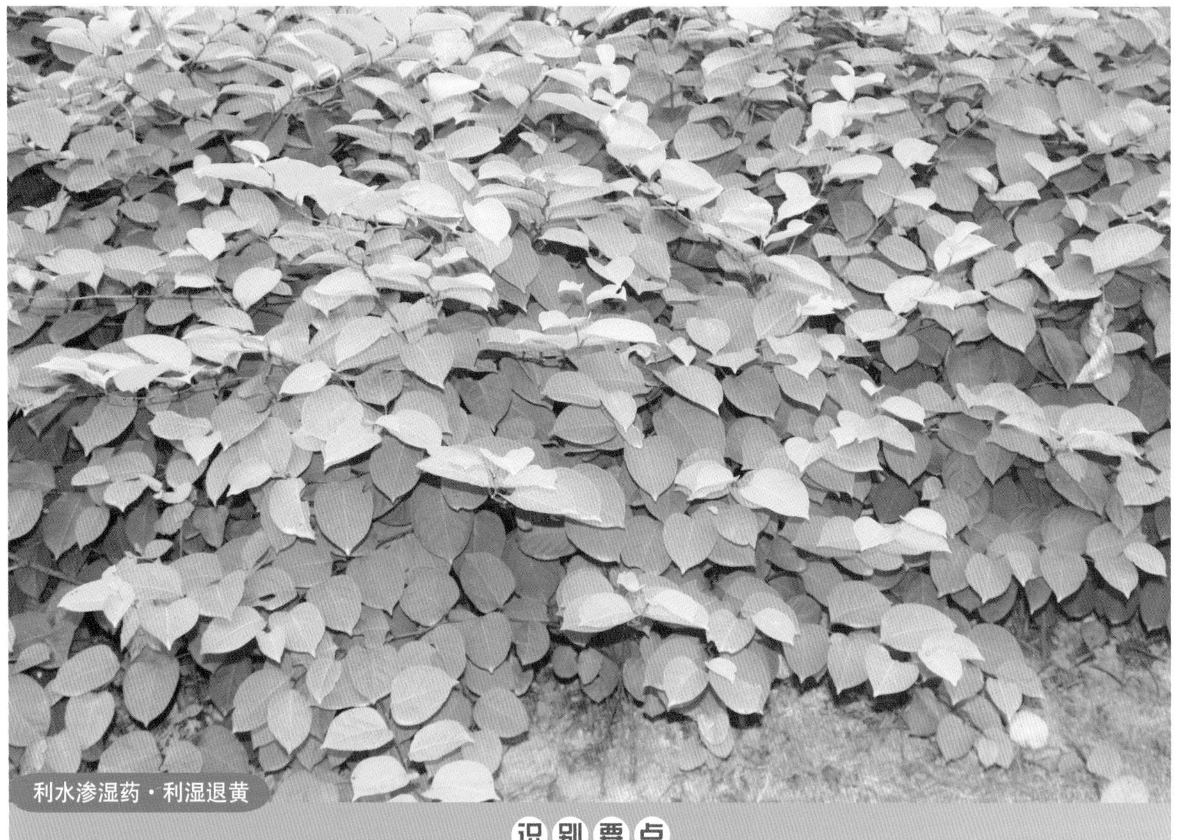

识别要点

①全株无毛，茎直立，丛生，中空，表面散生红色或紫红色斑点。②叶片宽卵状椭圆形或卵形，顶端急尖，基部圆形或阔楔形。③圆锥花序腋生。

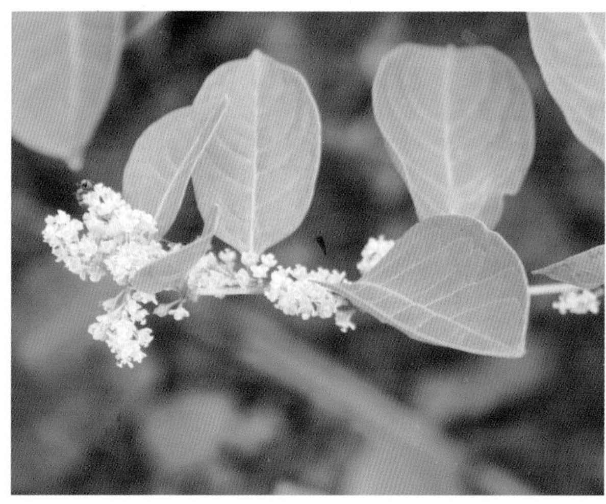

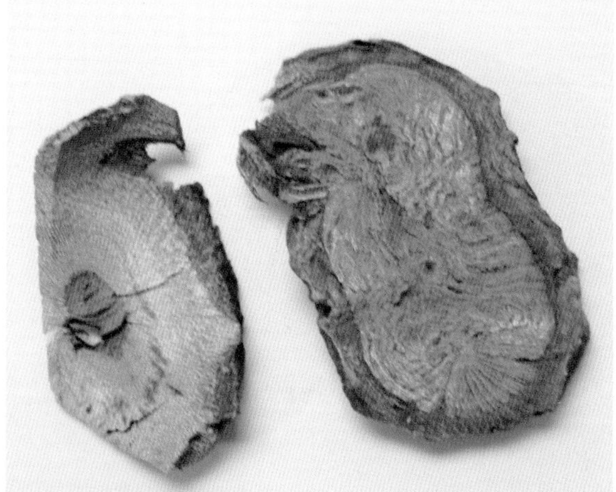

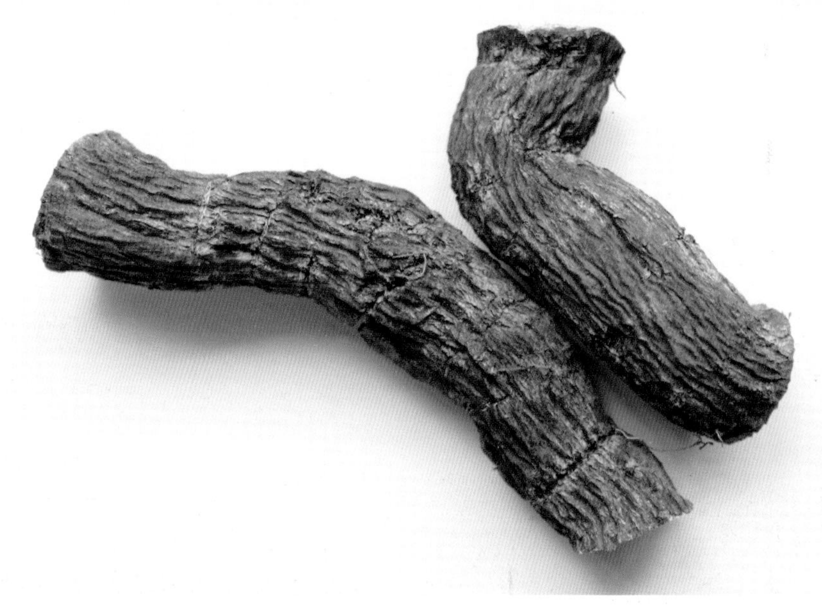

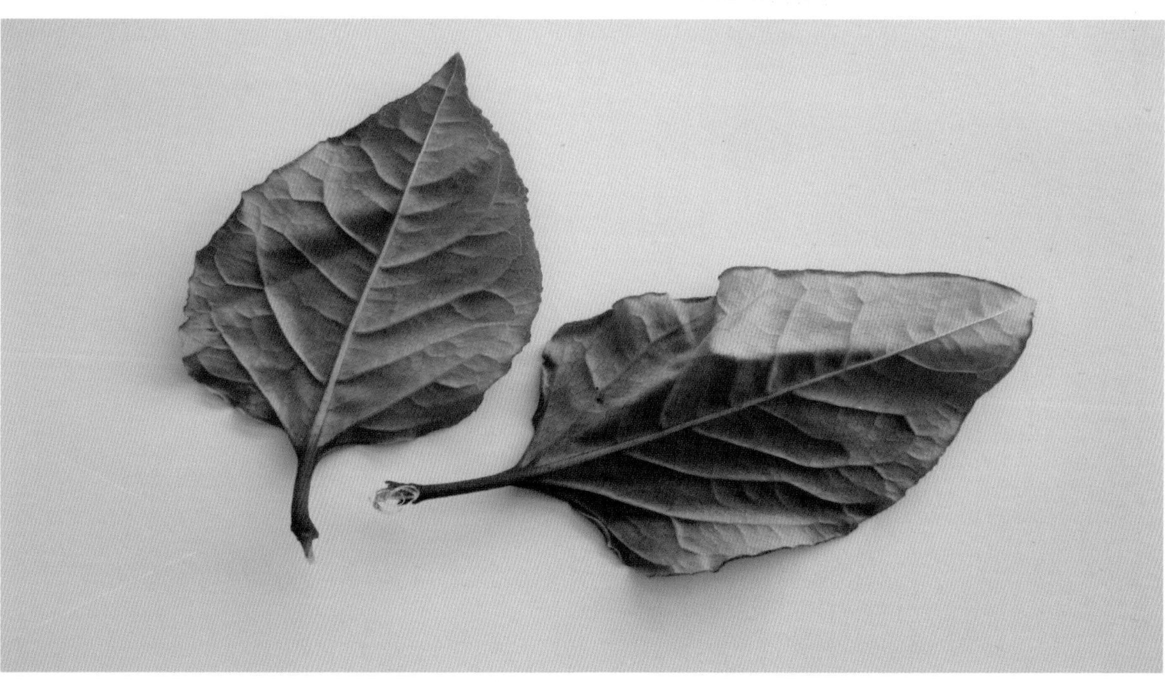

垂盆草

别名：狗牙齿、狗牙菜、半枝莲、三叶佛甲草。
来源：为景天科植物垂盆草*Sedum sarmentosum* Bunge**的新鲜或干燥全草。**

【生境分布】生长于山坡岩石上或栽培。全国各地均有分布。

【采收加工】夏、秋二季采收，除去杂质。鲜用或干燥。

【性味功用】甘、淡，凉。归肝、胆、小肠经。利湿退黄，清热解毒。用于湿热黄疸，小便不利，痈肿疮疡，急慢性肝炎。15～30克。

【精选验方】①黄疸型肝炎：鲜垂盆草100克，煎2次去渣存汁，粳米100克，煮粥2餐分服。②肺脓肿：垂盆草30～60克，薏苡仁、冬瓜仁、鱼腥草各15克，水煎服。③高脂血症：垂盆草300克，半边莲200克，燕麦500克，共研细末加白糖500克共制成饼干，烘干瓶装，每餐50克。④尿血(非器质性疾病引起的)：垂盆草60克，茅根30克，玄参15克，水煎服。⑤黄疸型肝炎、面目身黄：垂盆草20克，茵陈蒿、生栀子各15克，水煎服。⑥无名肿毒、创伤感染：鲜垂盆草、鲜青蒿、鲜大黄各等份，共捣烂敷患处。

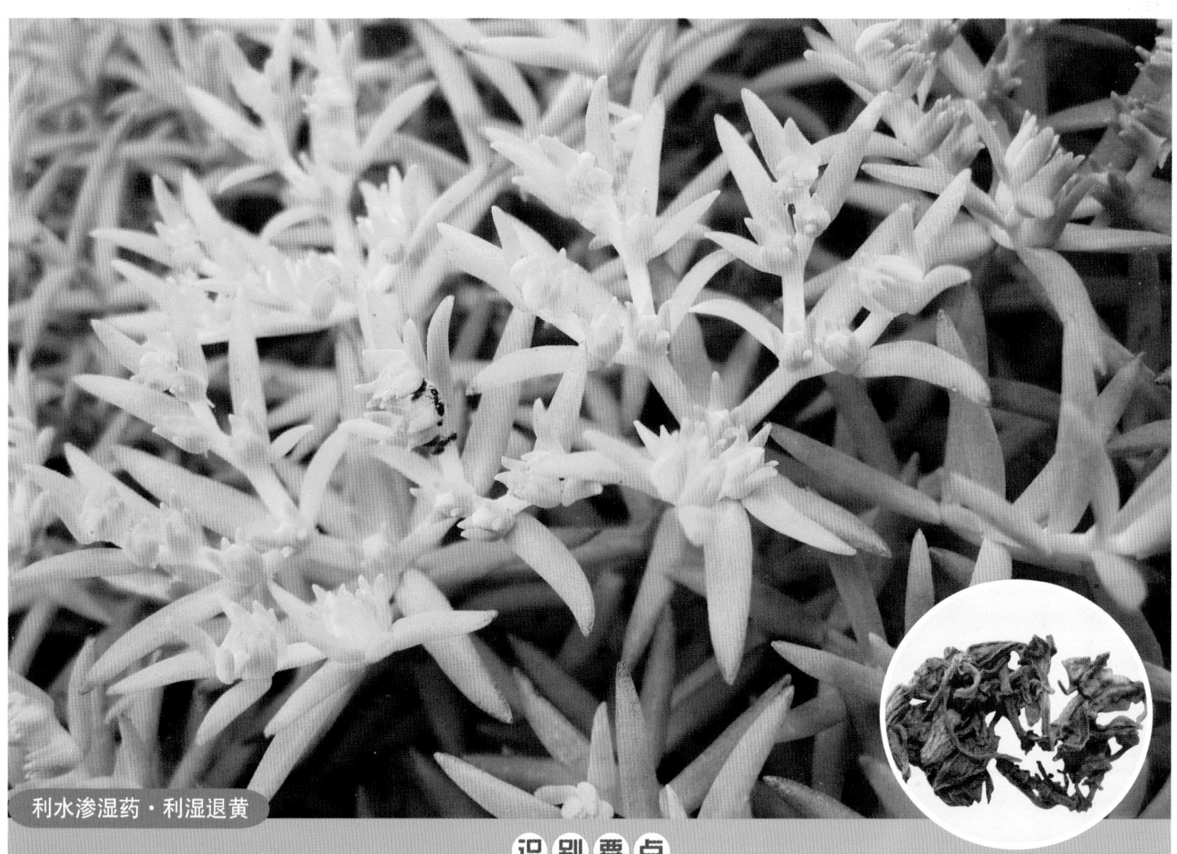

识别要点

①不育枝和花枝细弱，茎匍匐，全体无毛。②3叶轮生，倒披针形至矩圆形，顶端近急尖。③聚伞花序有3～5分枝，花淡黄色，无梗；萼片5，披针形至长圆形。

鸡骨草

别名：大黄草、黄食草、细叶龙鳞草、红母鸡草。
来源：为豆科植物广州相思子*Abrus cantoniensis* Hance的干燥全株。

【生境分布】生长于丘陵地或山间、路旁灌丛中，常栽培于村边。主产于广西、广东等地。

【采收加工】全年均可采挖，除去泥沙，干燥。

【性味功用】甘、微苦，凉。归肝、胃经。利湿退黄，清热解毒，疏肝止痛。用于湿热黄疸，胁肋不舒，胃脘胀痛，乳痈肿痛，急慢性肝炎，乳腺炎。15～30克。

【精选验方】①外感风热：鸡骨草60克，水煎服，每日2次。②丹毒：鸡骨草10克，白芍12克，牡丹皮9克，银柴胡、地骨皮各6克，水煎服。③小儿疳积：鸡骨草10克，独脚金6克，配猪肝少许煎服。④湿热黄疸：鸡骨草60克，水煎服，每日2次。⑤肝硬化腹水、胃痛、风湿骨痛：鸡骨草30～60克，水煎服。

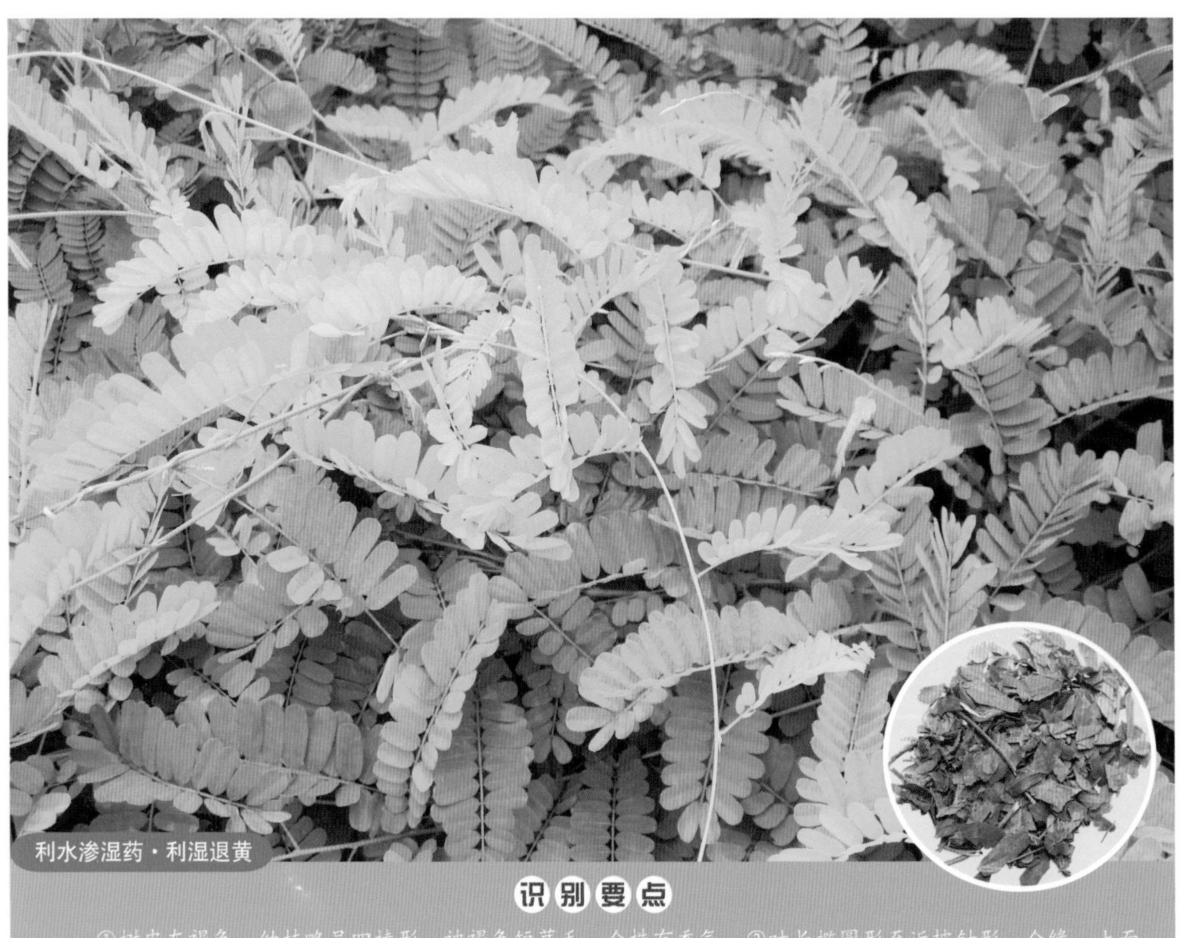

利水渗湿药·利湿退黄

识别要点

①树皮灰褐色，幼枝略呈四棱形，被褐色短茸毛，全株有香气。②叶长椭圆形至近披针形，全缘，上面绿色，平滑而有光泽，下面粉绿色，微被柔毛，3出脉于下面隆起，细脉横向平行。

干姜

别名：柳桂、嫩桂枝、桂枝尖。
来源：为樟科植物肉桂*Cinnamomum cassia* Presl的干燥嫩枝。

【生境分布】以栽培为主。主产于广东、广西、云南等地。

【采收加工】春、夏二季采收，除去叶，晒干，或切片晒干。以幼嫩、色棕红、气香者为佳。

【性味功用】辛、甘，温。归心、肺、膀胱经。发汗解肌，温通经脉，助阳化气，平冲降气。用于风寒感冒，脘腹冷痛，血寒经闭，关节痹痛，痰饮，水肿，心悸，奔豚。3～10克。

【精选验方】①面神经麻痹：桂枝30克，防风20克，赤芍15克，水煎，趁热擦洗患部，每次20分钟，每日2次，以局部皮肤潮红为度。②关节炎疼痛：桂枝、熟附子各9克，姜黄、威灵仙各12克，水煎服。③低血压：桂枝、肉桂各40克，甘草20克，混合煎煮，分3次当茶饮服。④闭经：桂枝10克，当归、川芎各8克，吴茱萸、艾叶各6克，水煎服。⑤胸闷胸痛：桂枝、枳实、薤白各10克，生姜3克，水煎服。

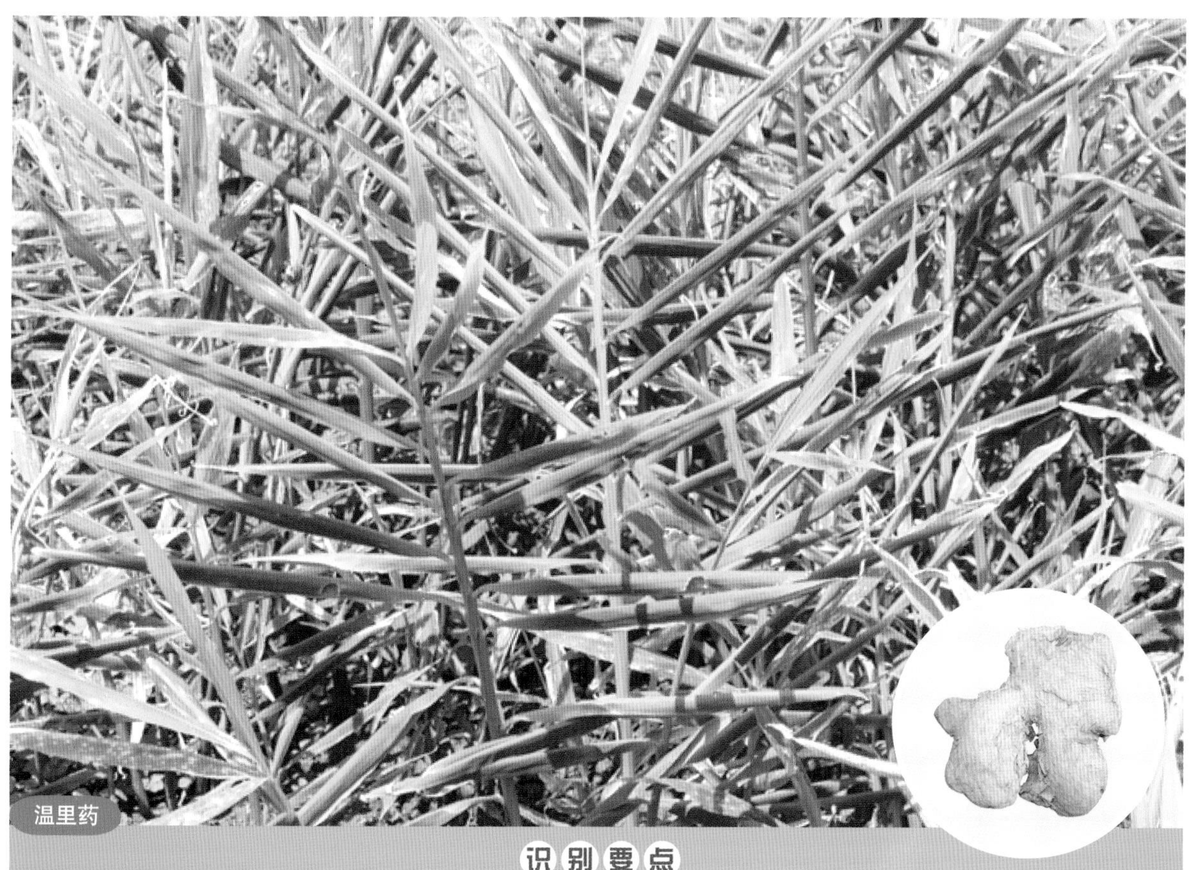

识别要点

①根茎肉质，肥厚，扁平，有芳香和辛辣味。②叶2列，披针形至条状披针形，先端渐尖基部渐狭，平滑无毛，有抱茎的叶鞘；无柄。

肉桂

别名：玉桂、牡桂、菌桂、筒桂、大桂、辣桂。
来源：为樟科植物肉桂*Cinnamomum cassia* Presl的干燥树皮。

【生境分布】 多为栽培。主产于云南、广西、广东、福建等地。

【采收加工】 多于秋季剥取，阴干。

【性味功用】 辛、甘，大热。归肾、脾、心、肝经。补火助阳，引火归元，散寒止痛，温通经脉。用于阳痿宫冷，腰膝冷痛，肾虚作喘，虚阳上浮，眩晕目赤，心腹冷痛，虚寒吐泻，寒疝腹痛，经闭，痛经。1～5克。

【精选验方】 ①面赤口烂、腰痛足冷：肉桂、细辛各3克，玄参、熟地黄、知母各15克，水煎服。②腹寒腹痛：肉桂、丁香、吴茱萸等量，研细末，水调饼，贴于脐部。③腰痛：肉桂5克，杜仲15克，牛膝12克，水煎服。④胸痛、跌打损伤：肉桂、三七各5克，研末酒冲服。⑤冻疮：肉桂、干姜、辣椒各适量，浸茶油，外涂。

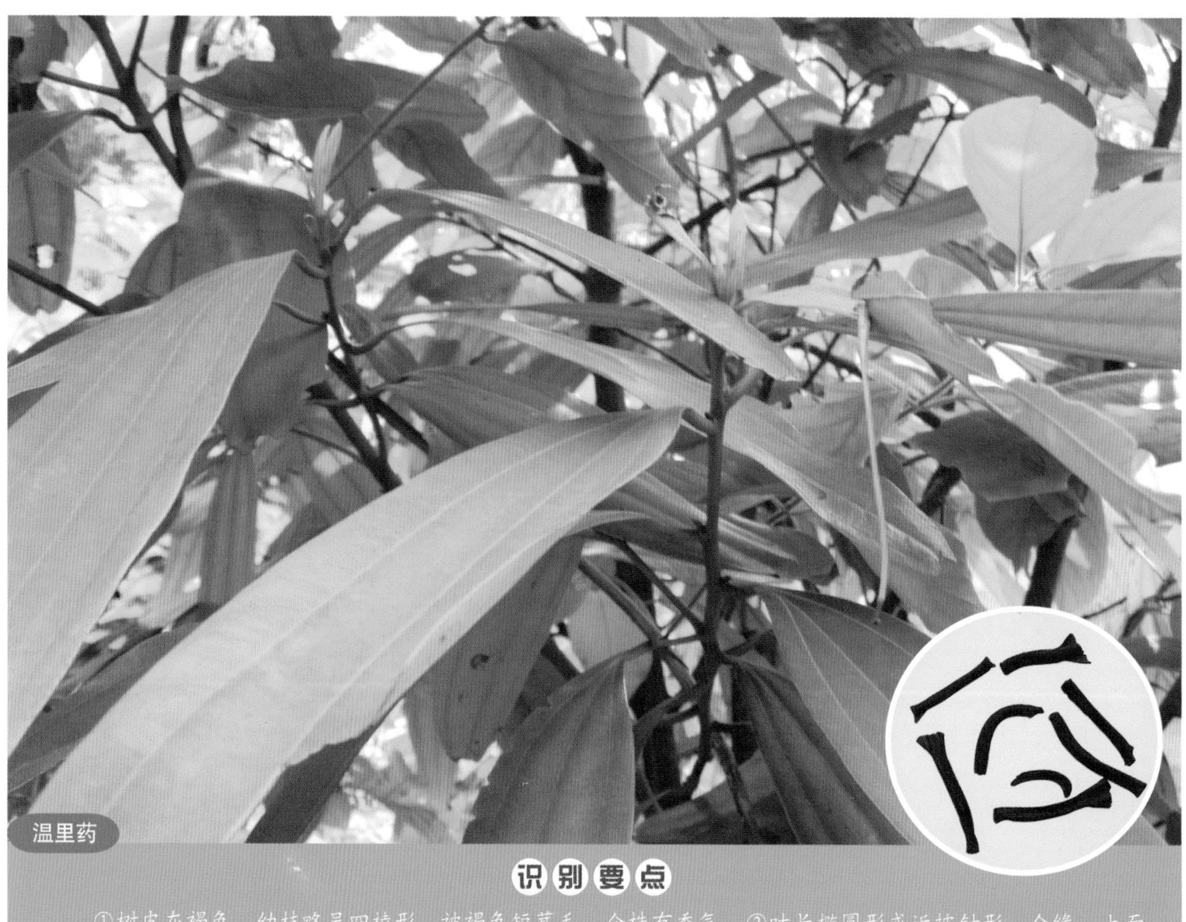

温里药

识别要点

①树皮灰褐色，幼枝略呈四棱形，被褐色短茸毛，全株有香气。②叶长椭圆形或近披针形，全缘，上面绿色，平滑而有光泽，下面粉绿色，微披柔毛，3出脉于下面隆起，细脉横向平行。

吴茱萸

别名：茶辣、曲药子、食茱萸、伏辣子、臭泡子。
来源：为芸香科植物吴茱萸*Evodia rutaecarpa*(Juss.) Benth.的干燥近成熟果实。

【生境分布】生长于温暖地带路旁、山地或疏林下。主产于长江流域以南各地。多为栽培。

【采收加工】8～11月果实尚未开裂时，剪下果枝，晒干或低温干燥，除去枝、叶、果梗等杂质。

【性味功用】辛、苦，热；有小毒。归肝、脾、胃、肾经。散寒止痛，降逆止呕，助阳止泻。用于厥阴头痛，寒疝腹痛，寒湿脚气，经行腹痛，脘腹胀痛，呕吐吞酸，五更泄泻；外治口疮，高血压。2～5克。外用适量。

【精选验方】①呕吐、吞酸：吴茱萸6克，黄连2克，水煎少量频服。②头痛（以下午及夜间剧烈）：吴茱萸16克，生姜31克，将吴茱萸研末，生姜捣烂，共炒热，喷白酒一口在药上，包于足心涌泉穴处。③腹泻：吴茱萸适量，研细粉，用白酒调成糊状，稍加热后敷于脐部，纱布包裹，胶布固定，每日更换1次。④口舌生疮、高血压：吴茱萸10克，研末醋敷足心。

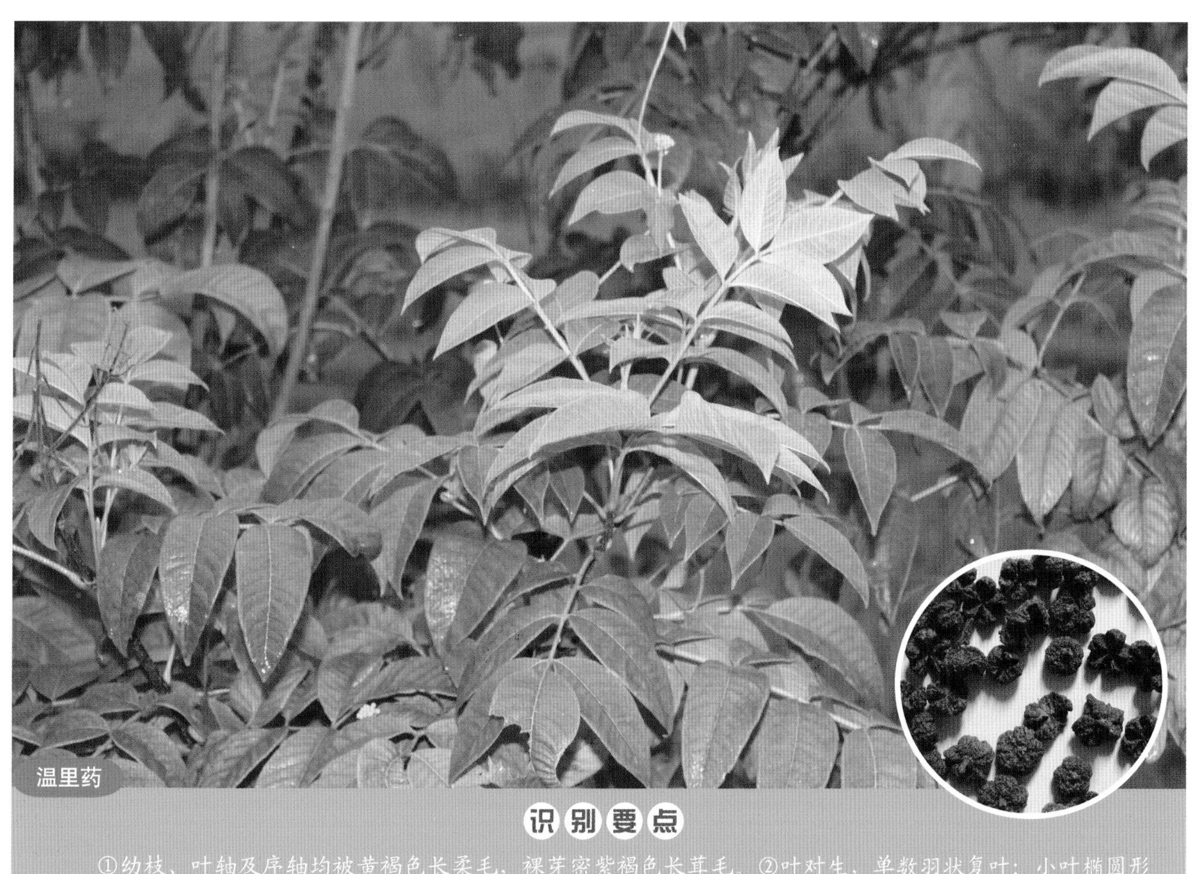

温里药

识别要点

①幼枝、叶轴及序轴均被黄褐色长柔毛，裸芽密紫褐色长茸毛。②叶对生，单数羽状复叶；小叶椭圆形至卵形，全缘，两面均密被淡黄色长柔毛，有粗大腺点。

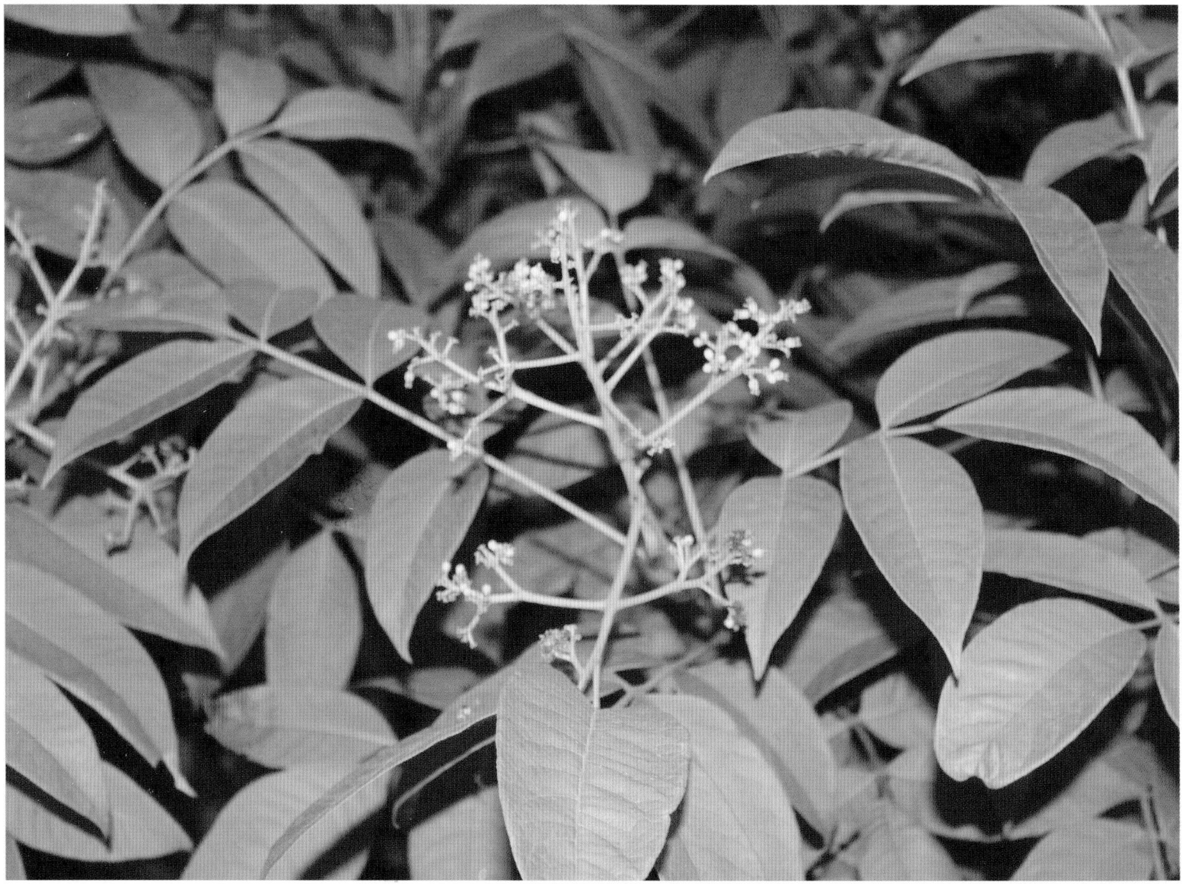

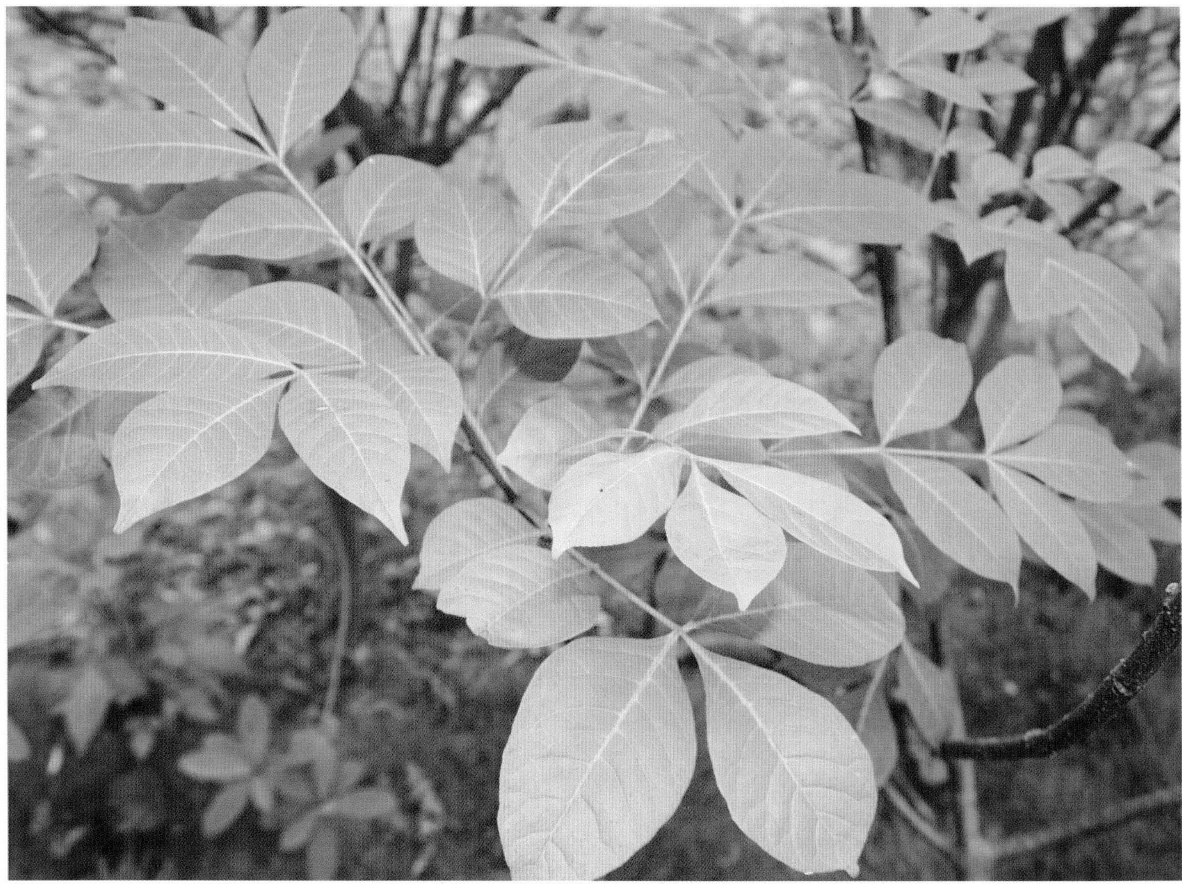

小茴香

别名：谷茴香、土茴香、野茴香、茴香子。
来源：为伞形科植物茴香*Foeniculum vulgare* Mill.的干燥成熟果实。

【生境分布】各地有栽培。主产于山西、内蒙古、甘肃、辽宁等地。

【采收加工】秋季果实初熟时采割植株，晒干，打下果实，除去杂质。

【性味功用】辛，温。归肝、肾、脾、胃经。散寒止痛，理气和胃。用于寒疝腹痛，睾丸偏坠，痛经，睾丸鞘膜积液。3～6克。

【精选验方】①疝气、小腹冷痛、胀满：小茴香、胡椒各15克，酒糊为丸，每次3克，温酒送下。②肝胃气滞、脘腹胁下胀痛：小茴香30克，枳壳15克，微炒研末，每次6克，温开水送下。③痛经：小茴香、当归、川芎、香附各10克，淡吴茱萸3克，姜半夏、炒白芍各12克，党参、延胡各15克，炙甘草8克，加水煎成400毫升，温服，每日2次。④睾丸鞘膜积液：小茴香15～18克，川楝子（炒香）15克，橘核12～15克，猪苓18克，台乌药、海藻（另包，用水洗去盐分）各12克，青皮、赤芍各10克，蜜枣4枚。加水煎成400毫升，每日2次。

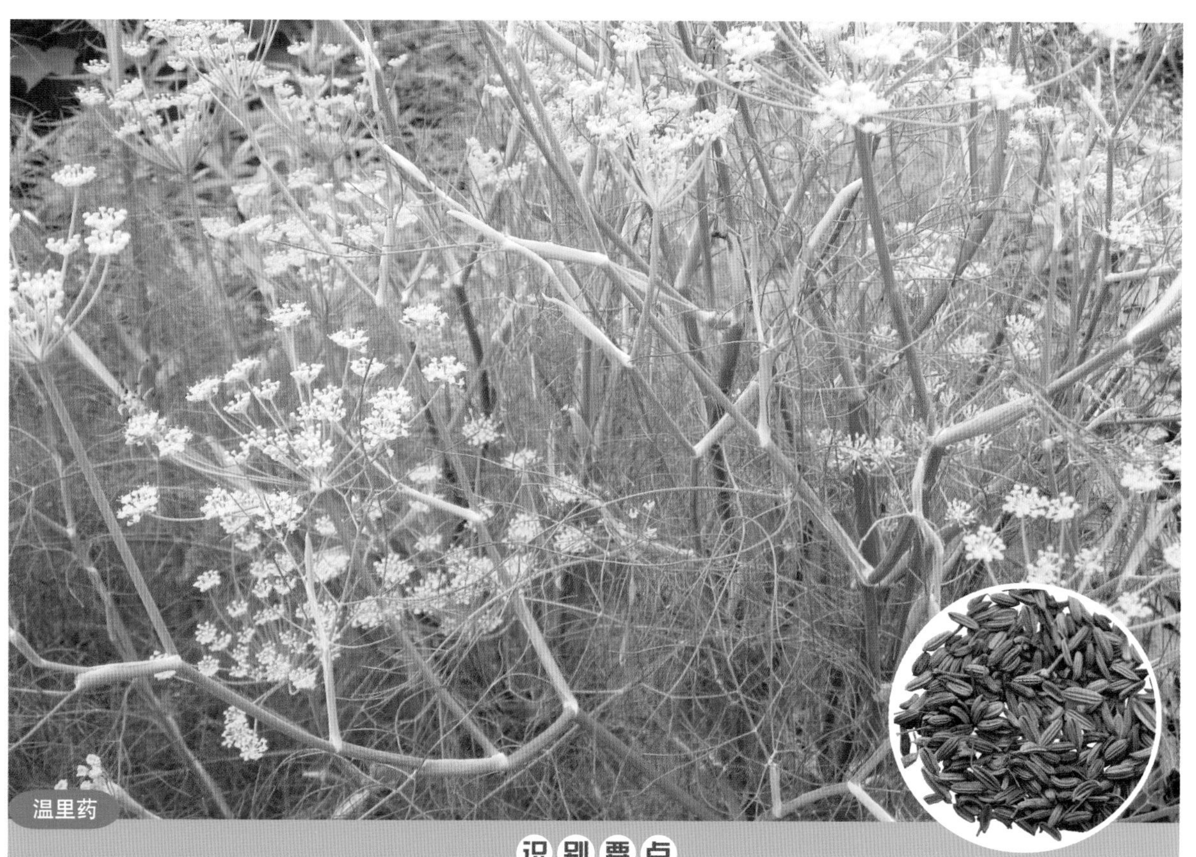

温里药

识别要点

①具强烈香气。茎直立，上部分枝，叶柄基部呈鞘状，抱茎。②叶片3～4回羽状分裂，最终裂片线形至丝状。③复伞花序顶生。

八角茴香

别名：八角、大茴香、八月珠、五香八角。
来源：为木兰科植物八角茴香*Illicium verum* Hook.f.的干燥成熟果实。

【生境分布】生长于阴湿、土壤疏松的山地。主产于广东、广西等地。

【采收加工】秋、冬二季果实由绿变黄时采摘，置沸水中略烫后干燥或直接干燥。

【性味功用】辛，温。归肝、肾、脾、胃经。温阳散寒，理气止痛。用于寒疝腹痛，肾虚腰痛，胃寒呕吐，脘腹冷痛。3～6克。

【精选验方】①腰重刺胀：八角茴香10克，炒后研为末，饭前酒调服。②小肠气坠：八角茴香50克，花椒25克，炒后研为末，每次5克，酒下。③大小便闭、鼓胀气促：八角茴香7个，大麻仁25克，为末，生葱白7根，同研煎汤，调五苓散末服之，每日1剂。④风火牙痛：八角茴香适量，烧灰，乌头10克，熬水一茶杯送下。

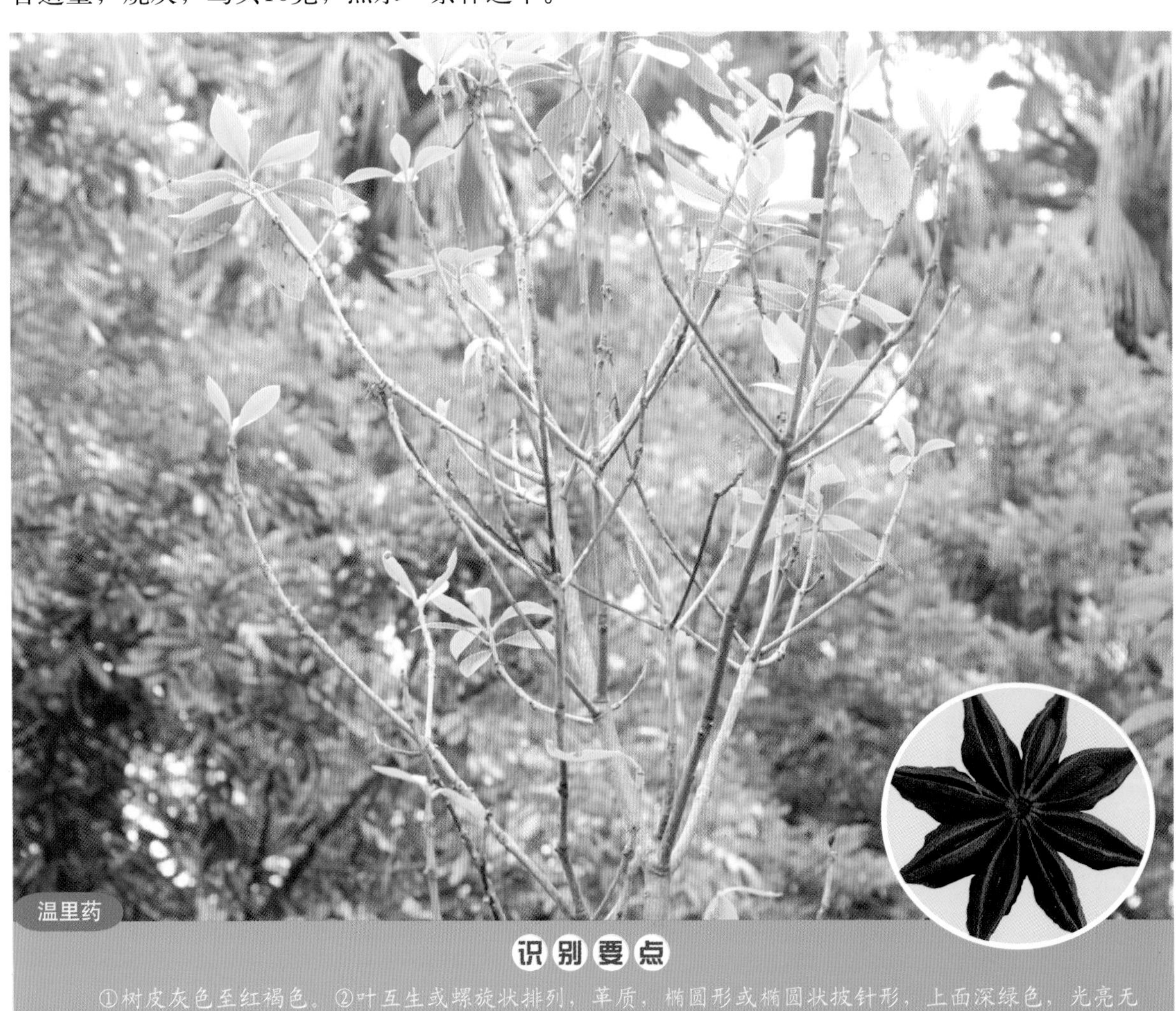

温里药

识别要点

①树皮灰色至红褐色。②叶互生或螺旋状排列，革质，椭圆形或椭圆状披针形，上面深绿色，光亮无毛，有透明油点，下面淡绿色，被疏毛。

丁 香

别名：丁子香、公丁香、支解香、雄丁香。
来源：为桃金娘科植物丁香_Eugenia caryophyllata_ Thunb.**的干燥花蕾。**

【生境分布】生长于路边、草坪或向阳坡地或与其他花木搭配栽植在林缘。主产于坦桑尼亚、马来西亚、印度尼西亚等地。我国海南省也有栽培。

【采收加工】当花蕾由绿色转红时采摘，晒干。

【性味功用】辛，温。归脾、胃、肺、肾经。温中降逆，补肾助阳。用于脾胃虚寒，呃逆呕吐，食少吐泻，心腹冷痛，肾虚阳痿。1～3克，内服或研末外敷。

【精选验方】①胃寒呕吐：丁香、陈皮各5克，水煎热服。②牙疼：丁香10粒研末，牙疼时将药末纳入牙缝中，严重者连续用2～3次。③呃逆膈气、反胃吐食：丁香、砂仁、胡椒、红豆各21粒，研末，姜汁糊丸，每次1丸，以大枣去核填药，面裹煨熟，去面服，每日3次。④脚臭：丁香、黄柏、木香各15克，麻黄根30克，水煎，每日用以洗脚3～4次。

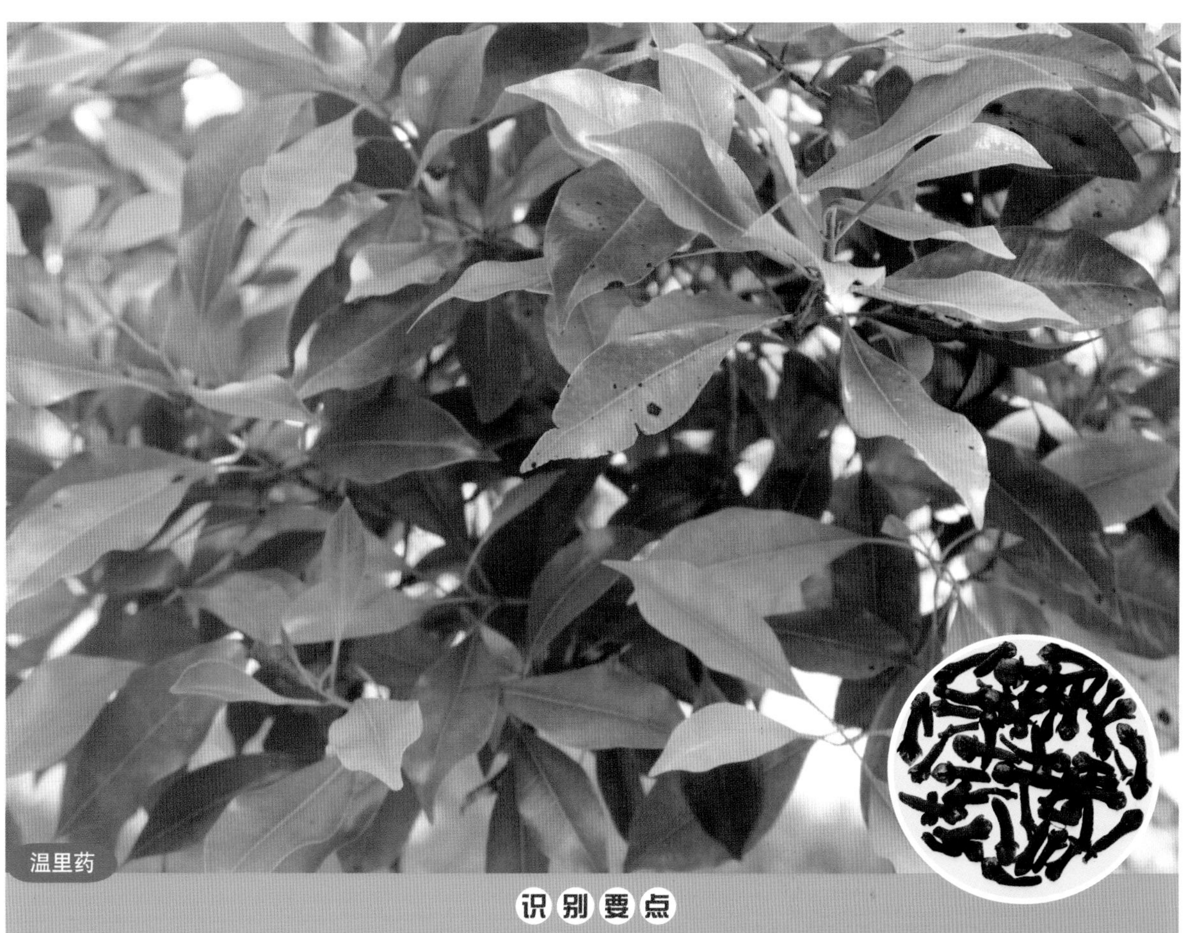

识别要点

①单叶对生，叶柄明显。②叶片长方卵形，先端尖，全缘，基部狭窄，侧脉多数，平行状，具多数透明小油点。③浆果椭圆形，顶端有宿存萼片。

高良姜

别名：良姜、小良姜、海良姜、膏良姜。
来源：为姜科植物高良姜*Alpinia officinarum* Hance的干燥根茎。

【生境分布】 生长于山坡、旷野的草地或灌木丛中。主产于广东、海南、广西、云南等地。

【采收加工】 夏末秋初采挖，除去须根及残留的鳞片，洗净，切段，晒干。

【性味功用】 辛，热。归脾、胃经。温胃散寒，消食止痛。用于脘腹冷痛，胃寒呕吐，嗳气吞酸。3～6克。

【精选验方】 ①霍乱吐泻：高良姜（炙令焦香）250克，加酒1升，煮三四沸，一次服完。②养脾温胃、去冷消痰、宽胸下气：高良姜、干姜各等份，炮过，研细，加面糊做成丸子，如梧桐子大。每次15丸，饭后服，橘皮汤送下。孕妇忌服。③牙痛：高良姜9克，荜茇10克，细辛4克，冰片3克，共研细末，过筛装瓶备用，牙痛时取药粉少许，塞入鼻孔内用力吸入。

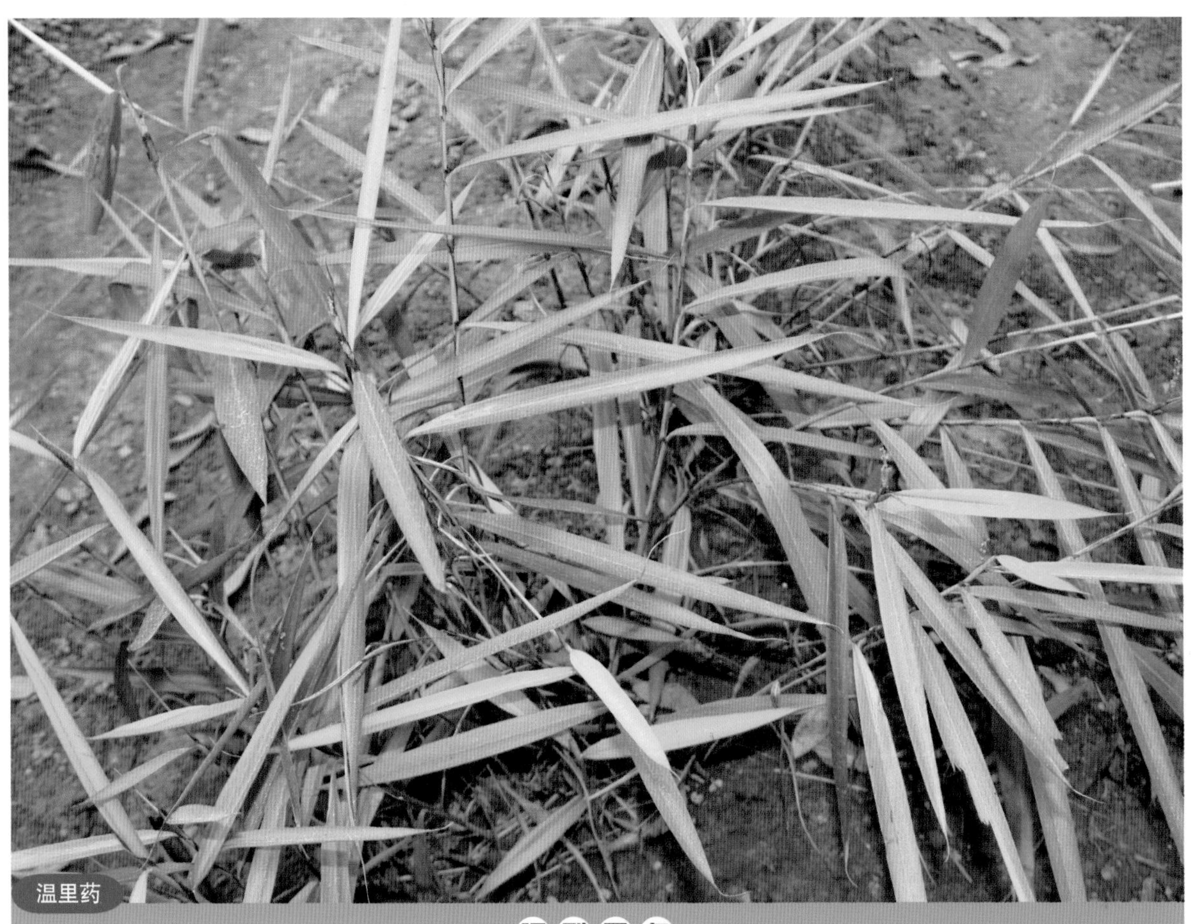

识别要点

①根茎棕红色或紫红色。②叶互生，叶片线状披针形，先端渐尖或尾尖，基部渐窄，两面颓净；叶鞘开放抱茎，叶舌膜质。③蒴果球形，不开裂，被绒毛，熟时橙红色。

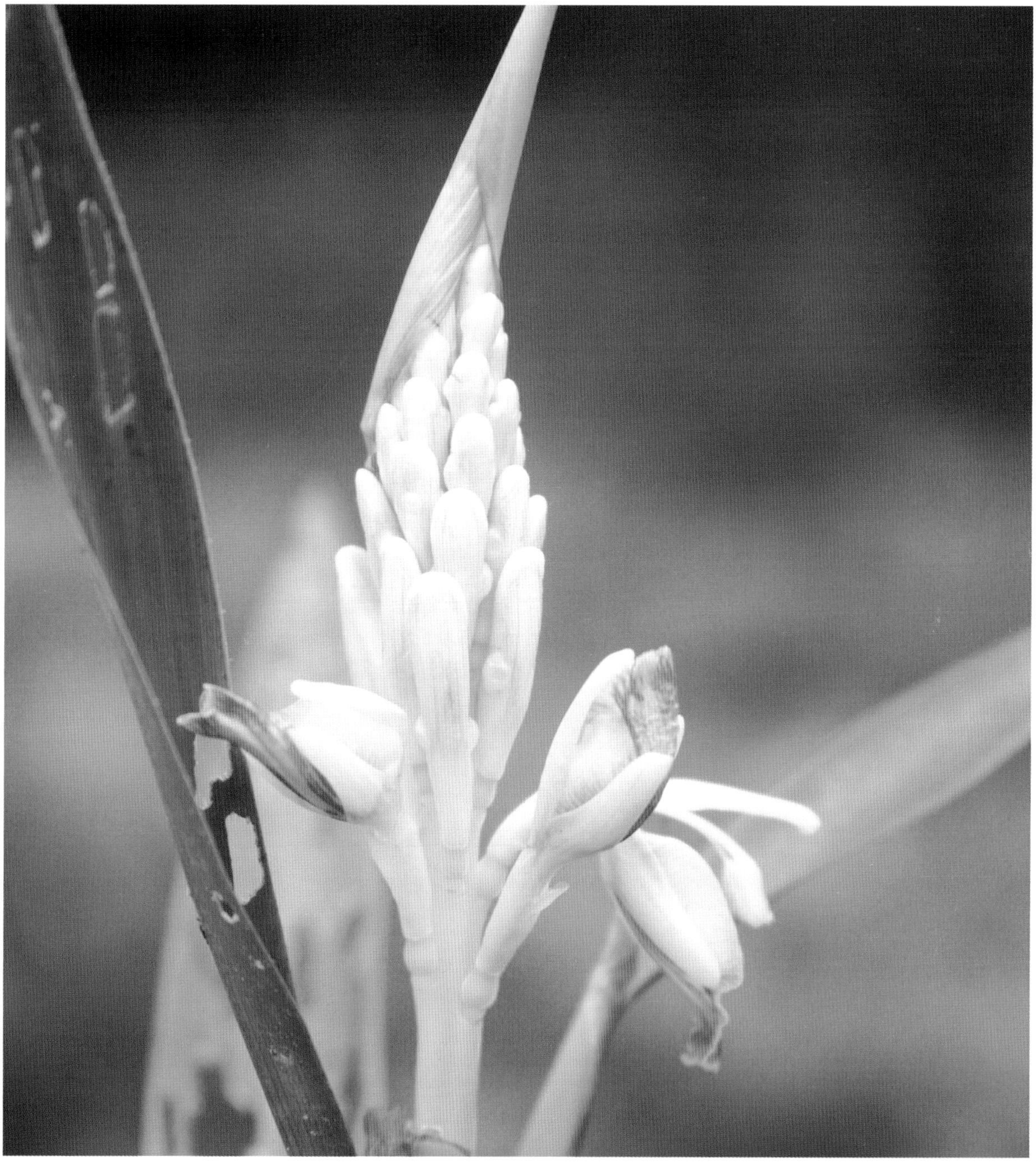

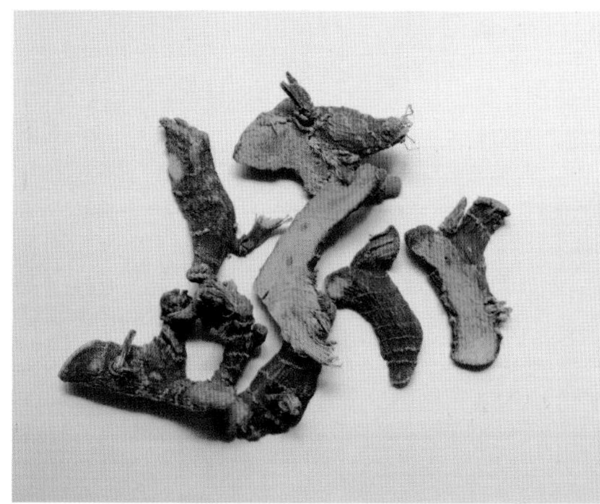

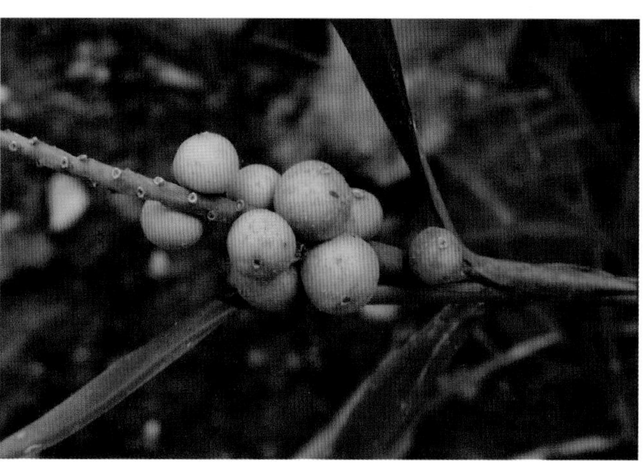

花 椒

别名：大椒、川椒、秦椒、巴椒、蜀椒。
来源：为芸香科植物花椒*Zanthoxylum bungeanum* Maxim.等的干燥成熟果皮。

【生境分布】生长于温暖湿润、土层深厚肥沃的壤土、沙壤土中。主产于四川、陕西及河北等地。

【采收加工】秋季采收成熟果实，晒干，除去种子及杂质。

【性味功用】辛，温。归脾、胃、肾经。温中止痛，杀虫止痒。用于脘腹冷痛，呕吐泄泻，虫积腹痛，蛔虫；外治湿疹，阴痒。3～6克。外用适量，煎汤熏洗。

【精选验方】①寒凝气滞之痛经：花椒10克，胡椒3克，二味共研细粉，用白酒调成糊状，敷于脐眼，外用伤湿止痛膏封闭，每日1次。②蛀牙疼痛：花椒9克，烧酒30克，浸泡10日，滤过去渣，用棉球蘸药酒，塞蛀孔内。③痔疮：花椒1把，装入小布袋中，扎口，用开水沏于盆中，先用热气熏洗患处，待水温降到不烫，再行坐浴。全过程约20分钟，每天早晚各1次。④断奶回乳：花椒6克，加水400毫升，浸泡后煎水煮浓缩成200毫升，再加红糖30～60克，于断乳当天趁热一次饮下，每日1次，1～3日可回乳。

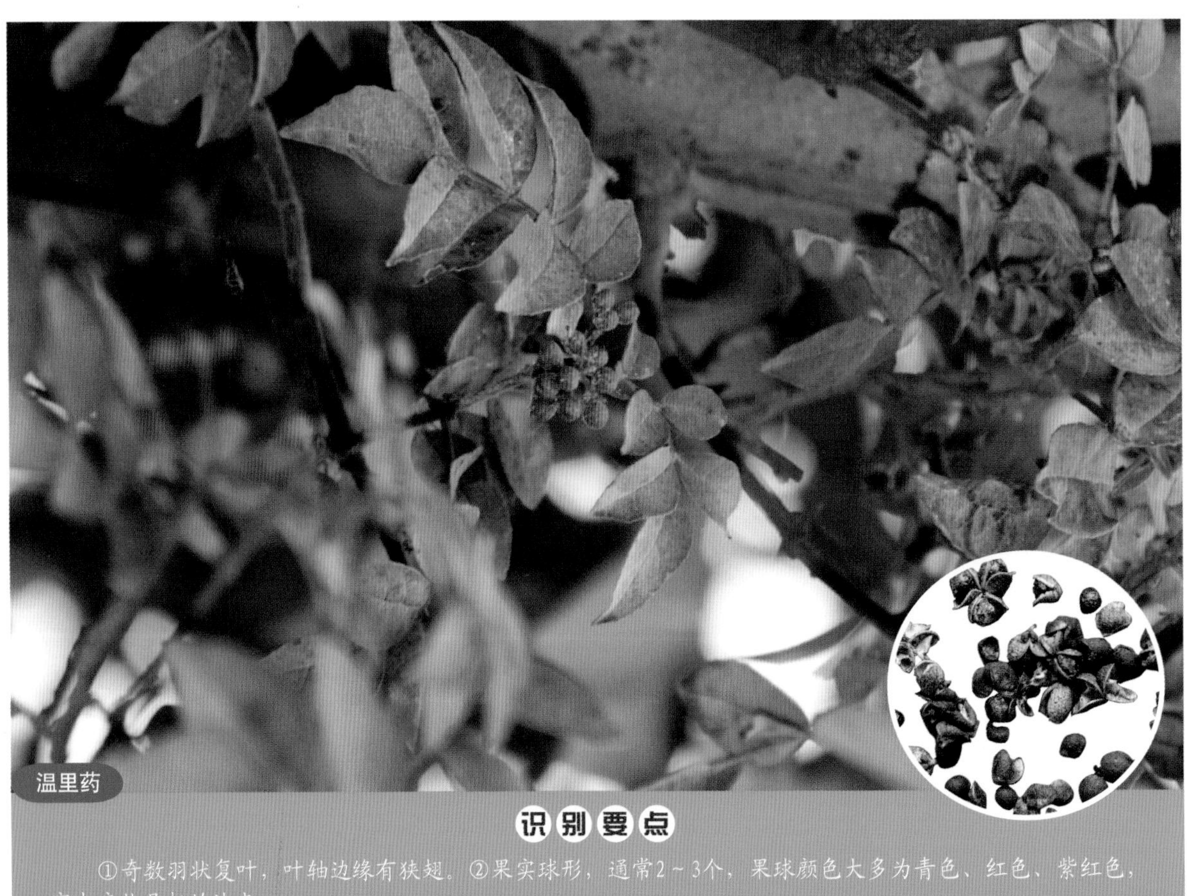

温里药

识别要点

①奇数羽状复叶，叶轴边缘有狭翅。②果实球形，通常2～3个，果球颜色大多为青色、红色、紫红色，密生疣状凸起的油点。

荜茇

别名：椹圣、鼠尾、荜拨、蛤蒌、荜拨梨。
来源：为胡椒科植物荜茇*Piper longum* L.的干燥近成熟或成熟果穗。

【生境分布】进口荜茇主产于印度尼西亚、菲律宾、越南等国。我国云南、海南等地有产。

【采收加工】果穗由绿变黑时采收，除去杂质，晒干。

【性味功用】辛，热。归胃、大肠经。温中散寒，下气止痛。用于脘腹冷痛，呕吐，泄泻，寒凝气滞，胸痹心痛，头痛；外治牙痛。1～3克。外用适量，研末塞龋齿孔中。

【精选验方】①牙痛：荜茇、白芷、甘松各10克，生草乌4克，细辛5克，冰片3克，鹅不食草6克，共研细末，装瓶备用，每次0.3克，抹齿周围。②妇人血气不和、疼痛不止及下血无时，月经不调：荜茇（盐炒）、蒲黄（炒）各等份，共为末，炼蜜和丸，如梧桐子大，每次30丸，空心温酒吞下，如不能饮，米汤下。

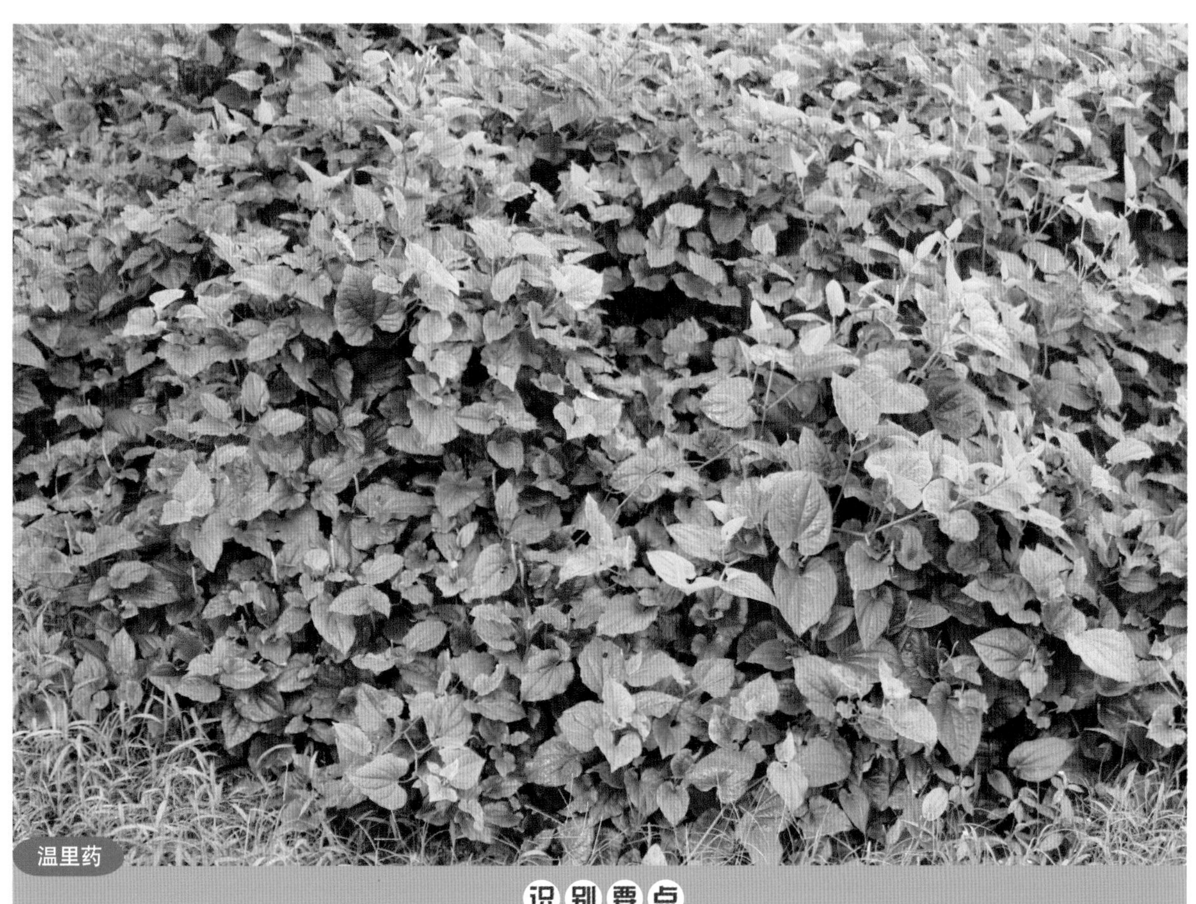

温里药

识别要点

①茎下部匍匐，枝有粗纵棱，幼时密被粉状短柔毛。②单叶互生，下部叶柄最长，顶端近无柄，密被毛；叶片卵圆形或卵状长圆形，基部心形，全缘，两面脉上被短柔毛，下面密而显著。③果穗圆柱状，果穗表面黄褐色至深褐色。

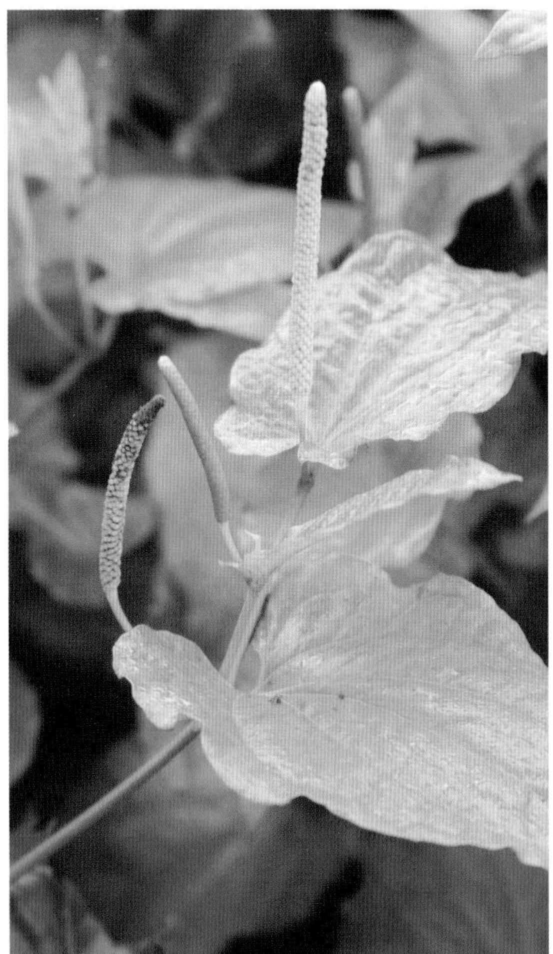

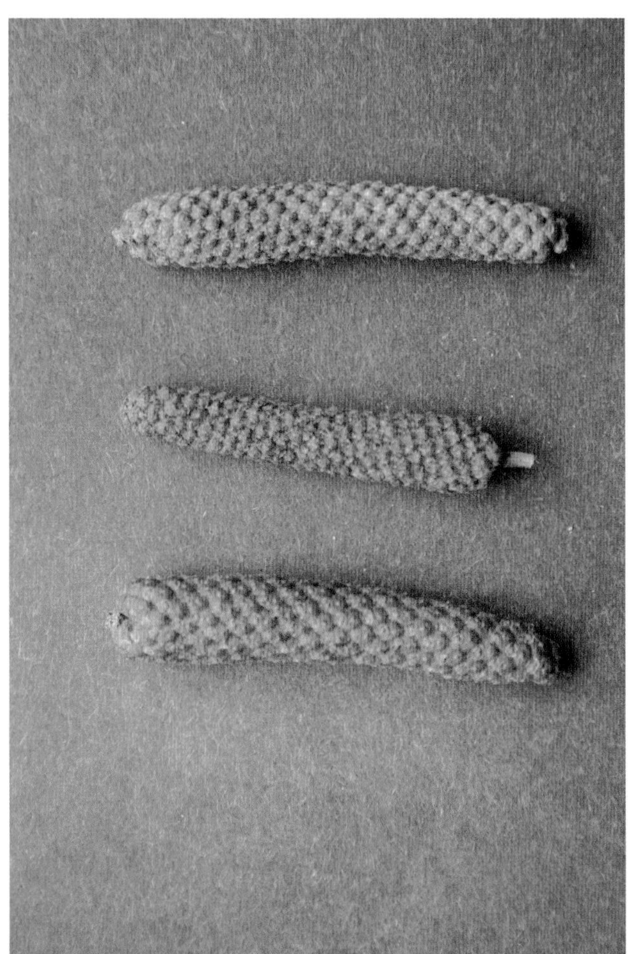

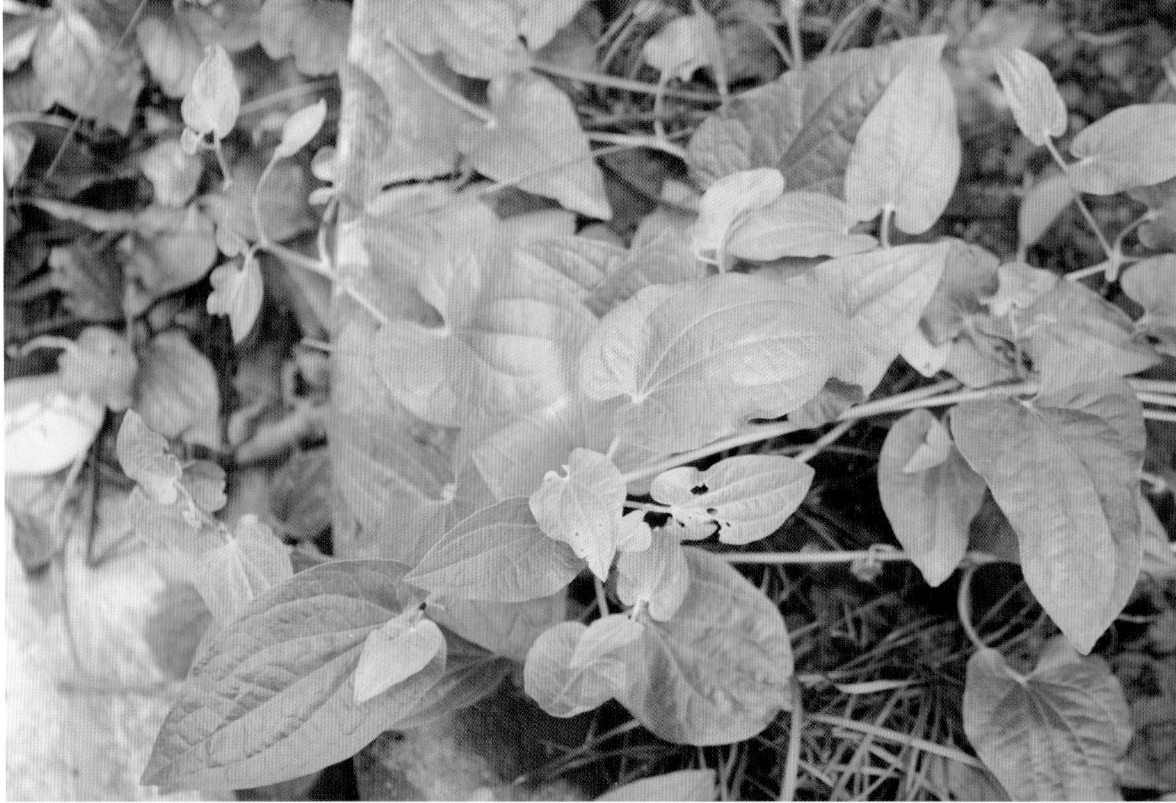

陈皮

别名：红皮、橘皮、橘子皮、广橘皮。
来源：为芸香科植物橘*Citrus reticulata* Blanco及其栽培变种的干燥成熟果皮。

【生境分布】生长于丘陵、低山地带、江河湖泊沿岸或平原。全国各产橘区均产。

【采收加工】采摘成熟果实，剥取果皮，晒干或低温干燥。

【性味功用】苦、辛，温。归肺、脾经。理气健脾，燥湿化痰。用于脘腹胀满，食少吐泻，咳嗽痰多。3～10克。

【精选验方】①霍乱呕吐：陈皮15克，广藿香10克。因寒者，配干姜、砂仁各5克；因热者，配黄连、滑石、黄芩各5克。水煎服。②萎缩性胃炎：陈皮30克，炒小茴香12克，干姜3克，早、晚水煎服，每日2剂。③风寒感冒：陈皮15～20克，生姜数片，葱头适量，煎水，加少许白糖，早上空腹服用。④急性乳腺炎肝郁证：陈皮、青皮、麦芽各12克，蒲公英60克，乳香、没药9克，水煎服。

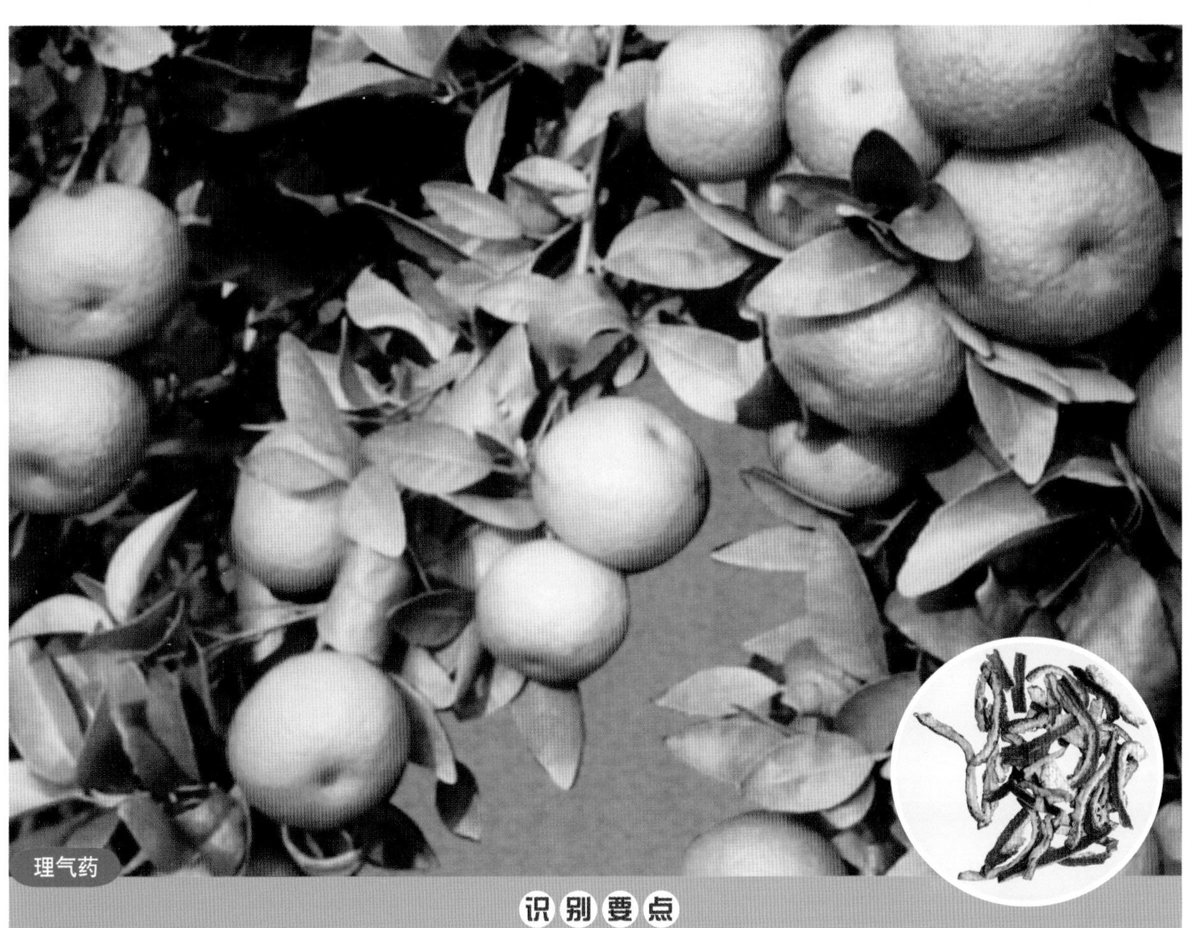

识别要点

①叶互生，叶片披针形或椭圆形，先端渐尖，全缘或为波状钝锯齿，具半透明油点。②柑果近圆形或扁圆形，熟时橙黄色或淡红黄色，果皮疏松，肉瓤易分离。

化橘红

别名：化皮、柚皮、橘红、化州橘红。
来源：为芸香科植物化州柚*Citrus granndis 'Tomentosa'*等的未成熟或近成熟的干燥外层果皮。

【生境分布】生长于丘陵地带。主产于广东、广西、四川、湖南、湖北、浙江等地。

【采收加工】夏季果实未成熟时采收，置沸水中略烫后，将果皮割成5或7瓣，除去果瓤及部分中果皮，压制成形，干燥。

【性味功用】辛、苦，温。归肺、脾经。理气宽中，燥湿化痰。用于咳嗽痰多，食积伤酒，呕恶痞闷。3～6克。

【精选验方】①风寒咳嗽：化橘红60克，生姜30克，蜂蜜250克，先将化橘红、生姜二味用水煎煮，15分钟后取煎液1次，加水再煎，共取煎液3次，合并煎液，以小火煎熬浓缩，至稠黏时，兑入蜂蜜，至沸停火，装瓶备用，每日3次，每次3汤匙。②痰喘：化橘红、半夏各15克，川贝母9克，共研细末，每次6克，温开水送下。

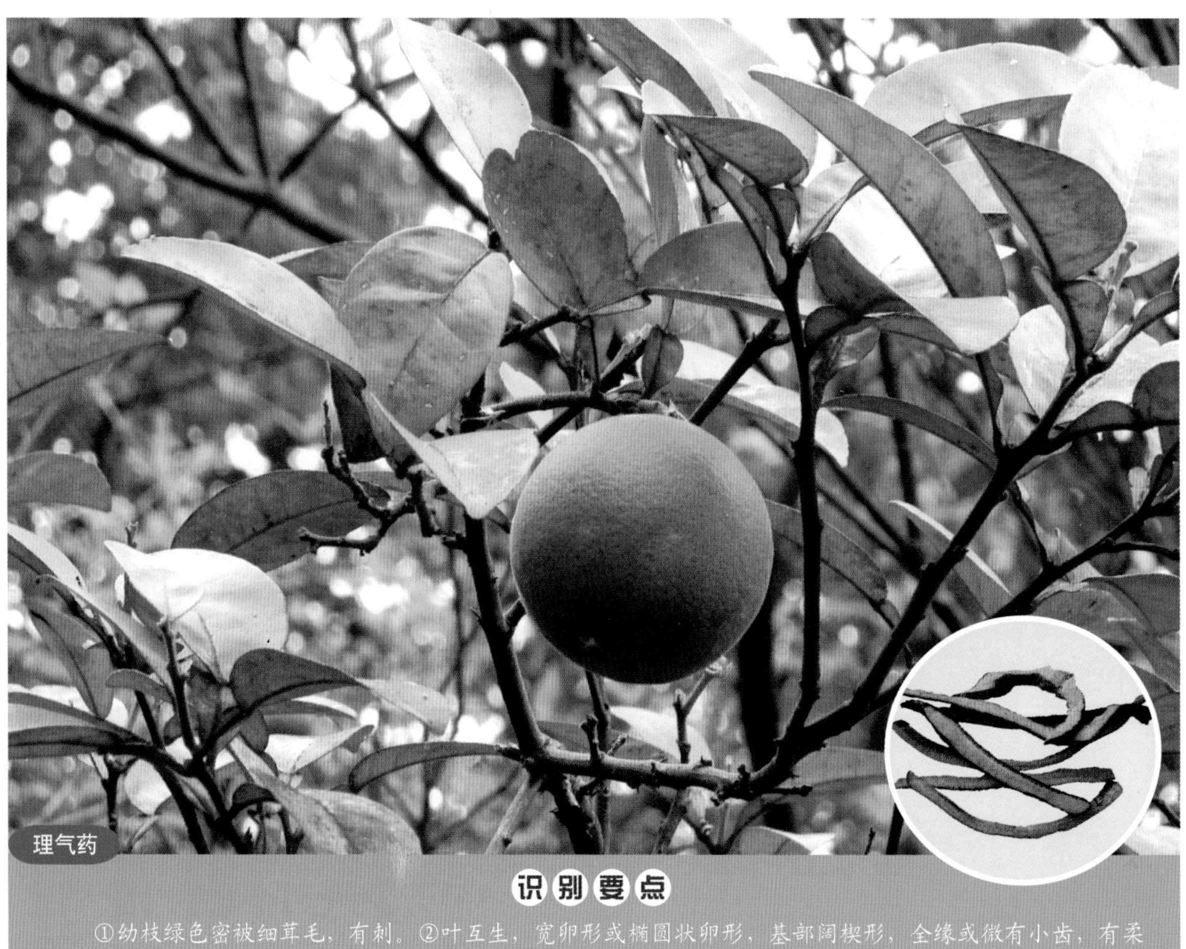

理气药

识别要点

①幼枝绿色密被细茸毛，有刺。②叶互生，宽卵形或椭圆状卵形，基部阔楔形，全缘或微有小齿，有柔毛及透明腺点。③柑果近球形，幼果密被绒毛，成熟时毛较少。

枳 实

别名：臭橙、香橙、枸头橙。
来源：为芸香科植物酸橙*Citrus aurantium* L.及其栽培变种等的干燥幼果。

【生境分布】生长于丘陵、低山地带和江河湖泊的沿岸。主产于江苏、江西、福建、四川等地。

【采收加工】5~6月收集自落的果实，除去杂质，自中部横切为两半，晒干或低温干燥，较小者直接晒干或低温干燥。

【性味功用】苦、辛、酸，微寒。归脾、胃经。破气消积，化痰散痞。用于积滞内停，痞满胀痛，泻痢后重，大便不通，痰滞气阻，胸痹，结胸，胃下垂，脱肛，子宫脱垂。3~10克。

【精选验方】①肠麻痹：枳实、厚朴、砂仁、木香、柴胡各10克，水煎服，每日 1 ~ 2 剂。②便秘：枳实6～10克，水煎服。③胃病：枳实、白及各15克，水煎服，外加呋喃唑酮1片，每日3次。

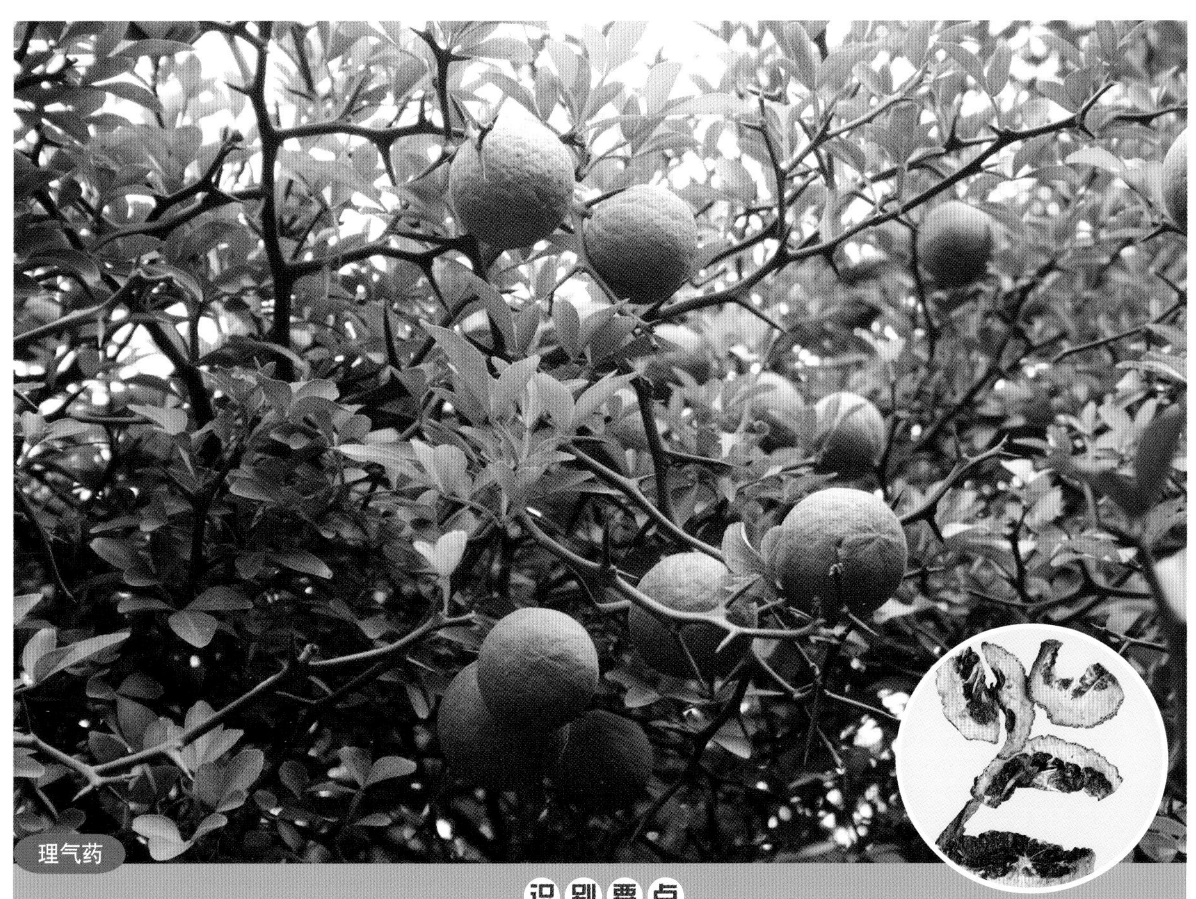

理气药

识别要点

①茎枝三棱形，有刺。单身复叶互生，叶片革质，卵形或倒卵形，具半透明油点。②果圆形而稍扁，橙黄色，果皮粗糙。

木香

别名：蜜香、五木香、青木香、南木香、广木香、川木香。
来源：为菊科植物木香*Aucklandia lappa* Decne.**的干燥根。**

【生境分布】生长于高山草地和灌木丛中。主产于云南、四川等地。

【采收加工】秋、冬二季采挖，除去泥沙及须根，切段，大的再纵剖成瓣，干燥后撞去粗皮。

【性味功用】辛、苦，温。归脾、胃、大肠、三焦、胆经。行气止痛，健脾消食。用于胸胁、脘腹胀痛，泻痢后重，食积不消，不思饮食。煨木香实肠止泻。用于泄泻腹痛。3～6克。

【精选验方】①一切气不和：木香适量，温水磨浓，热酒调下。②肝炎：木香研末，每日9～18克，分3～4次服用。③痢疾腹痛：木香6克，黄连12克，水煎服。④糖尿病：木香10克，川芎、当归各15克，黄芪、葛根、山药、丹参、益母草各30克，苍术、赤芍各12克，水煎服。⑤便秘：木香、厚朴、番泻叶各10克，用开水冲泡，当茶饮。

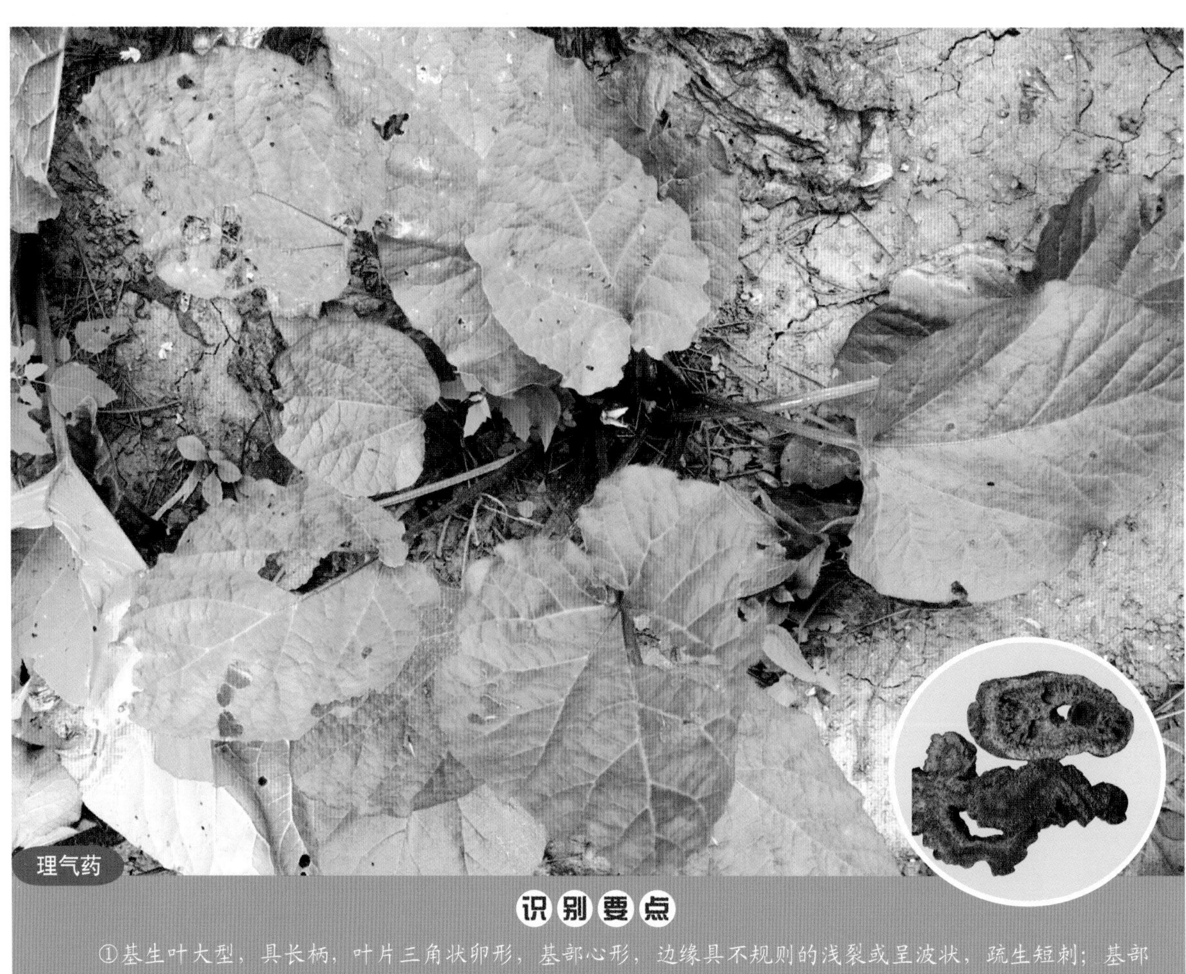

理气药

识别要点

①基生叶大型，具长柄，叶片三角状卵形，基部心形，边缘具不规则的浅裂或呈波状，疏生短刺；基部下延成不规则分裂的翼，叶面被短柔毛。

沉 香

别名：土沉香、沉水香、白木香、牙香树、奇南香。
来源：为瑞香科植物白木香_Aquilaria sinensis_(Lour.)Gilg**含有树脂的木材。**

【生境分布】生长于中海拔山地、丘陵地。主产于广东、广西、福建、台湾等地。

【采收加工】全年均可采收，割取含树脂的木材，除去不含树脂的部分，阴干。

【性味功用】辛、苦，微温。归脾、胃、肾经。行气止痛，温中止呕，纳气平喘。用于胸腹胀闷疼痛，胃寒呕吐呃逆，肾虚气逆喘急。1～5克，入煎剂宜后下。

【精选验方】①腹胀气喘，坐卧不安：沉香、枳壳、木香各25克，莱菔子（炒）50克，每次25克，姜三片，水煎服。②哮喘：沉香100克，莱菔子（淘净，蒸熟，晒干）250克，研为细末，调生姜汁为细丸，每次3克，开水送下。③哮喘气逆：沉香1.5克，侧柏叶3克，共研为粉末，临睡前顿服。

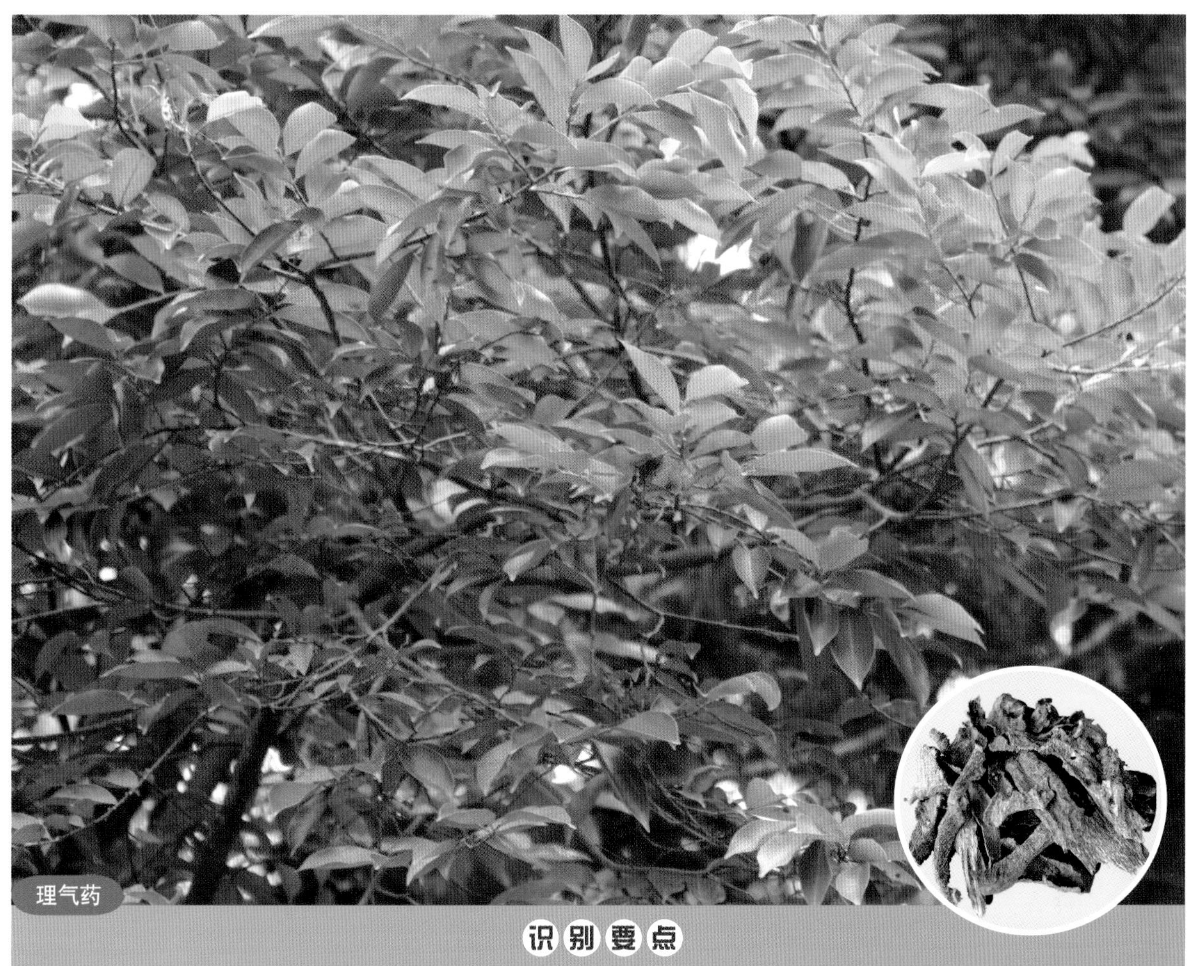

理气药

识别要点

①树皮灰褐色。小枝被柔毛，芽密被长柔毛。②单叶互生，革质，叶片卵形或倒卵形至长圆形，先端短渐尖，基部宽楔形，全缘。

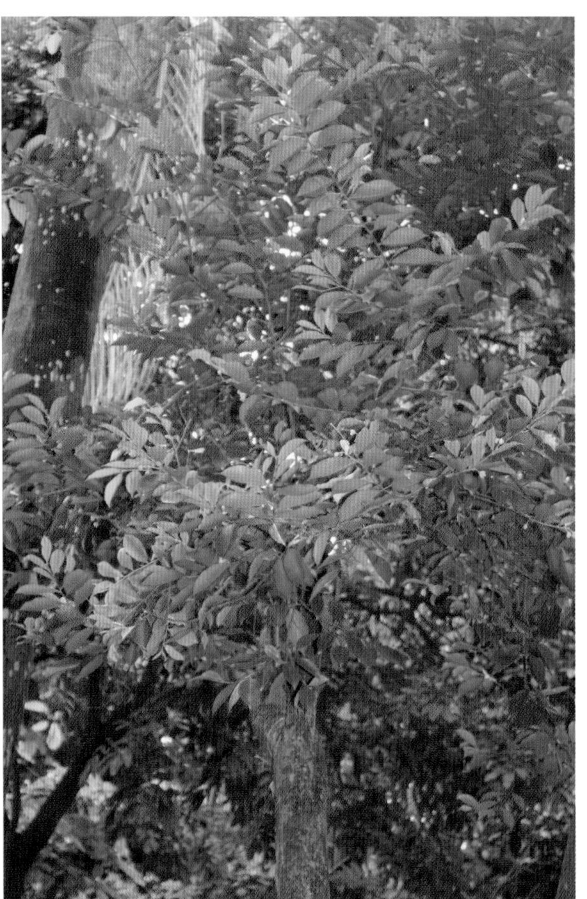

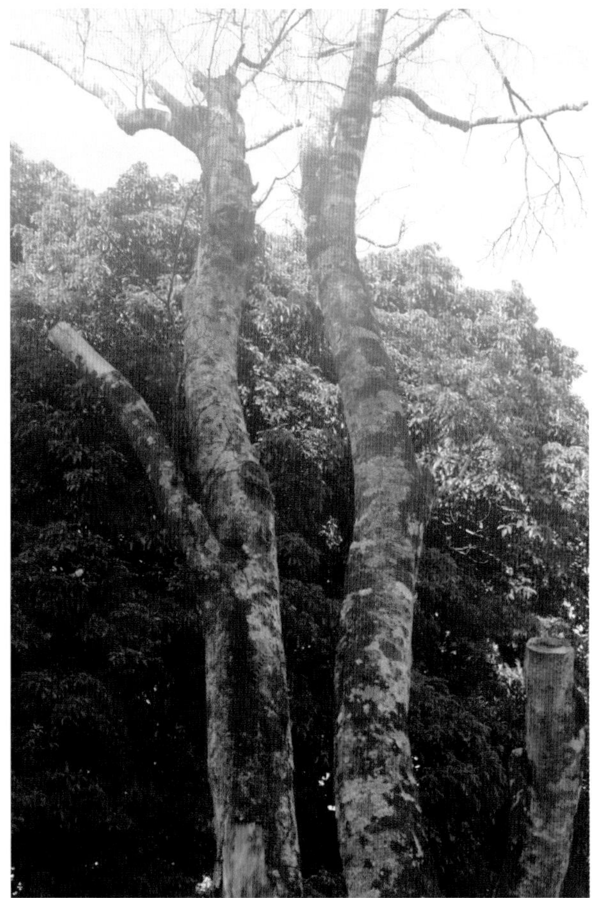

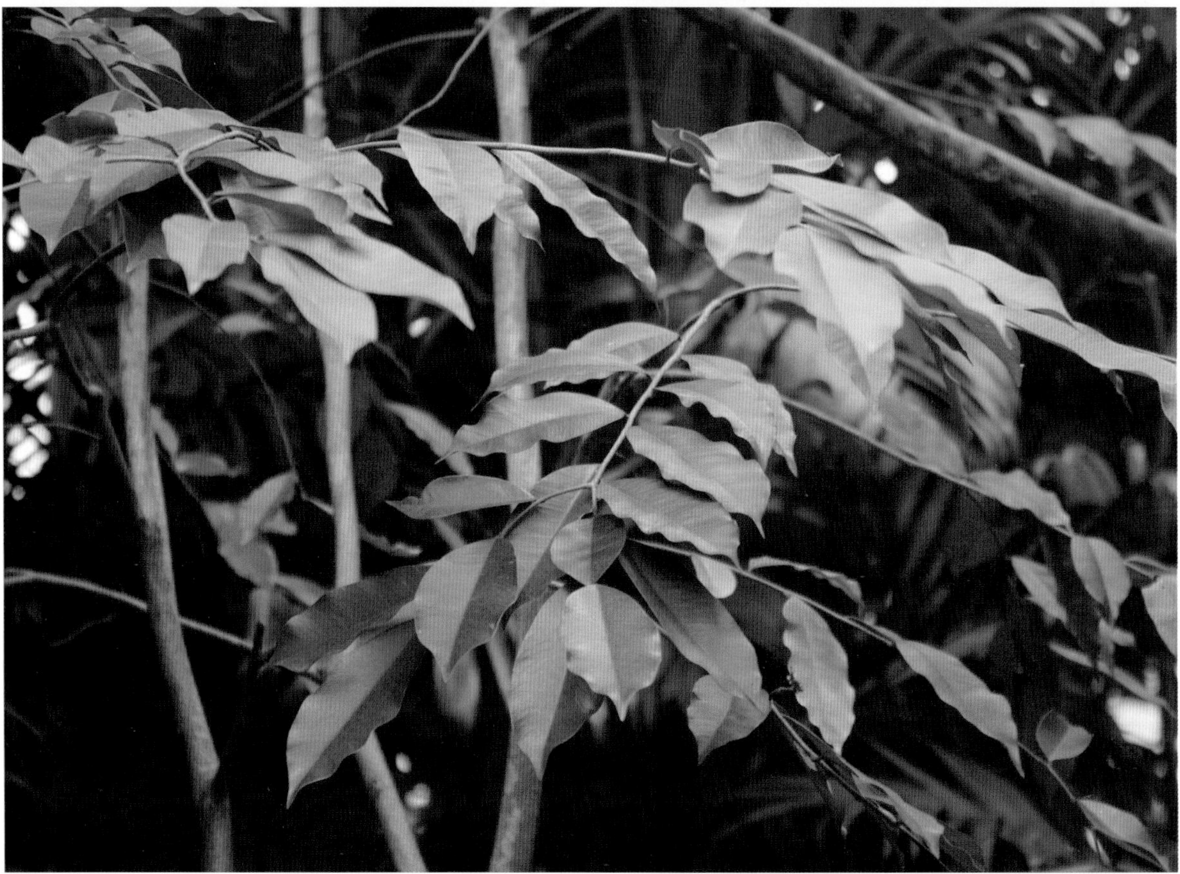

川楝子

别名：楝实、金铃子、川楝实。
来源：为楝科植物川楝*Melia toosendan* Sieb.et Zucc.**的干燥成熟果实。**

【生境分布】生长于丘陵、田边；有栽培。主产于四川、云南等地。

【采收加工】冬季果实成熟时采收，除去杂质，干燥。

【性味功用】苦，寒；有小毒。归肝、小肠、膀胱经。疏肝泄热，行气止痛，驱虫。用于肝郁化火，胸胁、脘腹胀痛，疝痛疼痛，虫积腹痛。5～10克。外用适量，研末调涂。

【精选验方】①慢性胃炎：川楝子、枳实、木香、白芍、柴胡、延胡索各10克，大血藤15克，甘草5克，水煎2次，每日1剂，早、晚分服。②头癣：川楝子30克，研成粉，与70克凡士林（或熟猪油）混匀，每日擦患处，早、晚各1次。搽药前，应用食盐水将患处洗净，有脓或痂者应清除。③胆道蛔虫偏热型：川楝子、槟榔各15克，乌梅30克，花椒10克，栀子20克，黄连、黄柏各9克，水煎服。

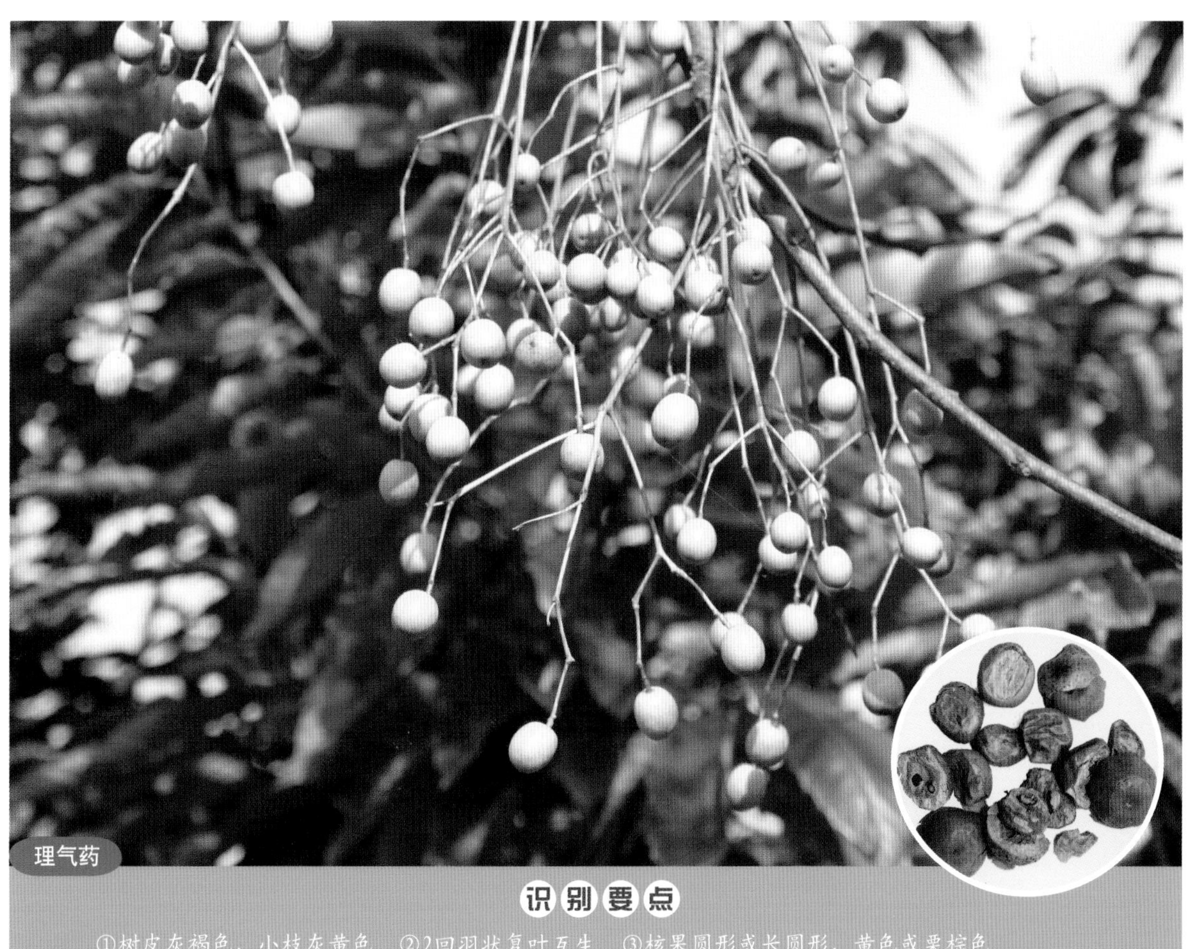

理气药

识别要点

①树皮灰褐色，小枝灰黄色。②2回羽状复叶互生。③核果圆形或长圆形，黄色或栗棕色。

乌 药

别名：旁其、矮樟根、土木香、天台乌药。
来源：为樟科植物乌药*Lindera aggregata*(Sims)Kosterm.**的干燥块根。**

【生境分布】生长于向阳山谷、坡地或疏林灌木丛中。主产于浙江、湖南、湖北、安徽、广东、四川、云南等地。多为野生。

【采收加工】全年均可采挖，除去细根，洗净，趁鲜切片，晒干，或直接晒干。

【性味功用】辛，温。归肺、脾、肾、膀胱经。行气止痛，温肾散寒。用于寒凝气滞，胸腹胀痛，气逆喘急，膀胱虚冷，遗尿尿频，疝气疼痛，经寒腹痛。6～10克。

【精选验方】①产后腹痛：乌药、土当归等份，为末，豆淋酒调下。②产后逆气、食滞胀痛：乌药、泽泻、香附各10克，广藿香、陈皮、枳壳、木香、厚朴各5克，水煎服。③胀满痞塞(七情忧思所致)：乌药、半夏、香附、砂仁、沉香、化橘红各等份，为末，每次10克，灯心草汤调服。④胎前产后血气不和、腹胀痛：乌药、香附、当归、川芎（俱酒炒）各15克，水煎服。

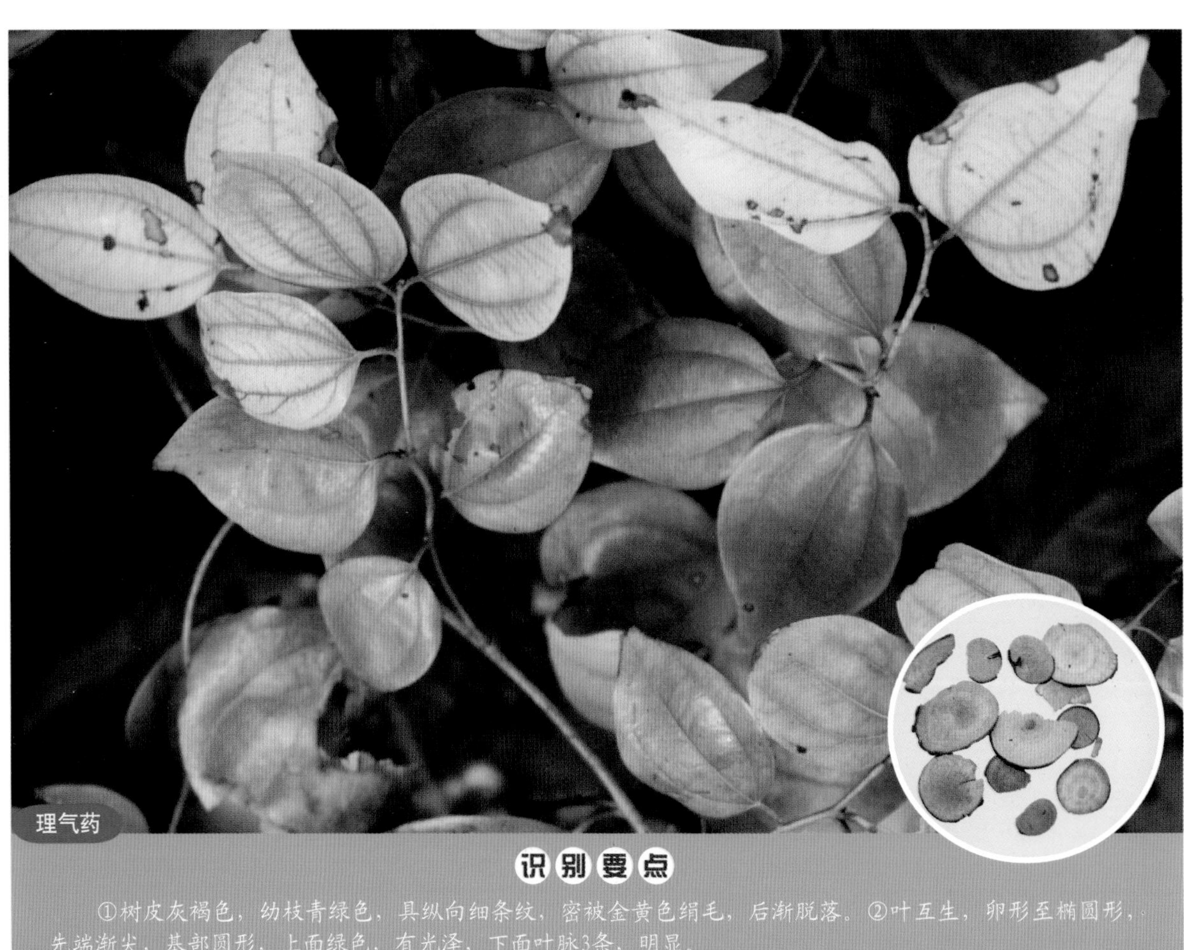

识别要点

①树皮灰褐色，幼枝青绿色，具纵向细条纹，密被金黄色绢毛，后渐脱落。②叶互生，卵形至椭圆形，先端渐尖，基部圆形，上面绿色，有光泽，下面叶脉3条，明显。

荔枝核

别名：荔核、枝核、荔仁、大荔核。
来源：为无患子科植物荔枝*Litchi chinensis* Sonn.的干燥成熟种子。

【生境分布】多栽培于果园。主产于广东、广西、福建、台湾、四川等地。野生与栽培均有。

【采收加工】夏季采摘成熟果实，除去果皮及肉质假种皮，洗净，晒干。

【性味功用】甘、微苦，温。归肝、肾经。行气散结，祛寒止痛。用于寒疝腹痛，睾丸肿痛。5～10克。

【精选验方】①心腹胃脘久痛：荔枝核5克，木香3克，共研为末，每次5克，清汤调服。②血气刺痛：荔枝核（烧存性）25克，香附子50克，上为末。每次10克，盐酒送下。③肾肿大：荔枝核、八角茴香、青皮（全者）等份，锉散，炒，出火毒，为末，每次10克，酒下，每日3次。④疝心痛及小肠气：荔枝核1枚，煅存性，酒调服。

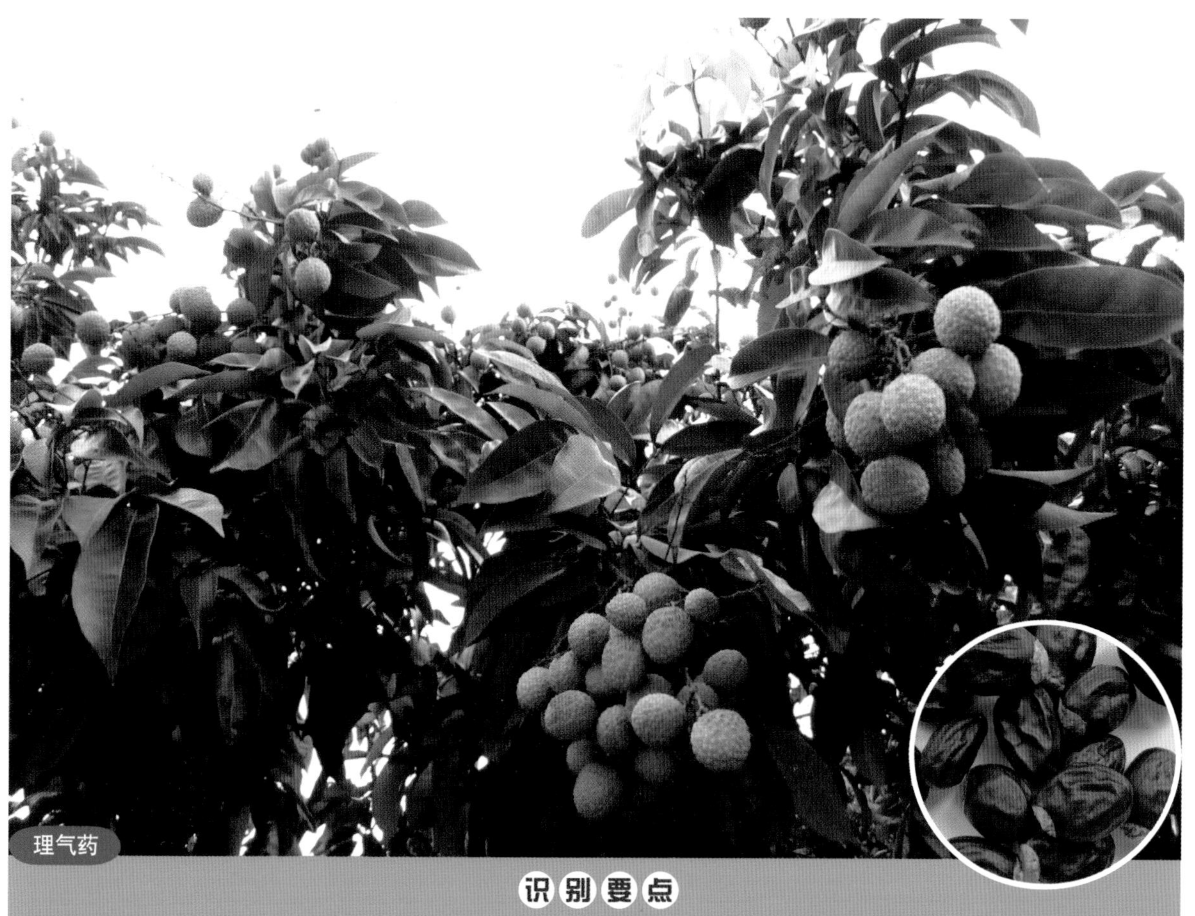

识别要点

①枝多拗曲。②羽状复叶，互生；叶片革质而亮绿，矩圆形或矩圆状披针形，先端渐尖，基部楔形而稍斜，全缘，新叶橙红色。③核果球形或卵形，外果皮革质，有瘤状突起，熟时赤红。

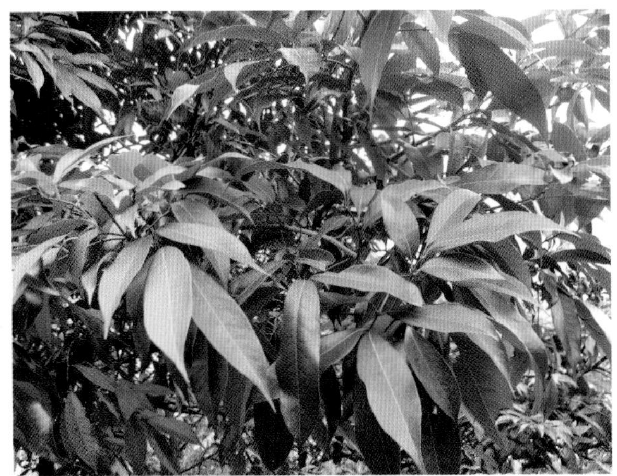

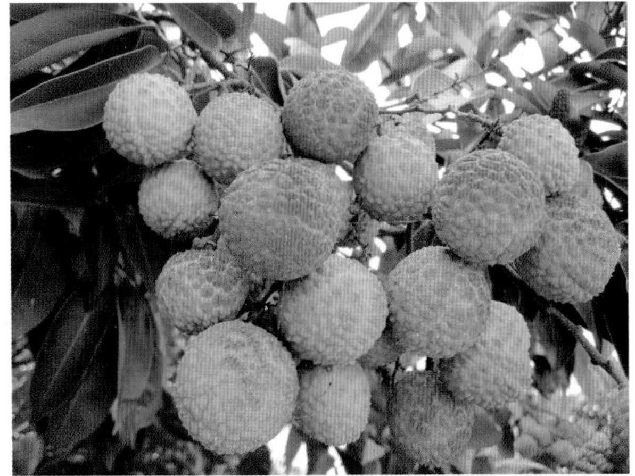

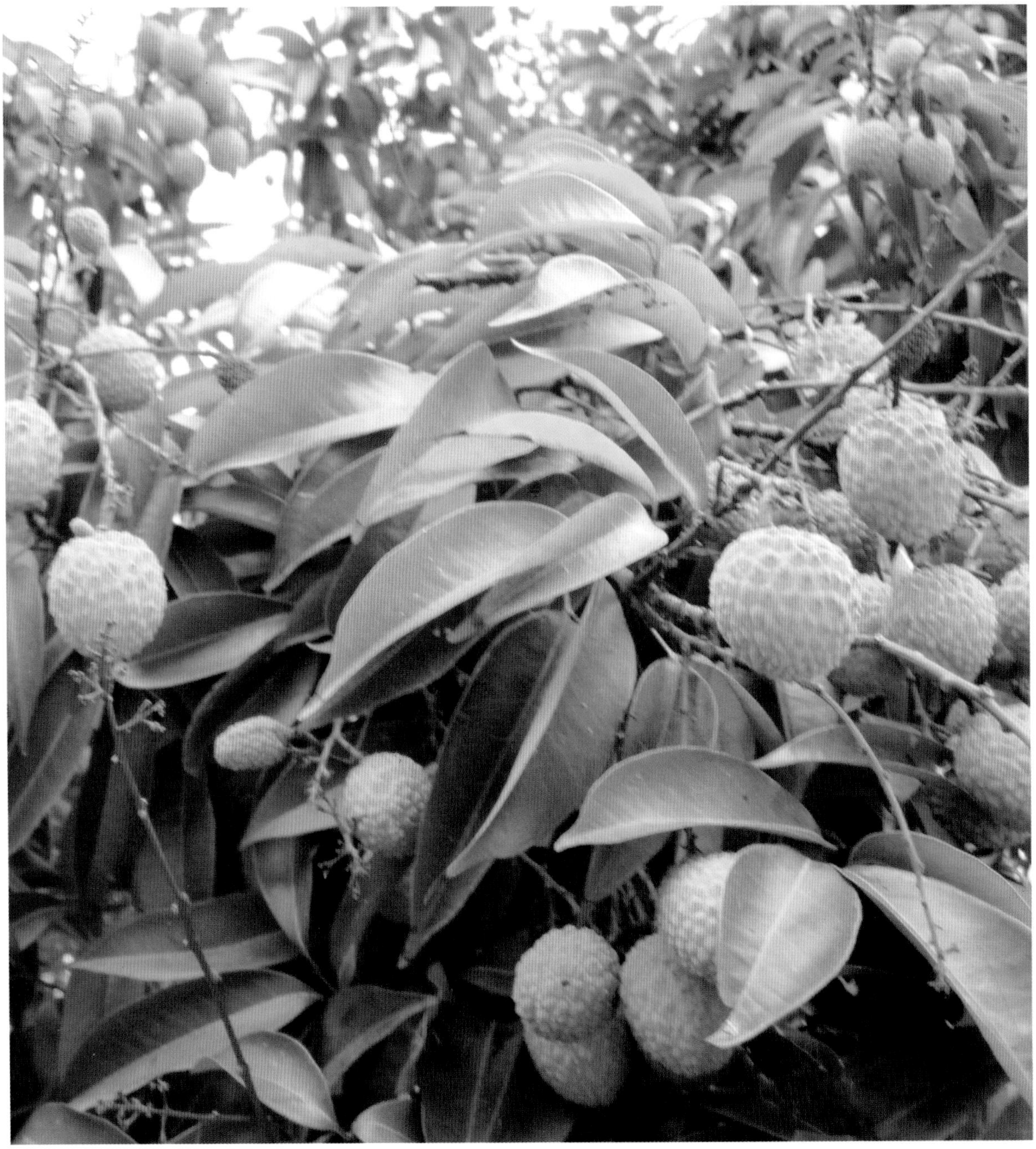

香 附

别名：蓑草、香附米、香附子、莎草根、三棱草根。
来源：为莎草科植物莎草*Cyperus rotundus* L.的干燥根茎。

【生境分布】生长于路边、荒地、沟边或田间向阳处。主产于山东、浙江、河南等地。

【采收加工】秋季采挖，燎去毛须，置沸水中略煮或蒸透后晒干，或燎后直接晒干。

【性味功用】辛、微苦、微甘，平。归肝、脾、三焦经。疏肝解郁，理气宽中，调经止痛。用于肝郁气滞，胸胁胀痛，消化不良，胸脘痞闷，寒疝腹痛，乳房胀痛，月经不调，经闭痛经。6～10克。

【精选验方】①跌打损伤：炒香附20克，姜黄30克，共研细末，每日3次，每次5克。孕妇忌服。②阴道出血不止：香附（去皮毛，略炒）为末，每次10克，清米饮调下。③安胎：香附，炒，去毛，为细末，浓煎紫苏汤调下5克。④偏正头痛：香附（炒）200克，川芎100克，研为末，以茶调服。⑤脱肛：香附、荆芥穗各等份，为末，每次3匙，水一大碗，煎十数沸，淋患处。⑥尿血(非器质性疾病引起的)：香附、新地榆各等份，煎汤服。

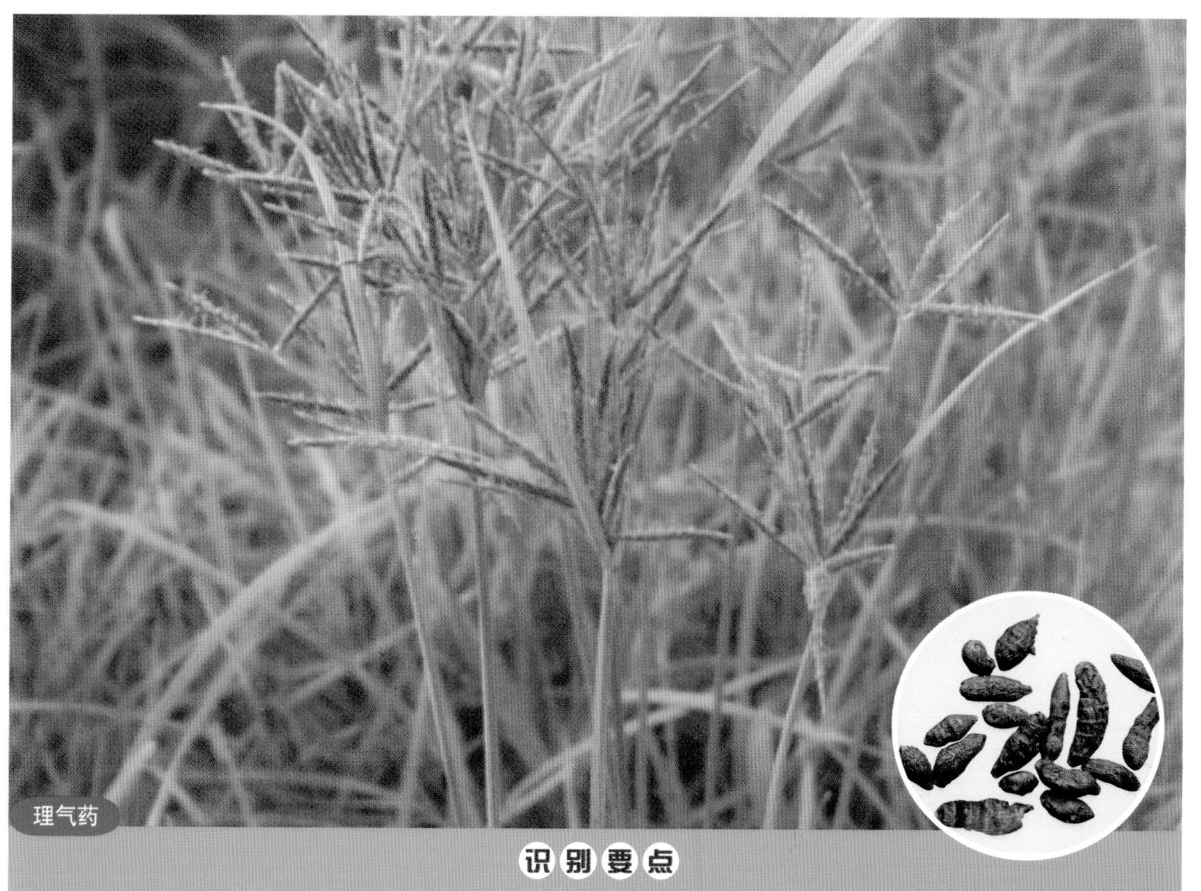

识别要点

①茎三棱形，光滑。②叶丛生，叶鞘闭合抱茎。叶片长线形。③复穗状花序，顶生，花深茶褐色，有叶状苞片2～3枚，鳞片2列。

佛 手

别名：手柑、香橼、五指柑。
来源：为芸香科植物佛手*Citrus medicn* L.var. sarcodactylis Swingle**的干燥果实**。

【生境分布】生长于果园或庭院中。主产于广东、四川及福建；次产于广西、云南、浙江及江西等地。

【采收加工】秋季果实尚未变黄或变黄时采收，纵切成薄片，晒干或低温干燥。

【性味功用】辛、苦、酸，温。归肝、脾、肺经。疏肝理气，和胃止痛，燥湿化痰。用于肝胃气滞，胸胁胀痛，胃脘痞满，食少呕吐，咳嗽痰多。3～10克。

【精选验方】①白带过多：佛手20克，猪小肠适量，共炖，食肉饮汤。②老年胃弱、消化不良：佛手30克，粳米100克，共煮粥，早、晚分食。③恶心呕吐：佛手15克，生姜3克，陈皮9克，水煎服。④哮喘：佛手15克，姜皮3克，广藿香9克，水煎服。⑤肝郁气滞、胸胁胀痛、饮食减少：佛手10克，玫瑰花5克，沸水浸泡饮。⑥肝气郁结、胃腹疼痛：佛手10克，川楝子6克，青皮9克，水煎服。

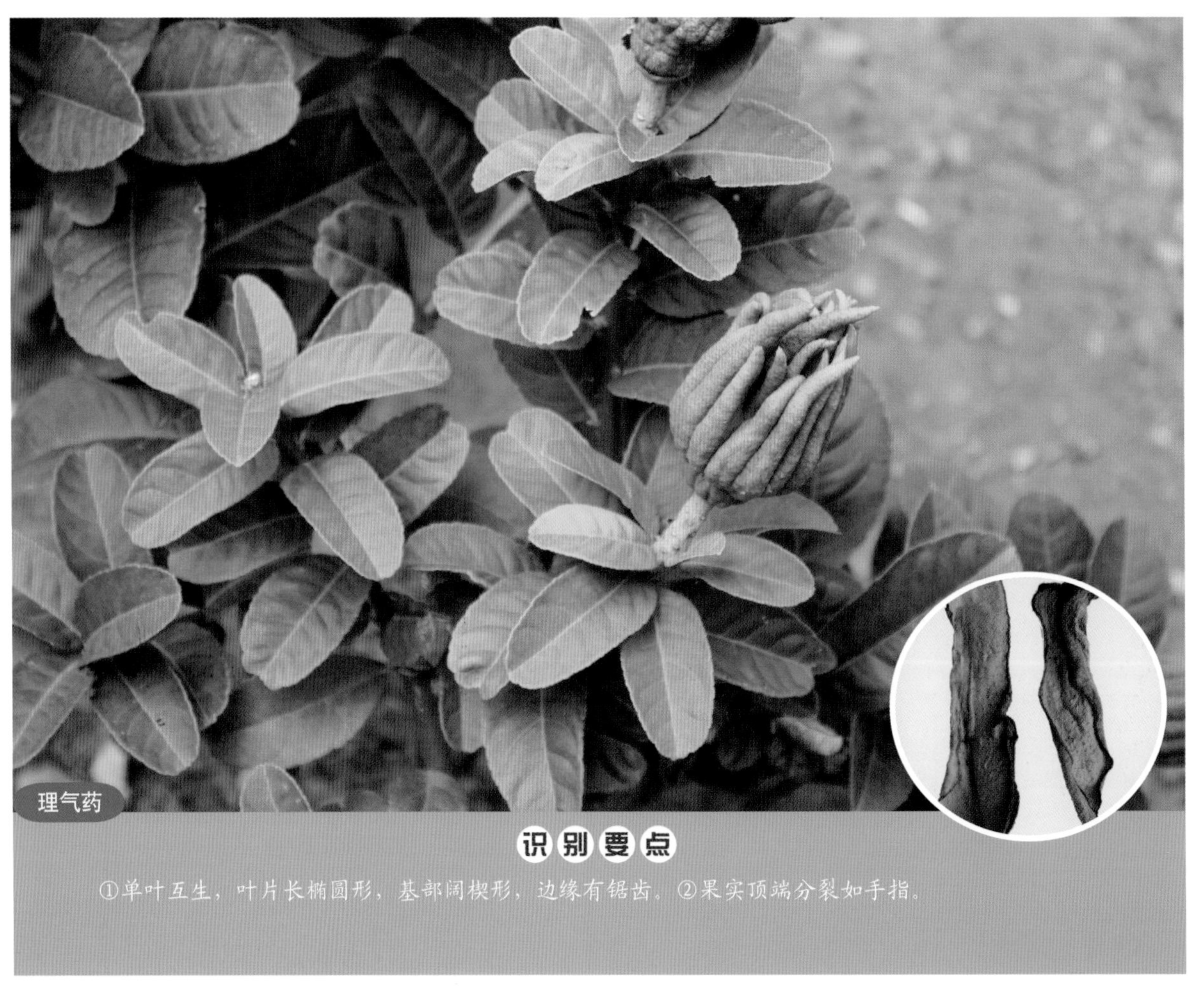

理气药

识别要点

①单叶互生，叶片长椭圆形，基部阔楔形，边缘有锯齿。②果实顶端分裂如手指。

香橼

别名：构橼、香圆、钩缘子、香泡树、香橼柑。
来源：为芸香科植物构橼*Citrus medica* L.等的干燥成熟果实。

【生境分布】生长于沙壤土，比较湿润的环境。长江流域及其以南地区均有分布，广东、广西栽培较多。

【采收加工】秋季果实成熟时采收，趁鲜切片，晒干或低温干燥。

【性味功用】辛、苦、酸，温。归肝、脾、肺经。疏肝理气，宽中，化痰。用于肝胃气滞，胸胁胀痛，脘腹痞满，呕吐噫气，痰多咳嗽。3～10克。

【精选验方】①喘咳痰多：鲜香橼50克，切碎放在有盖的碗中，加入等量的麦芽糖，隔水蒸数小时，以香橼稀烂为度，每次1匙，早、晚各1次。②肝痛、胃气痛：鲜香橼12～15克（干品6克），开水冲泡代茶饮。③胃痛胸闷、消化不良：陈香橼（焙干）、花椒、小茴香各12克，共研细末，每次3克，每日2次，温开水送服。④痰饮咳嗽、胸膈不利：香橼、法半夏各10克，茯苓15克，生姜3片，水煎服，每日2～3次。⑤肝胃不和、脘胁胀痛、呕吐噫气、食少：香橼、香附、陈皮各10克，水煎服，每日2～3次。

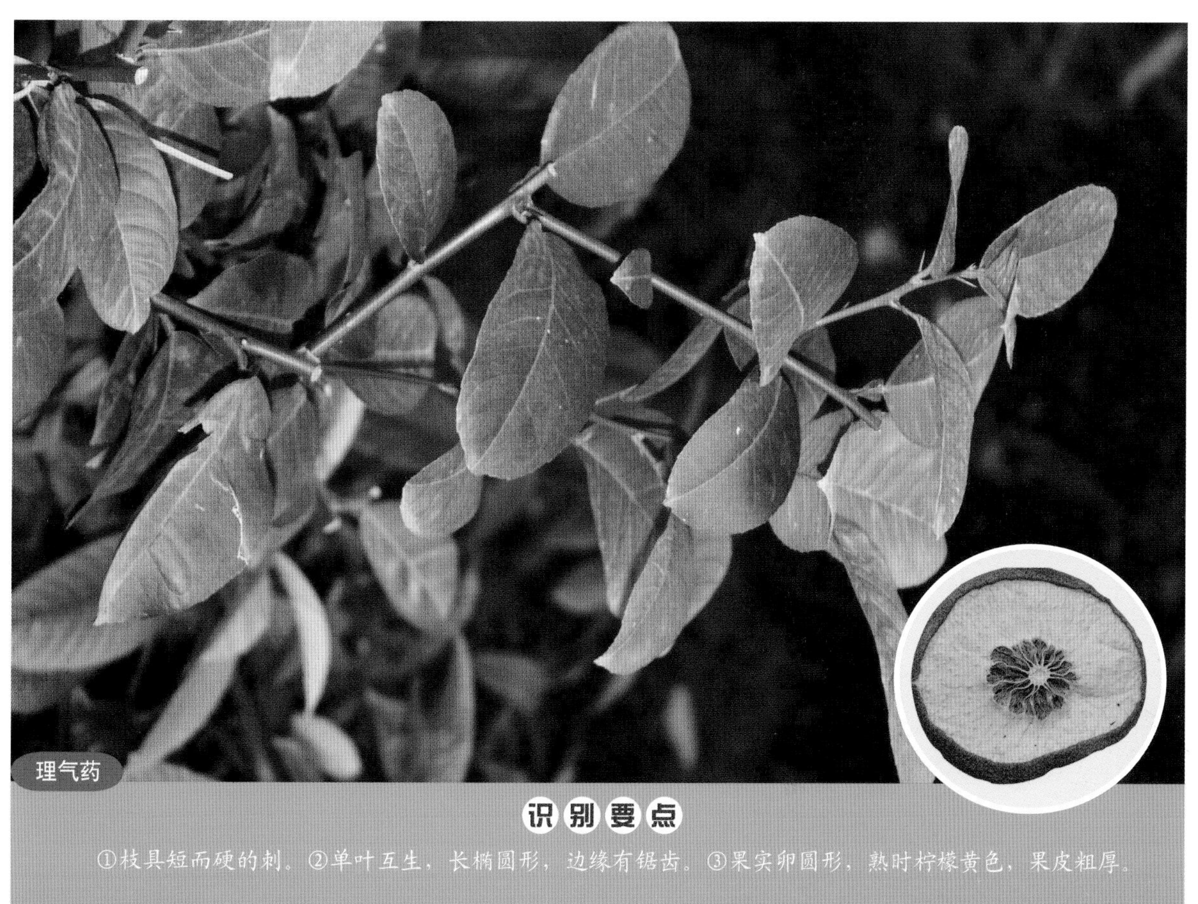

理气药

识别要点

①枝具短而硬的刺。②单叶互生，长椭圆形，边缘有锯齿。③果实卵圆形，熟时柠檬黄色，果皮粗厚。

玫瑰花

别名：湖花、徘徊花、刺玫瑰、笔头花。
来源：为蔷薇科植物玫瑰*Rosa rugosa* Thunb.**的干燥花蕾。**

【生境分布】均为栽培。全国各地均产，主产于江苏、浙江、山东等地。

【采收加工】春末夏初花将开放时分批采收，及时低温干燥。

【性味功用】甘、微苦，温。归肝、脾经。行气解郁，和血，止痛。用于肝胃气痛，食少呕恶，月经不调，跌仆伤痛。3～6克。

【精选验方】①急性乳腺炎：玫瑰花7朵，母丁香7粒，加黄酒适量水煎服。②肝胃气病：玫瑰花研细，每次1.5克，开水冲服。③月经不调：玫瑰花根6～9克，水煎后冲入黄酒及红糖，早、晚各服1次。④跌打损伤、吐血：玫瑰花根15克，用黄酒或水煎，每日2次。⑤肝风头痛：玫瑰花5朵，蚕豆花12克，开水冲泡代茶饮。⑥急慢性风湿痛：玫瑰花9克，当归、红花各6克，水煎去渣，热黄酒冲服。⑦月经过多：玫瑰花根、鸡冠花各9克，水煎去渣，加红糖服。

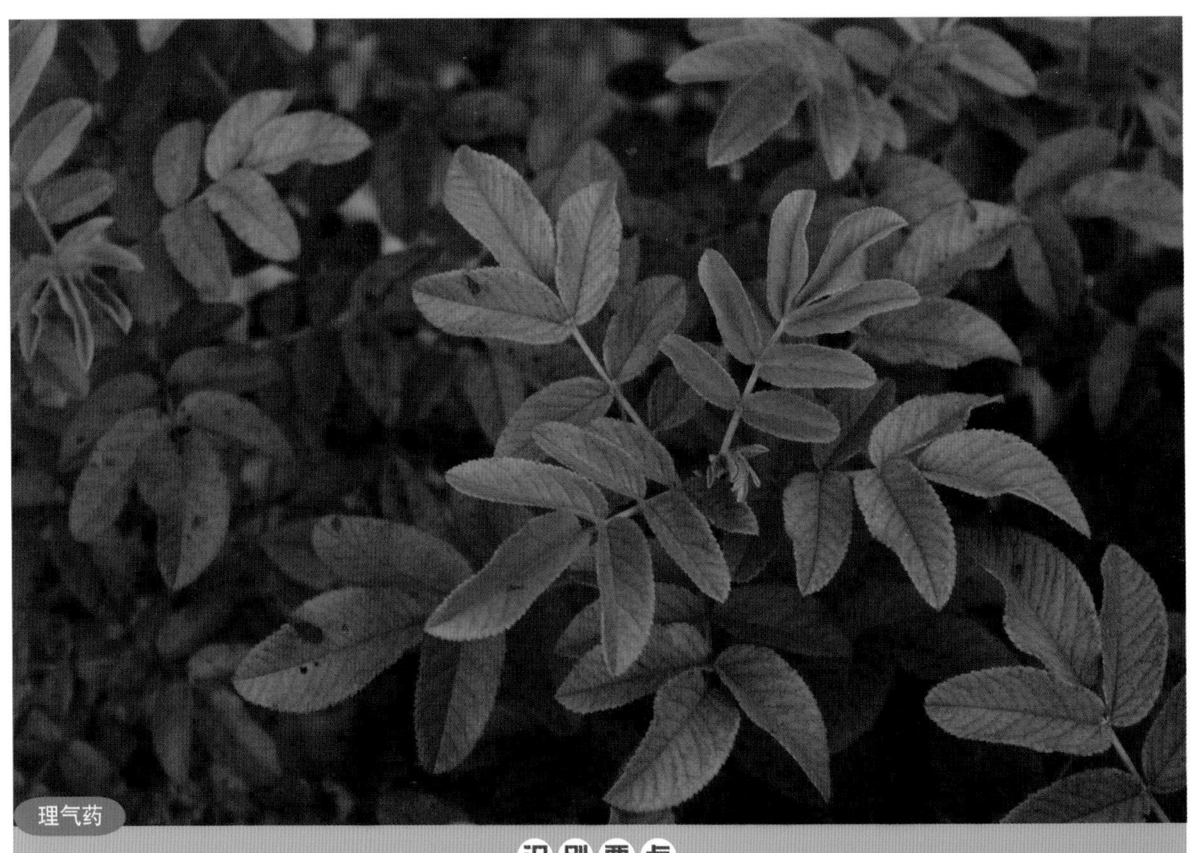

理气药

识别要点

①茎丛生，有茎刺。②单数羽状复叶互生，椭圆形或椭圆形状倒卵形，先端急尖或圆钝，叶柄和叶轴有绒毛，疏生小茎刺和刺毛。

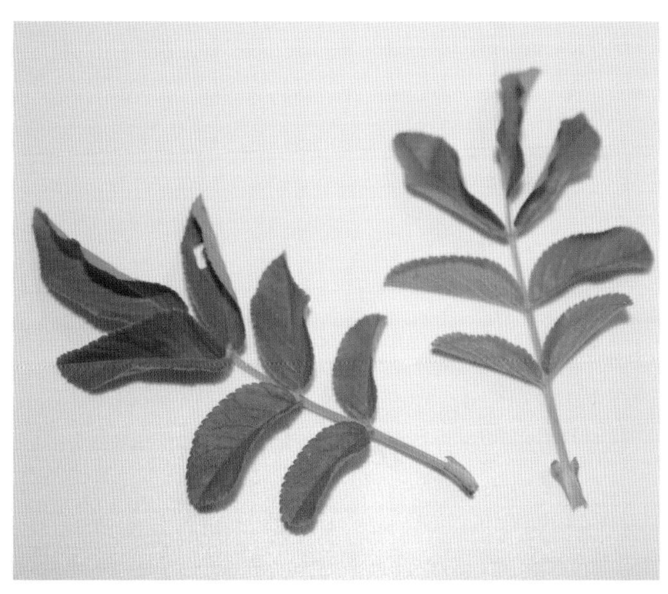

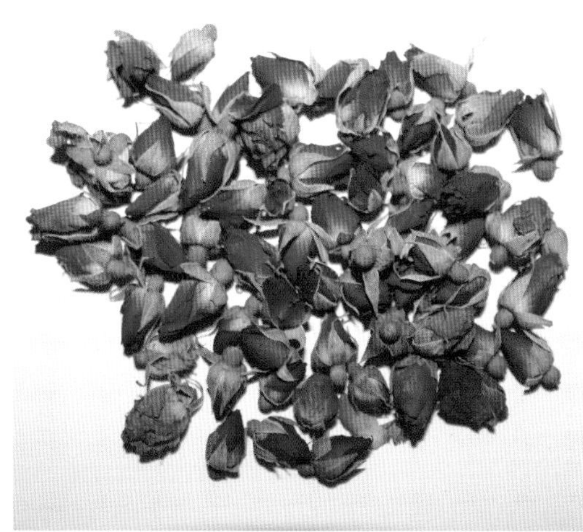

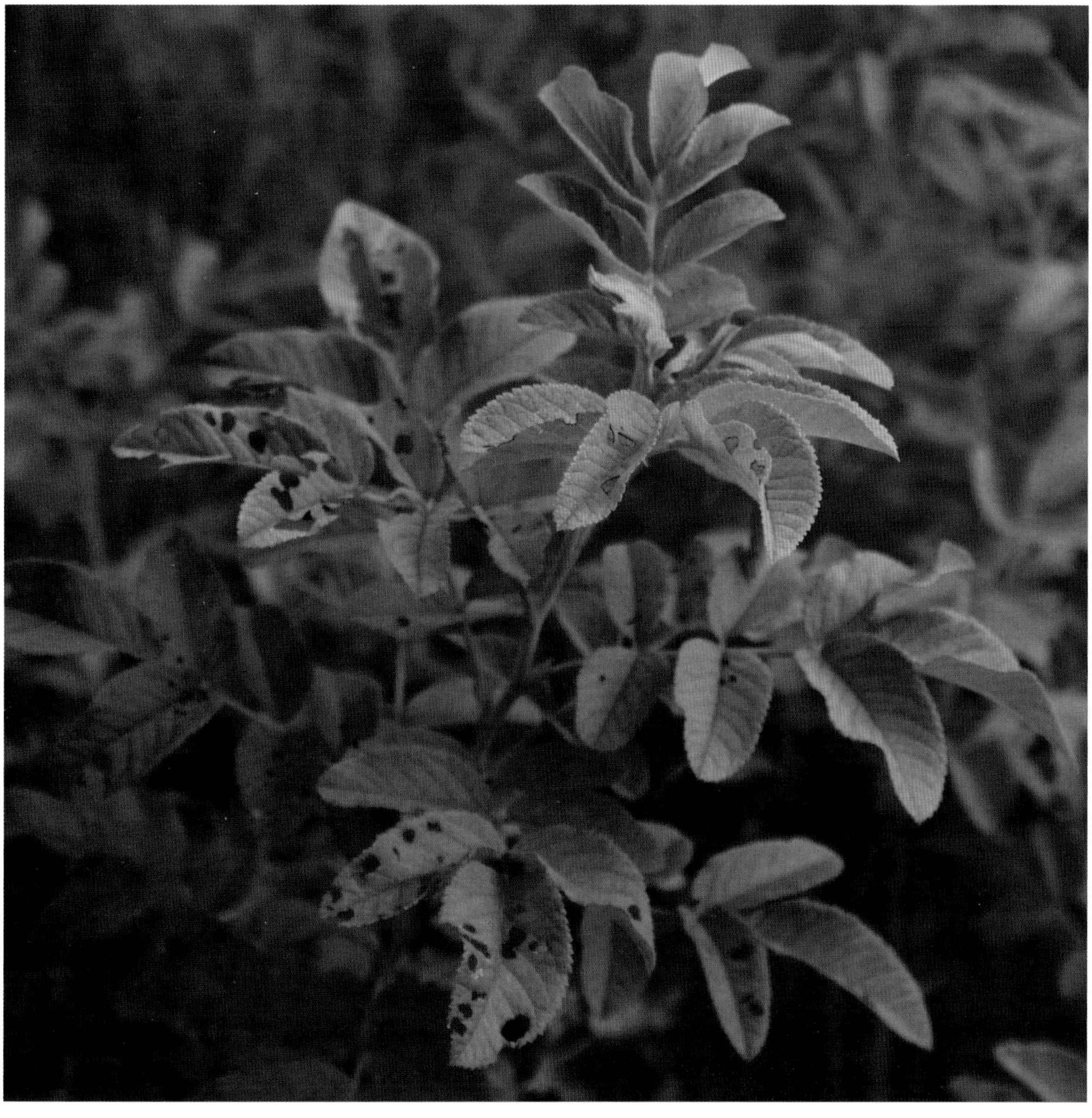

大腹皮

别名：槟榔皮、槟榔壳、大腹毛、大腹绒。
来源：为棕榈科植物槟榔*Areca catechu* L.的干燥果皮。

【生境分布】生长于无低温地区和潮湿疏松肥沃的土壤、高环山梯田。主产于海南。

【采收加工】冬季至次春采收未成熟的果实，煮后干燥，纵剖两瓣，剥取果皮。

【性味功用】辛，微温。归脾、胃、大肠、小肠经。行气宽中，行水消肿。用于湿阻气滞，脘腹胀闷，大便不爽，水肿胀满，脚气浮肿，小便不利。5～10克。

【精选验方】①漏疮恶秽：大腹皮适量，煎汤洗患处。②肿满腹胀、大小便秘涩：大腹皮（锉）、郁李仁（汤浸去皮，微炒）、槟榔各50克，木香25克，木通（锉）、牵牛子（微炒）、桑根白皮（锉）各100克，上药捣筛为散，每次20克，入生姜、葱白适量，水煎至六分，去滓，温服。

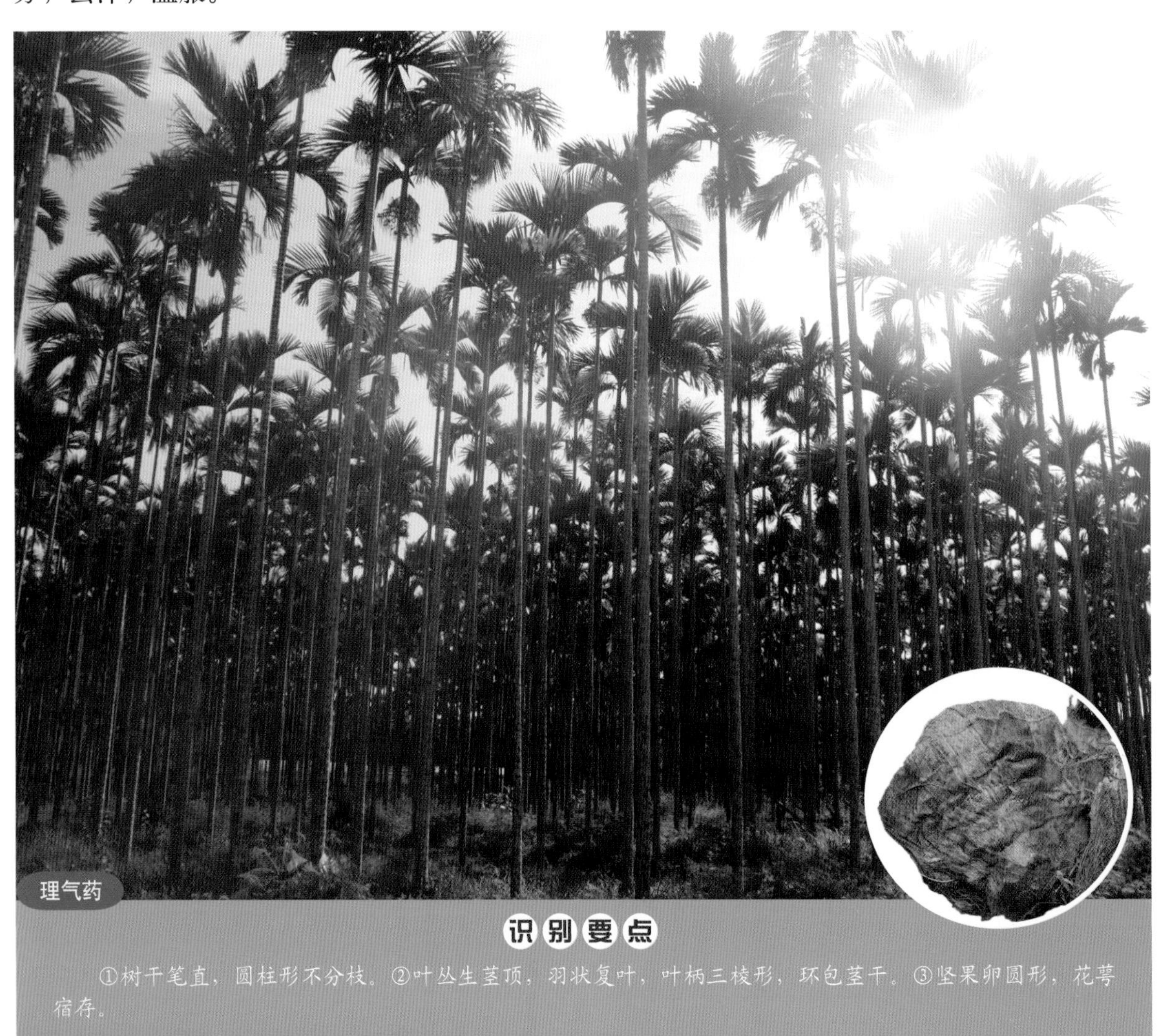

理气药

识别要点

①树干笔直，圆柱形不分枝。②叶丛生茎顶，羽状复叶，叶柄三棱形，环包茎干。③坚果卵圆形，花萼宿存。

刀 豆

别名：刀豆子、关刀豆、马刀豆、挟剑豆、刀巴豆。
来源：为豆科植物刀豆*Canavalia gladiata*(Jacq.)DC.**的干燥成熟种子。**

【生境分布】生长于排水良好、肥沃疏松的土壤。主产于江苏、湖北、安徽、浙江、广西等地。

【采收加工】秋季采收成熟果实，剥取种子，晒干。

【性味功用】甘，温。归胃、肾经。温中，下气，止呃。用于虚寒呃逆，呕吐。6～9克。

【精选验方】①脾胃虚弱，呕逆上气：刀豆适量，研为细末，温开水送下，每次6～9克。②久痢、久泻、饮食减少：嫩刀豆120克，蒸熟，蘸白糖细细嚼食。③胃寒呕吐：刀豆、柿蒂各10克，半夏、砂仁各6克，水煎服。④胃寒呕吐：刀豆30克，烧灰存性，研末，每次6克，开水服用。⑤肾虚腰痛：大刀豆子1对，小茴香6克，补骨脂、吴茱萸各3克，青盐6克，打成粉，蒸猪腰子吃。

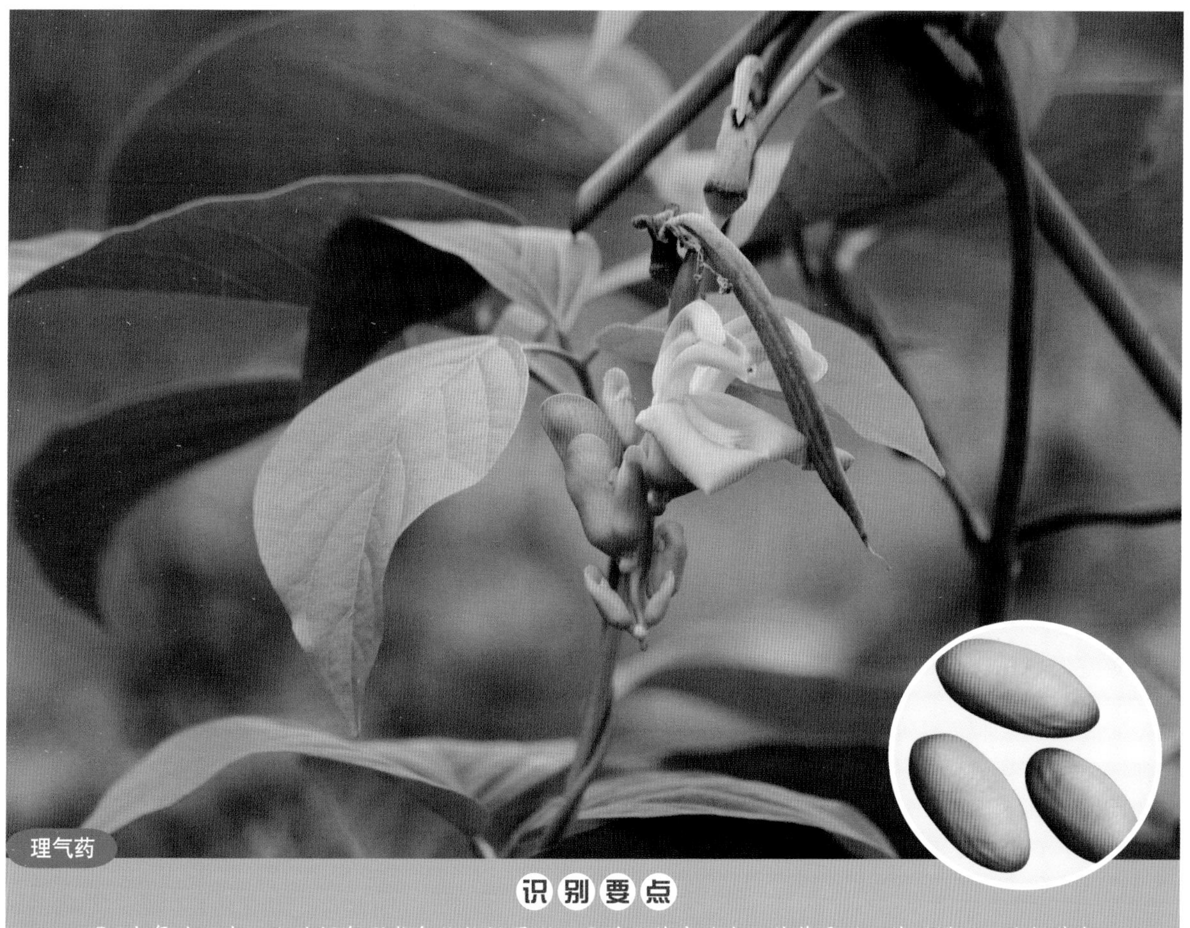

识别要点

①3出复叶互生，小叶阔卵形或卵状长椭圆形。②总状花序腋生，花萼唇形，花冠蝶形，淡红紫色。③荚果带形而扁，边缘有隆脊。种子椭圆形，红色或褐色。

柿蒂

别名：柿钱、柿萼、柿丁、柿子把。
来源：为柿树科植物柿*Diospyros kaki* Thunb.的干燥宿萼。

【生境分布】全国大部分地区均产，主产于河南、山东、福建、河北、山西等地。

【采收加工】冬季果实成熟时采摘，食用时收集，洗净，晒干。

【性味功用】苦、涩，平。归胃经。降逆止呃。用于呃逆。5～10克。

【精选验方】①血淋：干柿蒂（烧灰存性），为末，每次10克，空心米饮调服。②百日咳：柿蒂（阴干）20克，乌梅核中之白仁10个（细切）加白糖15克，用水2杯，煎至1杯。一日数回分服，连服数日。③呃逆：柿蒂、丁香、人参各等份，为细末，水煎，食后服。④呃逆不止：柿蒂（烧灰存性）为末，黄酒调服；或与姜汁、砂糖各等份，和匀，炖热徐服。

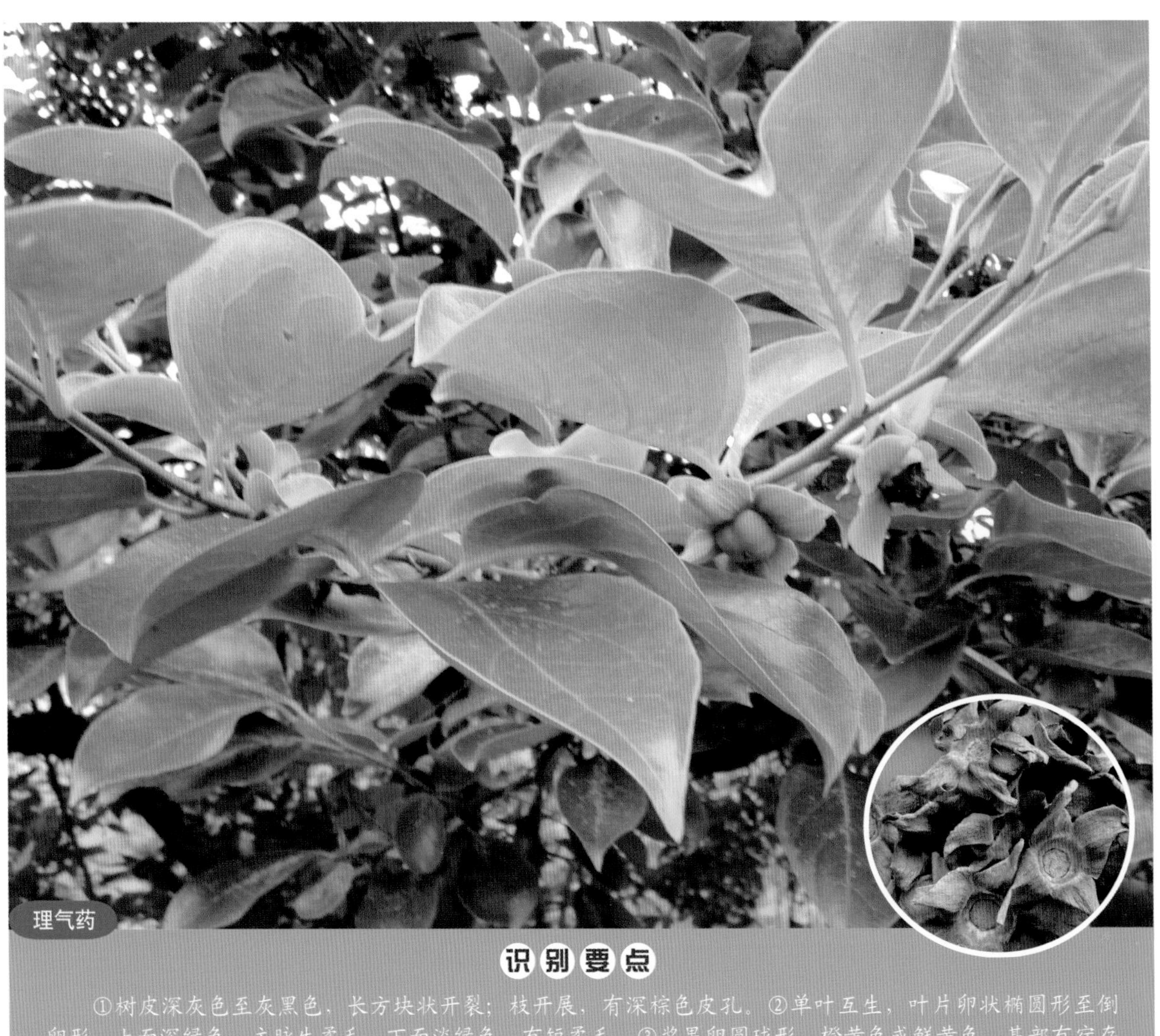

理气药

识别要点

①树皮深灰色至灰黑色，长方块状开裂；枝开展，有深棕色皮孔。②单叶互生，叶片卵状椭圆形至倒卵形，上面深绿色，主脉生柔毛，下面淡绿色，有短柔毛。③浆果卵圆球形，橙黄色或鲜黄色，基部有宿存萼片。

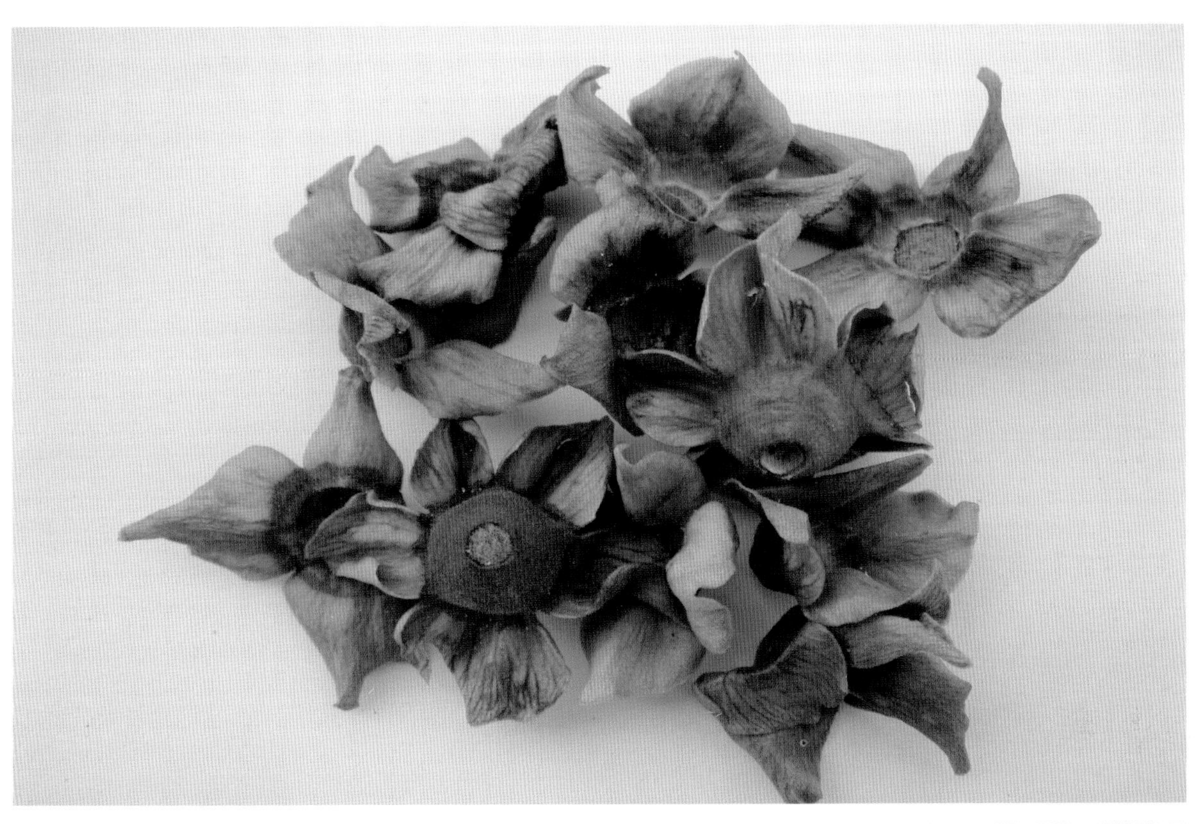

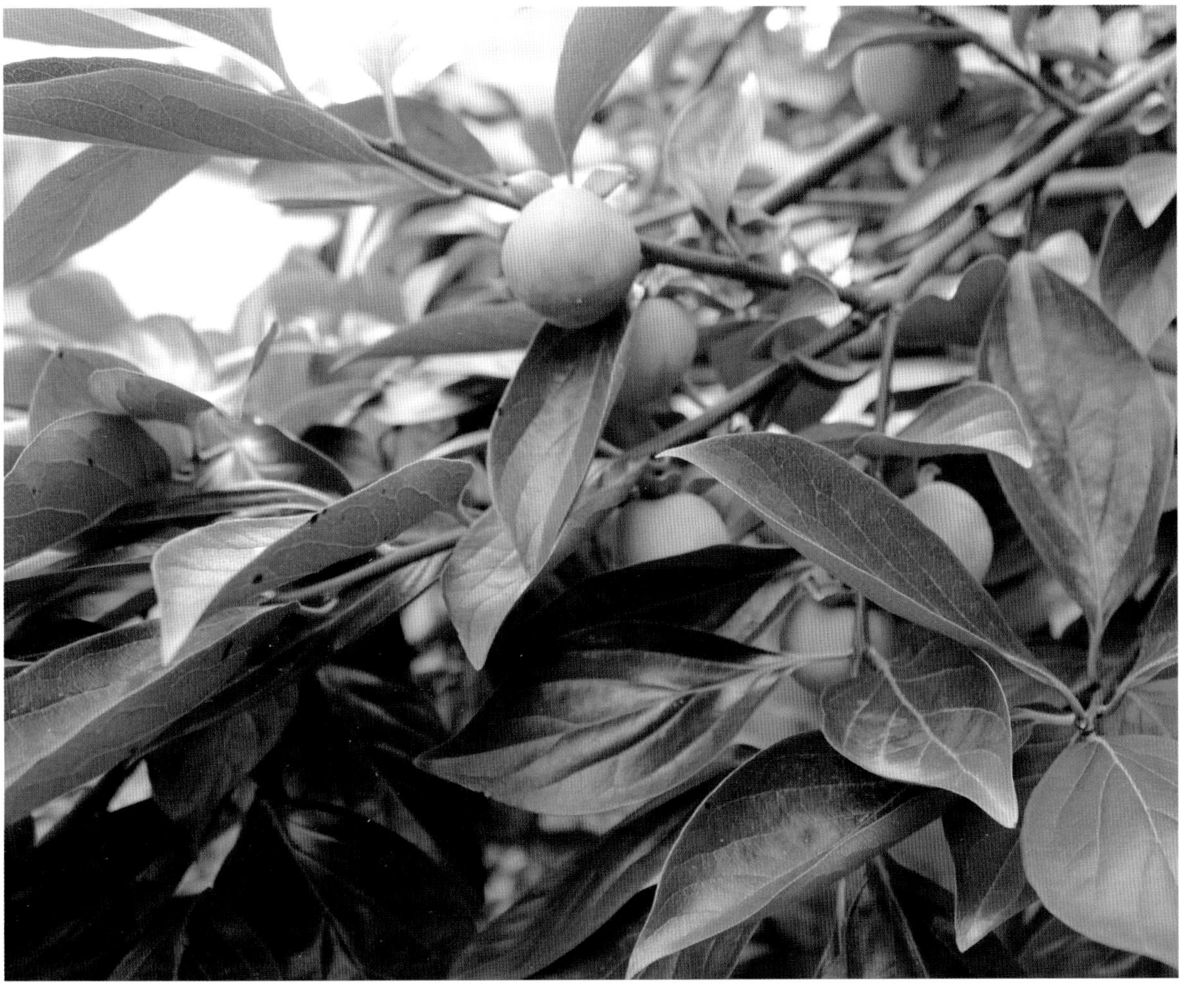

山 楂

别名：酸枣、赤瓜实、棠梨子、山里红果。
来源：为蔷薇科植物山楂*Crataegus pinnatifida* Bge.**等的干燥成熟果实。**

【生境分布】生长于山谷或山地灌木丛中。主产于山西、河北、山东、辽宁、河南等地。

【采收加工】秋季果实成熟时采收，切片，干燥。

【性味功用】酸、甘，微温。归脾、胃、肝经。消食健胃，行气散瘀。用于肉食积滞，胃脘胀满，泻痢腹痛，瘀血经闭，产后瘀阻，心腹刺痛，疝气疼痛，高脂血症。焦山楂消食导滞作用增强，用于肉食积滞，泻痢不爽。9～12克。

【精选验方】①消化不良：焦山楂10克，研末加适量红糖，开水冲服，每日 3 次。或生山楂、炒麦芽各10克，水煎服，每日 2 次。②痢疾初起：山楂30克，红、白蔗糖各15克，水煎冲细茶 5 克饮服。③产后腹痛：山楂30克，香附15克，浓煎顿服，每日 2 次。④闭经：山楂60克，鸡内金、红花各10克，红糖30克，水煎服，每日 1 剂。⑤腹泻：山楂炒焦研细末，白糖水送服，每次10克，每日3次。⑥小儿脾虚久泻：鲜山楂、淮山药各等量，加白糖调匀蒸服。

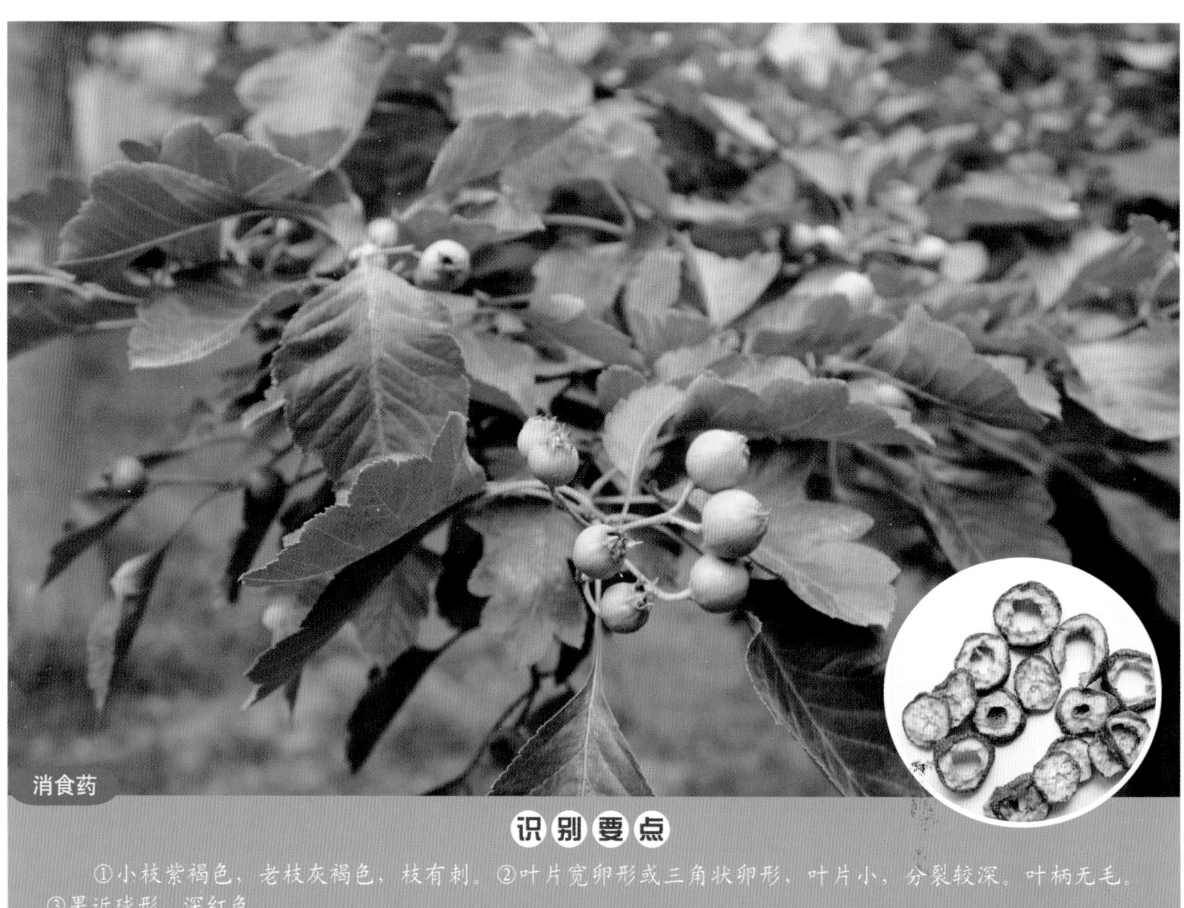

消食药

识别要点

①小枝紫褐色，老枝灰褐色，枝有刺。②叶片宽卵形或三角状卵形，叶片小，分裂较深。叶柄无毛。③果近球形，深红色。

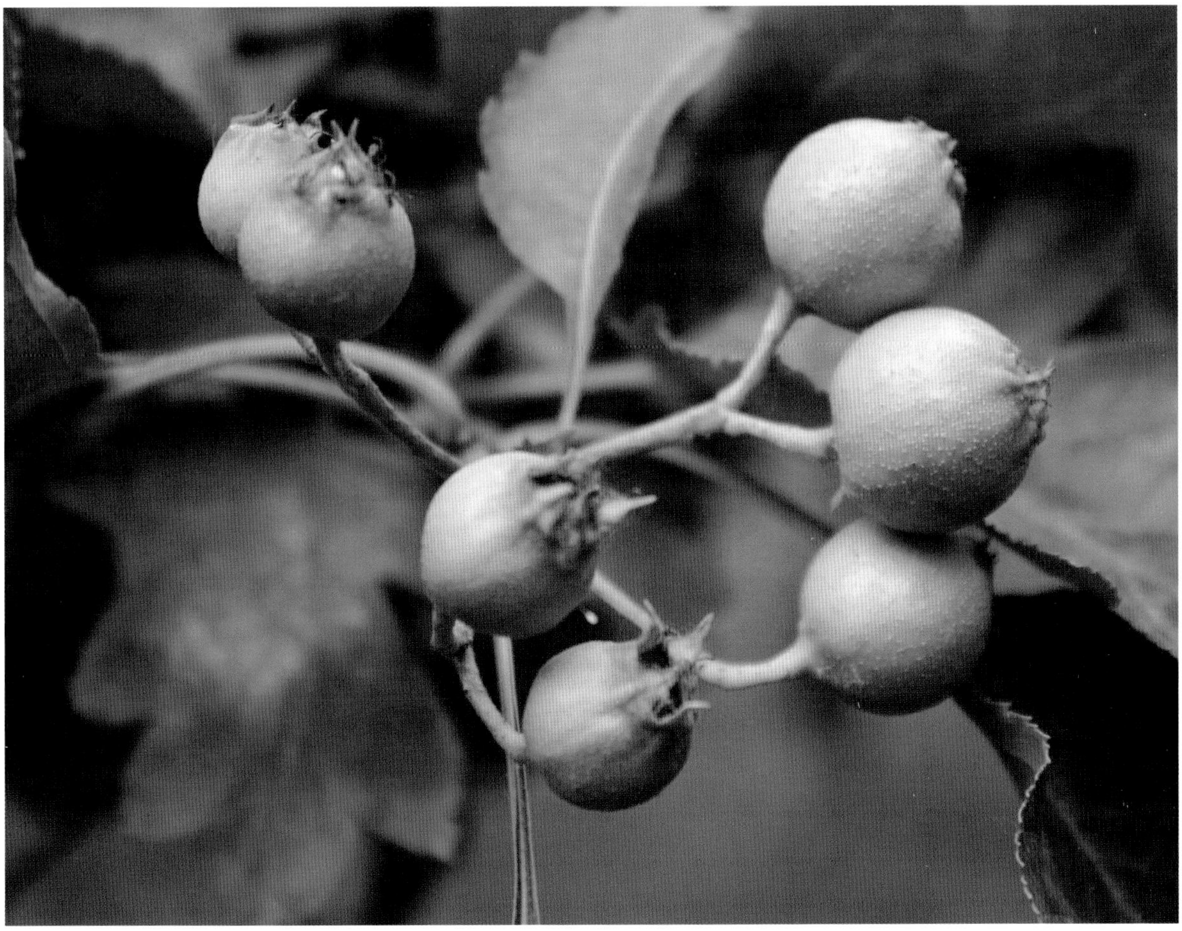

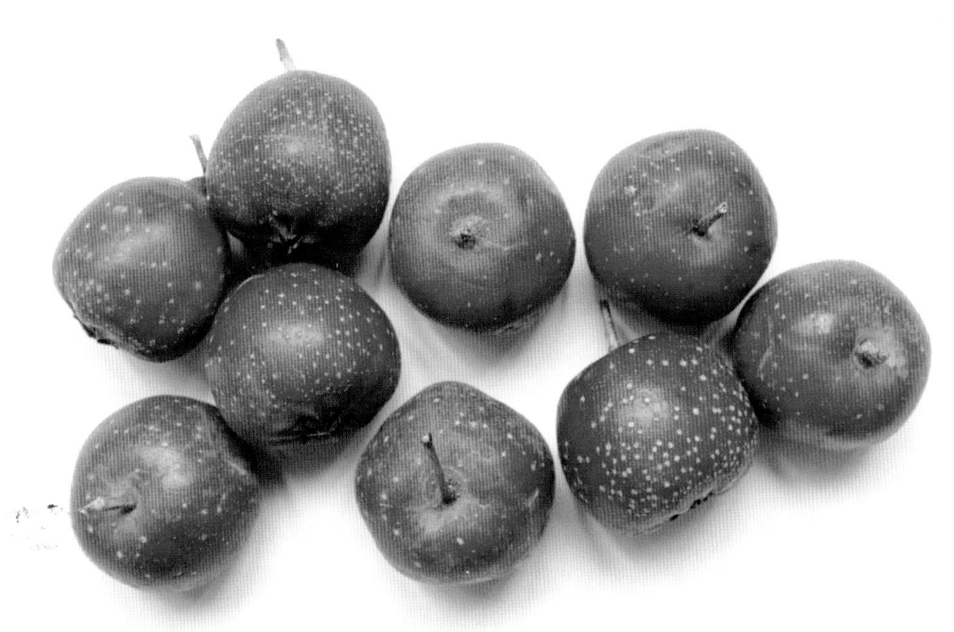

莱菔子

别名：萝卜子、萝白子、芦菔子。
来源：为十字花科植物萝卜*Raphanus sativus* L.的干燥成熟种子。

【生境分布】全国均有栽培。

【采收加工】夏季果实成熟时采割植株，晒干，搓出种子，除去杂质，再晒干。

【性味功用】辛、甘，平。归肺、脾、胃经。消食除胀，降气化痰。用于饮食停滞，脘腹胀痛，大便秘结，积滞泻痢，痰壅喘咳。5～12克。

【精选验方】①食积口臭、脘腹饱胀：炒莱菔子、焦山楂、炒神曲各9克，陈皮6克，水煎服。②支气管哮喘：莱菔子、芥子、苏子各9克，水煎服，每日3次。③食滞腹满：莱菔子炒微黄，研末冲服，每次5克，每日3次。④小儿食积、消化不良：莱菔子、山楂各15克，麦芽10克，大黄、茶叶各2克，全置杯中，开水冲泡，每日1剂，随时饮用。

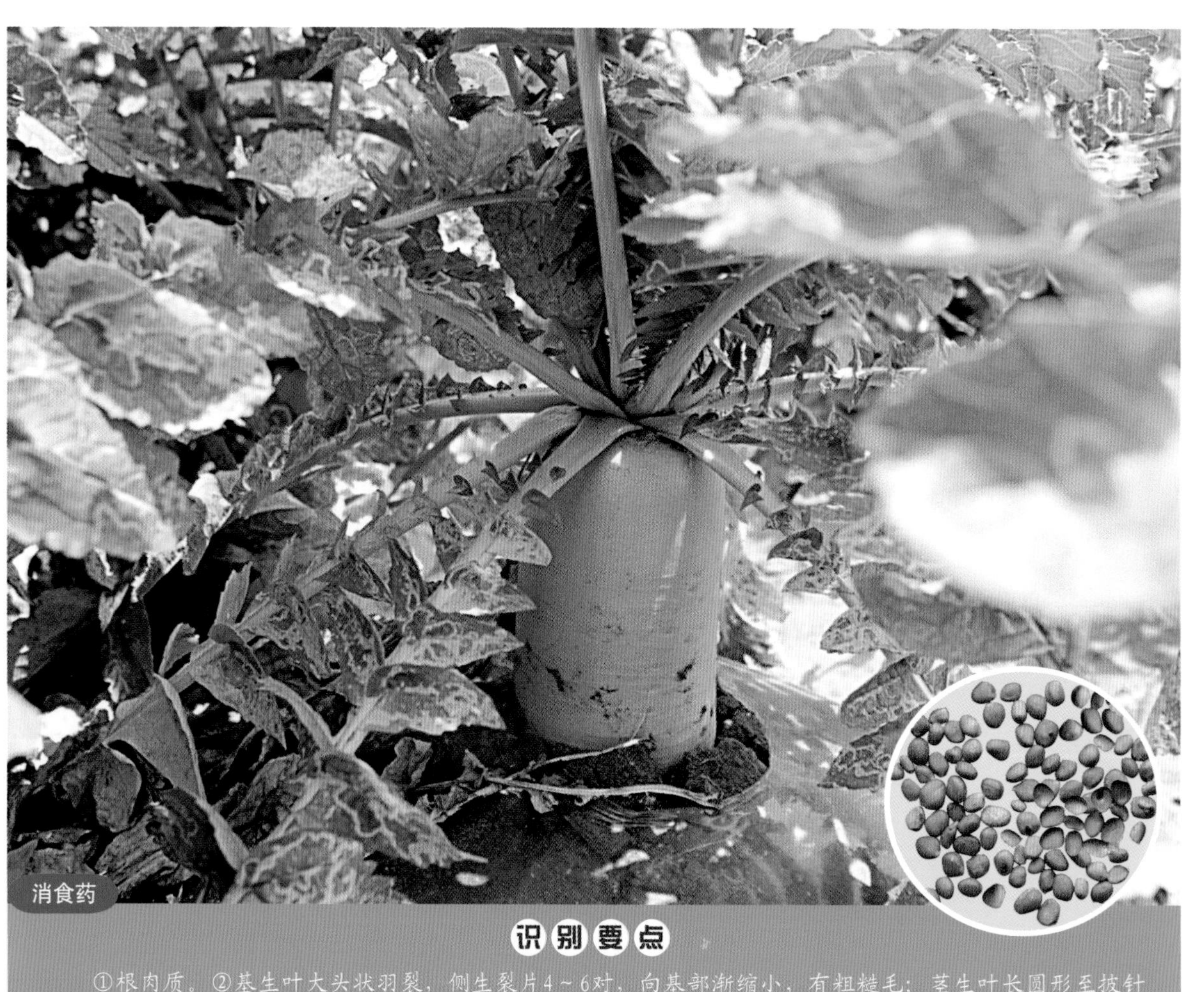

消食药

识别要点

①根肉质。②基生叶大头状羽裂，侧生裂片4～6对，向基部渐缩小，有粗糙毛；茎生叶长圆形至披针形，边缘有锯齿或缺刻。

鸡内金

别名：鸡食皮、化骨胆、鸡中金、鸡肫皮、鸡黄皮。
来源：为雉科动物家鸡*Callus gallus* domesticus Brisson**的干燥沙囊内壁。**

【生境分布】全国各地均产。

【采收加工】杀鸡后，取出鸡肫，立即剥下内壁，洗净，干燥。

【性味功用】甘，平。归脾、胃、小肠、膀胱经。健胃消食，涩精止遗，通淋化石。用于食积不消，呕吐泻痢，小儿疳积，遗尿，遗精，石淋涩痛，胆胀胁痛。3～10克。

【精选验方】①疳积：鸡内金30克，烘干研细末，每次3克，温开水送服，每日2次，连服5～7日。②夜梦遗精：鸡内金50克，焙干研为细末，每日早、晚空腹各3克，用白酒或黄酒送下。③扁平疣：鸡内金100克，浸泡于装有300毫升米醋的广口瓶内，浸泡30小时。用消毒棉球蘸药液涂擦患处，每日3次，10日为1个疗程。

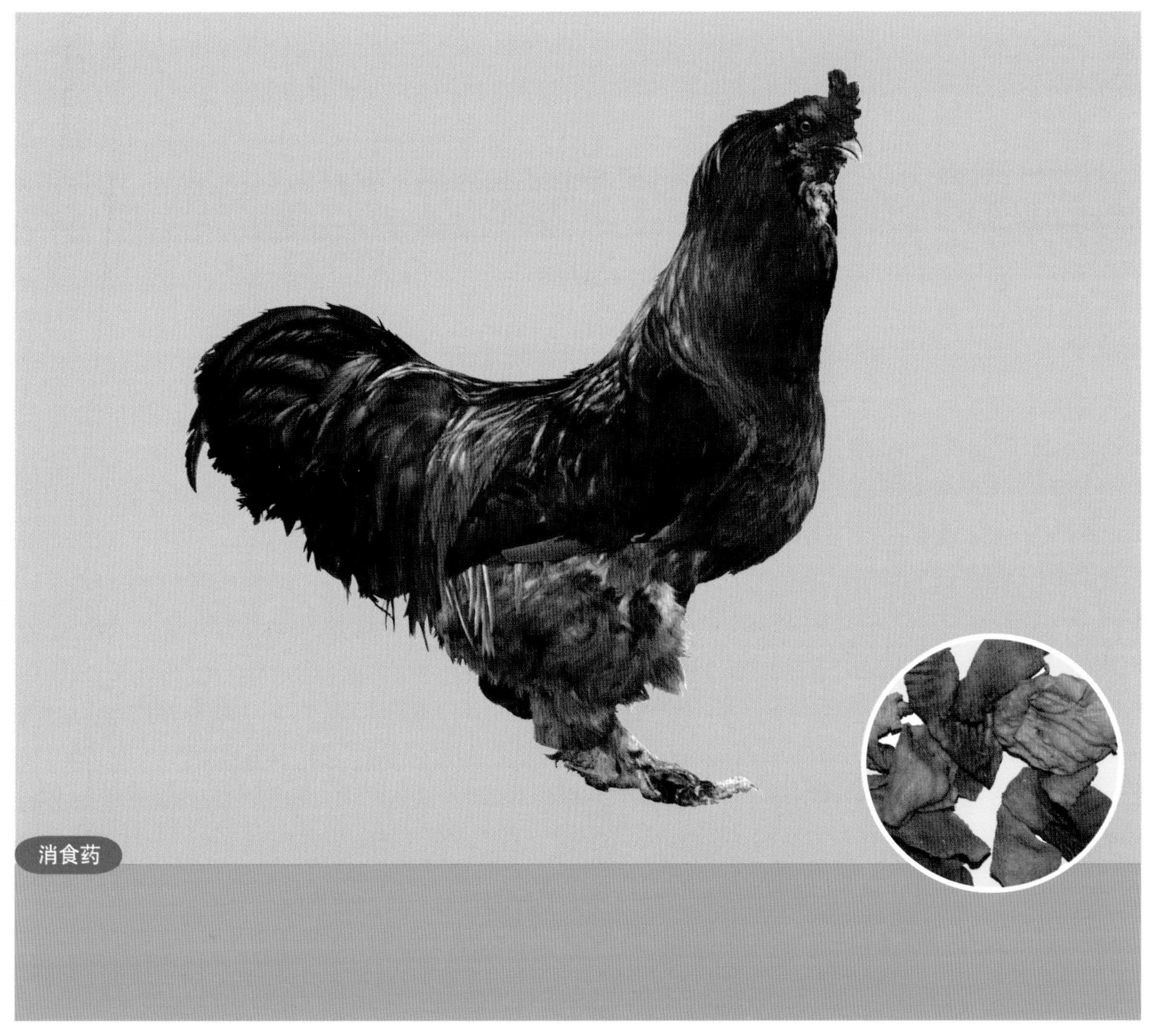

使君子

别名：留球子、索子果、君子仁、五棱子。
来源：为使君子科植物使君子*Quisqualis indica* L.的干燥成熟果实。

【生境分布】生长于山坡、平地、路旁等向阳灌木丛中，亦有栽培。主产于四川、福建、广东、广西等地。

【采收加工】秋季果皮变紫黑色时采收，除去杂质，干燥。

【性味功用】甘，温。归脾、胃经。杀虫消积。用于蛔虫、蛲虫病，虫积腹痛，小儿疳积。使君子9～12克，捣碎入煎剂；使君子仁6～9克，多入丸散用或单用，作1～2次分服。小儿每岁1～1.5粒，炒香嚼服，1日总量不超过20粒。

【精选验方】①肠道蛔虫：使君子仁适量，文火炒黄嚼服，每日每岁2～3粒，早晨空腹服用，连用2～3日。②小儿蛲虫：使君子仁适量，研细，百部等量研粉，每次3克，空腹时服。③小儿虫积、腹痛：使君子炒熟去壳，小儿按年龄每岁1粒，10岁以上用10粒，早晨空腹一次嚼食，连用7日。④胆道蛔虫、腹痛：使君子7～10粒，研粉，乌梅、川椒各3克，水煎送服，每日2～3次。

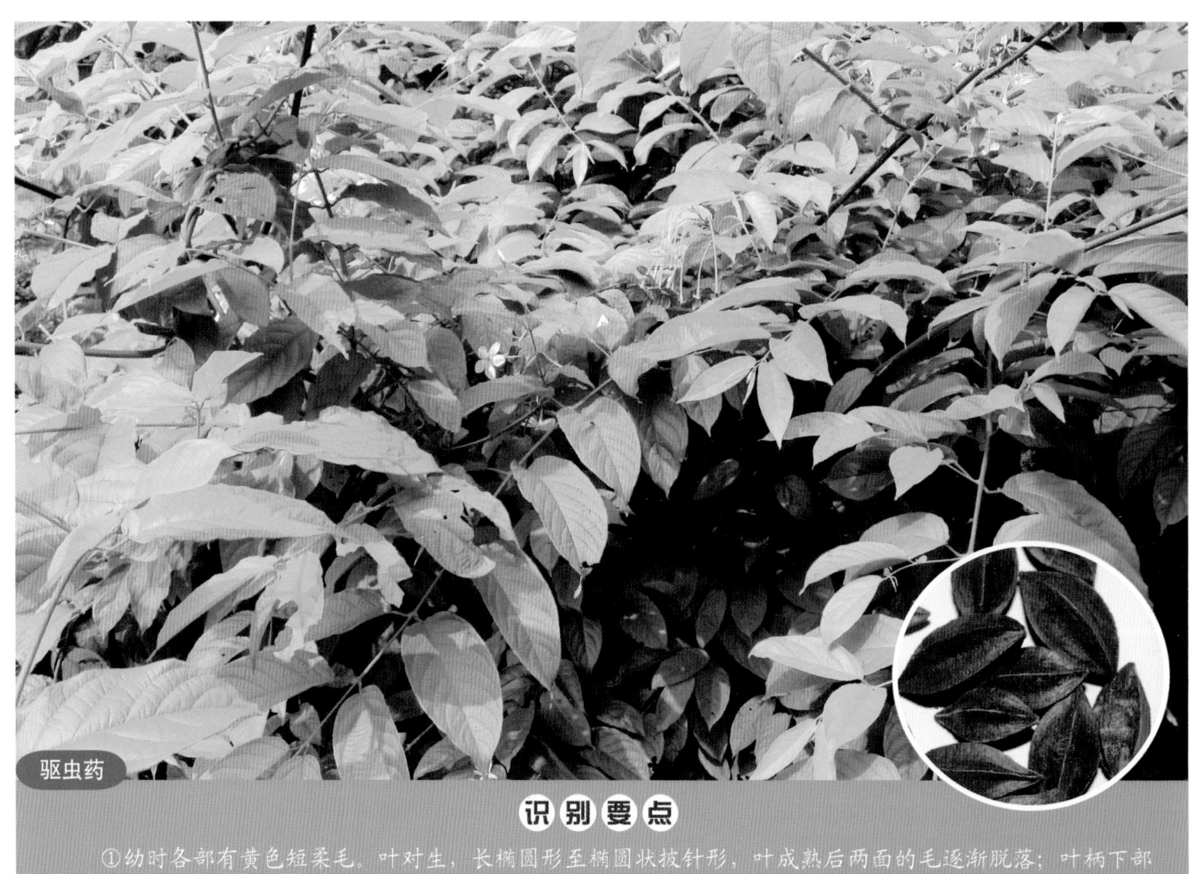

驱虫药

识别要点

①幼时各部有黄色短柔毛。叶对生，长椭圆形至椭圆状披针形，叶成熟后两面的毛逐渐脱落；叶柄下部有关节，叶落后关节下部宿存，坚硬如刺。②穗状花顶生，花芳香两性。

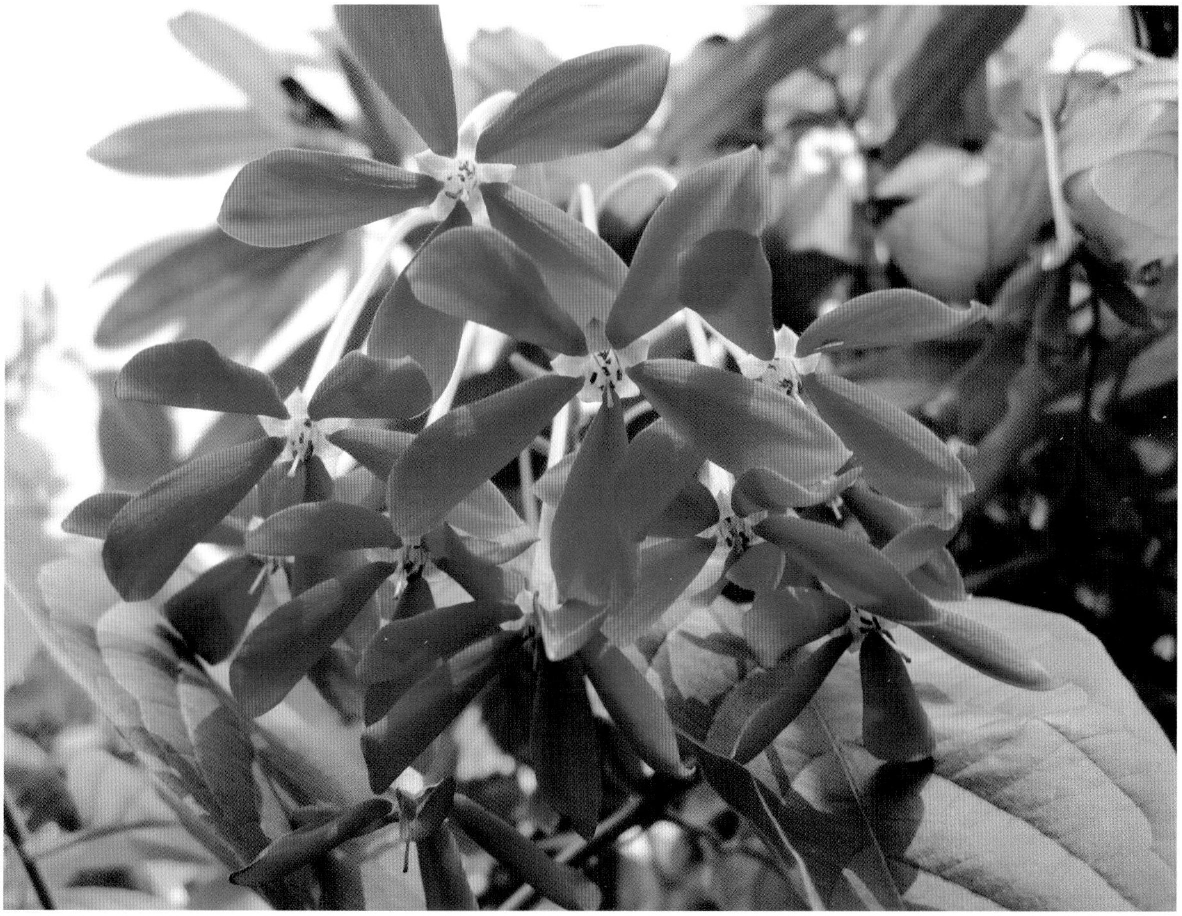

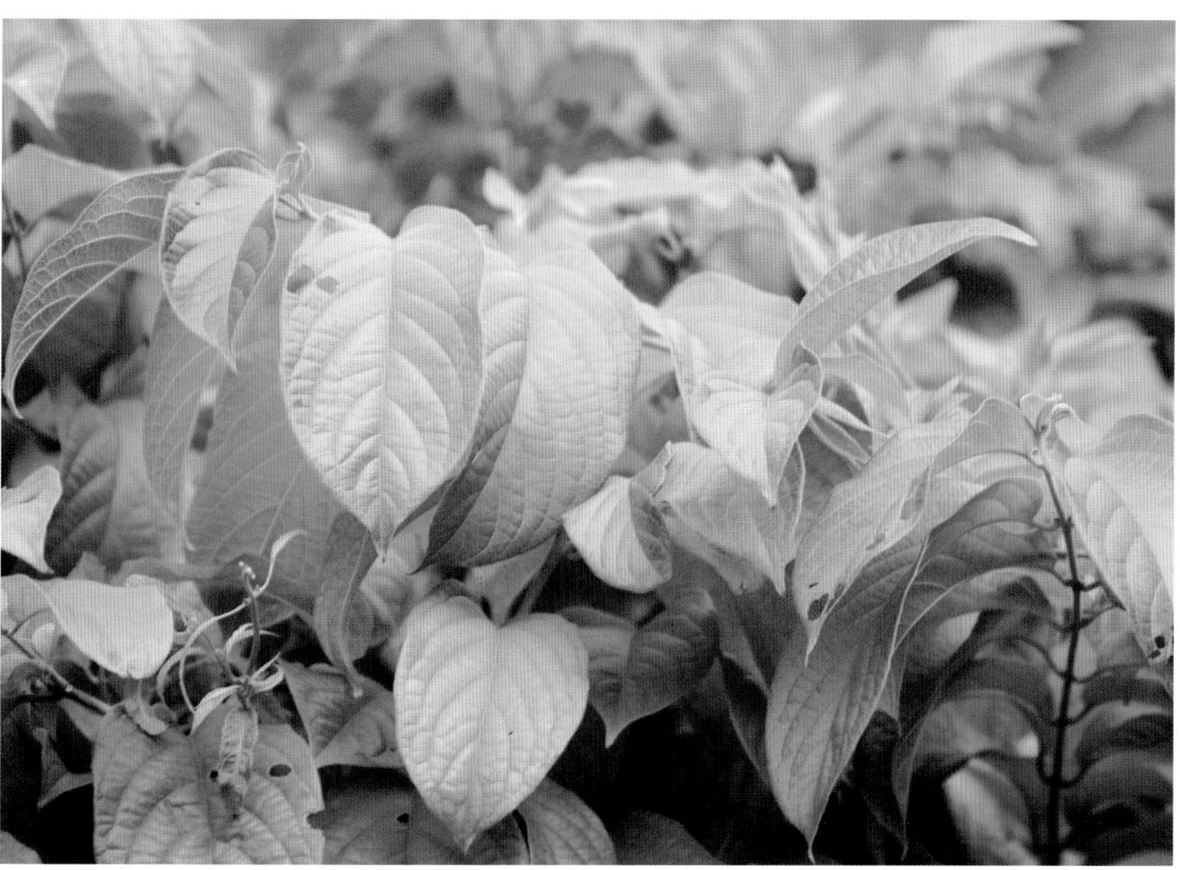

苦楝皮

别名：楝皮、楝木皮、楝根皮、楝根木皮。
来源：为楝科植物苦楝*Melia azedarach* L.等的干燥树皮及根皮。

【生境分布】生长于土壤湿润、肥沃的杂木林和疏林内，栽培于村旁附近或公路边。主产于四川、甘肃、云南、贵州、湖北等地。

【采收加工】春、秋二季剥取，晒干，或除去粗皮，晒干。

【性味功用】苦，寒；有毒。归肝、脾、胃经。驱虫，疗癣。用于蛔虫病，蛲虫病，虫积腹痛；外治疥癣瘙痒。3～6克。外用适量，研末，用猪脂调敷患处。

【精选验方】①龋齿牙痛：苦楝皮煎汤，漱口。②小儿虫痛：苦楝皮100克，白芜荑25克，为末，每次5克，水一小盏，煎取半盏，放冷，发作时服。③疥疮风虫：苦楝皮、皂角（去皮子）各等份，为末，猪脂调涂。④钩虫：苦楝皮30克，槟榔20克，白糖适量。将苦楝皮、槟榔入沙锅内，加水适量，浓煎取汁，加入白糖拌匀。睡前空腹服完。儿童可按年龄酌减用量，连服2日。此方不宜久服。

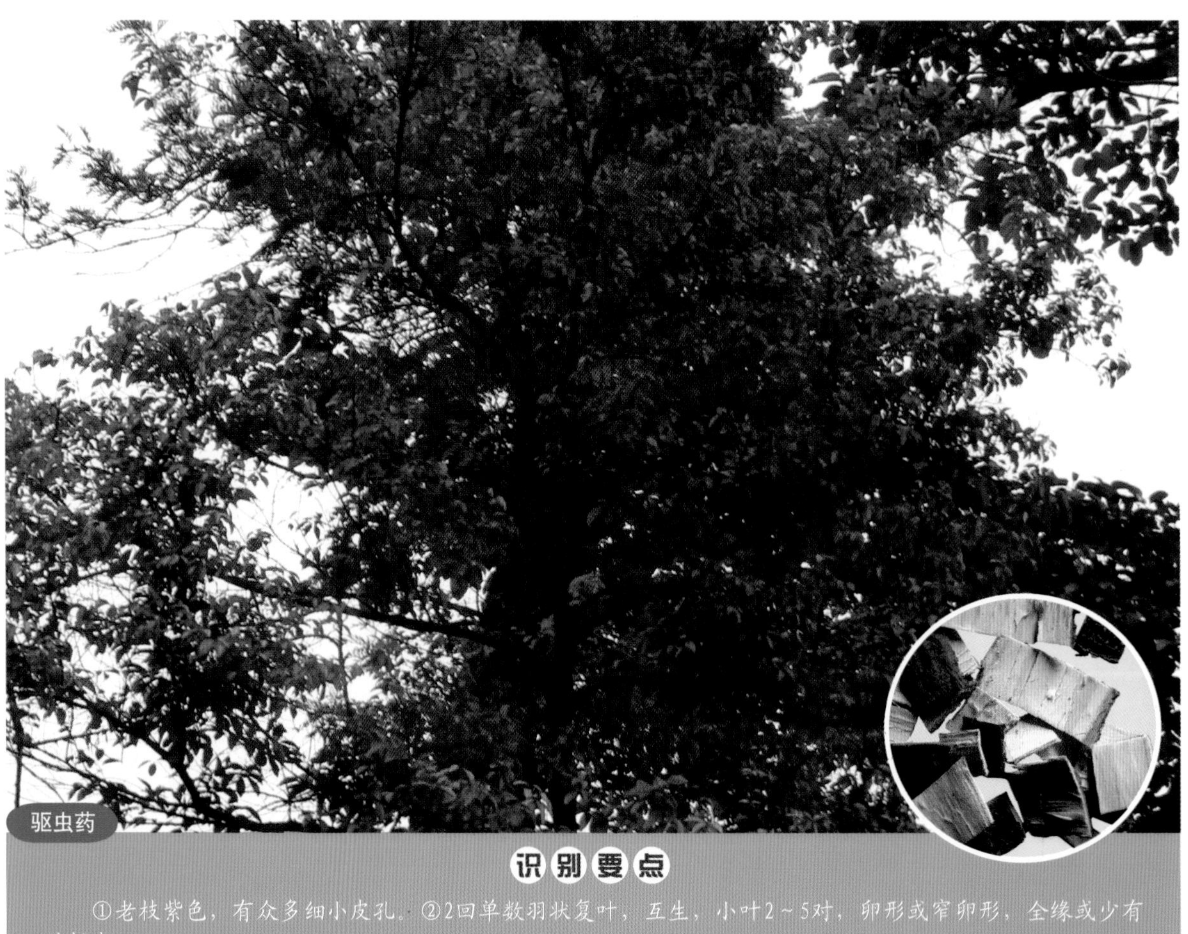

驱虫药

识别要点

①老枝紫色，有众多细小皮孔。②2回单数羽状复叶，互生，小叶2～5对，卵形或窄卵形，全缘或少有疏锯齿。

槟榔

别名：榔玉、宾门、橄榄子、大腹子、槟榔子。
来源：为棕榈科植物槟榔*Areca catechu* L.的干燥成熟种子。

【生境分布】生长于阳光较充足的林间或林边。主产于海南，广西、云南、福建、台湾也有栽培。

【采收加工】春末至秋初采收成熟果实，用水煮后，干燥，除去果皮，取出种子，干燥。

【性味功用】苦、辛，温。归胃、大肠经。杀虫，消积，行气，利水，截疟。用于绦虫、蛔虫、姜片虫病，虫积腹痛，积滞泻痢，里急后重，水肿脚气，疟疾。3～10克；驱绦虫、姜片虫30～60克。

【精选验方】①腰痛：槟榔适量，为末，酒服5克。②肠道蛔虫：槟榔25克（炮）为末，每次10克，以葱、蜜煎汤调服5克。③小儿营养不良：槟榔炭、白术、荷叶、贯众各10克，鸡内金、水红子各15克，党参25克，山药20克，木香、芜荑各7.5克，水煎服，每日1剂，每日3次。④流行性感冒：槟榔、黄芩各15克，水煎服。

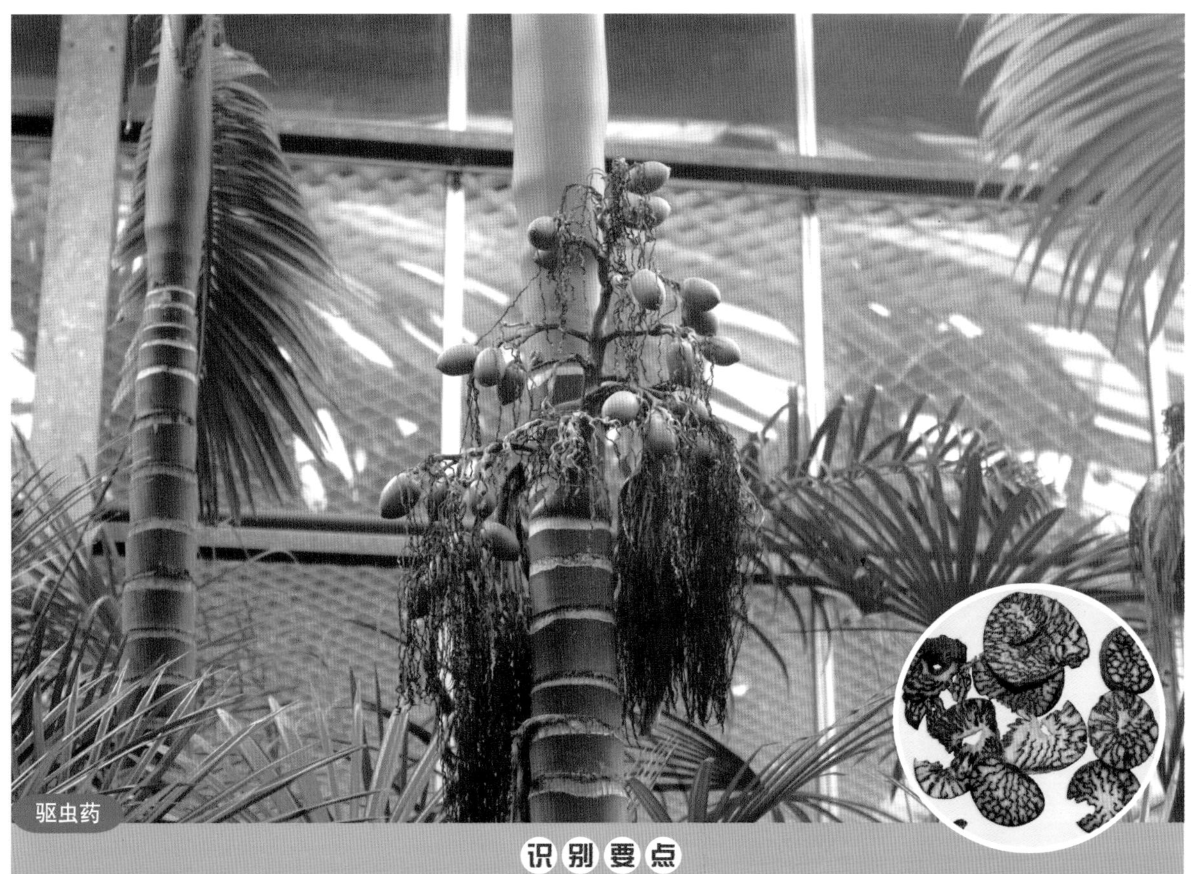

驱虫药

识别要点

①树干笔直，圆柱形不分枝。②叶丛生茎顶，羽状复叶，叶柄三棱形，环包茎干。③坚果卵圆形，花萼宿存。

Shi Yong Zhong Cao Yao Tu Dian

实用中草药图典

榧子

别名：赤果、榧实、香榧、玉山果、木榧子。
来源：为红豆杉科植物榧*Torreya grandis* Fort.的干燥成熟种子。

【生境分布】生长于山坡，野生或栽培。主产于浙江；江苏、安徽、江西、福建及湖南也产。

【采收加工】秋季种子成熟时采收，除去肉质假种皮，洗净，晒干。

【性味功用】甘，平。归肺、胃、大肠经。杀虫消积，润肺止咳，润燥通便。用于钩虫、蛔虫、绦虫病，虫积腹痛，小儿疳积，肺燥咳嗽，大便秘结。9～15克。

【精选验方】①丝虫病：榧子肉250克，头发炭（血余炭）50克，研末混合调蜜搓成150丸，每次2丸，每日3次。②蛲虫病：榧子，每日服7颗，连服7日。③钩虫病：每日吃炒榧子150～250克，直至确证大便中虫卵消失为止。④肠道寄生虫病：榧子（切碎）、使君子仁（切细）、大蒜瓣（切细）各50克，水煎去滓，每日3次，食前空腹时服。

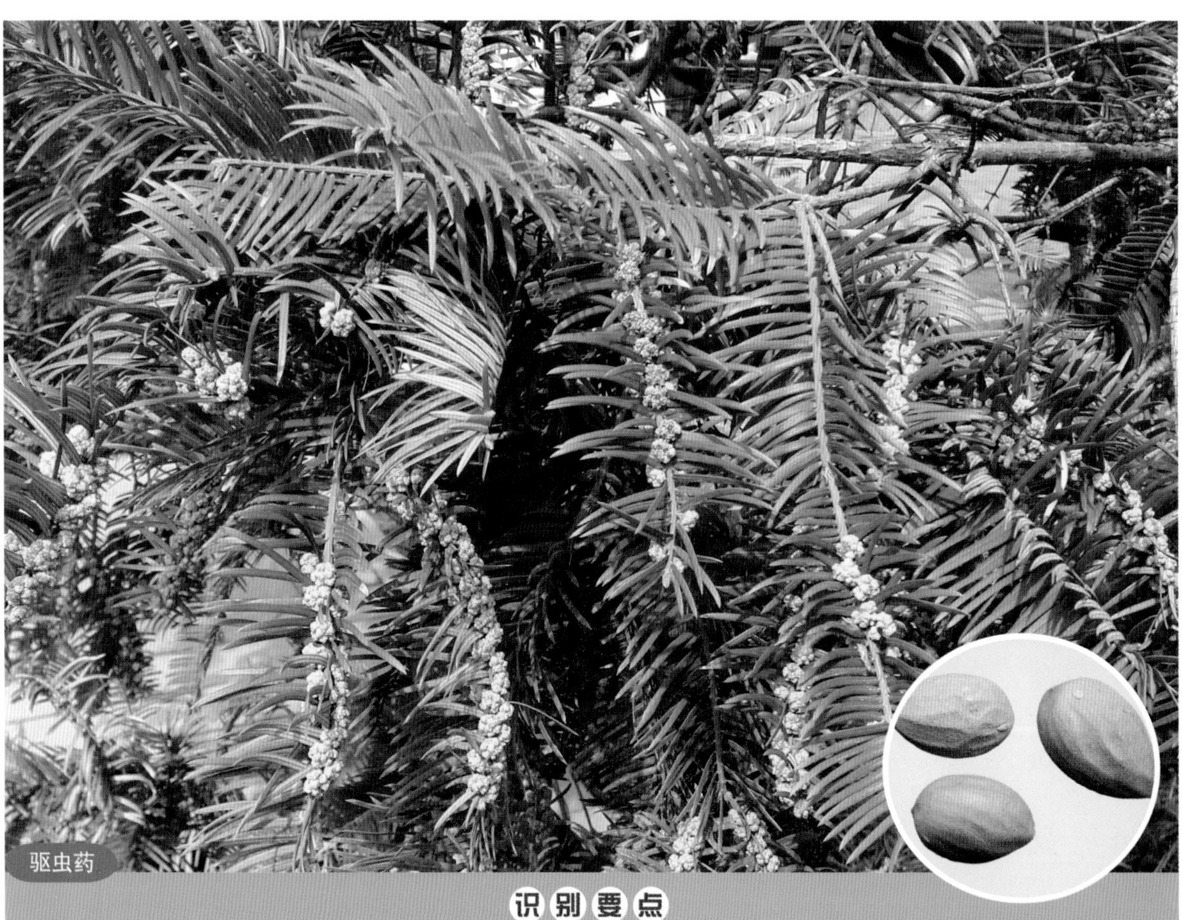

驱虫药

识别要点

①树皮灰褐色，枝开张，小枝无毛。②叶呈假2列状排列，线状披针形，质坚硬，上面暗黄绿色，有光泽，下面淡绿色，中肋明显，在其两侧各有一条凹下黄白色的气孔带。③种子核果状，倒卵状长圆形。

大蓟

别名：虎蓟、刺蓟、山牛蒡、鸡脚刺、大刺盖、大刺儿菜。
来源：为菊科植物蓟*Cirsium japonicum* Fisch. ex DC.**的干燥地上部分。**

【生境分布】生长于山野、路旁、荒地。产于全国大部分地区。

【采收加工】夏、秋二季花开时采割地上部分，除去杂质，晒干。

【性味功用】甘、苦，凉。归心、肝经。凉血止血，散瘀解毒消痈。用于衄血，吐血，尿血，便血，崩漏下血，外伤出血，痈肿疮毒。9～15克。外用鲜品适量，捣烂敷患处。

【精选验方】①传染性肝炎：鲜大、小蓟适量，捣烂绞汁，温水和服，每次服1小杯；或大蓟根每日30克，分2次水煎服。②血友病、口鼻出血、紫斑：鲜大蓟捣汁，和入少许黄酒，每次服1小杯，每日2～3次。③血崩、经漏：大、小蓟连根苗30克，益母草15克，水煎，每日2次。④荨麻疹：鲜大蓟100克，水煎分2～3次服，每日1剂。

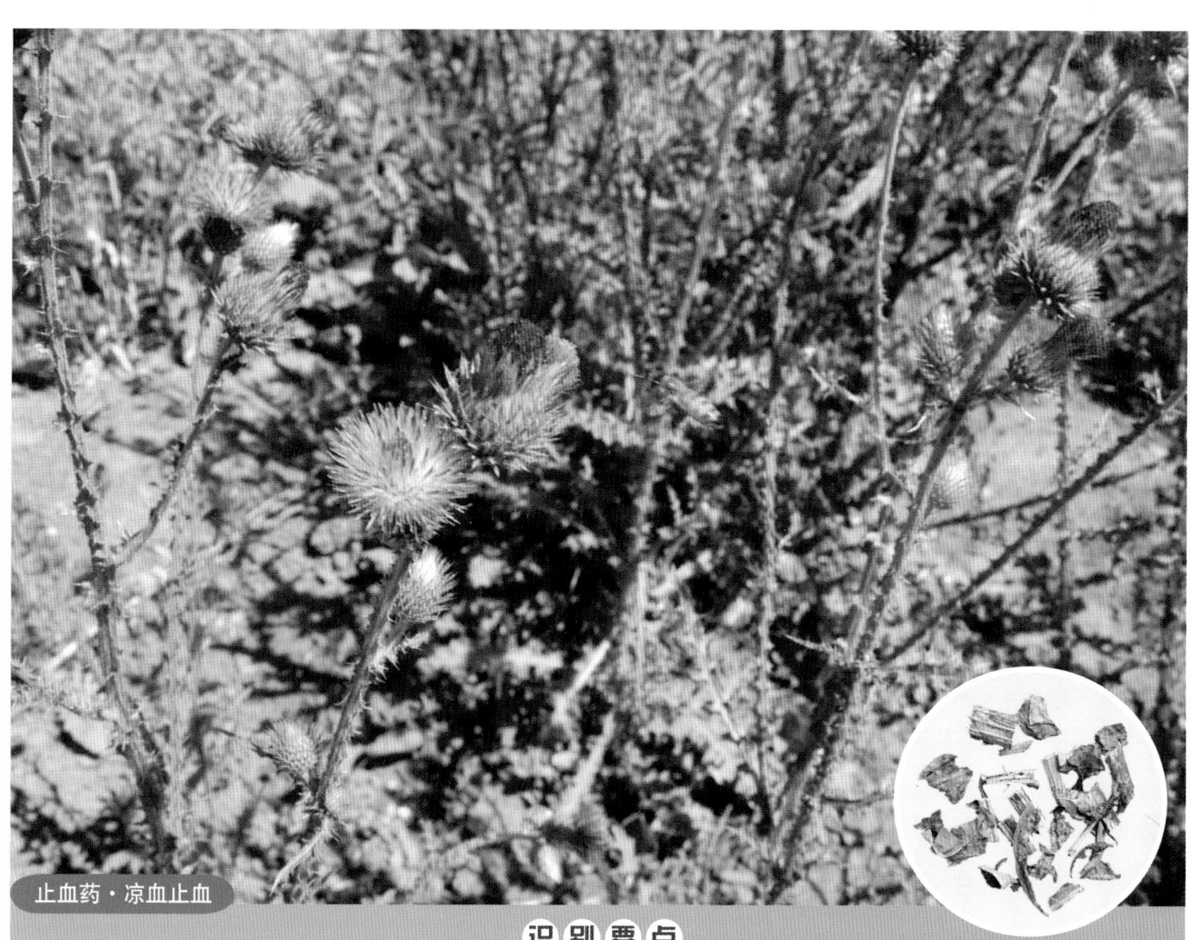

识别要点

①茎直立，茎枝有条棱，被长毛。②基生叶有柄，矩圆形或披针状，羽状深裂，齿端具针刺，上面疏生丝状毛，背面脉上有毛；茎生叶无柄，基部抱茎。③头状花序，顶生或腋生，花两性，筒状，花冠紫红色。

地榆

别名：山枣、红地榆、赤地榆、白地榆、紫地榆、线形地榆。
来源：为蔷薇科植物地榆*Sanguisorba officinalis* L.**的干燥根。**

【生境分布】生长于山地的灌木丛、山坡、草原或田岸边。我国多数地区均产，主产于东北及西北地区。

【采收加工】春季将发芽时或秋季植株枯萎后采挖，除去须根，洗净，干燥，或趁鲜切片，干燥。

【性味功用】苦、酸、涩，微寒。归肝、大肠经。凉血止血，解毒敛疮。用于便血，痔血，血痢，崩漏，水火烫伤，痈肿疮毒。9～15克。外用适量，研末涂敷患处。

【精选验方】①湿疹：地榆50克，加水2碗，煎成半碗，用纱布沾药液湿敷。②红白痢、噤口痢：地榆10克，炒乌梅5枚，山楂5克，水煎服。③原发性血小板减少性紫癜：生地榆、太子参各50克，水煎服，连服2个月。④阴道出血不止、贫血：地榆（细锉）100克，以醋1升，煮十余沸，去渣，食前稍热服，每次0.1升。⑤烧烫伤：地榆根炒炭存性，磨粉，用麻油调成50%软膏，涂于创面，每日数次。

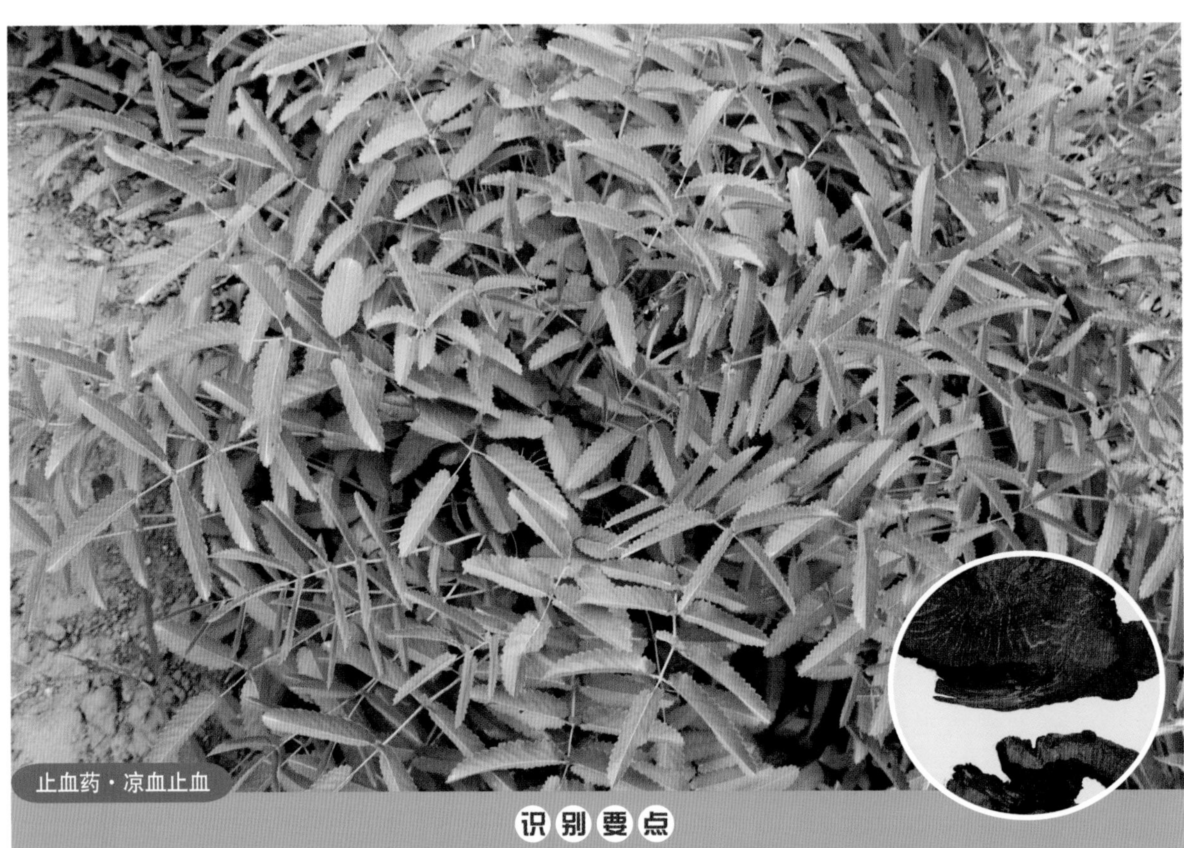

止血药·凉血止血

识别要点

①茎直立，有细棱。②奇数羽状复叶，基生叶丛生，具长柄，小叶通常4～9对，小叶片卵圆形或长卵圆形，茎生叶有短柄，托叶抱茎，镰刀状，有齿。

槐 花

别名：槐蕊。
来源：为豆科植物槐*Sophora japonica* L.的干燥花及花蕾。

【生境分布】生长于向阳、疏松、肥沃、排水良好的地方。我国大部分地区有产。

【采收加工】夏季花开放或花蕾形成时采收，及时干燥，除去枝、梗及杂质。前者习称“槐花”，后者习称“槐米”。

【性味功用】苦，微寒。归肝、大肠经。凉血止血，清肝泻火。用于便血，痔血，血痢，崩漏，吐血，衄血，肝热目赤，头痛眩晕。5～10克。

【精选验方】①尿血(热性病引起的)：槐花（炒）、郁金（煨）各50克，共研为末，每次10克，淡豉汤送下。②风热内扰引起的便血、目赤、痔血：陈槐花10克，粳米30克，红糖适量，先煮米取米汤，将槐花研末调入米汤中，加红糖适量调服。③痔疮、大肠癌引起的便血：槐花30克，生大黄4克，蜂蜜15克，绿茶2克，生大黄拣杂，洗净，晾干或晒干，切成片，放入砂锅，加水适量，煎煮5分钟，去渣，留汁，待用。锅中加槐花、绿茶，加清水适量，煮沸，倒入生大黄煎汁，离火，稍凉，趁温热时，调拌入蜂蜜即成。早、晚2次分服。

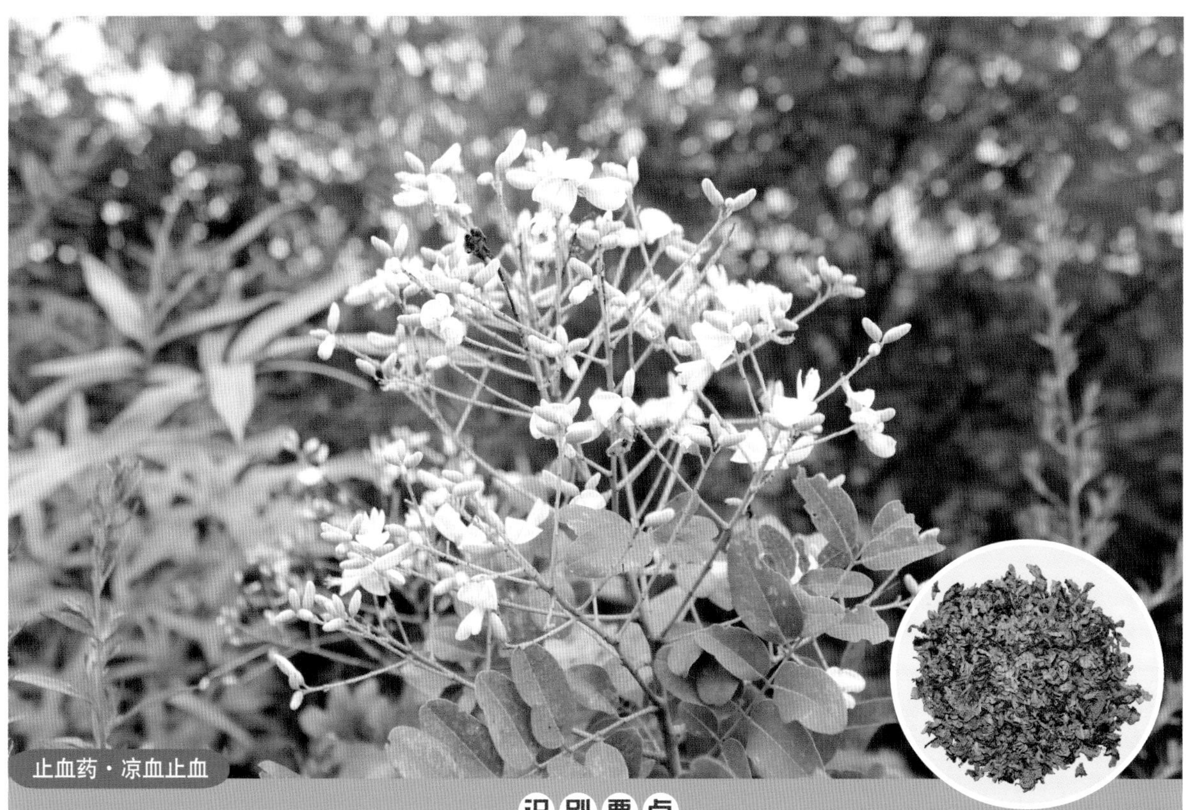

止血药·凉血止血

识别要点

①羽状复叶，互生，叶片卵形至卵状披针形。②圆锥花序顶生，花萼钟形，先端5浅裂；花冠乳白色，荚果肉质，串珠状。

侧柏叶

别名：柏叶、丛柏叶、扁柏叶。
来源：为柏科植物侧柏*Platycladus orientalis*(L.)Franco的干燥枝梢及叶。

【生境分布】生长于山地阳地、半阳坡，以及轻盐碱地和沙地。全国大部分地区有产。

【采收加工】多在夏、秋二季采收，阴干。

【性味功用】苦、涩，寒。归肺、肝、脾经。凉血止血，化痰止咳，生发乌发。用于吐血，衄血，咯血，便血，崩漏下血，血热脱发，须发早白。6～12克。外用适量。

【精选验方】①脱发：鲜侧柏叶适量，浸入60%乙醇中，7日后滤液，涂搽头部，每日3次。②尿血(热性病引起的)：侧柏叶、黄连各适量，研末，每次5克，温水冲服。③呕血：侧柏叶100克，生藕节500克，捣烂取汁，加白糖或冰糖10克，凉开水冲服。④老年慢性支气管炎：鲜侧柏叶、鲜垂柳叶、鲜栗叶各60克，水煎1小时以上，取药汁，每日1剂，分2次服用，10日为1疗程，间隔2～3日，再服1疗程。

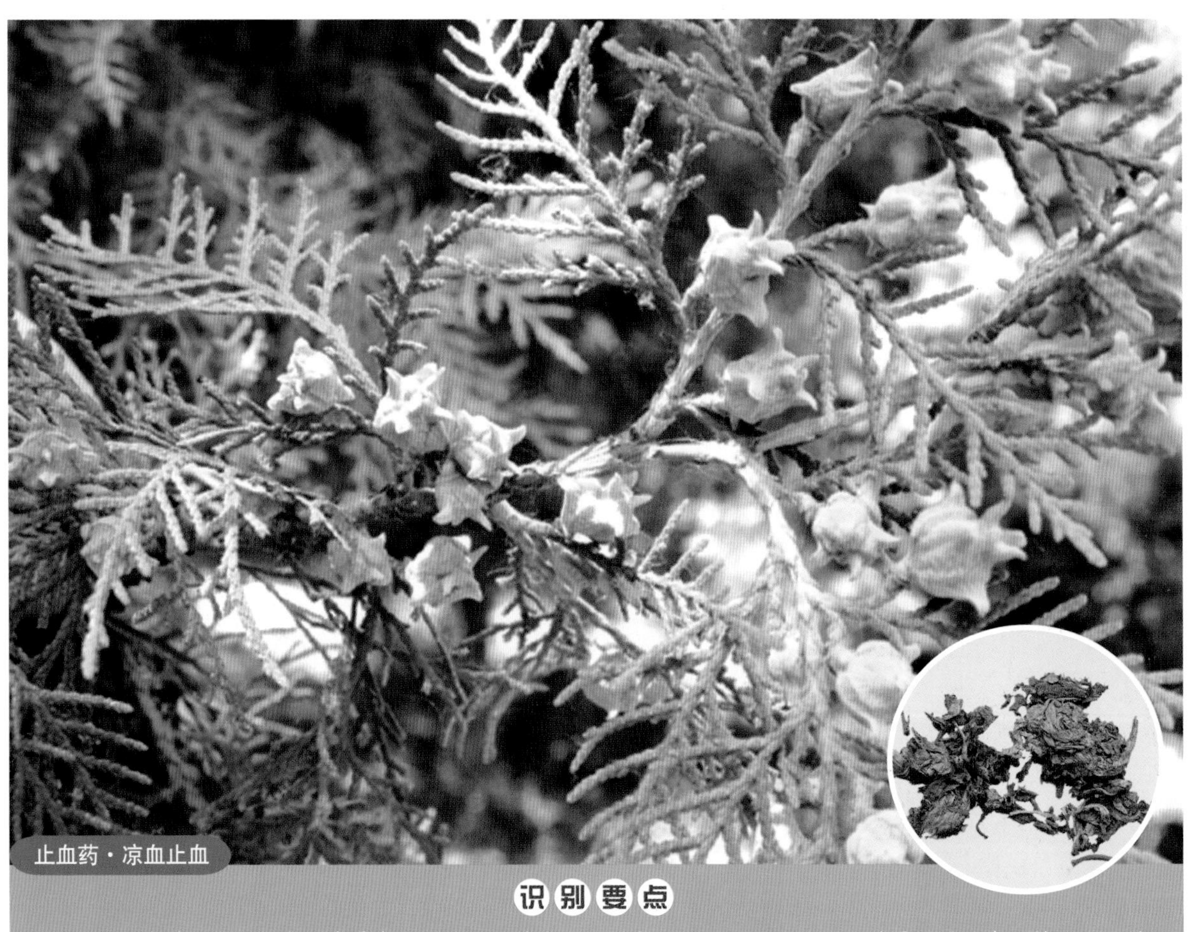

止血药·凉血止血

识别要点

①树皮薄，淡红褐色，常易条状剥落。小枝扁平，排成一平面。②叶鳞形、质厚、紧贴在小枝上交互对生。③球果卵状椭圆形，嫩时蓝绿色，肉质，被白粉；熟后深褐色，木质。

白茅根

别名：茅根、兰根、地筋、甜草根、茅草根、地节根。
来源：为禾本科植物白茅*Imperata cylindrica* Beauv. var. major(Nees)C. E. Hubb.的干燥根茎。

【生境分布】生长于低山带沙质草甸、平原河岸草地、荒漠与海滨。全国各地均有产，以华北地区较多。

【采收加工】春、秋二季采挖，洗净，晒干，除去须根及膜质叶鞘，捆成小把。

【性味功用】甘，寒。归肺、胃、膀胱经。凉血止血，清热利尿。用于血热吐血，衄血，尿血，热病烦渴，湿热黄疸，水肿尿少，热淋涩痛，急性肾炎水肿。9～30克，鲜品30～60克。

【精选验方】①鼻出血：白茅花15克，猪鼻1个，将猪鼻切碎，与白茅花同炖1小时，饭后服。每日1次，连服3～5次。②跌打内伤出血：白茅根60克，板蓝根30克，水煎，加白糖15克调服。③尿血(热性病引起的)：鲜白茅根60克，车前草、小蓟各30克，水煎服。④肺热咯血：鲜白茅根90克，仙鹤草15克，水煎服。⑤高热后口渴多饮：鲜白茅根100克，葛根30克，水煎当茶饮。⑥反胃、酒醉呕吐、暑日口渴少津：鲜白茅根80克，鲜芦根60克，共切碎，加水煎成500毫升，顿服，每日1剂，连服3～5日。

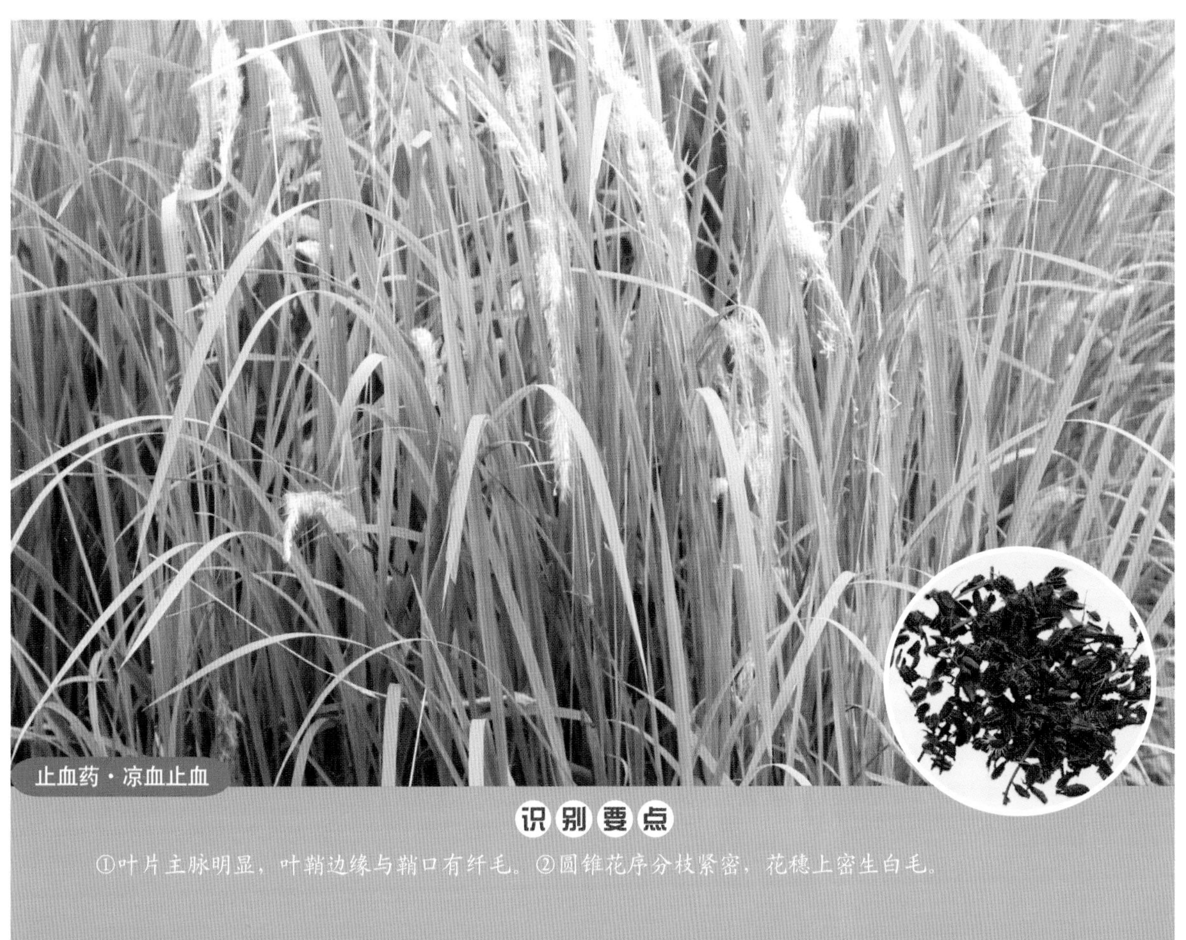

识别要点

①叶片主脉明显，叶鞘边缘与鞘口有纤毛。②圆锥花序分枝紧密，花穗上密生白毛。

三 七

别名：田三七、金不换、盘龙七、开化三七、人参三七。
来源：为五加科植物三七*Panax notoginseng*(Burk.)F. H. Chen**的干燥根及根茎。**

【生境分布】生长于山坡丛林下。主产于云南、广西、贵州、四川等地。

【采收加工】秋季花开前采挖，洗净，分开主根、支根及根茎，干燥。支根习称“筋条”，根茎习称“剪口”。

【性味功用】甘、微苦，温。归肝、胃经。散瘀止血，消肿定痛。用于咯血，吐血，衄血，便血，崩漏，外伤出血，胸腹刺痛，跌仆肿痛。3～9克；研粉吞服，一次1～3克。外用适量。

【精选验方】①咯血：三七粉0.5～1克，每日2～3次。②外伤出血：三七研极细末外敷，加压包扎。③胃寒胃痛：三七10克，玄胡5克，干姜3克，水煎代茶饮。④慢性前列腺炎、阴部刺痛：三七粉3克，水煎服，每日2次。

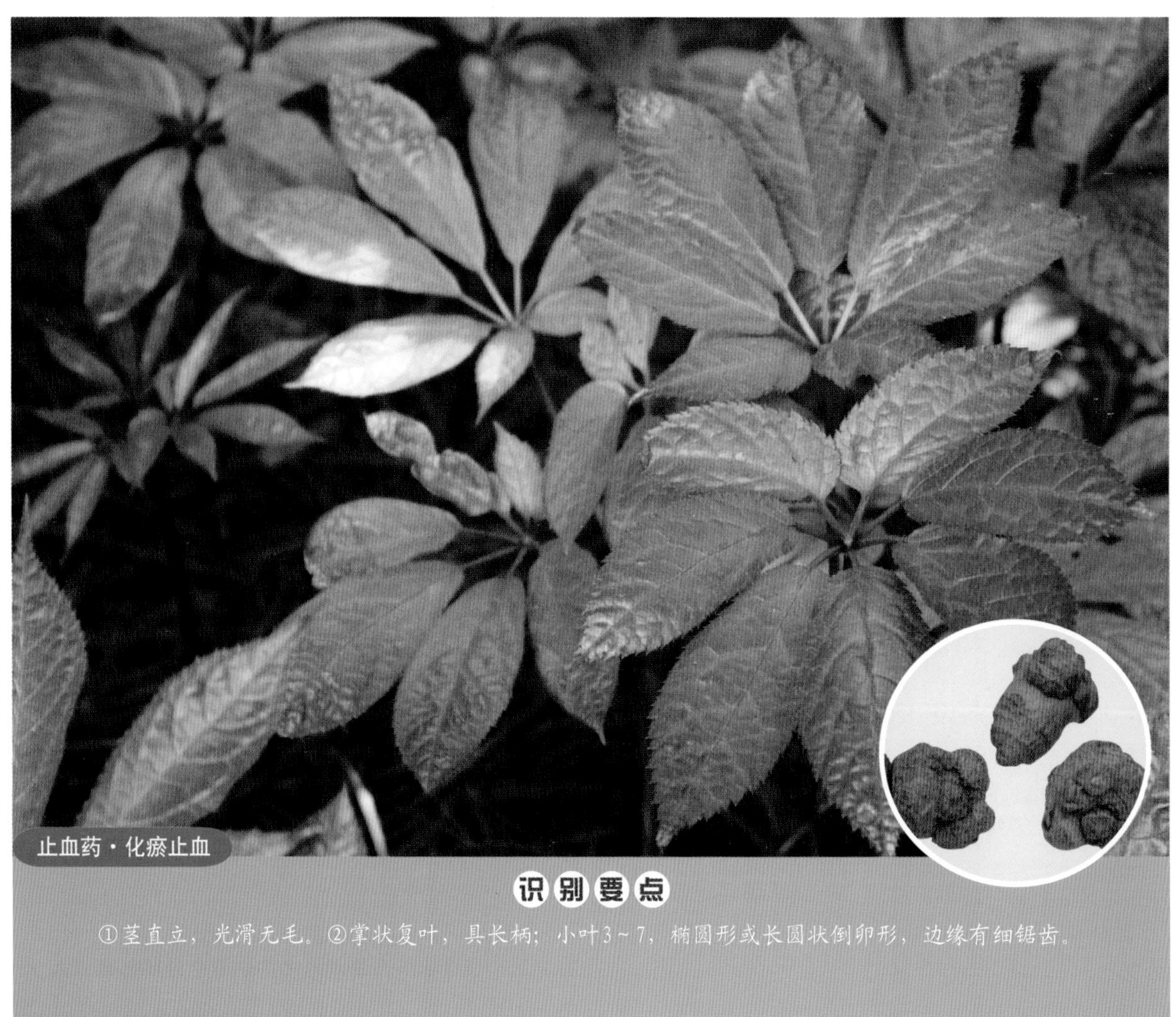

止血药・化瘀止血

识别要点

①茎直立，光滑无毛。②掌状复叶，具长柄；小叶3～7，椭圆形或长圆状倒卵形，边缘有细锯齿。

茜 草

别名：金草、地血、茜根、四轮草、血见愁。
来源：为茜草科植物茜草*Rubia cordifolia* L.的干燥根及根茎。

【生境分布】生长于山坡岩石旁或沟边草丛中。主产于安徽、河北、陕西、河南、山东等地。

【采收加工】春、秋二季采挖，除去泥沙，干燥。

【性味功用】苦，寒。归肝经。凉血，止血，祛瘀，通经。用于吐血，衄血，崩漏，外伤出血，经闭瘀阻，关节痹痛，跌仆肿痛。6～10克。

【精选验方】①荨麻疹：茜草25克，阴地蕨15克，水煎，加黄酒100克冲服。②经痛、经期不准：茜草15克，另配益母草和红枣各适量，水煎服。③软组织损伤：茜草200克，虎杖120克，用白布包煮20分钟，先浸洗，温后敷局部，冷后再加热使用，连续用药5～7日。④外伤出血：茜草适量，研细末，外敷伤处。⑤跌打损伤：茜草120克，白酒750毫升，将茜草置白酒中浸泡7日，每次服30毫升，每日2次。⑥关节痛：茜草60克，猪脚1只，水和黄酒各半，炖2小时，吃猪脚喝汤。

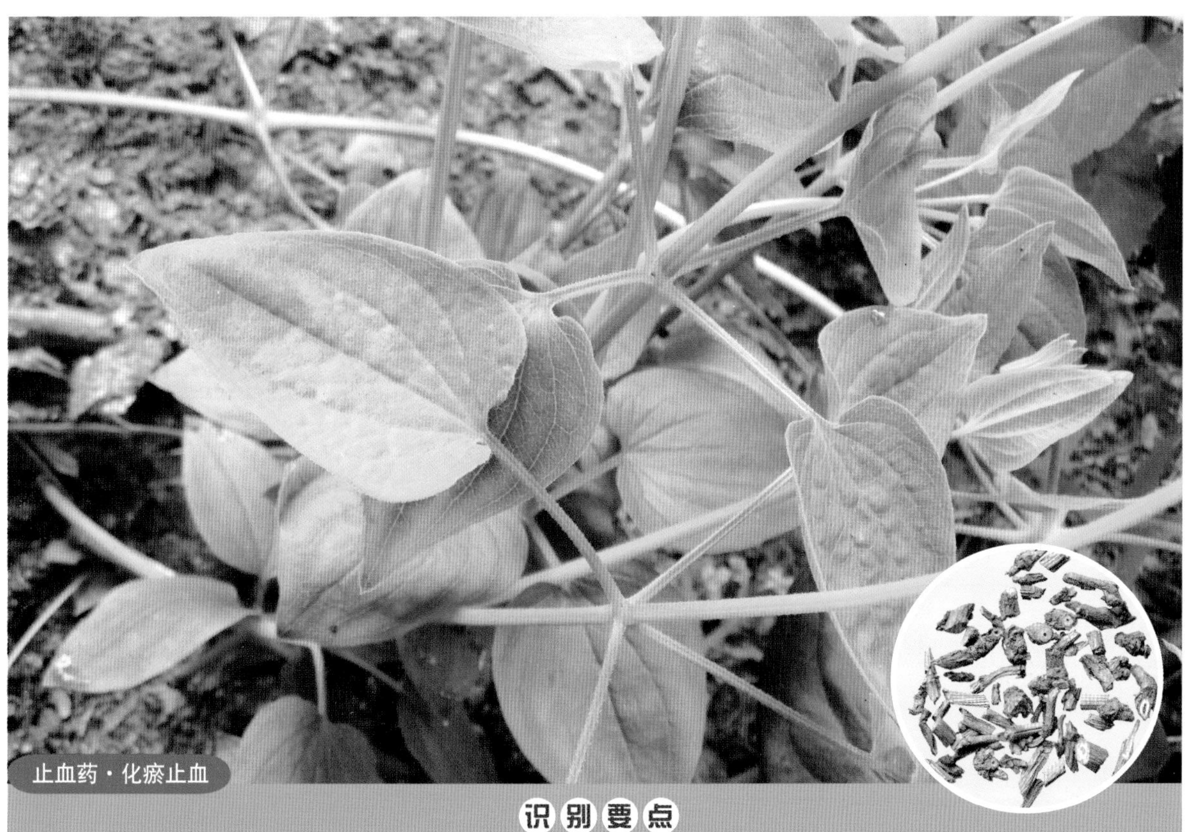

止血药·化瘀止血

识别要点

①茎四棱形，棱及叶柄上有倒刺。②叶4片轮生，叶片卵形或卵状披针形。③聚伞花序顶生或腋生，排成圆锥状，花冠辐射状。

蒲黄

别名：蒲花、蒲棒、蒲草黄、毛蜡烛、蒲厘花粉。
来源：为香蒲科植物水烛香蒲*Typha angusti* folia L.**或同属植物的干燥花粉。**

【生境分布】生长于池、沼、浅水中。全国大部分地区有产。

【采收加工】夏季采收蒲棒上部的黄色雄花序，晒干后碾轧，筛取花粉。剪取雄花后，晒干，成为带有雄花的花粉，即为草蒲黄。

【性味功用】甘，平。归肝、心包经。止血，化瘀，通淋。用于吐血，衄血，咯血，崩漏，外伤出血，经闭痛经，脘腹刺痛，跌仆肿痛，血淋涩痛。5～10克，包煎。外用适量，敷患处。

【精选验方】①产后胸闷昏厥、恶露不下：蒲黄100克，红茶6克，用水煎，去渣用汁，每日1剂。②婴儿湿疹：蒲黄研末，鸡蛋黄油调敷。③尿血(非器质性疾病引起的)：炒蒲黄15克，旱莲草、白茅根各30克，水煎服。④经期腰痛：生蒲黄、桃仁、五灵脂、川芎、红花各9克，当归12克，炮姜炭1.5克，炙甘草3克，水煎服，每日1剂。

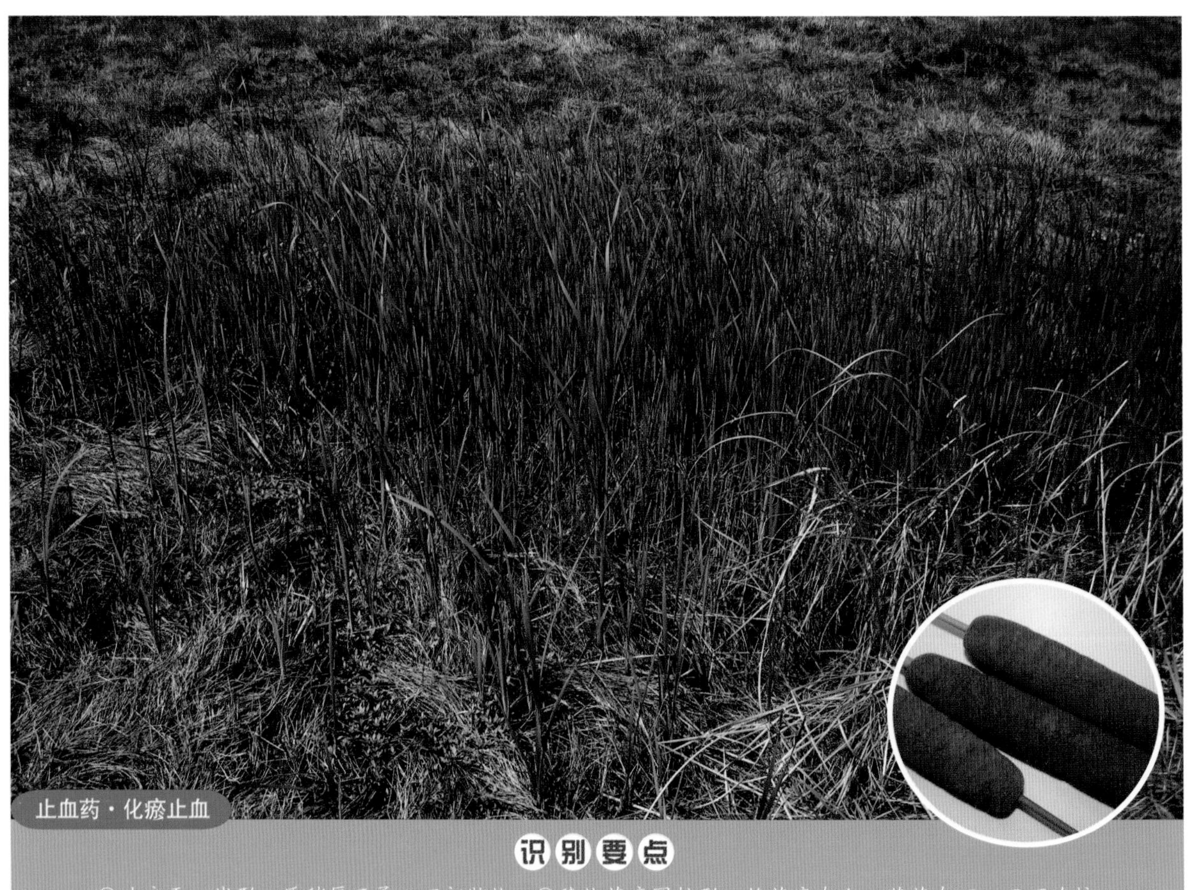

止血药·化瘀止血

识别要点

①叶扁平，线形，质稍厚而柔，下部鞘状。②穗状花序圆柱形，雄花序在上，雌花在下，互不连接。

白 及

别名：白芨、甘根、白给、白根、地螺丝。
来源：为兰科植物白及*Bletilla striata*(Thunb.)Reichb. f.的干燥块茎。

【生境分布】生长于林下阴湿处或山坡草丛中。主产于贵州、四川、湖南、湖北、安徽、河南、浙江、陕西、云南、江西、甘肃、江苏、广东等地。

【采收加工】夏、秋二季采挖，除去须根，洗净，置沸水中煮或蒸至无白心，晒至半干，除去外皮，晒干。

【性味功用】苦、甘、涩，微寒。归肺、肝、胃经。收敛止血，消肿生肌。用于咯血，吐血，外伤出血，疮疡肿毒，皮肤皲裂；肺结核咯血，溃疡病出血。6～15克；研粉吞服3～6克。外用适量。

【精选验方】①心气疼痛：白及、石榴皮各5克，为末，炼蜜丸如黄豆大，每次3丸，艾醋汤下。②手足皲裂：白及适量，研末，水调覆盖皲裂处，勿进水。③跌打骨折：白及末10克，酒调服。④鼻血不止：以水调白及末涂鼻梁上低处，另取白及末5克，水冲服。⑤化脓性鼻窦炎：白及适量，研末，酒糊丸，每次15克，黄酒送下。

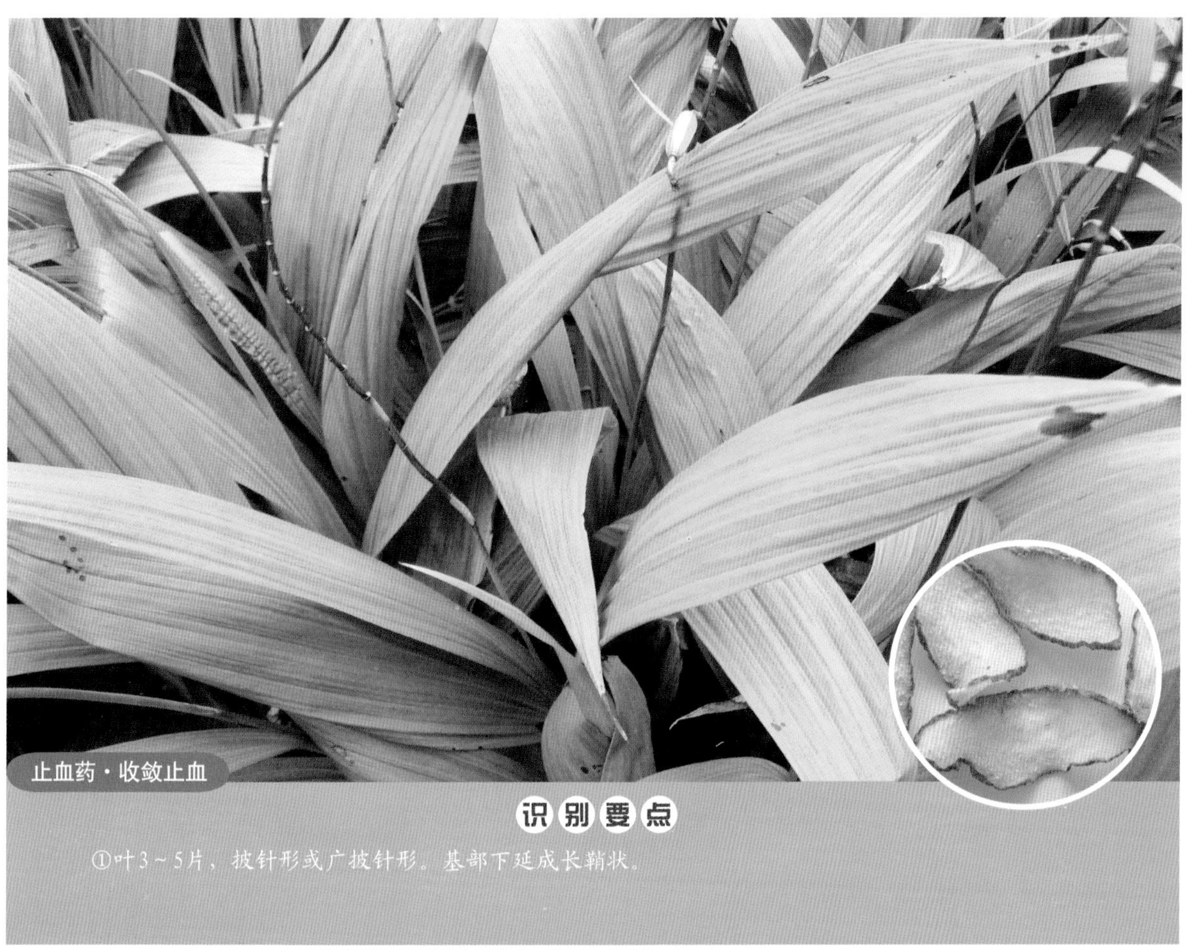

止血药・收敛止血

识别要点

①叶3～5片，披针形或广披针形。基部下延成长鞘状。

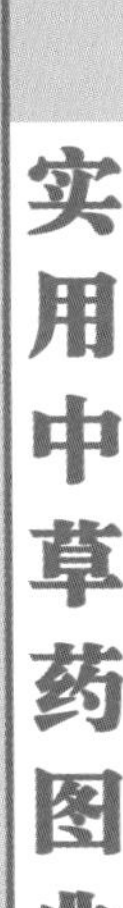
Shi Yong Zhong Cao Yao Tu Dian

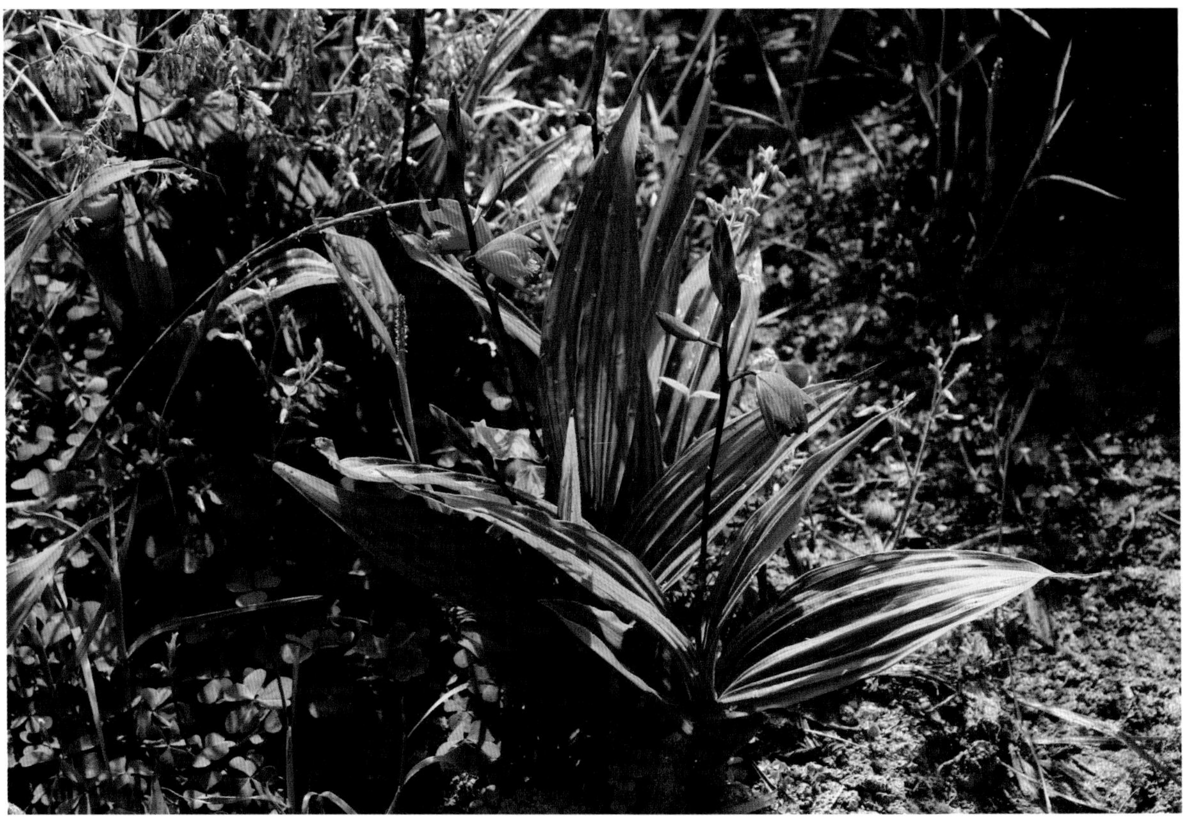

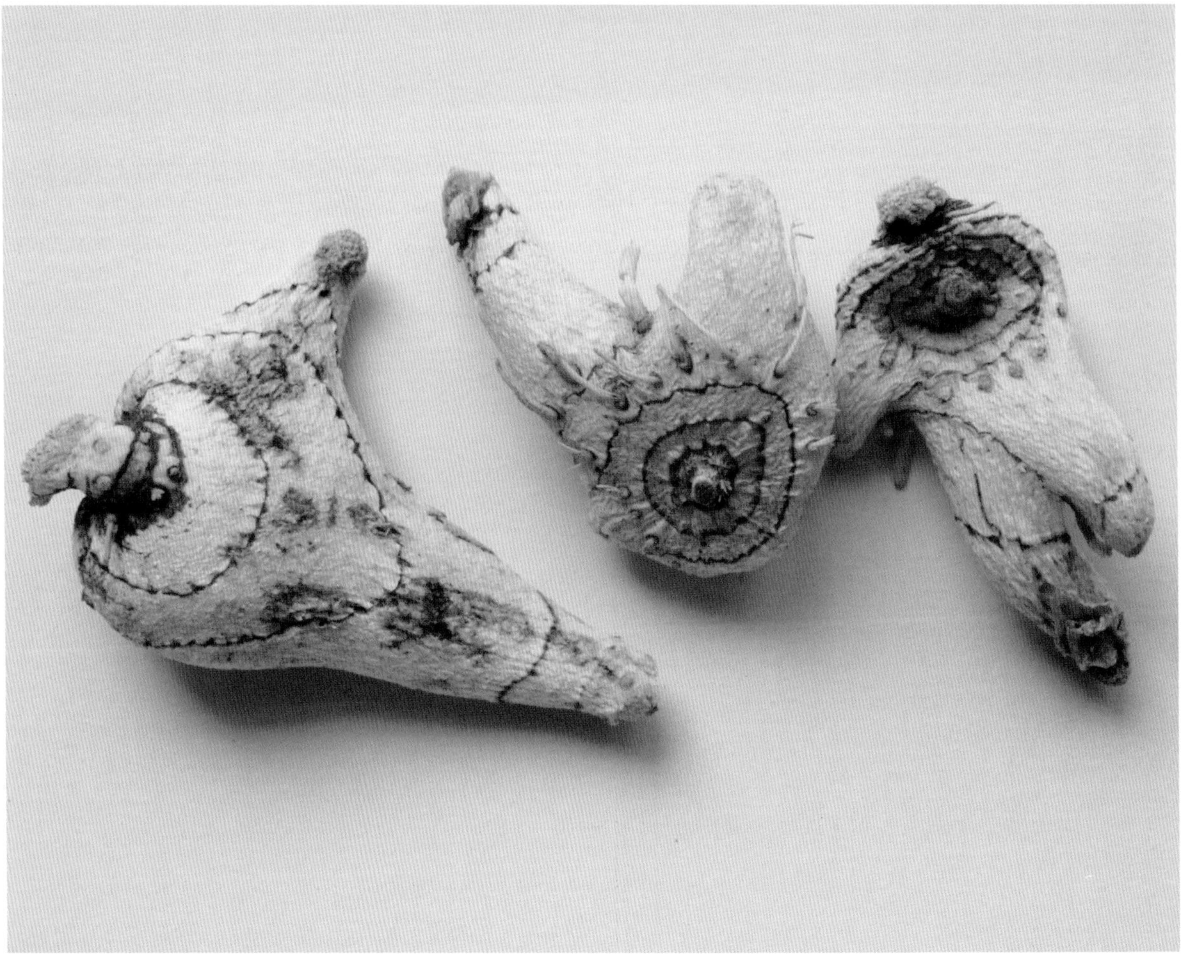

仙鹤草

别名：龙头草、刀口药、狼牙草、黄龙草、龙芽草。
来源：为蔷薇科植物龙芽草*Agrimonia pilosa* Ledeb.**的干燥地上部分。**

【生境分布】生长于路旁、山坡或水边，也有栽培。我国南北各地均产。

【采收加工】夏、秋二季茎叶茂盛时采割，除去杂质，干燥。

【性味功用】苦、涩，平。归心、肝经。收敛止血，截疟，止痢，解毒。用于咯血，吐血，崩漏下血，疟疾，血痢，脱力劳伤，痈肿疮毒，阴痒带下。6～12克。外用适量。

【精选验方】①细菌性痢疾：仙鹤草40克，地锦草30克，水煎，脓多加红糖，血多加白糖，分3次服。②妇女阴痒：仙鹤草60克，苦参30克，蛇床子10克，枯矾6克，每日1剂，煎汤外洗两次。③小儿多汗症：仙鹤草30～50克，大枣5～10枚，水煎。取煎液频饮，每日1剂，7日为1疗程。④鼻出血或齿龈出血：仙鹤草、白茅根各15克，焦山栀9克，水煎服。⑤滴虫阴道炎：仙鹤草鲜品200克（干品100克），煎汁外洗，每晚1次。

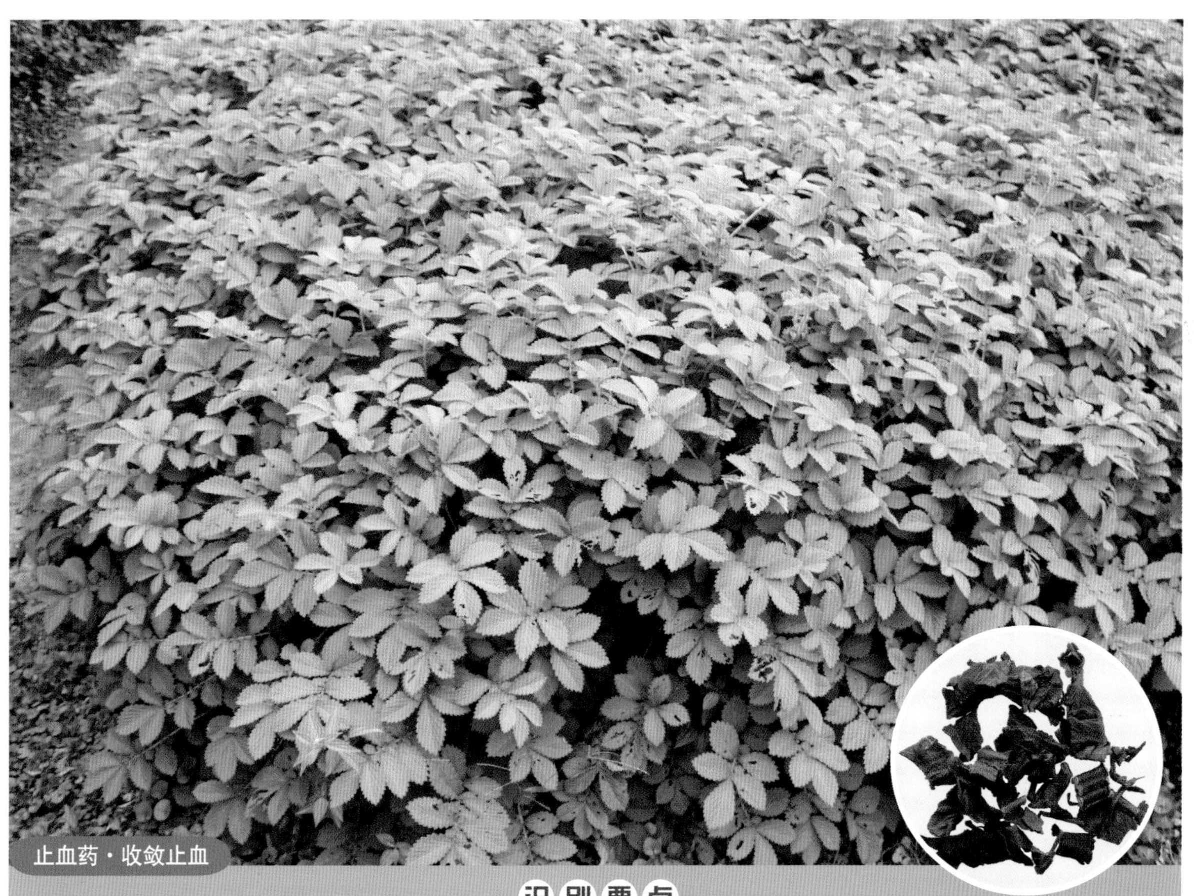

止血药·收敛止血

识别要点

①全株具白色长毛。茎直立。②单数羽状复叶互生，小叶大小不等，间隔排列，卵圆形至倒卵形，托叶卵形，叶缘齿裂。③穗状花序顶生或腋生，花小，黄色。

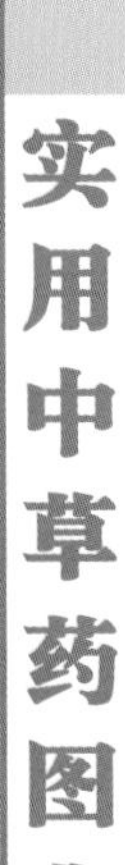

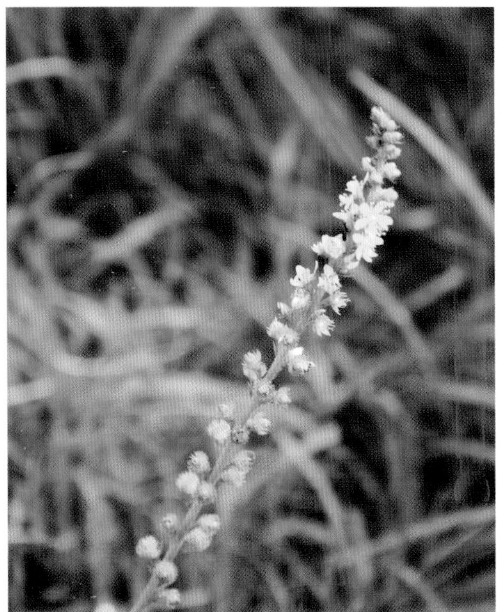

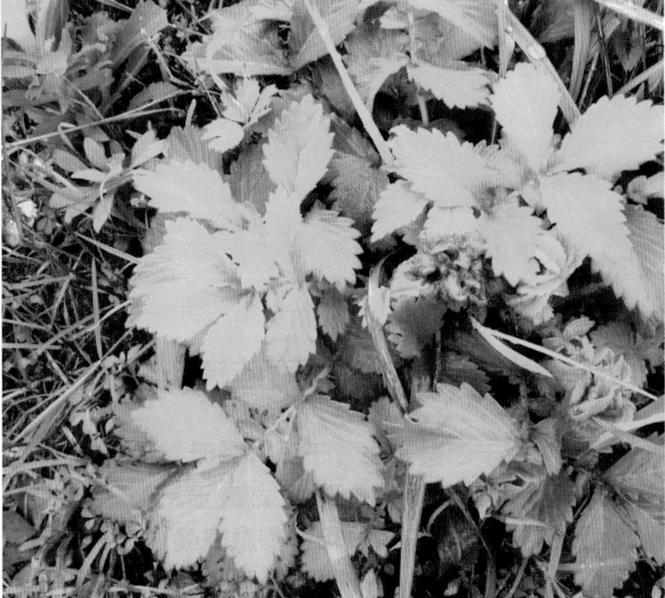

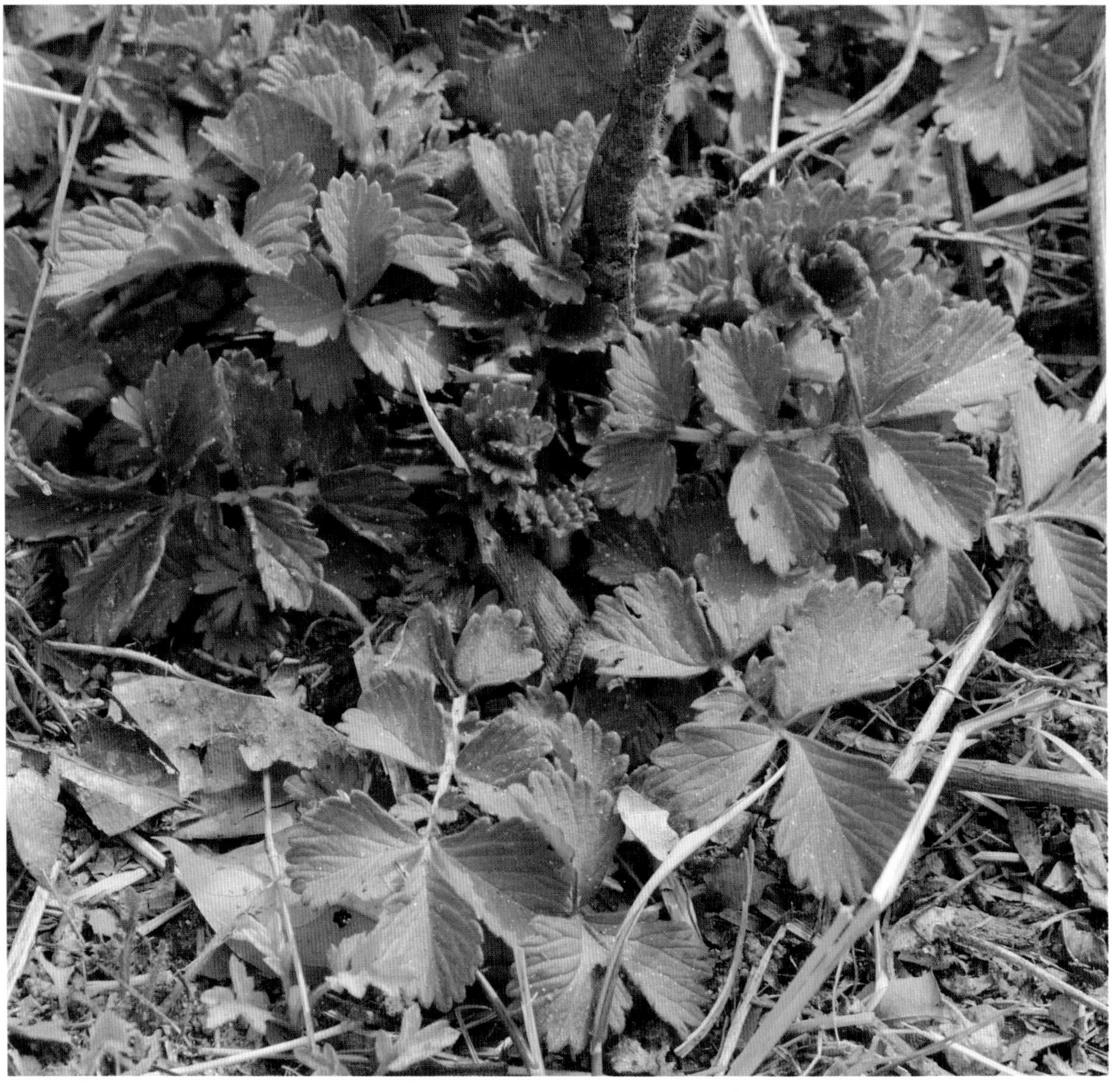

艾叶

别名：艾蒿、灸草、蕲艾、香艾、艾蒿叶、家艾叶、野莲头。
来源：为菊科植物艾*Artemisia argyi* Levl. et Vant.的干燥叶。

【生境分布】生长于荒地、林缘，有栽培。主产于东北、华北、华东、西南各地。

【采收加工】夏季花未开时采摘，除去杂质，晒干。

【性味功用】辛、苦，温；有小毒。归肝、脾、肾经。散寒止痛，温经止血，外用祛湿止痒。用于少腹冷痛，经寒不调，宫冷不孕，吐血，衄血，崩漏经多，妊娠下血；外治皮肤瘙痒。醋艾炭温经止血。用于虚寒性出血。3～9克。外用适量，供灸治或熏洗用。

【精选验方】①脾胃冷痛：艾叶10克，研为末，水煎服。②鼻血不止：艾叶适量，水煎服。③风寒感冒咳嗽（轻症）：艾叶、葱白、生姜各10克，水煎后温服。④皮肤湿疹瘙痒：艾叶30克，煎煮后用水洗患处。⑤皮肤溃疡：艾叶、茶叶、女贞子叶、皂角各15克，水煎外洗或湿敷患部，每日3次。⑥荨麻疹：生艾叶10克，白酒100克，共煎至50克左右，顿服，每日1次，连用3日。

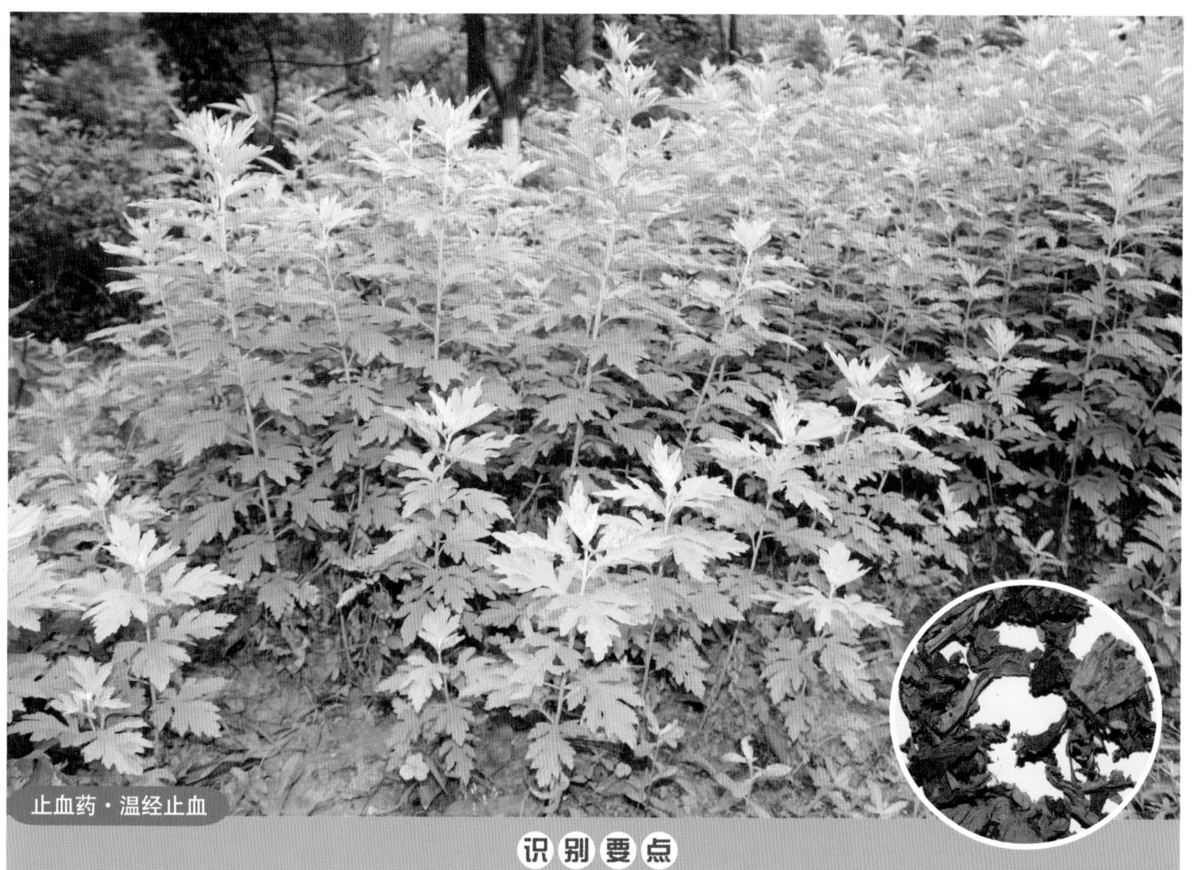

止血药·温经止血

识别要点

①茎具明显棱条，上部分枝，被白色短绵毛。②叶互生，茎中部叶卵状三角形或椭圆形，羽状深裂，裂片边缘均具锯齿，上面密布小腺点，稀被白色柔毛，下面密被白色绒毛。

川芎

别名：香果、台芎、西芎、杜芎。
来源：为伞形科植物川芎*Ligusticum chuanxiong* Hort.的干燥根茎。

【生境分布】生长于向阳山坡或半阳山的荒地或水地，以及土质肥沃、排水良好的沙壤土。主产于四川。

【采收加工】夏季当茎上的节盘显著突出，并略带紫色时采挖，除去泥沙，晒后烘干，再去须根。

【性味功用】辛，温。归肝、胆、心包经。活血行气，祛风止痛。用于月经不调，经闭痛经，癥瘕腹痛，胸胁刺痛，跌仆肿痛，头痛，风湿痹痛。3～10克。

【精选验方】①风热头痛：川芎5克，茶叶10克，水一盅，煎五分，食前热服。②晚期宫颈癌：川芎、柴胡、当归、白果、白芍、椿皮、熟地各6克，水煎服，每日1剂。③急性乳腺炎：川芎、麻黄、甘草各9克，加水400毫升，煎至200毫升，每日4次，1～2剂为1疗程。切不可一次服完，以免发汗过多。

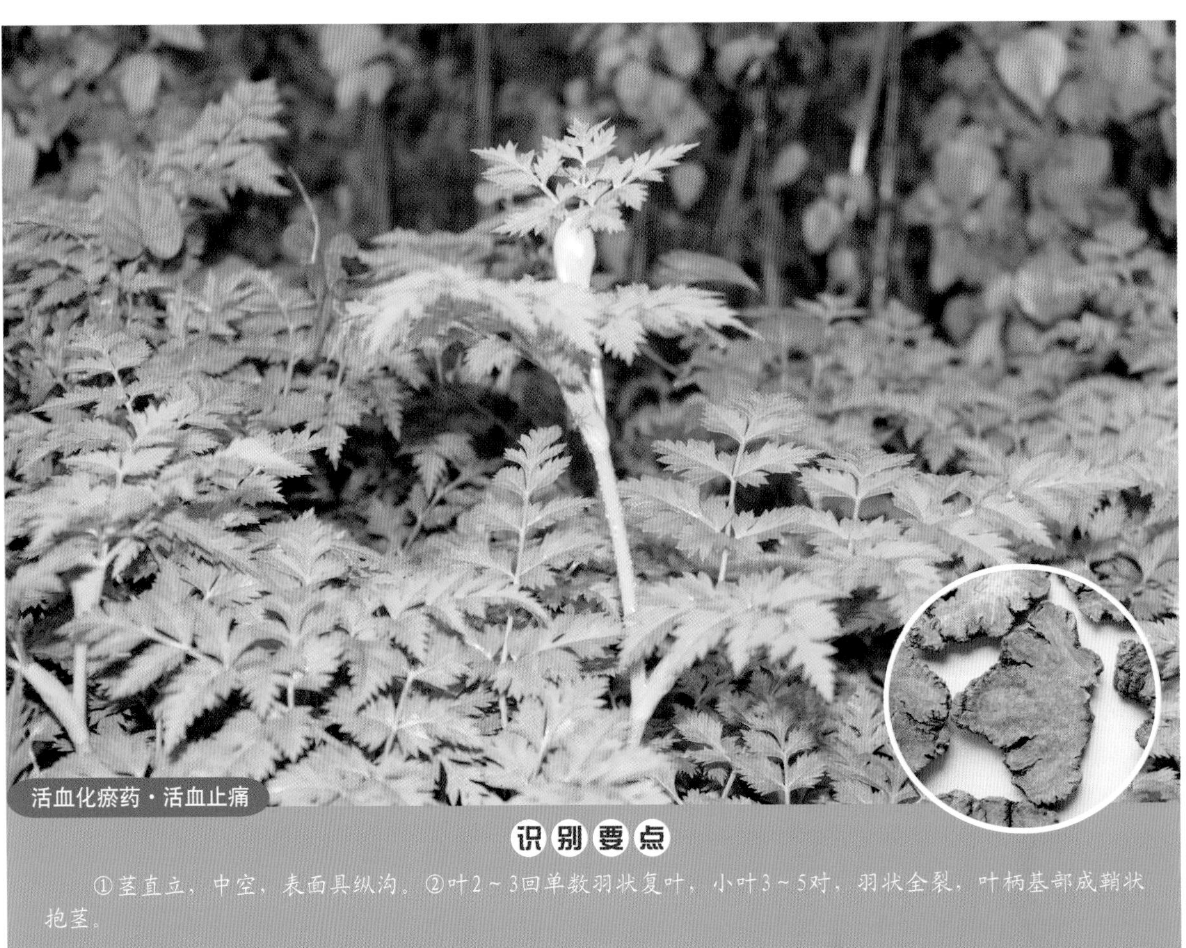

活血化瘀药·活血止痛

识别要点

①茎直立，中空，表面具纵沟。②叶2～3回单数羽状复叶，小叶3～5对，羽状全裂，叶柄基部成鞘状抱茎。

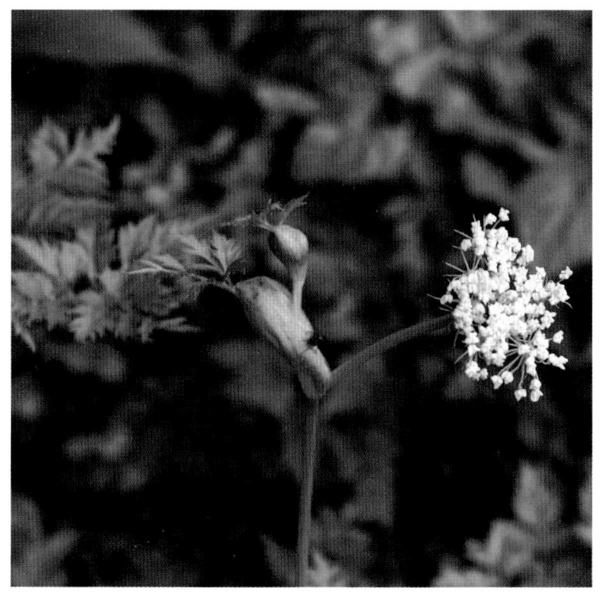

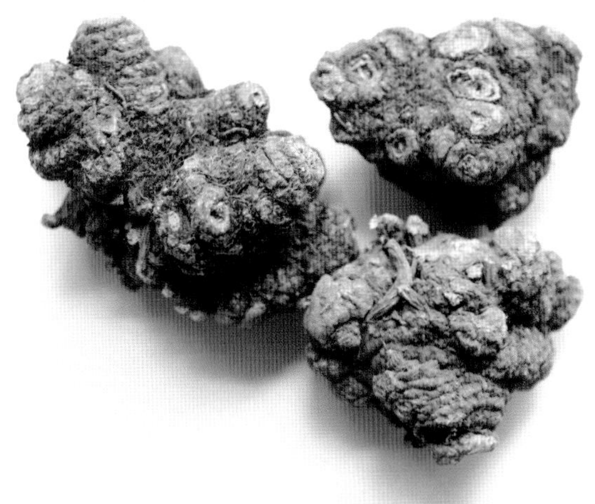

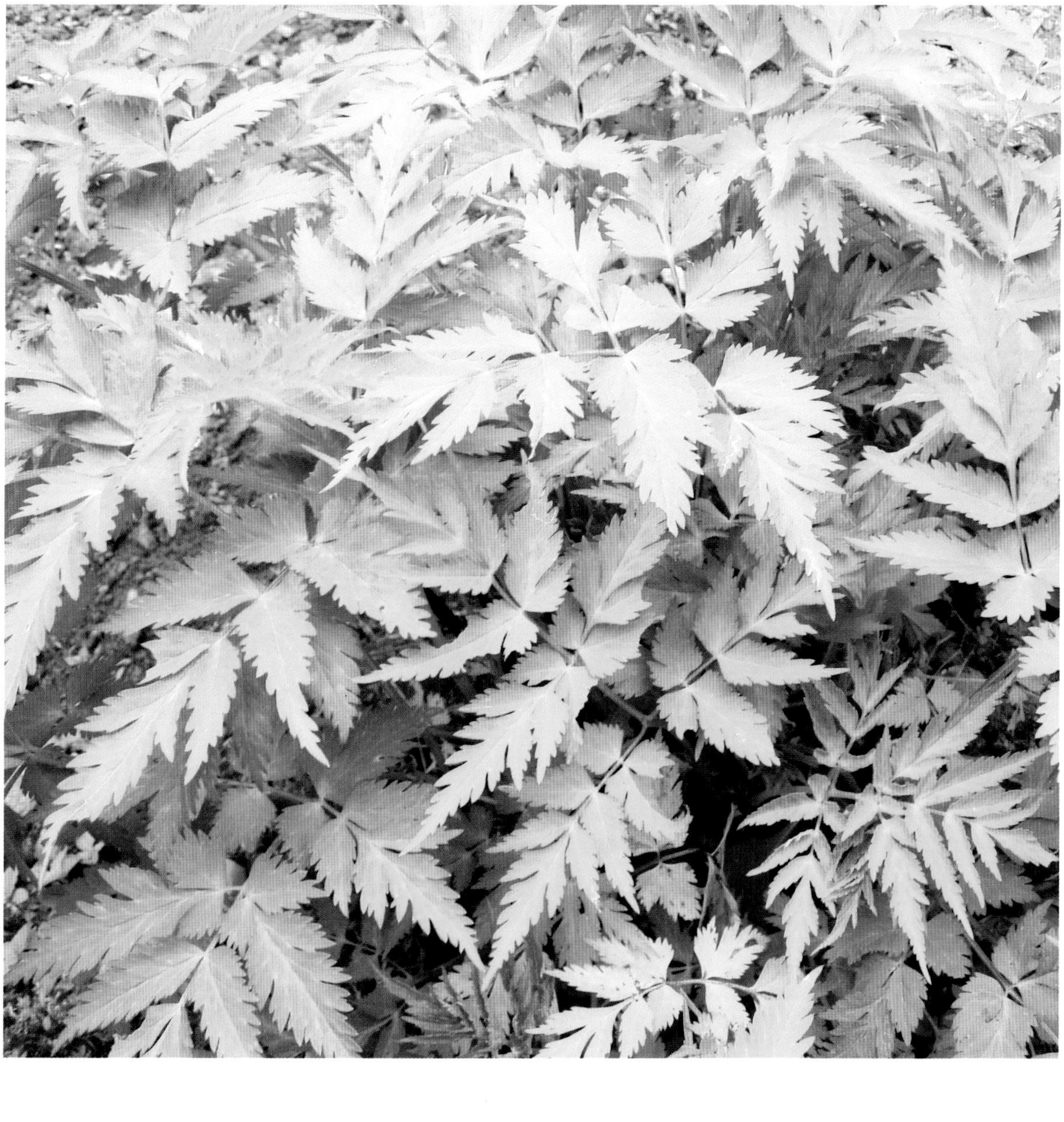

延胡索

别名：延胡、元胡、玄胡索、元胡索。
来源：为罂粟科植物延胡索*Corydalis yanhusuo* W. T. Wang的干燥块茎。

【生境分布】生长于稀疏林、山地、树林边缘的草丛中。主产于浙江、江苏、湖北、湖南等地。多为栽培。

【采收加工】夏初茎叶枯萎时采挖，除去须根，洗净，置沸水中煮至恰无白心时，取出，晒干。

【性味功用】辛、苦，温。归肝、脾经。活血，行气，止痛。用于胸胁、脘腹疼痛，胸痹心痛，经闭痛经，产后瘀阻，跌仆肿痛。3～10克。研末吞服，每次1.5～3克。

【精选验方】①尿血(非器质性疾病引起的)：延胡索50克，朴硝37.5克，共研为末，每次20克，水煎服。②产后恶露下不尽、腹内痛：延胡索末，以温酒调下5克。③跌打损伤：延胡索炒黄研细，每次5～10克，开水送服，也可加黄酒适量同服。④疝气危急：延胡索（盐炒）、全蝎（去毒，生用）各等份，为末，每次2.5克，空腹盐酒下。

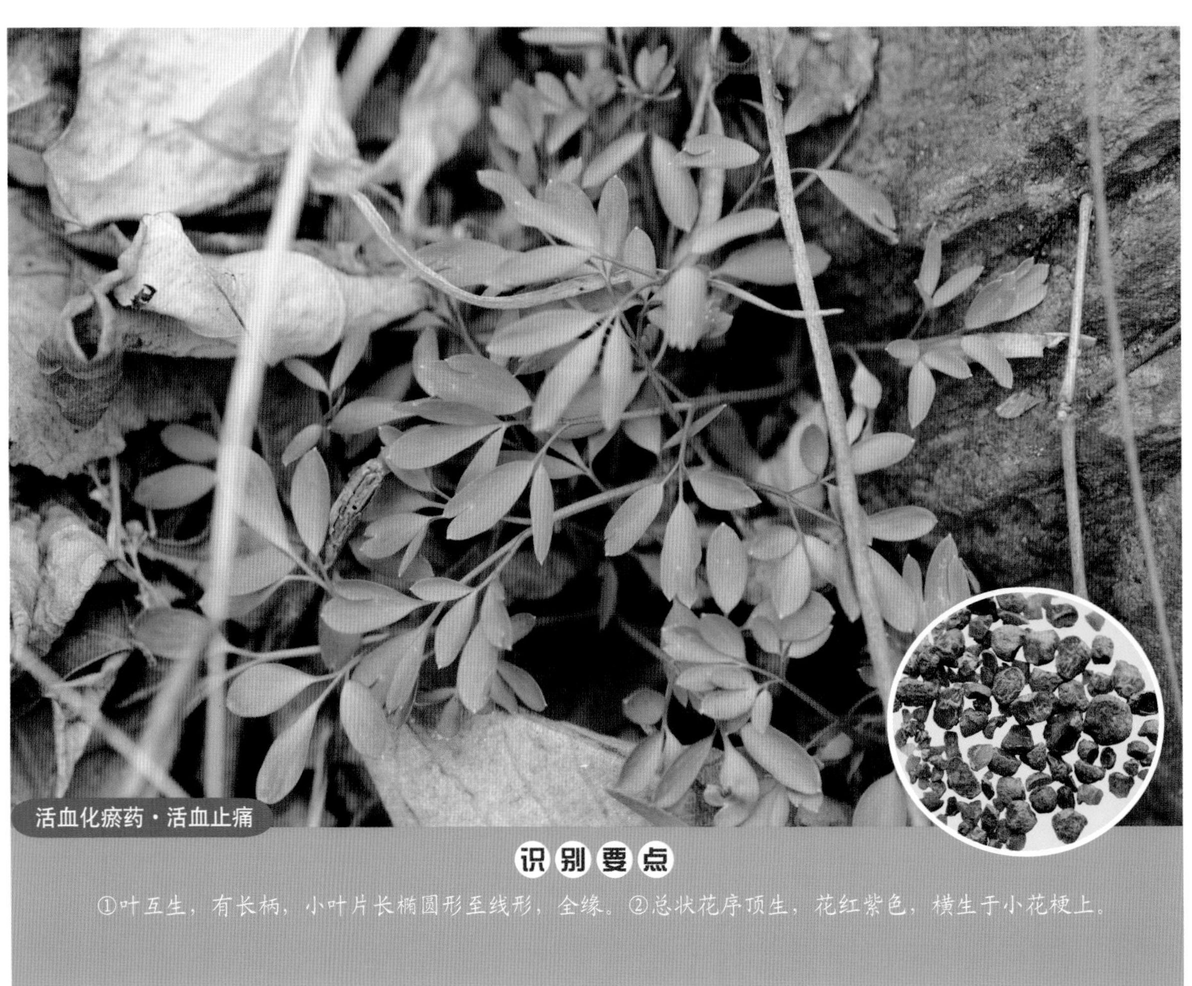

识别要点

①叶互生，有长柄，小叶片长椭圆形至线形，全缘。②总状花序顶生，花红紫色，横生于小花梗上。

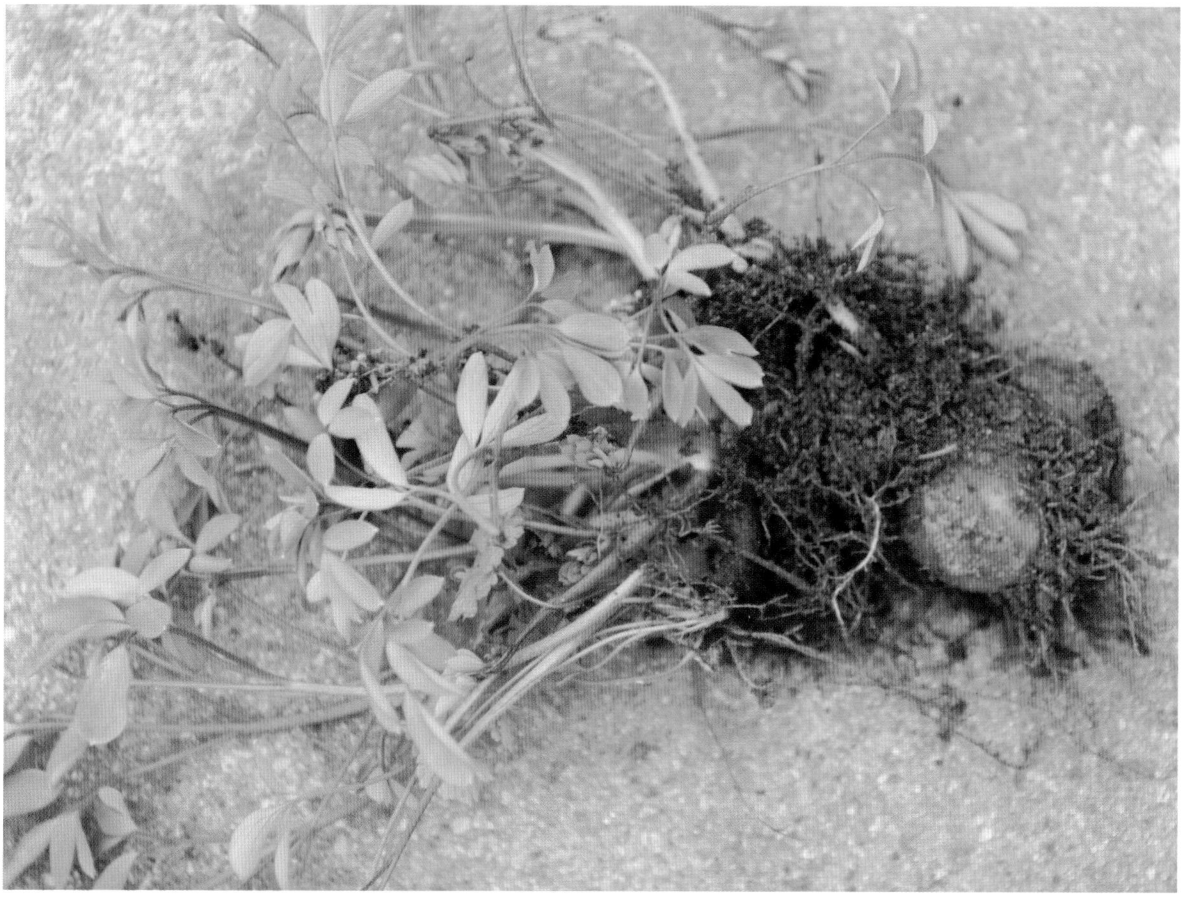

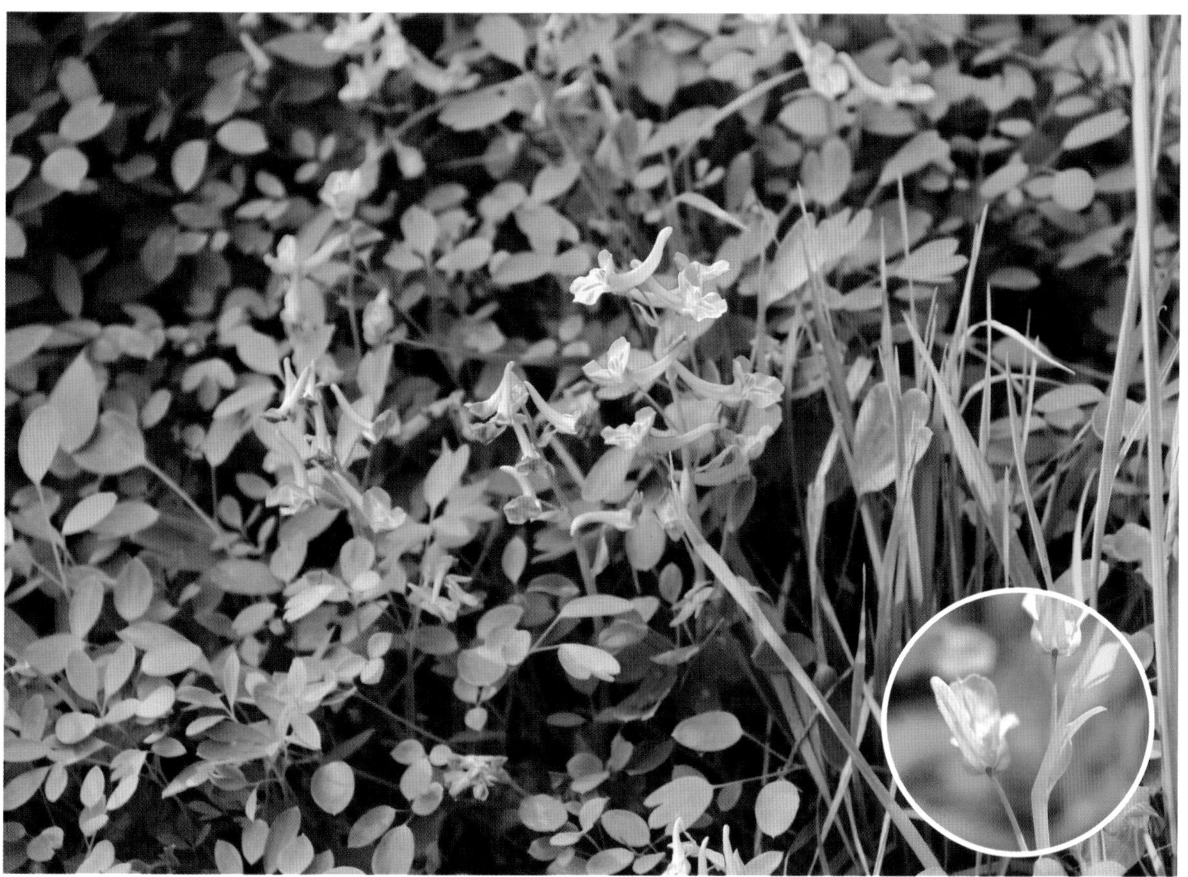

郁 金

别名：黄郁、黄姜、玉金、温郁金、广郁金、白丝郁金、黄丝郁金。
来源：为姜科植物温郁金*Curcuma wenyujin* Y. H. Chen et C. Ling**的干燥块根。**

【生境分布】生长于林下或栽培。多为人工栽培。主产于浙江、四川、江苏、福建、广西、广东、云南等地。

【采收加工】冬季茎叶枯萎后采挖，除去泥沙及细根，蒸或煮至透心，干燥。

【性味功用】辛、苦，寒。归肝、心、肺经。活血止痛，行气化瘀，清心解郁，利胆退黄。用于经闭痛经，胸腹胀痛、刺痛，热病神昏，癫痫发狂，黄疸尿赤，血热尿赤，乳房胀痛。3～10克。

【精选验方】①鼻血、吐血：郁金10克，研为细末，水冲服。②尿血(非器质性疾病引起的)：郁金50克，葱白1把，水煎温服，每日3次。③肠梗阻：郁金、桃仁、瓜蒌各15克，水煎后加麻油250克，一次温服。④痔疮肿痛：郁金末适量，水调涂之。

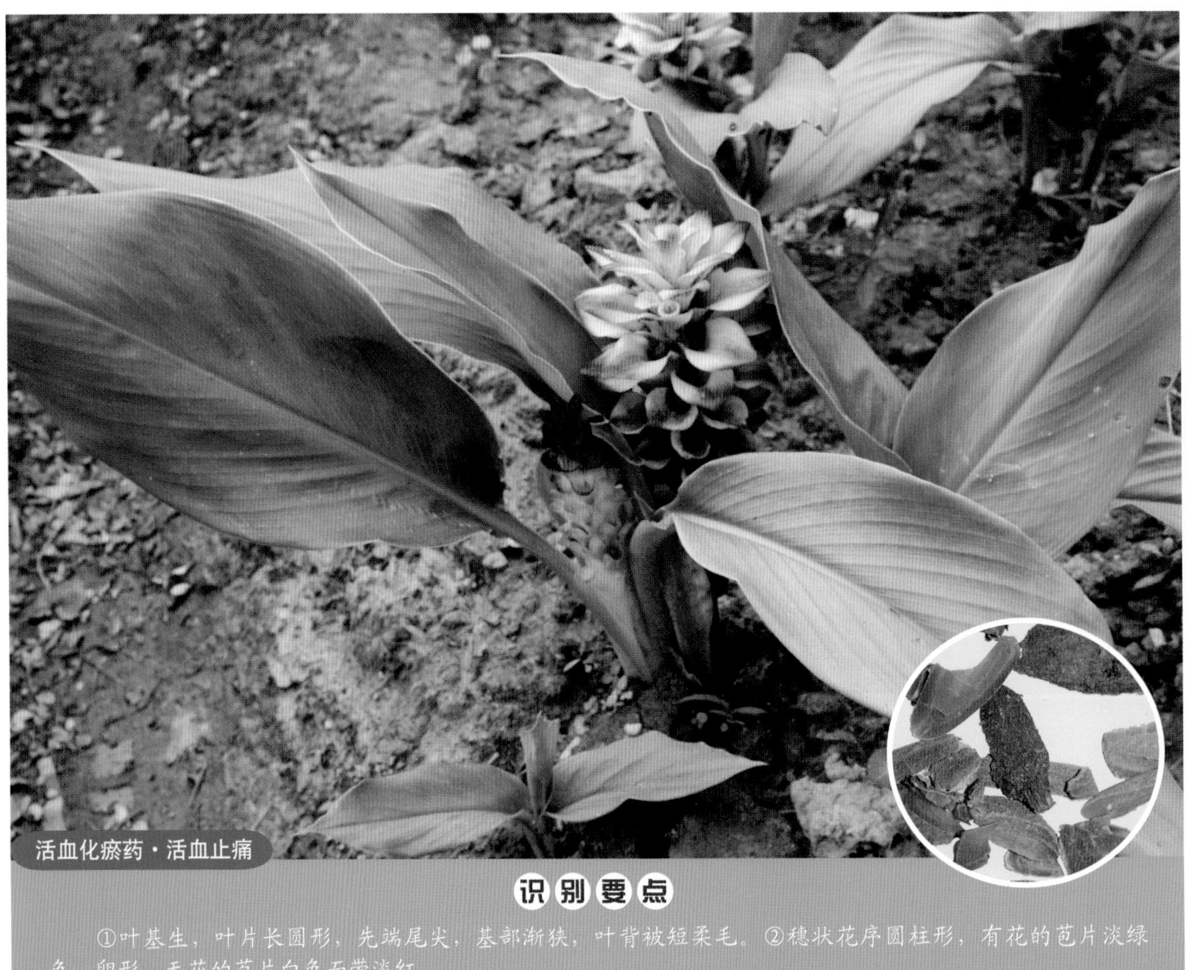

识别要点

①叶基生，叶片长圆形，先端尾尖，基部渐狭，叶背被短柔毛。②穗状花序圆柱形，有花的苞片淡绿色，卵形，无花的苞片白色而带淡红。

姜黄

别名：黄姜、宝鼎香、毛姜黄、片姜黄、黄丝玉金。
来源：为姜科植物姜黄*Curcuma longa* L.的干燥根茎。

【生境分布】生长于排水良好、土层深厚、疏松肥沃的砂质壤土。主产于四川、福建、广东、广西、云南等地。

【采收加工】冬季茎叶枯萎时采挖，洗净，煮或蒸至透心，晒干，除去须根。

【性味功用】辛、苦，温。归脾、肝经。破血行气，通经止痛。用于胸胁刺痛，胸痹心痛，痛经闭经，癥瘕，风湿肩臂疼痛，跌仆肿痛。3～10克。外用适量。

【精选验方】①诸疮癣初生时痛痒：姜黄适量，外敷。②胃炎、胆道炎症、腹胀闷、疼痛、呕吐、黄疸：姜黄、广郁金、绵茵陈各7.5克，黄连0.6克，肉桂0.3克，延胡索6克，水煎服。③经水先期而至、血涩少：姜黄、当归、赤芍、熟地、川芎、黄芩、丹皮、延胡索、香附（制）各等份，水煎服。

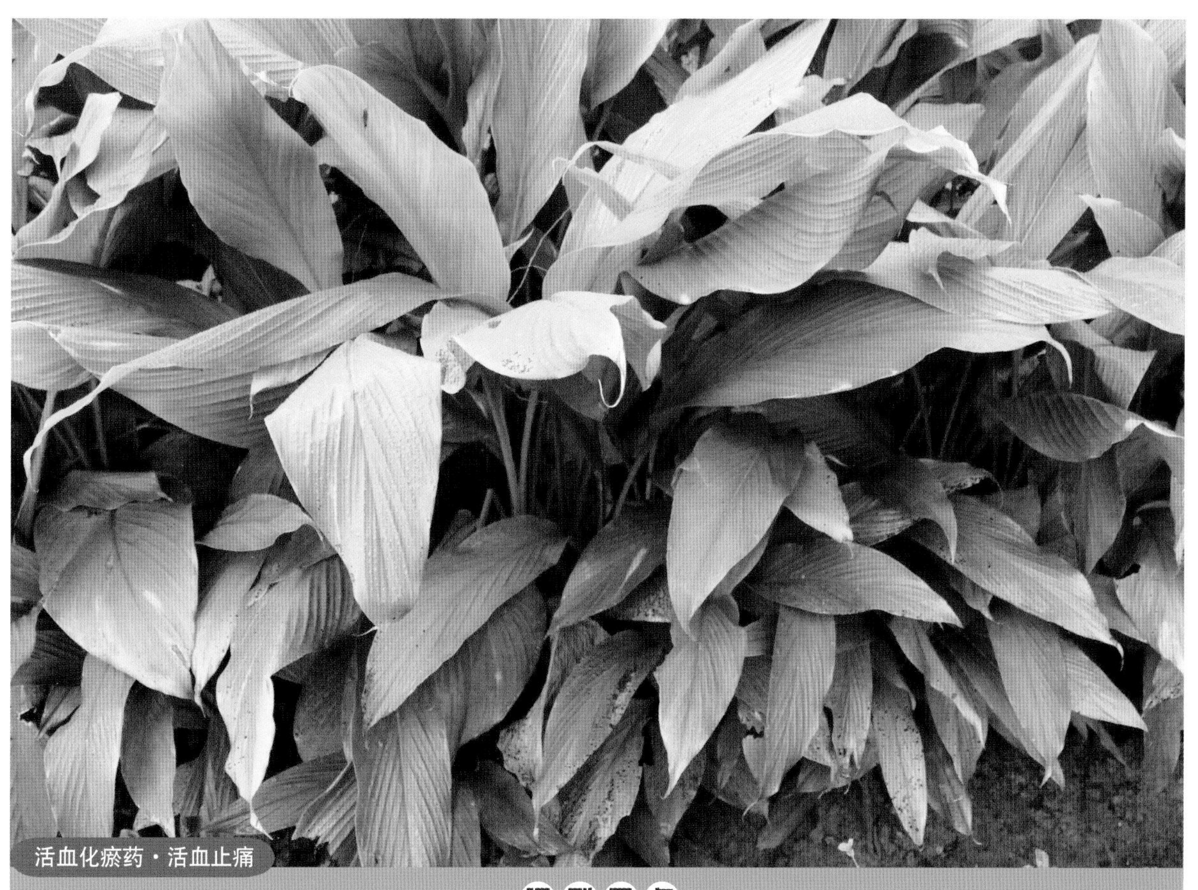

活血化瘀药·活血止痛

识别要点

①叶2列，长椭圆形，先端渐尖，基部渐狭成柄。②花茎由叶鞘内抽出，穗状花序圆柱状，樱部苞片粉红色，下部的绿色，花萼绿白色，花冠漏斗形。

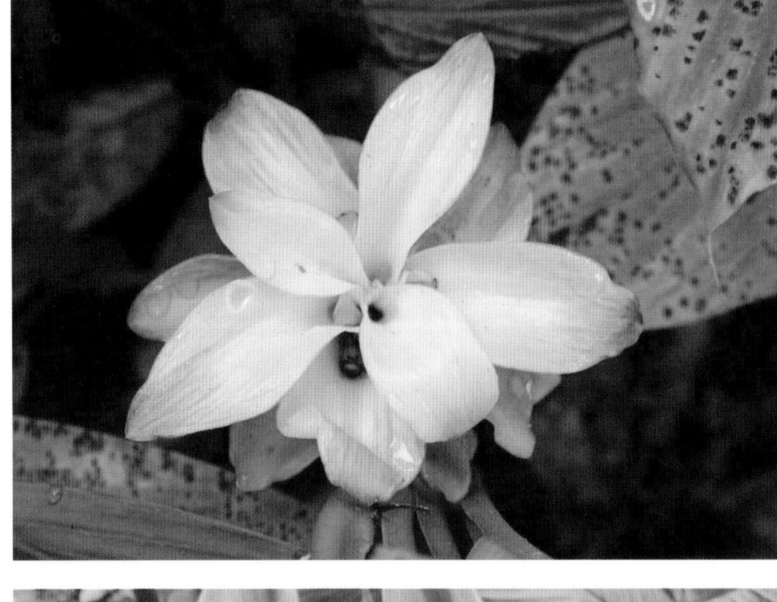

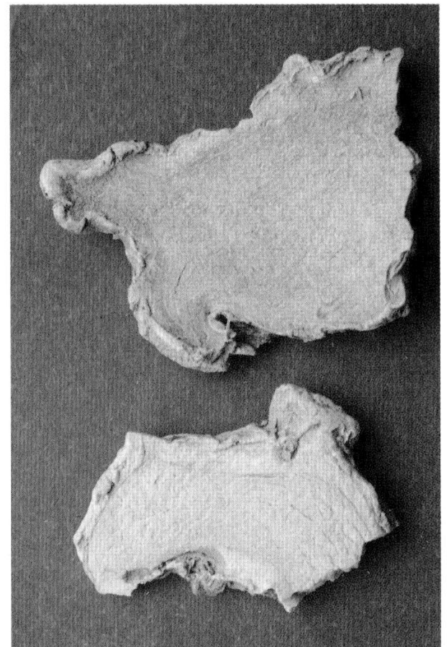

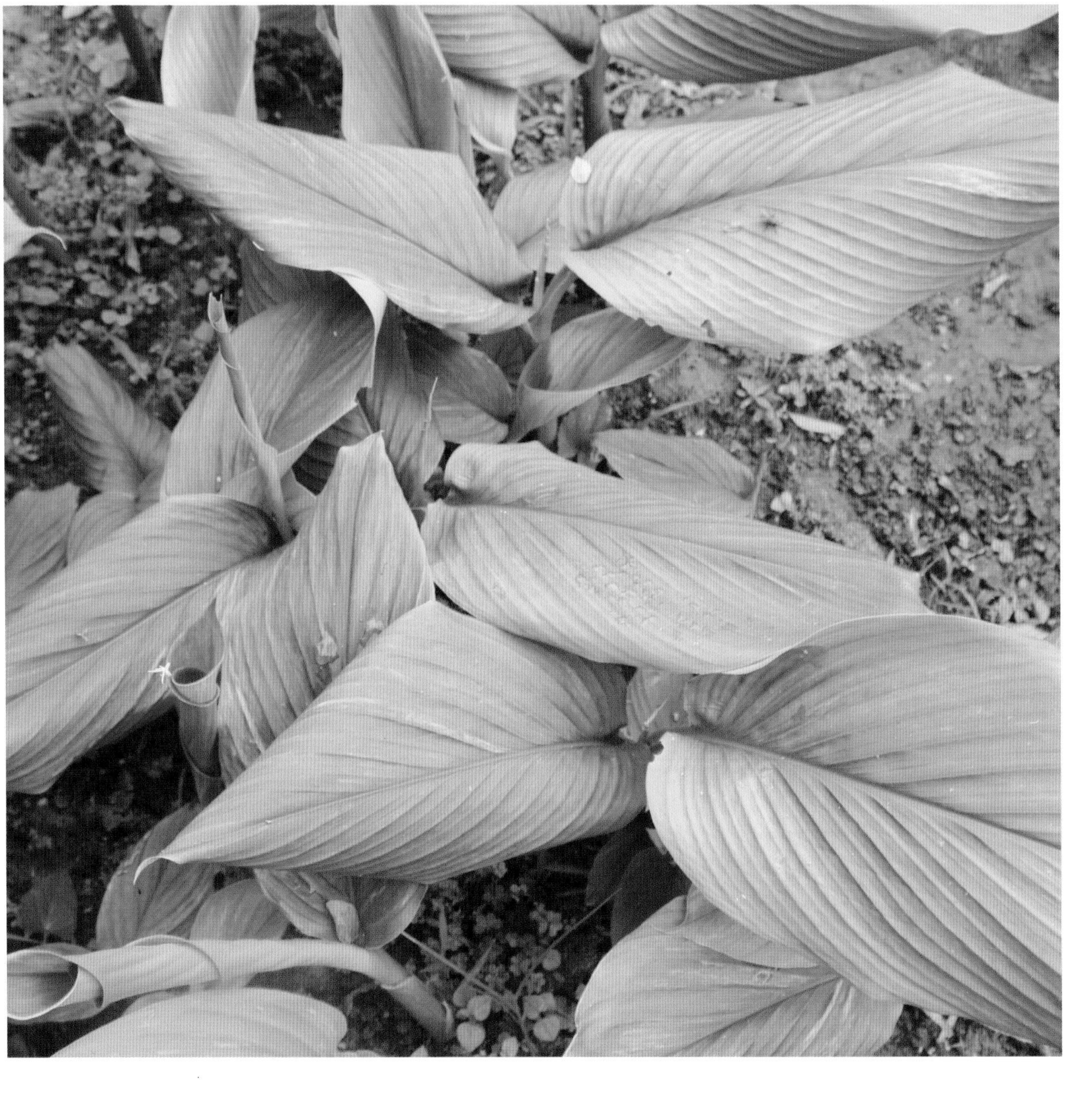

夏天无

别名：落水珠、夏无踪、野延胡、一粒金丹、伏地延胡索。
来源：为罂粟科植物伏生紫堇*Corydalis decumbens*(Thunb.)Pers.**的干燥块茎。**

【生境分布】生长于土层疏松肥沃、富含腐殖质、排水良好的壤土。主产于江西、浙江等地。

【采收加工】春季或初夏出苗后采挖，除去茎、叶及须根，洗净，干燥。

【性味功用】苦、微辛，温。归肝经。活血止痛，舒筋活络，祛风除湿。用于中风偏瘫，头痛，跌仆损伤，风湿性关节炎，坐骨神经痛，腰腿疼痛。6～12克。研末分3次服。

【精选验方】①腰肌劳损：夏天无全草25克，水煎服。②风湿性关节炎：夏天无适量，研为末，每次服15克，每日2次。③各型高血压：夏天无、钩藤、桑白皮、夏枯草各等份，水煎服；或夏天无研末冲服，每次2～4克，水煎服。

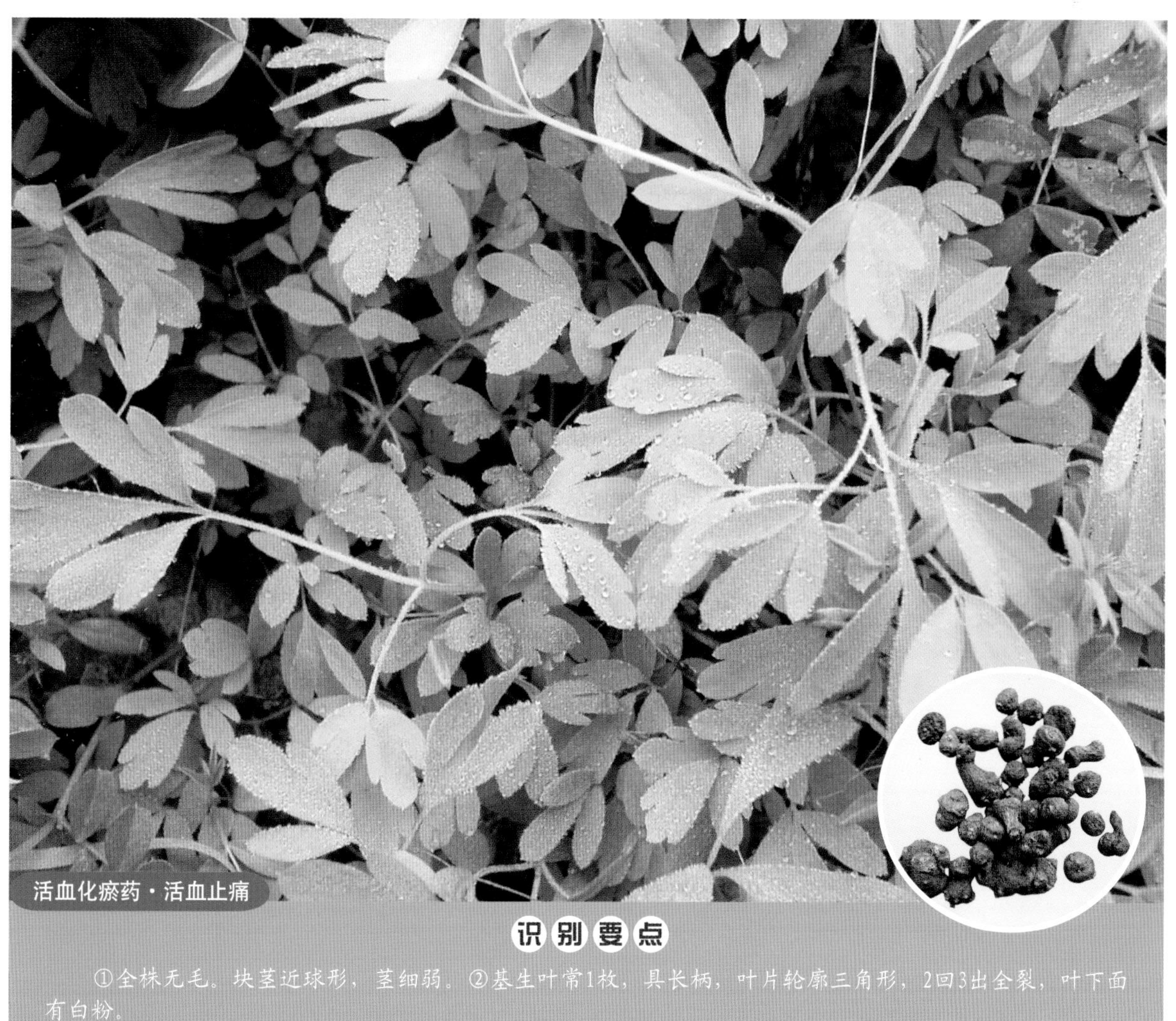

活血化瘀药·活血止痛

识别要点

①全株无毛。块茎近球形，茎细弱。②基生叶常1枚，具长柄，叶片轮廓三角形，2回3出全裂，叶下面有白粉。

丹参

别名：山参、赤参、红根、活血根、紫丹参。
来源：为唇形科植物丹参*Salvia miltiorrhiza* Bge.的干燥根及根茎。

【生境分布】 生长于气候温暖湿润、日照充足的地方。主产于安徽、江苏、山东、河北、四川等地。

【采收加工】 春、秋二季采挖，除去泥沙，干燥。

【性味功用】 苦，微寒。归心、肝经。活血祛瘀，通经止痛，清心除烦，凉血消痈。用于胸痹心痛，脘腹胁痛，月经不调，痛经经闭，癥瘕积聚，热痹疼痛，疮疡肿痛，心烦不眠。10～15克。

【精选验方】 ①月经不调：丹参适量，研粉，每次6克。②血瘀经闭、痛经：丹参60克，月季花、红花各15克，以白酒500毫升浸渍，每次饮1～2小杯。③胃痛：丹参、甘草、乌贼骨各30克，三七9克，共为末，每次1～1.5克，每日3次。④冠心病心绞痛：丹参15克，三七100克，共研为细末，每次10克，加糖适量，泡茶饮。⑤急慢性肝炎：丹参、板蓝根、郁金各9克，茵陈15克，水煎服。⑥血瘀气滞、脘腹疼痛：丹参15克，砂仁、檀香各5克，以水先煎丹参，后下檀香、砂仁煎沸饮。可加适量红糖调味。

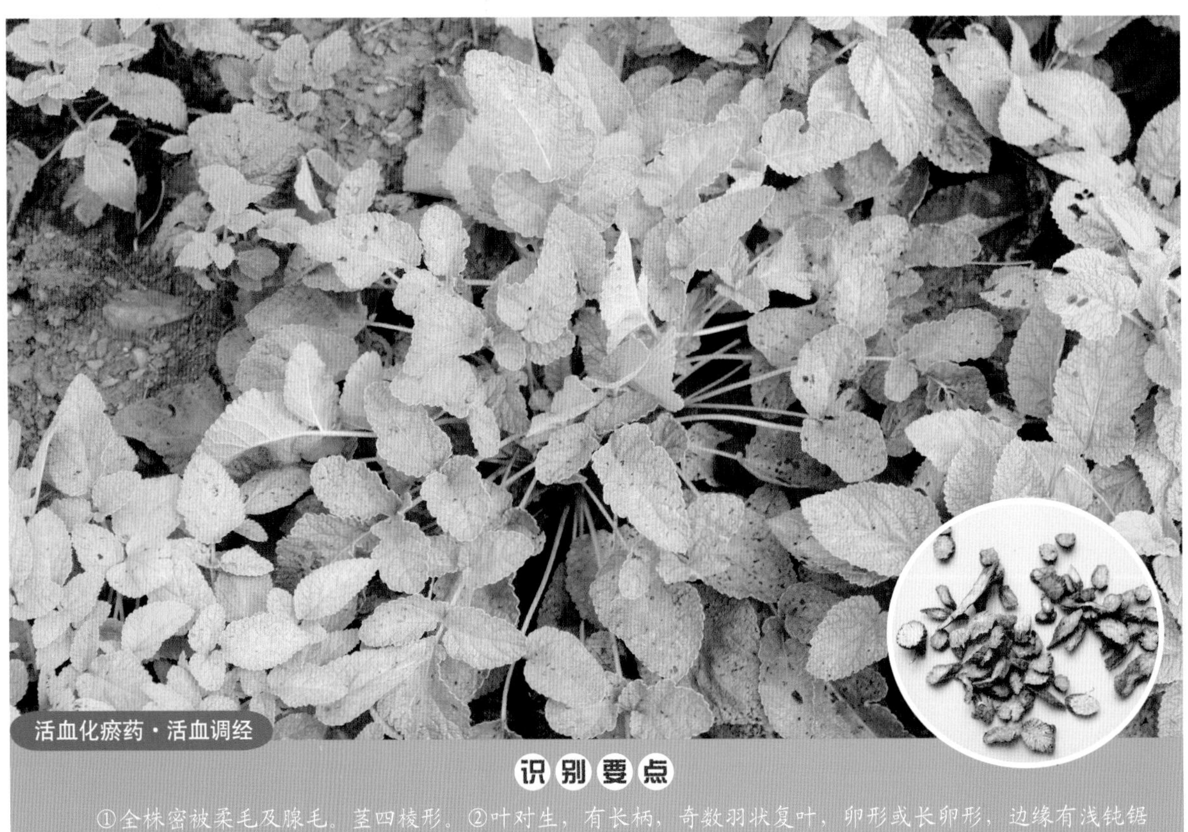

活血化瘀药 · 活血调经

识别要点

①全株密被柔毛及腺毛。茎四棱形。②叶对生，有长柄，奇数羽状复叶，卵形或长卵形，边缘有浅钝锯齿。③总状轮伞花序顶生或腋生，花冠唇形，蓝紫色。

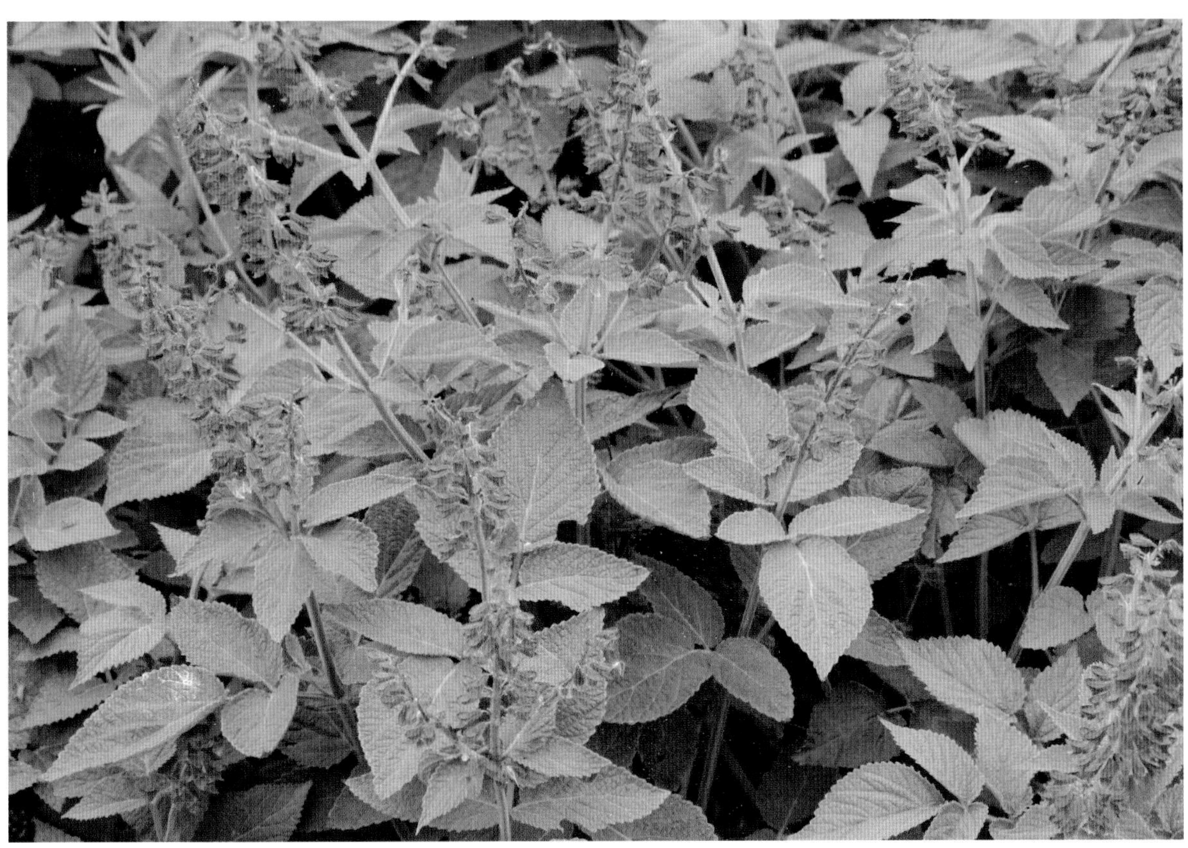

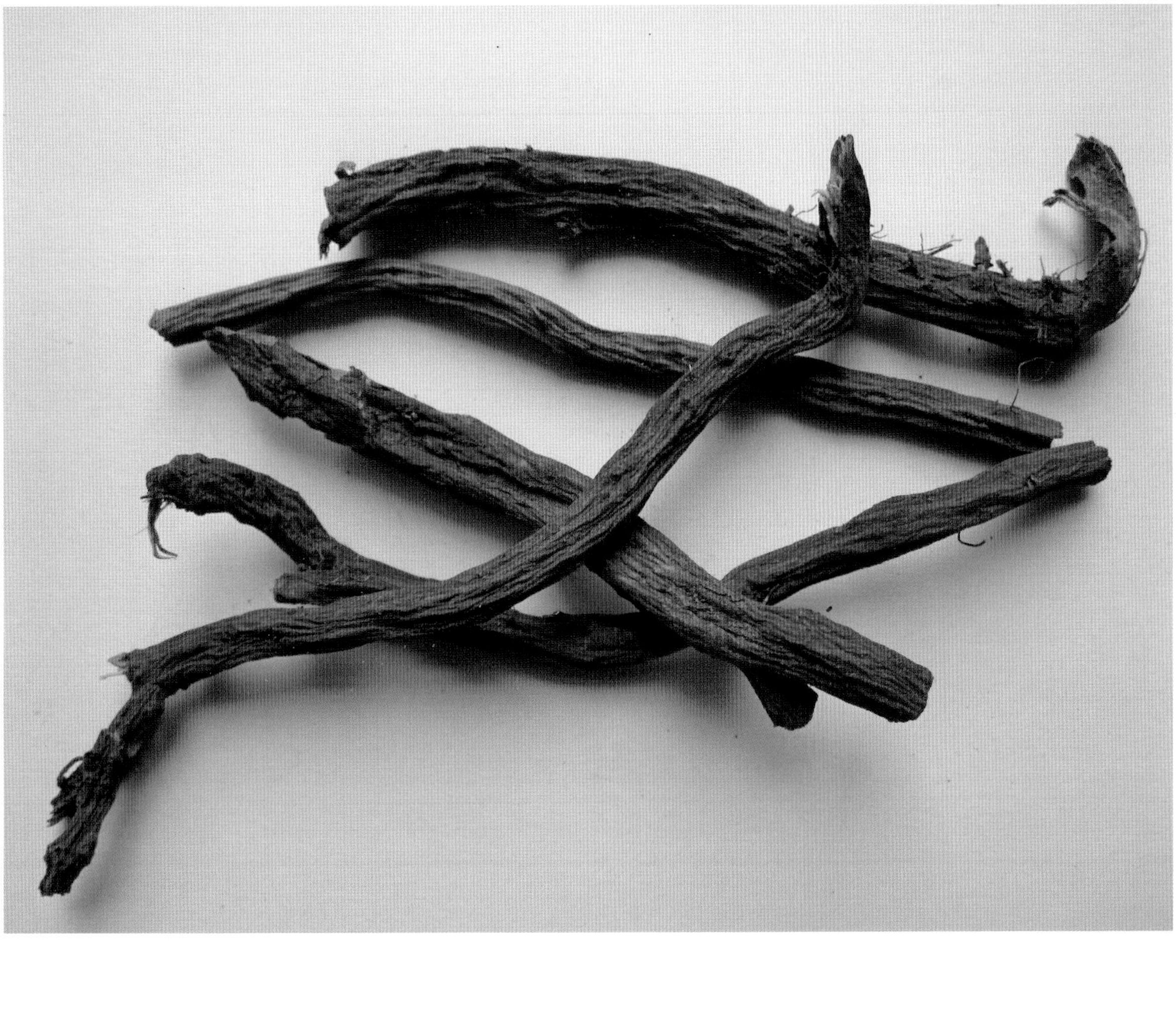

红 花

别名：红蓝花、草红花、刺红花、杜红花、金红花。
来源：为菊科植物红花*Carthamus tinctorius* L.的干燥花。

【生境分布】生长于向阳、地热高燥、土层深厚、中等肥力、排水良好的砂质壤土。全国各地均有栽培。

【采收加工】夏季花由黄变红时采摘，阴干或晒干。

【性味功用】辛，温。归心、肝经。活血通经，散瘀止痛。用于经闭，痛经，恶露不行，癥瘕痞块，胸痹心痛，瘀滞腹痛，胸胁刺痛，跌仆损伤，疮疡肿痛。3～10克。

【精选验方】①痛经：红花6克，鸡血藤24克，水煎，调黄酒适量服。②关节炎肿痛：红花炒后研末适量，加入等量的地瓜粉，盐水或烧酒调敷患处。③产后腹痛：红花、川芎、炙甘草、炮姜各10克，桃仁、蒲黄（包煎）各15克，五灵脂20克（包煎），水煎服。④喉痛、音哑：红花、枳壳、柴胡各5克，桃仁、桔梗、甘草、赤芍各10克，生地20克，当归、玄参各15克，水煎服。⑤冻疮：红花10克，川椒、苍术、侧柏叶各20克，泡酒，用药酒擦手足。

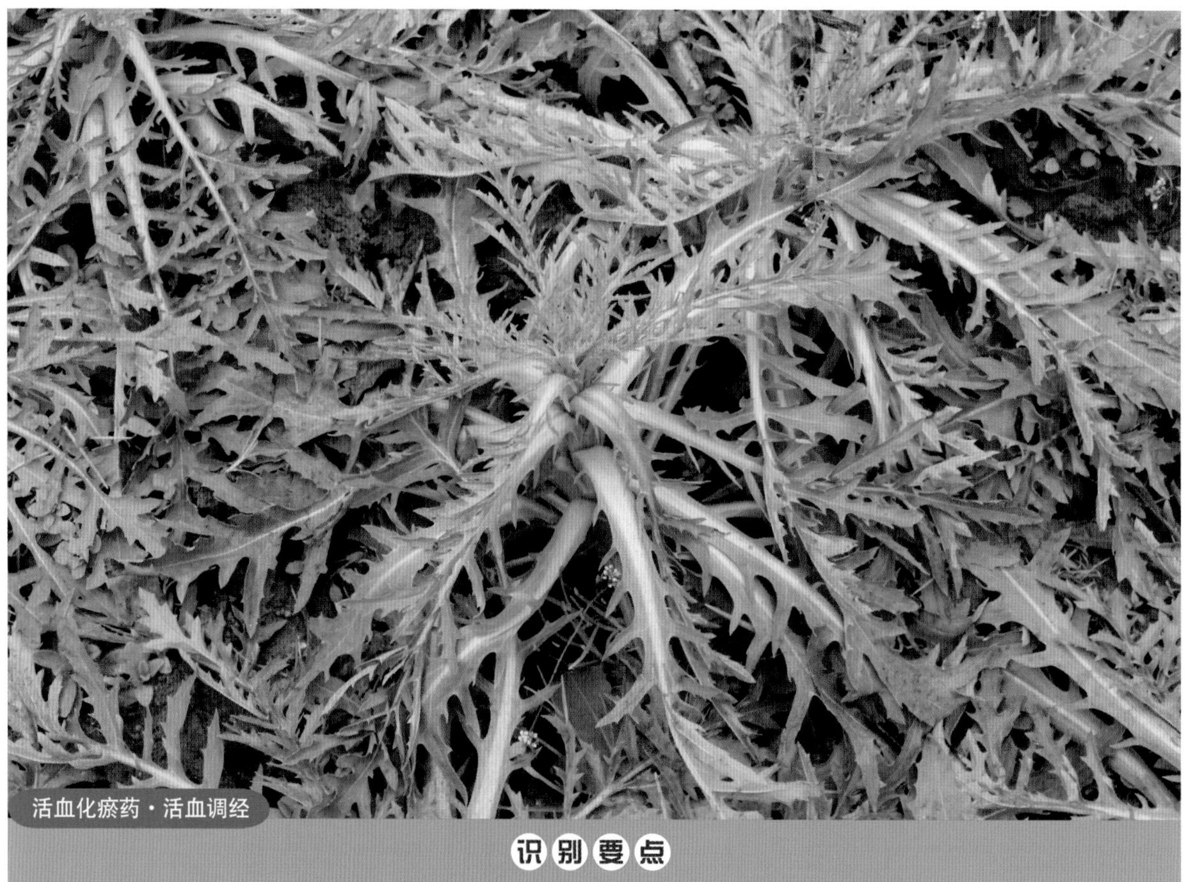

活血化瘀药·活血调经

识别要点

①叶互生，卵形或卵状披针形，先端渐尖，边缘具不规则锯齿，齿端有锐刺。②头状花序顶生，花冠初时黄色，渐变为橘红色。

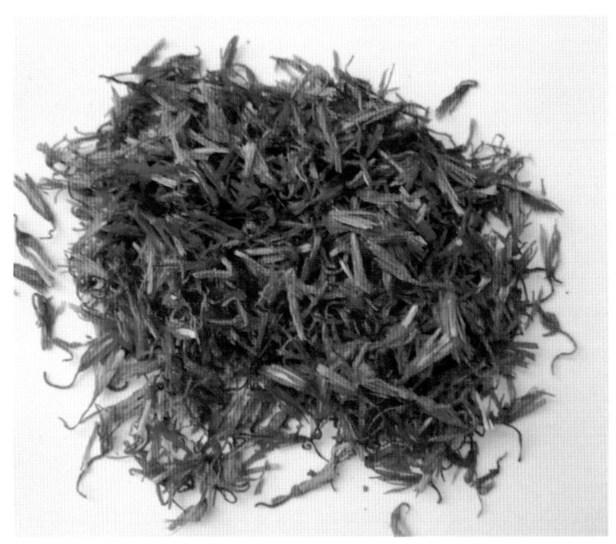

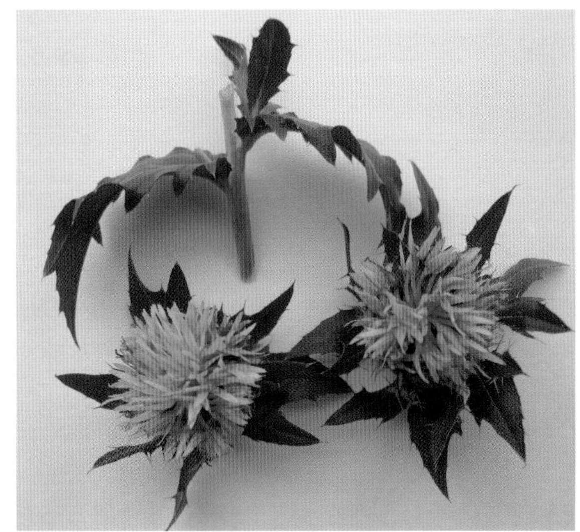

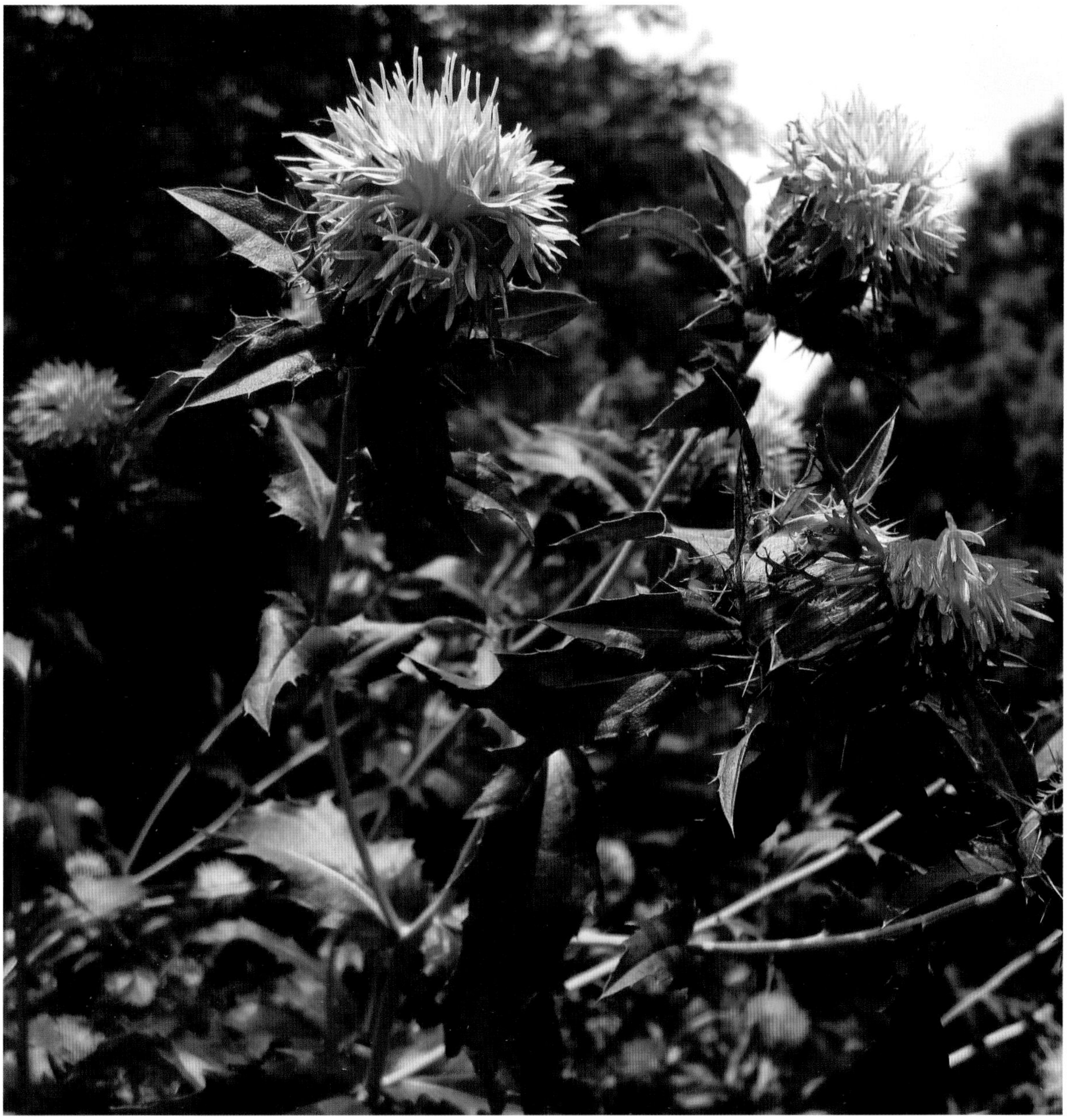

益母草

别名：益母、坤草、茺蔚、野天麻、益母蒿、地母草。
来源：为唇形科植物益母草*Leonurus japonicus* Houtt.的新鲜或干燥地上部分。

【生境分布】生长于山野荒地、田埂、草地等。产于全国大部地区。

【采收加工】鲜品春季幼苗期至初夏花前期采割；干品夏季茎叶茂盛、花未开或初开时采割，晒干，或切段晒干。

【性味功用】苦、辛，微寒。归肝、心包经。活血调经，利尿消肿，清热解毒。用于月经不调，痛经经闭，恶露不尽，水肿尿少；急性肾炎水肿。9～30克；鲜品12～40克。

【精选验方】①痛经：益母草30克，香附9克，水煎，冲酒服。②闭经：益母草90克，橙子30克，红糖50克，水煎服。③功能失调性子宫出血：益母草50克，香附15克，鸡蛋2个，加水煮熟，再去壳煮10分钟，去药渣，吃蛋饮汤，每日1次。④产后腹痛：益母草50克，生姜30克，大枣20克，红糖15克，加水煎服。

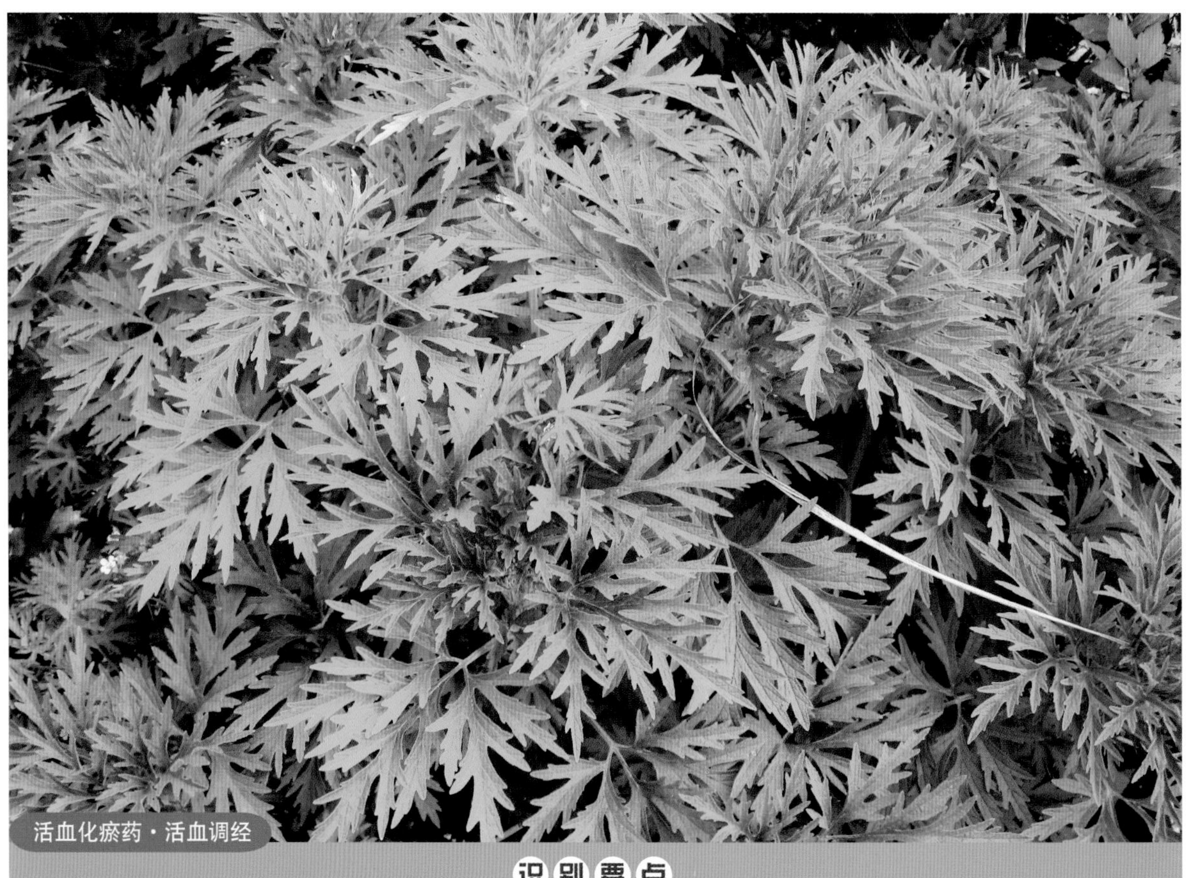

活血化瘀药·活血调经

识别要点

①茎方形，有明显纵沟。②根生叶近圆形，叶缘5～9浅裂，中部叶掌状3深裂，裂片矩圆形。上部叶叶片两面被柔毛。③轮伞花序腋生，花冠紫红，二唇形。

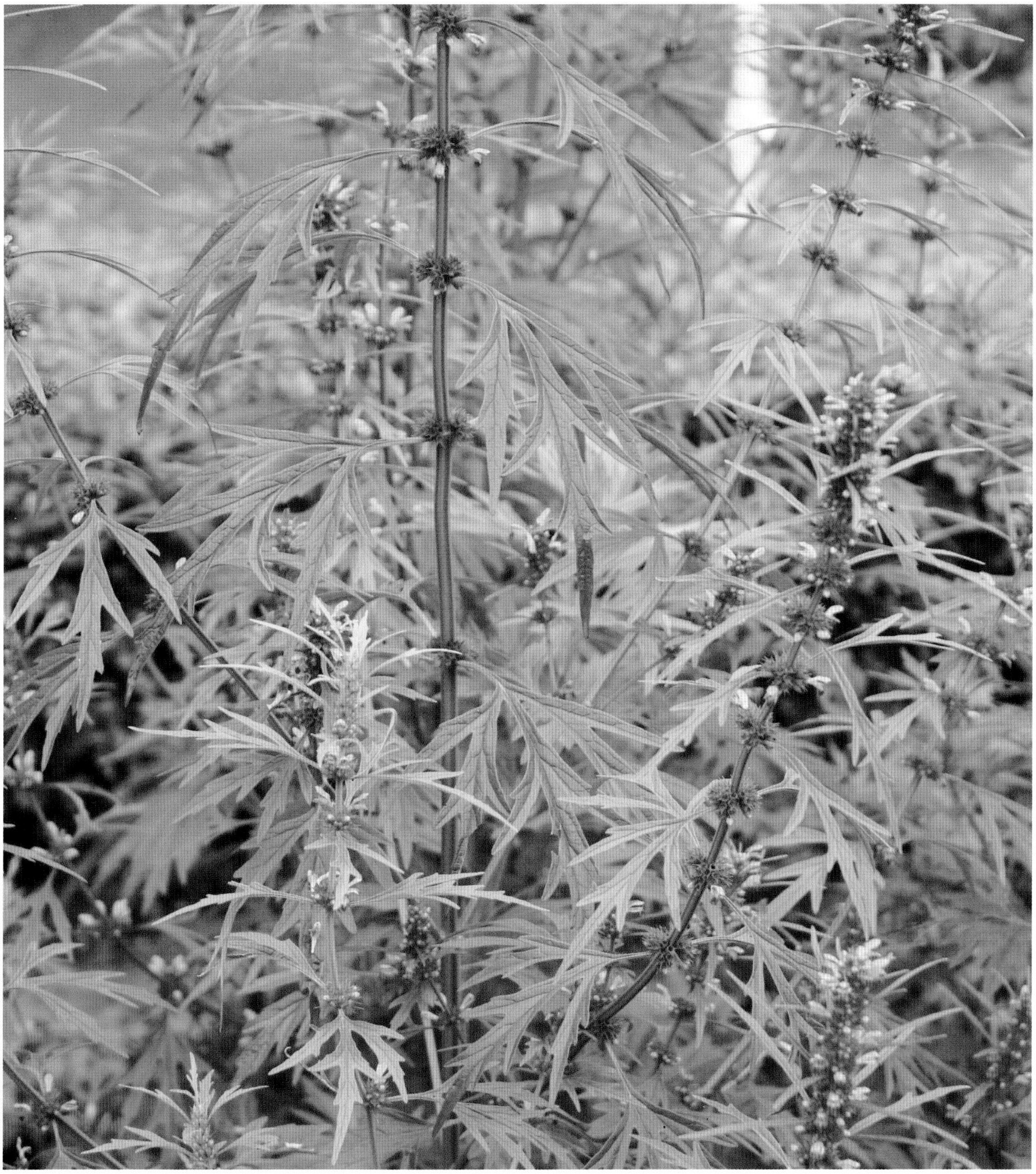

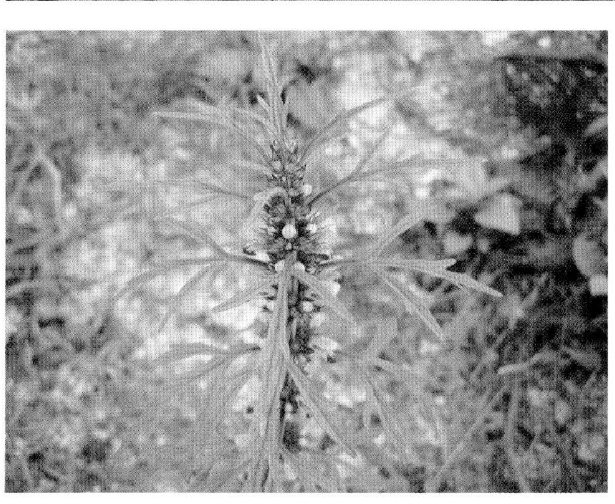

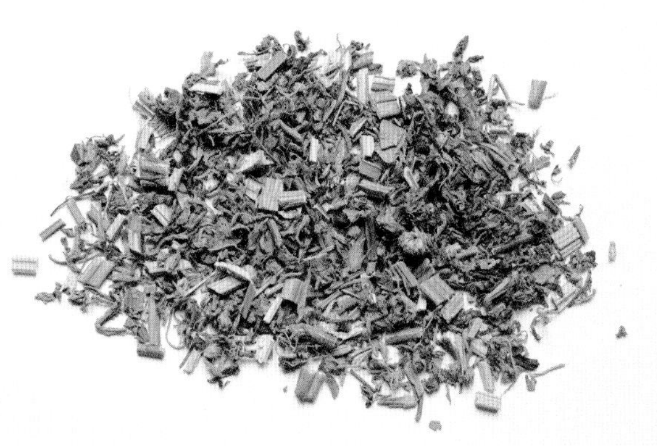

泽 兰

别名：虎兰、虎蒲、风药、地石蚕、蛇王草、地瓜儿苗。
来源：为唇形科植物毛叶地瓜儿苗*Lycopus lucidus* Turcz. Var. hirtus Regel**的干燥地上部分。**

【生境分布】生长于沼泽地、水边；有栽培。产于全国大部地区。

【采收加工】夏、秋二季茎叶茂盛时采割，晒干。

【性味功用】苦、辛，微温。归肝、脾经。活血调经，祛瘀消痈，行水消肿。用于月经不调，经闭，痛经，产后瘀血腹痛，疮痈肿痛，水肿腹水。6～12克。

【精选验方】①产后四肢浮肿：泽兰叶、防己各3克，共研为末，温酒调服。②经期腰痛：泽兰叶30～60克，水煎，加红糖适量，每日1剂，分2次煎服。③闭经：泽兰、熟地、益母草各30克，赤芍10克，当归、香附各9克，水煎服，每日2剂。④产后瘀血腹痛：泽兰30克，赤芍10克，当归、没药、乳香、桃仁各9克，红花6克，水煎服，每日1剂。

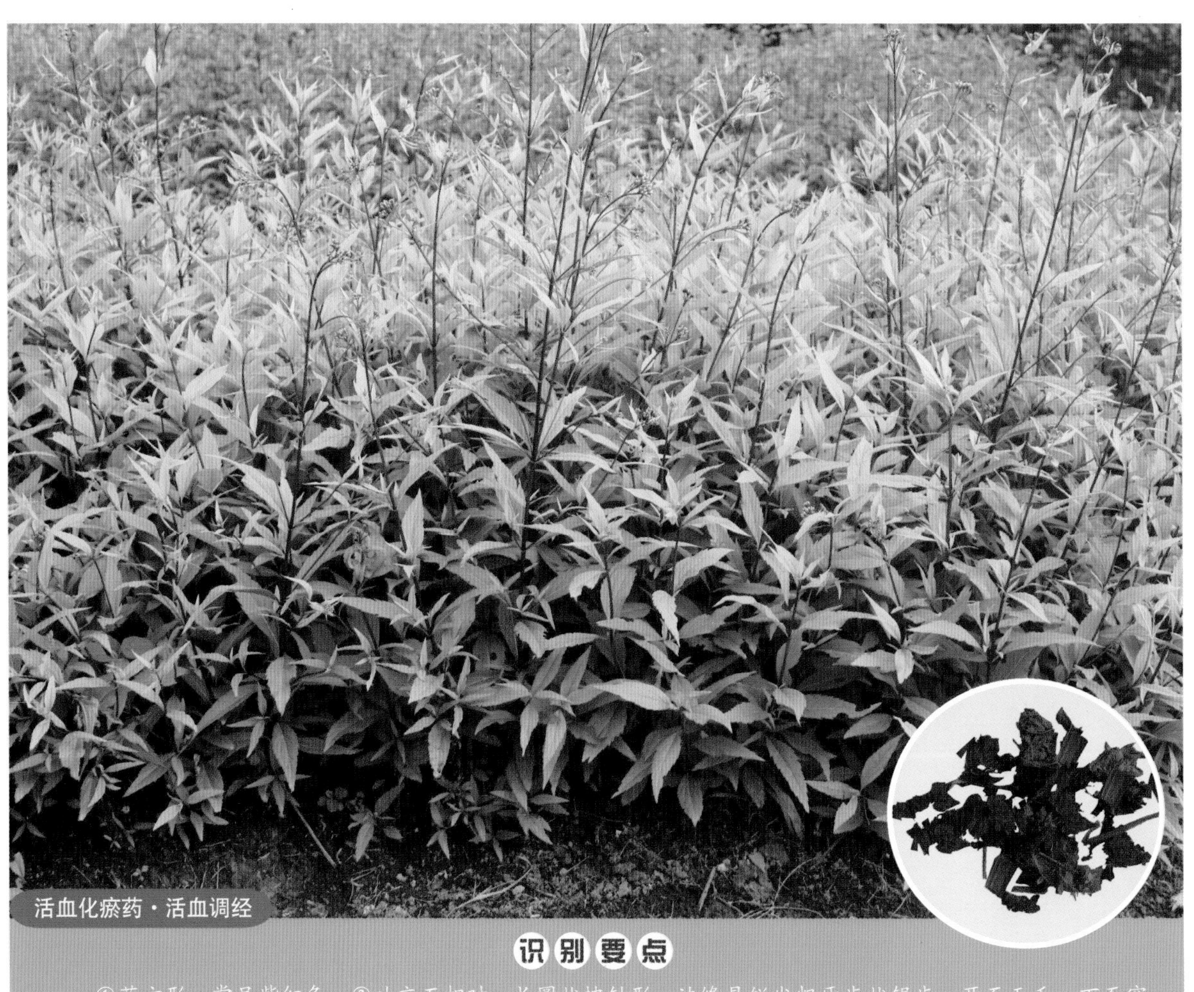

活血化瘀药·活血调经

识别要点

①茎方形，常呈紫红色。②叶交互相对，长圆状披针形，边缘具锐尖粗牙齿状锯齿，两面无毛，下面密生腺点。

川牛膝

别名：牛膝、甜牛膝、大牛膝、拐牛膝、白牛膝、天全牛膝。
来源：为苋科植物川牛膝*Cyathula officinalis* Kuan的干燥根。

【生境分布】生长于林缘、草丛中或栽培。主产于四川、云南、贵州等地。

【采收加工】秋、冬二季采挖，除去芦头、须根及泥沙，烘或晒至半干，堆放回润，再烘干或晒干。

【性味功用】甘、微苦，平。归肝、肾经。逐瘀通经，通利关节，利尿通淋。用于关节痹痛，尿血血淋，跌仆损伤。5～10克。

【精选验方】①高血压：川牛膝20克，牡丹皮、桃仁、当归、川芎、生龙骨、生牡蛎各15克，车前子10克，煎汤服用。②腰腿痛：川牛膝、续断、杜仲各10克，水煎服，每日1剂。③骨髓炎：川牛膝、紫花地丁各20克，黄芪20～30克，土茯苓、丹参各30克，金银花、山药各25克，蒲公英45克，当归、骨碎补各12克，黄柏10克，水煎服，每日1剂，连服10～20剂。④牙痛：川牛膝、生石膏、生地、赭石各50克，甘草10克，水煎2次，混合后分上、下午服，每日1剂。

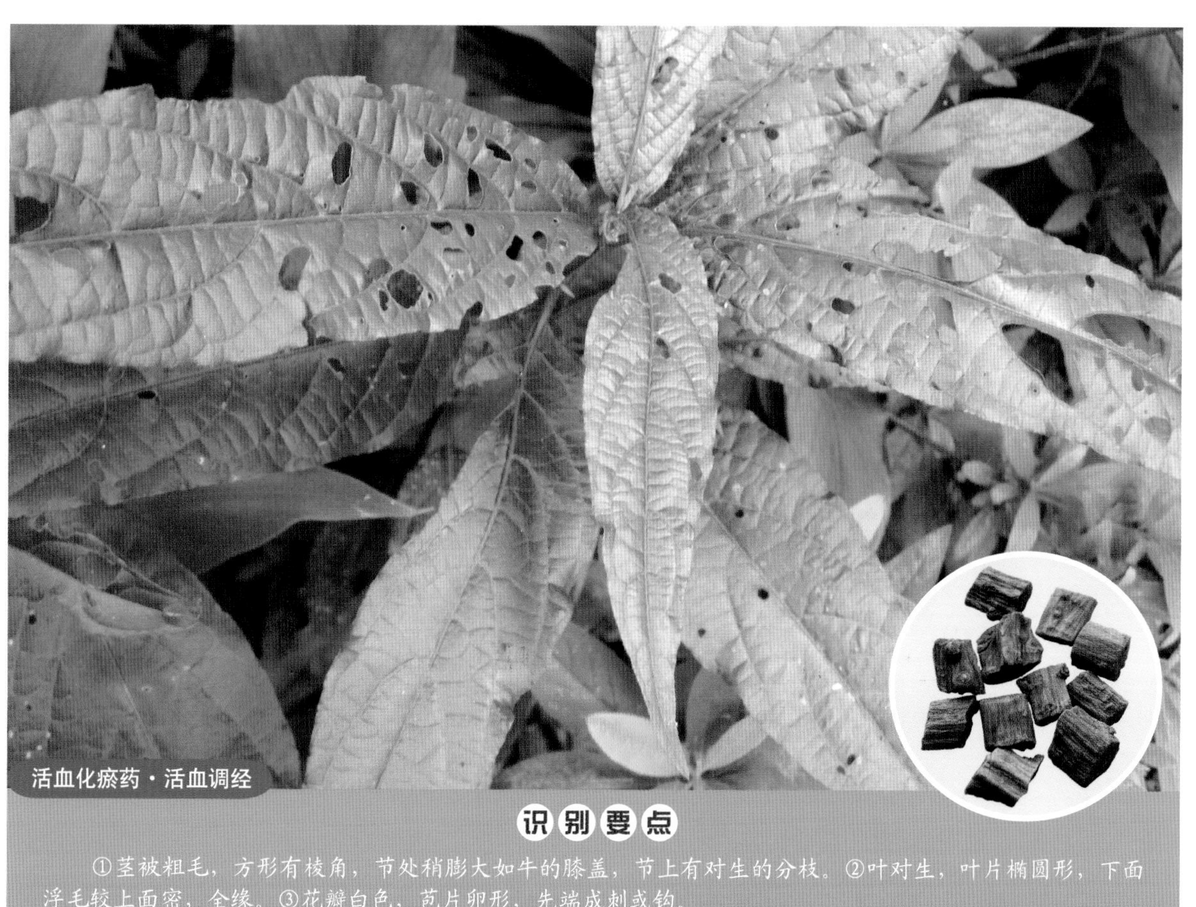

活血化瘀药·活血调经

识别要点

①茎被粗毛，方形有棱角，节处稍膨大如牛的膝盖，节上有对生的分枝。②叶对生，叶片椭圆形，下面浮毛较上面密，全缘。③花瓣白色，苞片卵形，先端成刺或钩。

鸡血藤

别名：红藤、血风藤、大血藤、活血藤、血龙藤。
来源：为豆科植物密花豆*Spatholobus suberectus* Dunn**的干燥藤茎。**

【生境分布】生长于灌木丛中或山野间。主产于广西等地。

【采收加工】秋、冬二季采收，除去枝叶，切片，晒干。

【性味功用】苦、甘，温。归肝、肾经。补血活血，调经止痛，舒筋活络。用于月经不调，痛经，经闭，血虚萎黄，麻木瘫痪，风湿痹痛。9～15克。

【精选验方】①手脚痛：鸡血藤100克，水煎服。②贫血：鸡血藤、土党参各30克，水煎服。③风湿性关节炎：鸡血藤、老鹳草各15克，忍冬藤30克，豨莶草、白薇各12克，水煎服。④腰痛：鸡血藤、生筋草各9克，水煎服。⑤贫血：鸡血藤30克，水煎服，或熬膏服。⑥白细胞减少症：鸡血藤、黄芪各15克，大枣10枚，水煎服。⑦血虚血瘀月经不调、痛经，闭经：鸡血藤、当归、熟地各15克，川芎、香附各10克，水煎服。⑧中风后遗症、手足痿弱、偏瘫：鸡血藤30克，黄芪15克，丹参、地龙干、赤芍各12克，水煎服。

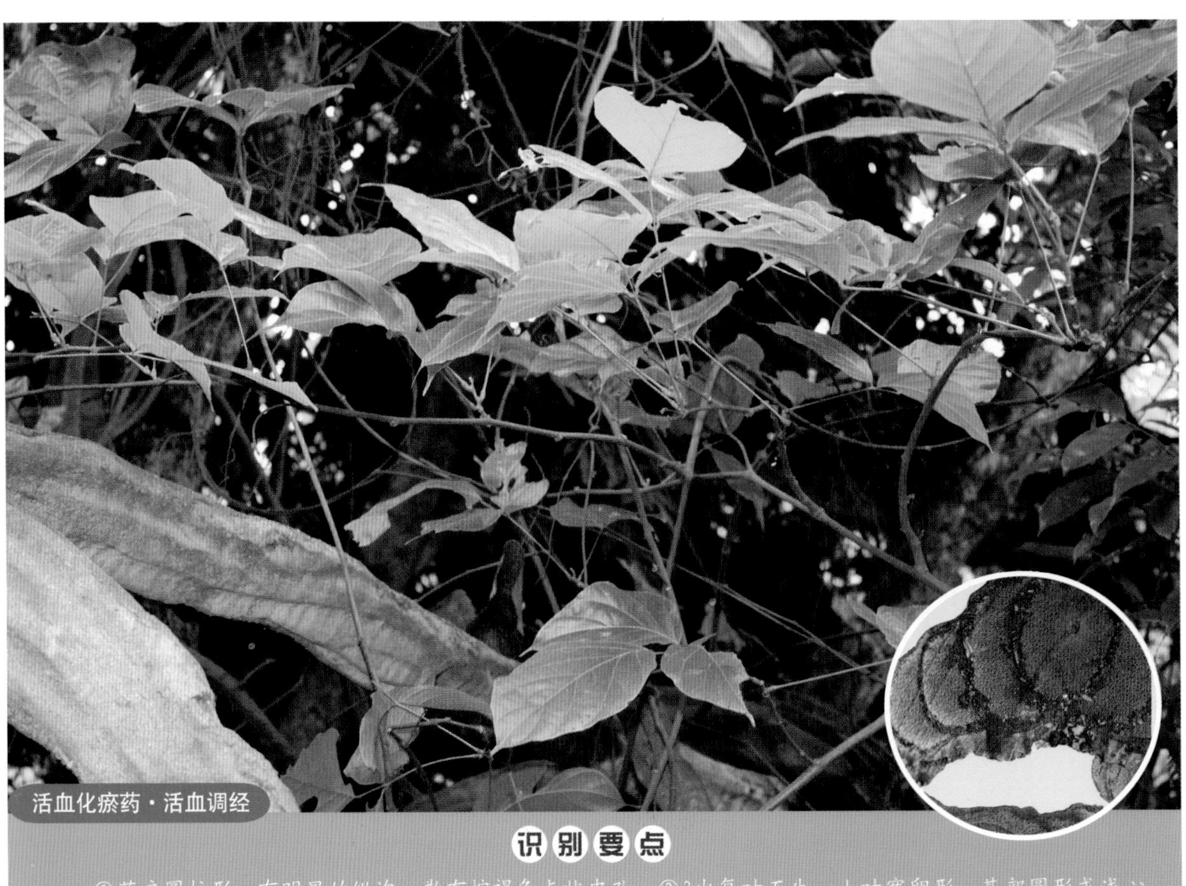

活血化瘀药·活血调经

识别要点

①茎扁圆柱形，有明显的纵沟，散布棕褐色点状皮孔。②3出复叶互生，小叶宽卵形，基部圆形或浅心形。

王不留行

别名：奶米、大麦牛、不母留、王母牛。
来源：为石竹科植物麦蓝菜*Vaccaria segetalis*(Neck.)Garcke的干燥成熟种子。

【生境分布】生长于山地、路旁及田间。主产于河北。

【采收加工】夏季果实成熟、果皮尚未开裂时采割植株，晒干，打下种子，除去杂质，再晒干。

【性味功用】苦，平。归肝，胃经。活血通经，下乳消肿，利尿通淋。用于乳汁不下，经闭，痛经，乳痈肿痛，淋证涩痛。5～10克。

【精选验方】①急性乳腺炎：王不留行25克，蒲公英50克，每日1剂，水煎分两次服。②血栓性脉管炎：王不留行、茯苓、茜草、丹参各12克，黄柏、土鳖虫各6克，木瓜、清风藤、川牛膝各9克，薏苡仁20克，水煎服，每日1剂，每日2次。③产后缺乳：王不留行15克，猪蹄1只，穿山甲9克，通草10克，加水炖服。

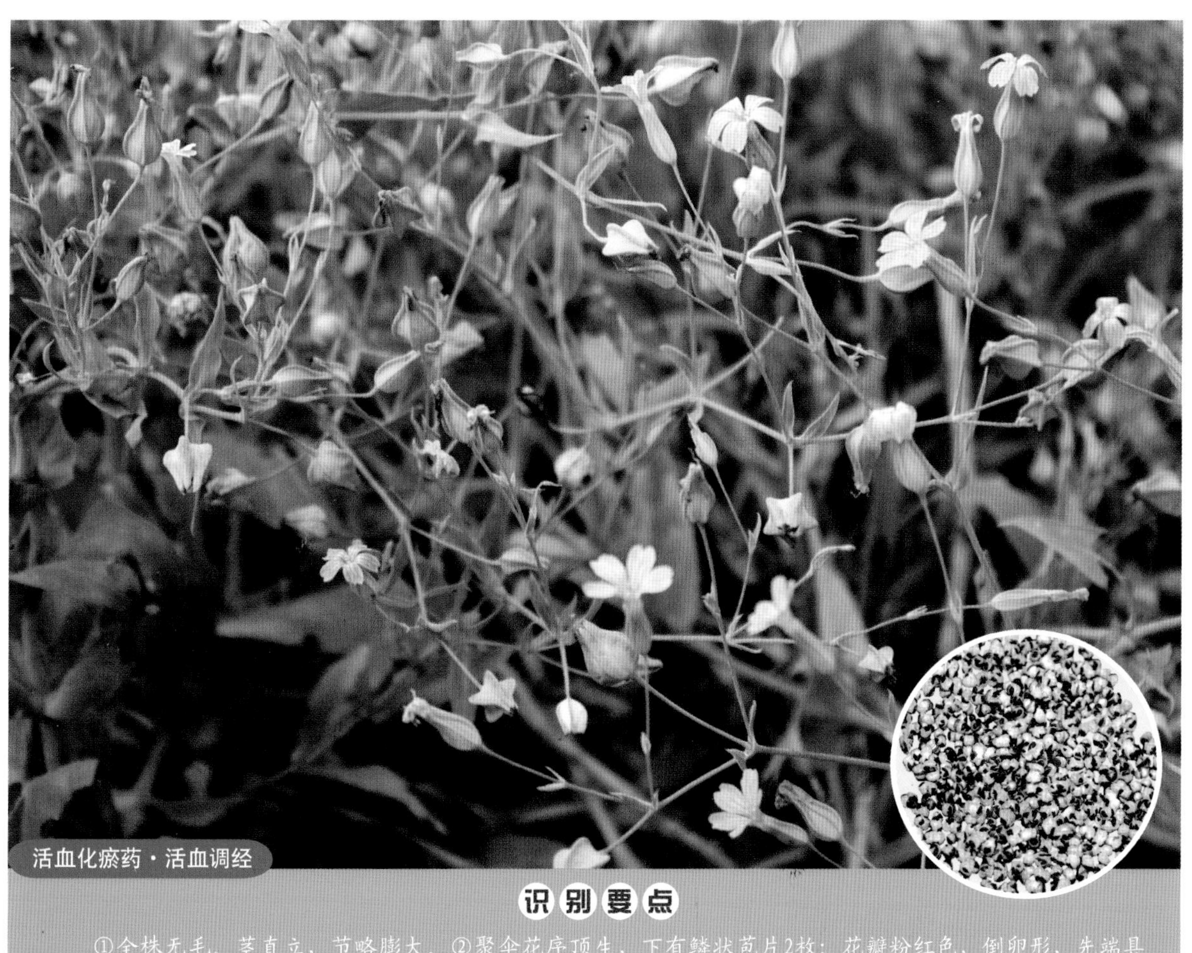

活血化瘀药·活血调经

识别要点

①全株无毛。茎直立，节略膨大。②聚伞花序顶生，下有鳞状苞片2枚；花瓣粉红色，倒卵形，先端具不整齐小齿，基部具长爪。

凌霄花

别名：追罗、紫葳花、堕胎花、吊墙花、藤罗草、上树龙。
来源：为紫葳科植物美洲凌霄*Campsis radicans*(L.)Seem.的干燥花。

【生境分布】生长于墙根、树旁、竹篱边。多为野生，也有栽培。主产于江苏、浙江、江西、湖北等地。

【采收加工】夏、秋二季花盛开时采收，干燥。

【性味功用】甘、酸，寒。归肝、心包经。活血通经，凉血祛风。用于月经不调，经闭癥瘕，产后乳肿，风疹发红，皮肤瘙痒，痤疮。5～9克。

【精选验方】①皮肤湿癣：凌霄花、白矾、雄黄各9克，黄连、天南星、羊蹄根各10克，研细末，用水调匀外擦患处，每日3次。②瘀血阻滞、月经闭止、发热腹胀：凌霄花、牡丹皮、桃仁各9克，赤芍15克，红花6克，当归10克，水煎服，每日1剂。③血热风盛的周身痒症：凌霄花9克，水煎服。④闭经：凌霄花为末，每次10克，食前温酒下。⑤便血：凌霄花适量，浸酒饮服。

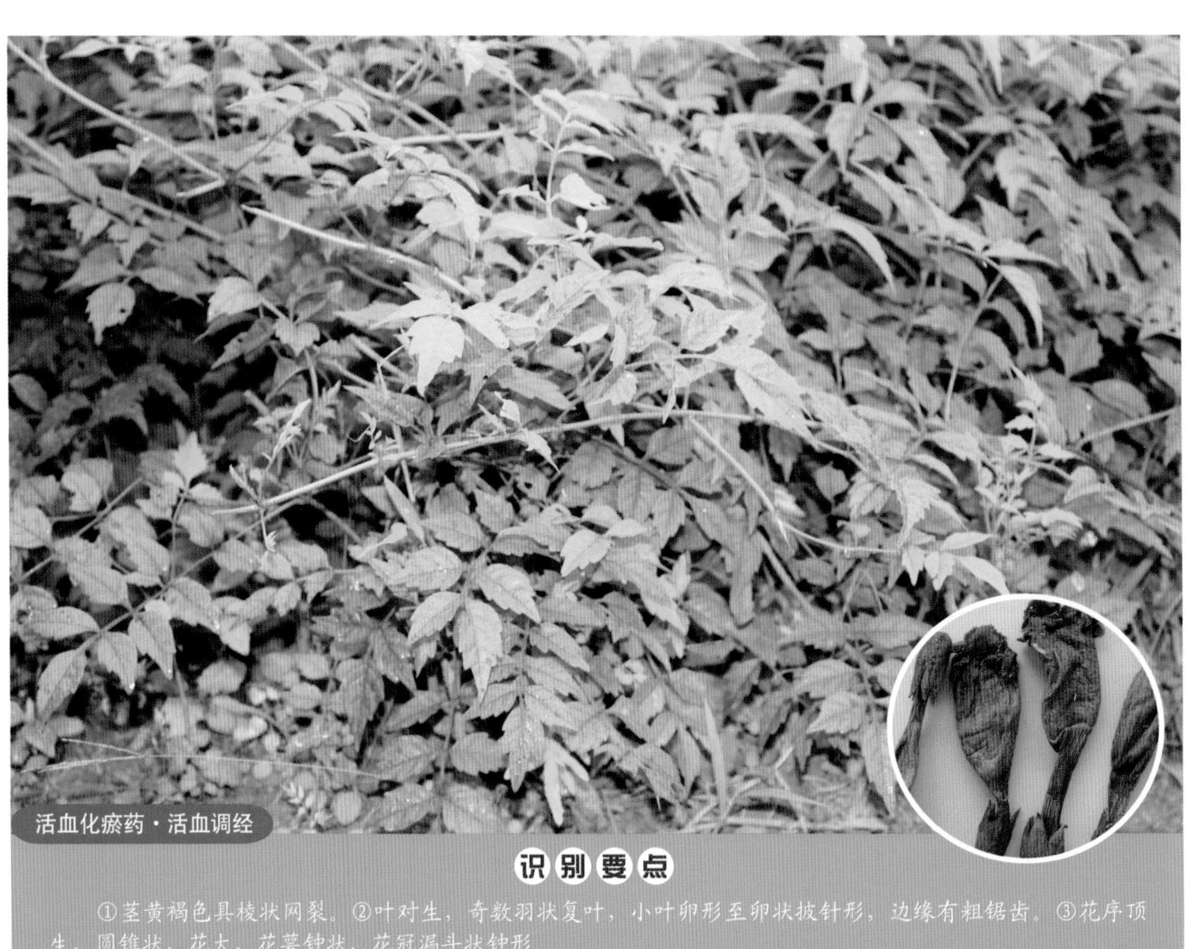

识别要点

①茎黄褐色具棱状网裂。②叶对生，奇数羽状复叶，小叶卵形至卵状披针形，边缘有粗锯齿。③花序顶生，圆锥状，花大，花萼钟状，花冠漏斗状钟形。

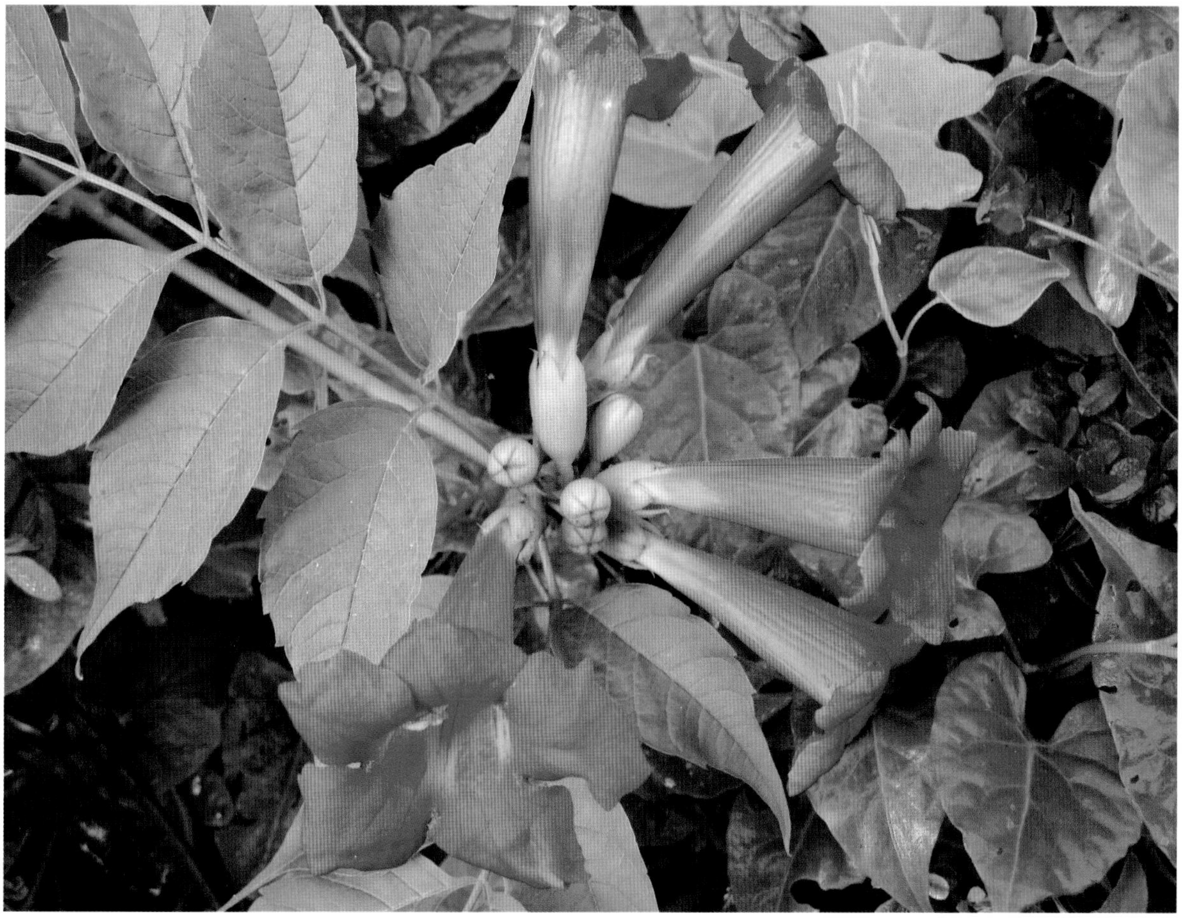

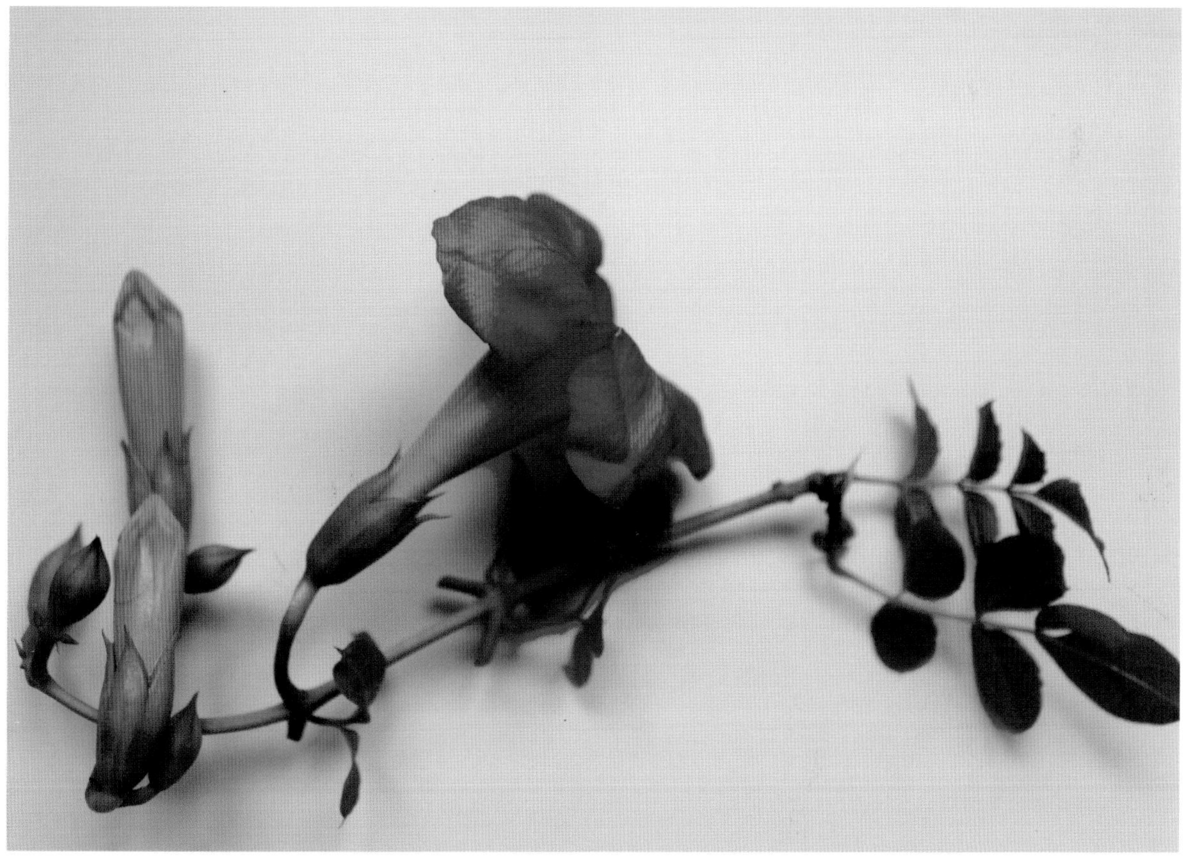

马钱子

别名：苦实、马前子、番木鳖。
来源：为马钱科植物马钱*Strychnos nux-vomica* L.的干燥成熟种子。

【生境分布】生长于山地林中。主产于福建、台湾、广东、广西、云南等地。

【采收加工】冬季采收成熟果实，取出种子，晒干。

【性味功用】苦，温；有大毒。归肝、脾经。通络止痛，散结消肿。用于风湿顽痹，骨折肿痛，麻木瘫痪，跌仆损伤，痈疽疮毒；小儿麻痹后遗症，类风湿性关节痛。0.3～0.6克，炮制后入丸散用。

【精选验方】①喉炎肿痛：马钱子、青木香、山豆根各等份，为末，吹入喉中。②面神经麻痹：马钱子适量，湿润后切成薄片，6克可切18～24片，排列于橡皮膏上，贴敷于患侧面部（向左歪贴右，向右歪贴左），7～10日调换1张，至恢复正常为止。

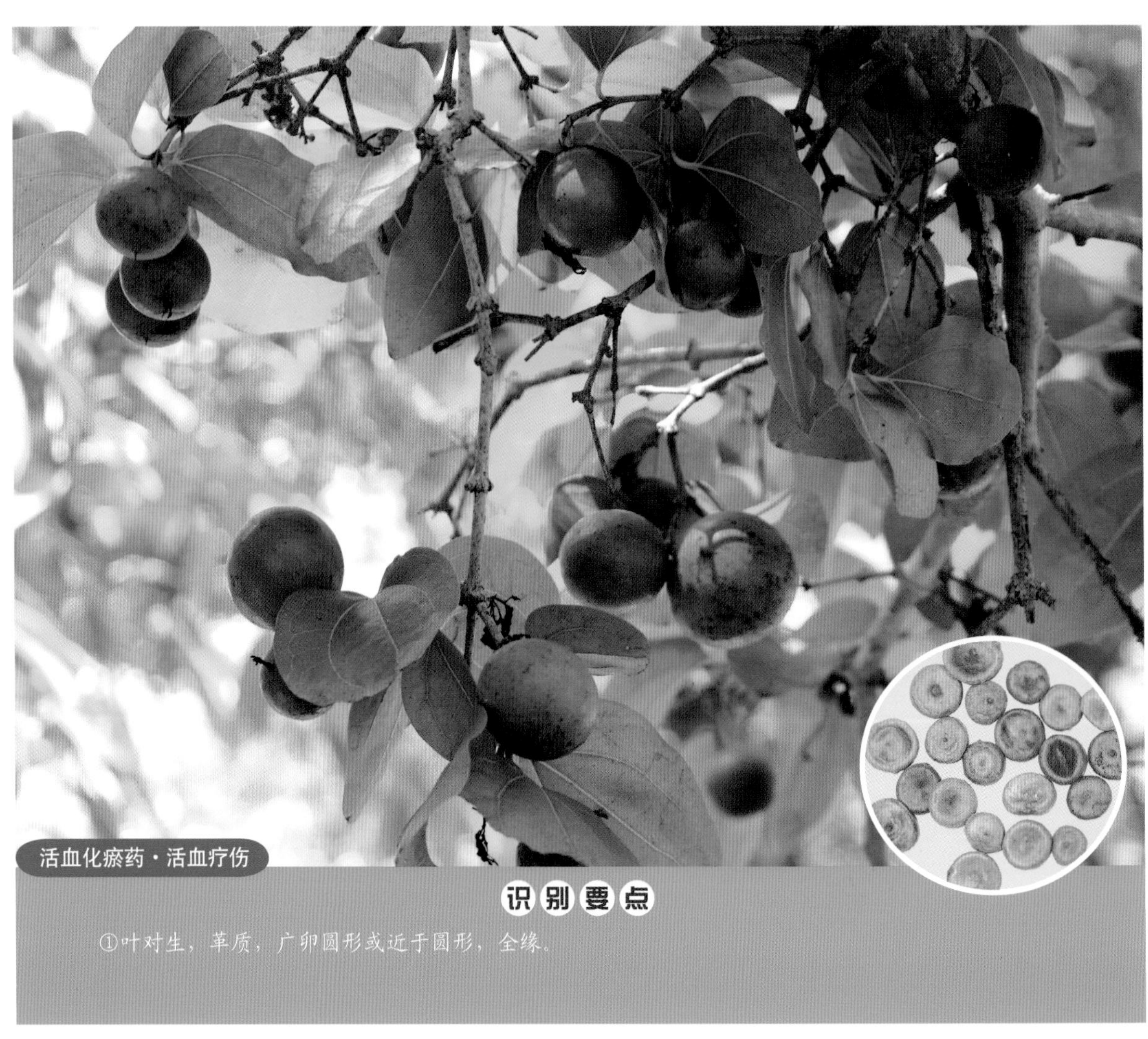

识别要点

①叶对生，革质，广卵圆形或近于圆形，全缘。

自然铜

别名：石髓铅、方块铜。
来源：为硫化物类矿物黄铁矿族黄铁矿，主含二硫化铁(FeS_2)。

【生境分布】主产于四川、广东、江苏、云南等地。

【采收加工】全年均可挖采。除去杂质即可。

【性味功用】辛，平。归肝经。散瘀止痛，续筋接骨。用于跌仆肿痛，筋骨折伤，瘀阻疼痛。3～9克，多入丸散服，若入煎剂宜先煎。外用适量。

【精选验方】①闪腰岔气、腰痛：煅自然铜、土鳖虫各50克，研末，每次2克，开水送下，每日2次。②打仆伤：自然铜（研极细，水飞过）、没药、当归各0.25克，以酒调频服，以手摩痛处。③恶疮及火烧汤烫：自然铜、密陀僧各50克，并煅研，甘草、黄柏各100克（并为末），上四味，一并研细，收密器中，水调涂或干敷。

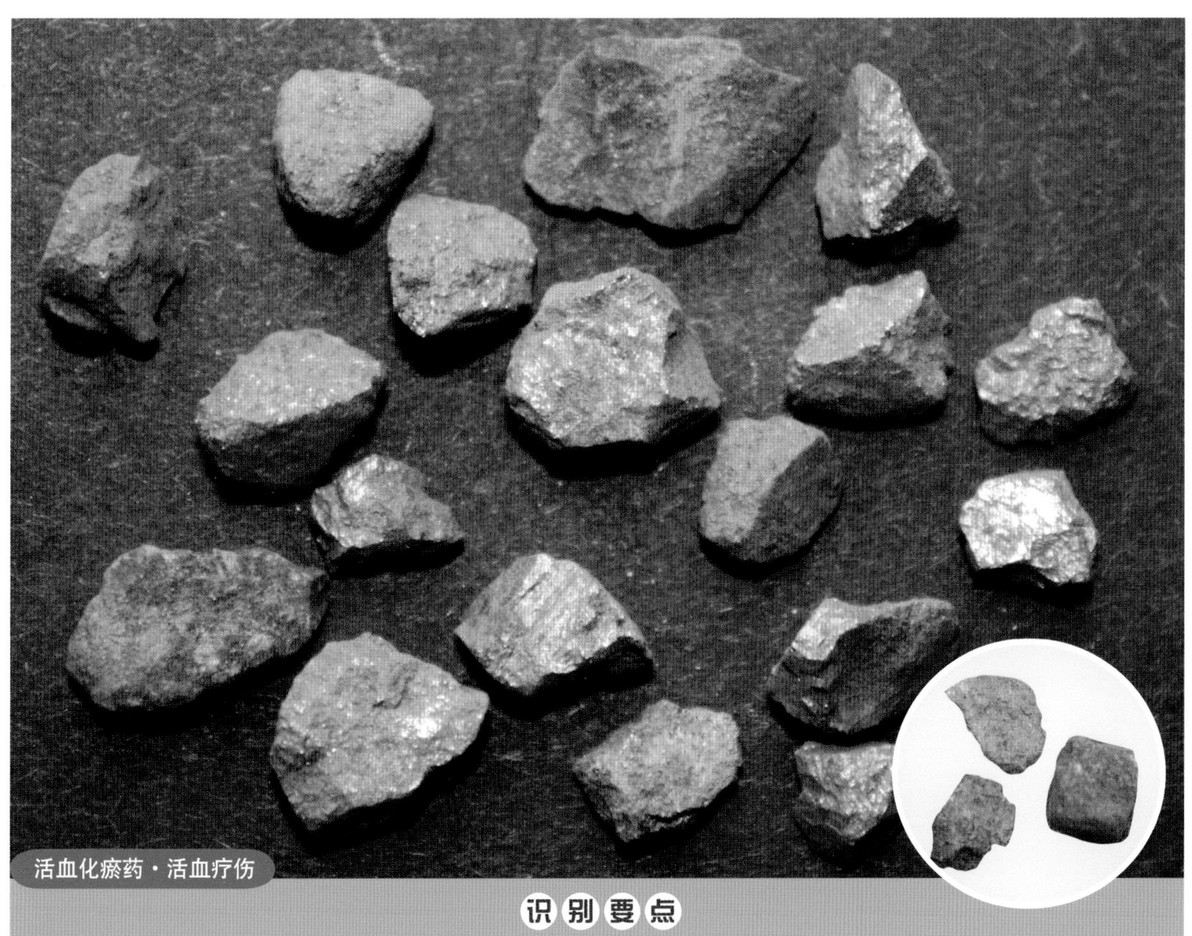

识别要点

①为立方体，或为八面体，五角十二面体以及它们的聚形，或为粒状集合体，多数为结核状及钟乳状体。②表面亮铜黄色，有金属光泽，有的表面显棕褐色（系氧化成氧化铁所致），具棕黑色或墨绿色细条纹及砂眼。

儿茶

别名：孩儿茶、儿茶膏、方儿茶、乌丁泥。
来源：为豆科植物儿茶*Acacia catechu*(L. f.)Willd. 的去皮枝、干的干燥煎膏。

【生境分布】生长于向阳坡地。主产于云南、广西等地。

【采收加工】冬季采收枝、干，除去外皮，砍成大块，加水煎煮，浓缩，干燥。

【性味功用】苦、涩，微寒。归肺、心经。活血止痛，止血生肌，收湿敛疮，清肺化痰。用于溃疡不敛，湿疹，口疮，跌仆伤痛，外伤出血。1～3克，包煎，多入丸散服。外用适量。

【精选验方】①扁桃体炎：儿茶、柿霜各15克，冰片2分，枯矾10克，共研细粉，用甘油调成糊状，擦患处。②口疮糜烂：儿茶5克，硼砂2.5克，研粉，敷患处。③疮疡久不收口、湿疹：儿茶、龙骨各5克，冰片0.5克，共研细粉，敷患处。④肺结核咯血：儿茶50克，明矾40克，共研细末，水煎服，每次0.1～0.2克，每日3次。

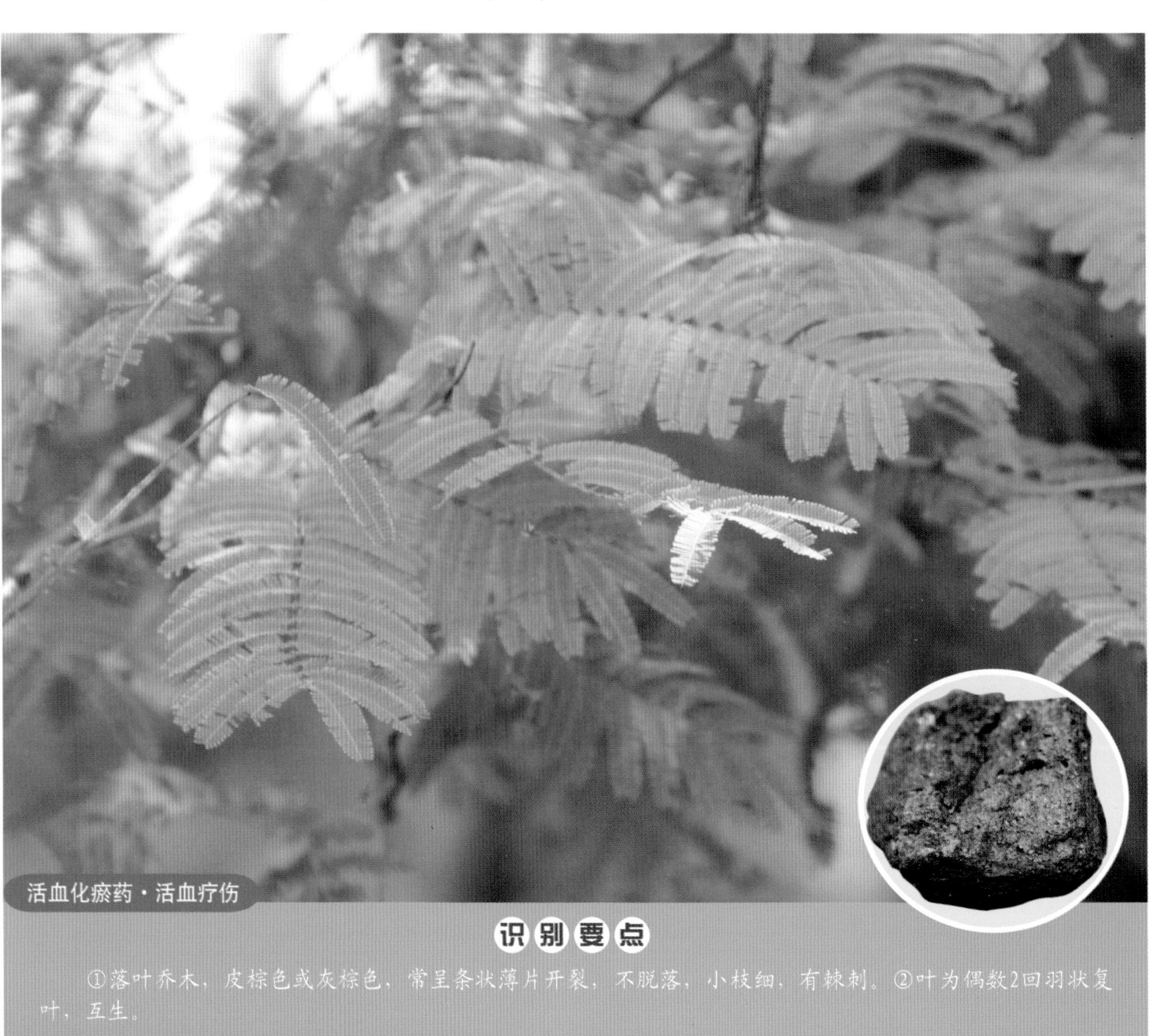

活血化瘀药·活血疗伤

识别要点

①落叶乔木，皮棕色或灰棕色，常呈条状薄片开裂，不脱落，小枝细，有棘刺。②叶为偶数2回羽状复叶，互生。

水 蛭

别名：马蜞、马蛭、蚂蟥、马黄、肉钻子。
来源：为水蛭科动物宽体金线蛭*Whitmania pigra* Whitman**等的干燥全体。**

【生境分布】生长于湖泊、池塘以及水田中。分布于全国各地。

【采收加工】夏、秋二季捕捉，用沸水烫死，晒干或低温干燥。

【性味功用】咸、苦，平；有小毒。归肝经。破血通经，逐瘀消癥。用于癥瘕痞块，血瘀经闭，中风偏瘫，跌仆损伤。1～3克。

【精选验方】①骨折：水蛭，新瓦上焙干，为细末，热酒调下5克。并及时固定骨折处。②肝癌：水蛭、虻虫、土鳖虫、壁虎、蟾皮等量，炼蜜为丸，每丸4.5克，每次9克，每日2次。③慢性前列腺炎：水蛭、黄柏、知母、穿山甲、沙苑子各10克，蒲公英、白茅根各30克，败酱草、王不留行各20克，水煎2次，分2次服，每日1剂。④中风后遗症：水蛭50克，郁金20克，川芎30克，共研粉，温水冲服，每次10克，每日3次。

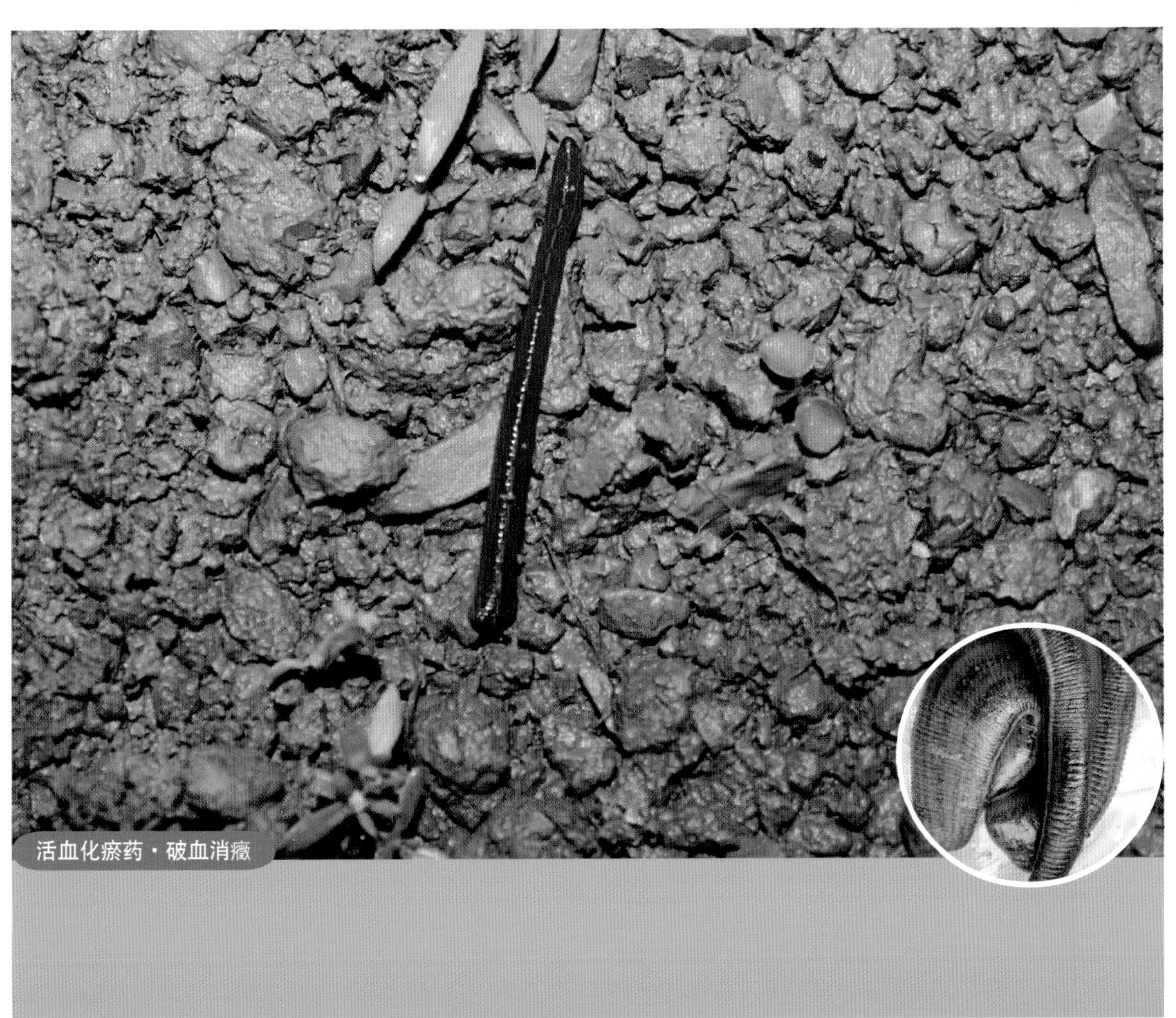

马鞭草

别名：马鞭、白马鞭、龙芽草、铁马鞭、野荆芥。
来源：为马鞭草科植物马鞭草*Verbena officinalis* L.的干燥地上部分。

【生境分布】生长于山坡、路旁和村旁荒地上。我国大部分地区有分布。

【采收加工】6～8月花开时采割，除去杂质，晒干。

【性味功用】苦，凉。归肝、脾经。活血散瘀，截疟，解毒，利水消肿。用于癥瘕积聚，经闭痛经，疟疾，喉痹，痈肿，水肿，热淋。5～10克。

【精选验方】①痢疾、急性胃肠炎：马鞭草研末，每次3克，每日2～3次，连服1周。②肝区疼痛：马鞭草、八月札、石燕各30克，每日1剂，水煎服。③百日咳：马鞭草1000克，蜂蜜100克，熬膏，3岁患儿服2匙，日服3次，温开水送下。3岁以上者酌加量。④口腔溃疡：鲜马鞭草30克（干品用15克），水煎2次，混合后分早、晚服，每日1剂。⑤感冒发热：马鞭草、板蓝根各18克，水煎服，每日2次，必要时可口服2剂。

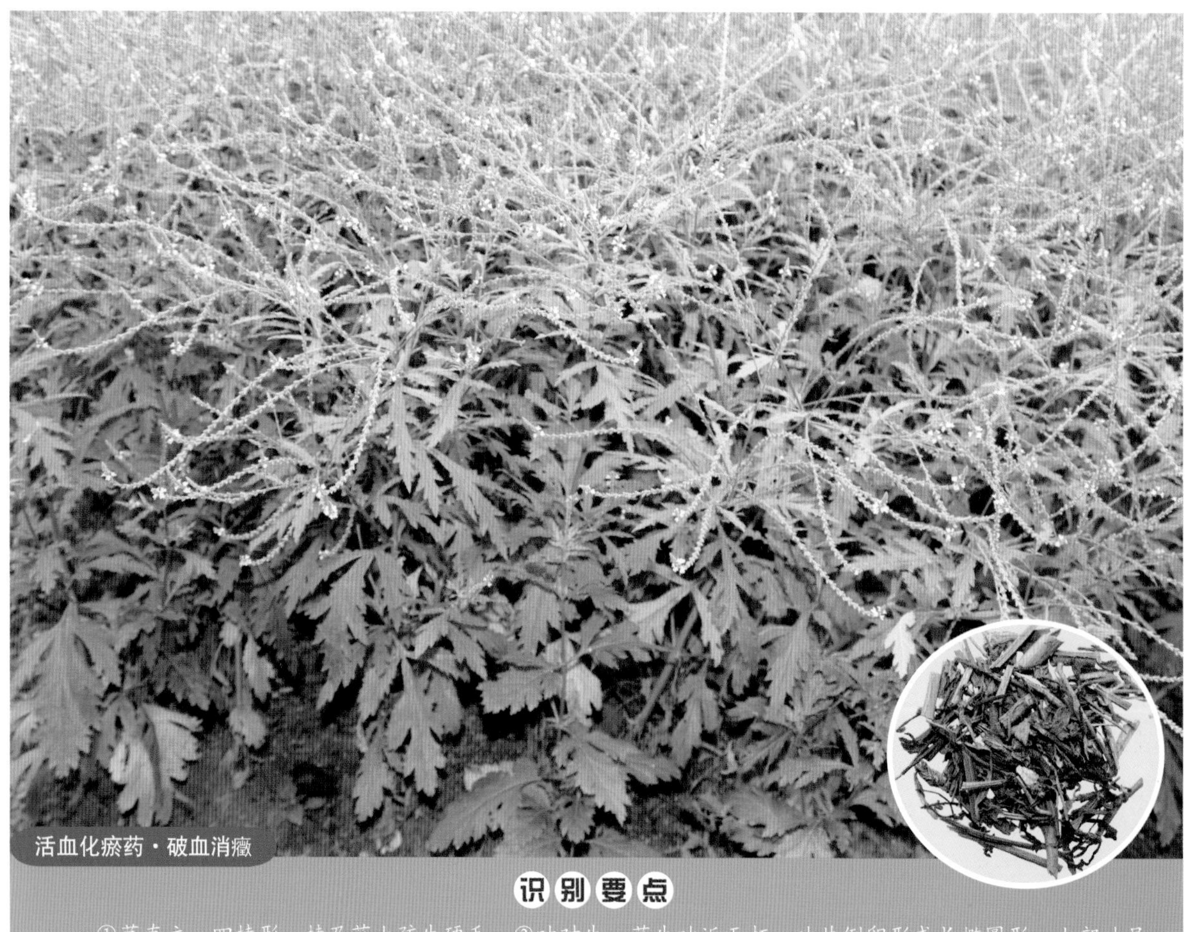

活血化瘀药·破血消癥

识别要点

①茎直立，四棱形，棱及节上疏生硬毛。②叶对生，茎生叶近无柄；叶片倒卵形或长椭圆形，上部叶呈菱形或披针形。③穗状花序顶生或腋生，花小，紫蓝色。

半 夏

别名：示姑、地茨菇、老鸹头、羊眼半夏、地珠半夏。
来源：为天南星科植物半夏*Pinellia ternata*(Thunb.)Breit. 的干燥块茎。

【生境分布】生长于山坡、溪边阴湿的草丛中或林下。我国大部分地区有分布。

【采收加工】夏、秋二季采挖，洗净，除去外皮及须根，晒干。

【性味功用】辛、温；有毒。归脾、胃、肺经。燥湿化痰，降逆止呕，消痞散结。用于湿痰寒痰，咳喘痰多，痰饮眩悸，风痰眩晕，痰厥头痛，呕吐反胃，胸脘痞闷，梅核气；生用外治痈肿痰核。姜半夏多用于降逆止呕。3～9克。外用适量，磨汁涂或研末以酒调敷患处。

【精选验方】①湿痰喘急，止心痛：半夏适量，香油炒，研末，作丸梧桐子大，每次三五十丸，姜汤下。②时气呕逆不下、呕吐：半夏15克，生姜、茯苓各10克，水煎服。③癫狂痫证：半夏15克，秫米30克，蜂蜜20克，水煎服。④肝风化火生痰引起眩晕：半夏、茯苓、陈皮各15克，干姜、天南星各10克，水煎服。

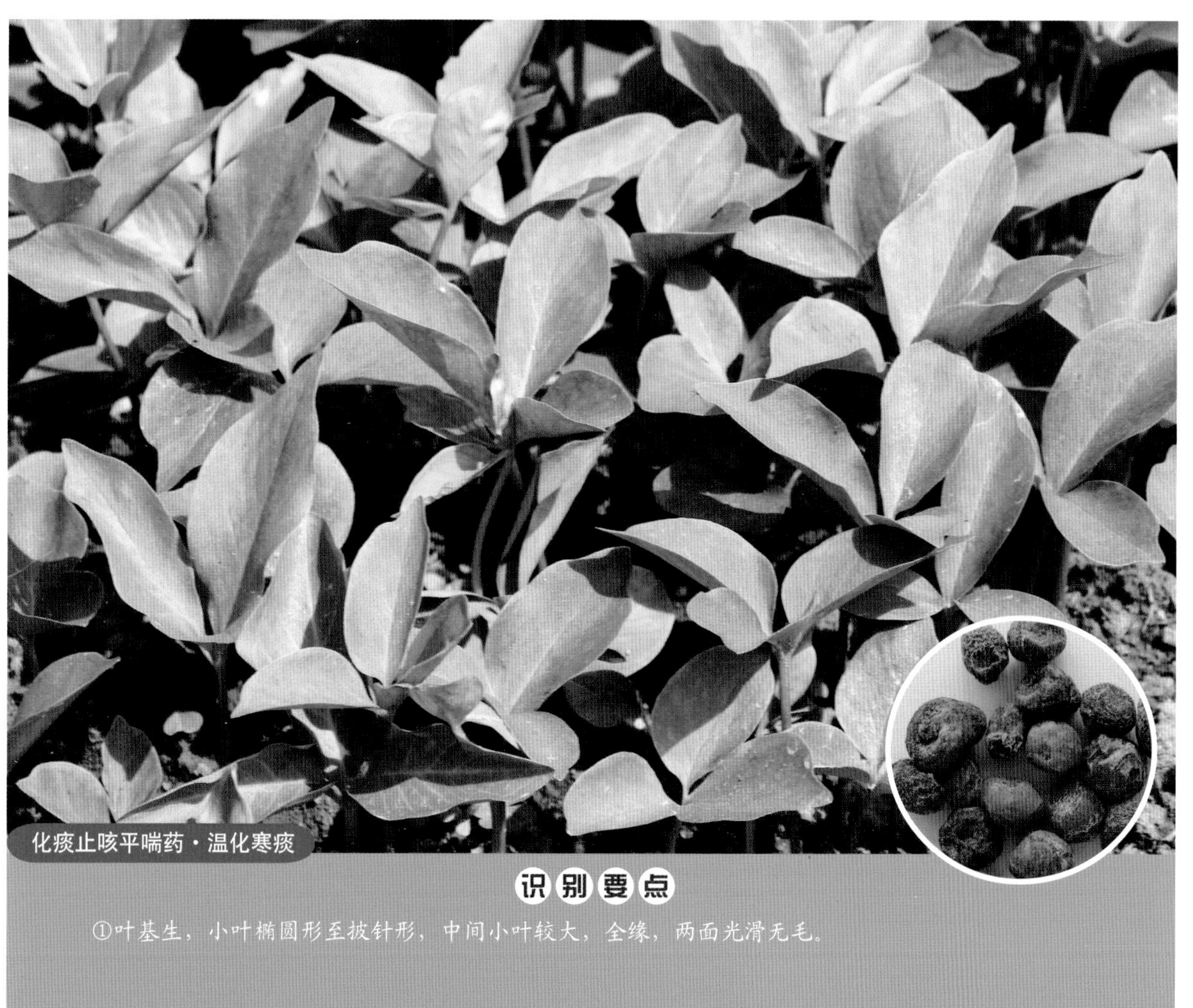

识别要点

①叶基生，小叶椭圆形至披针形，中间小叶较大，全缘，两面光滑无毛。

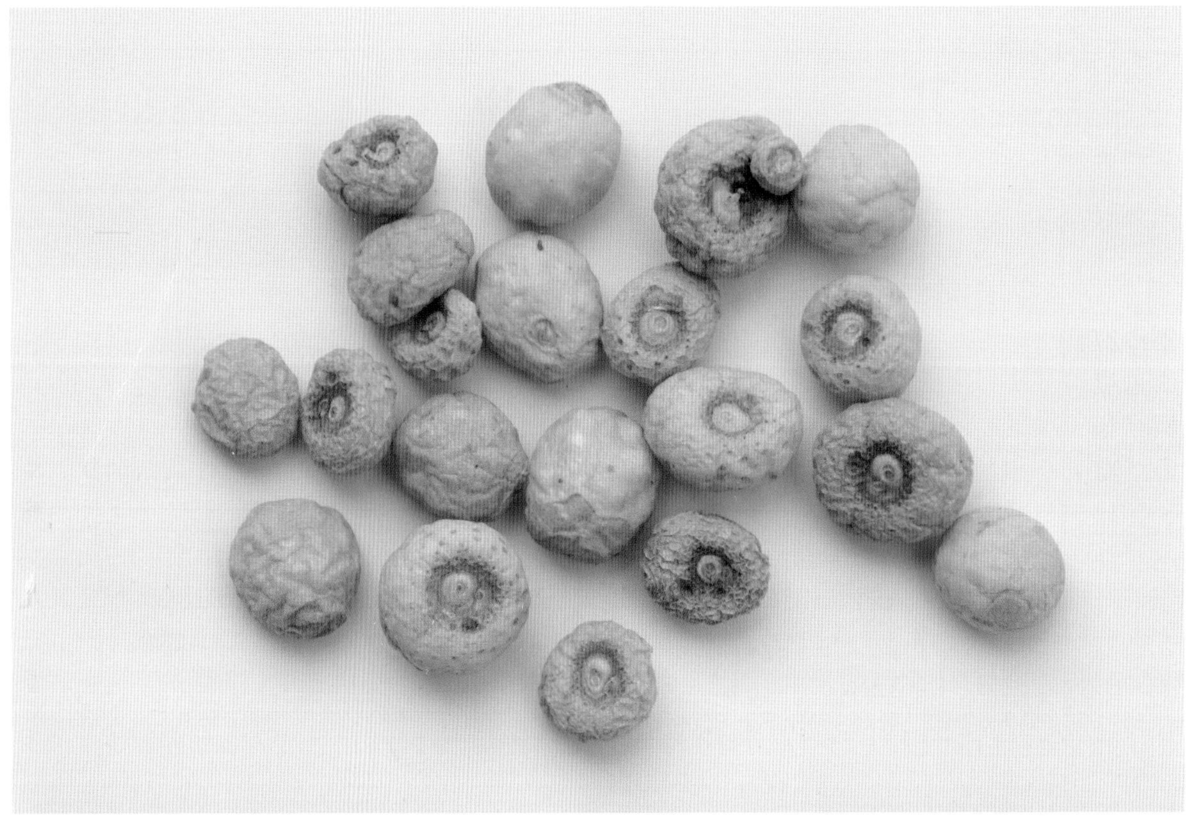

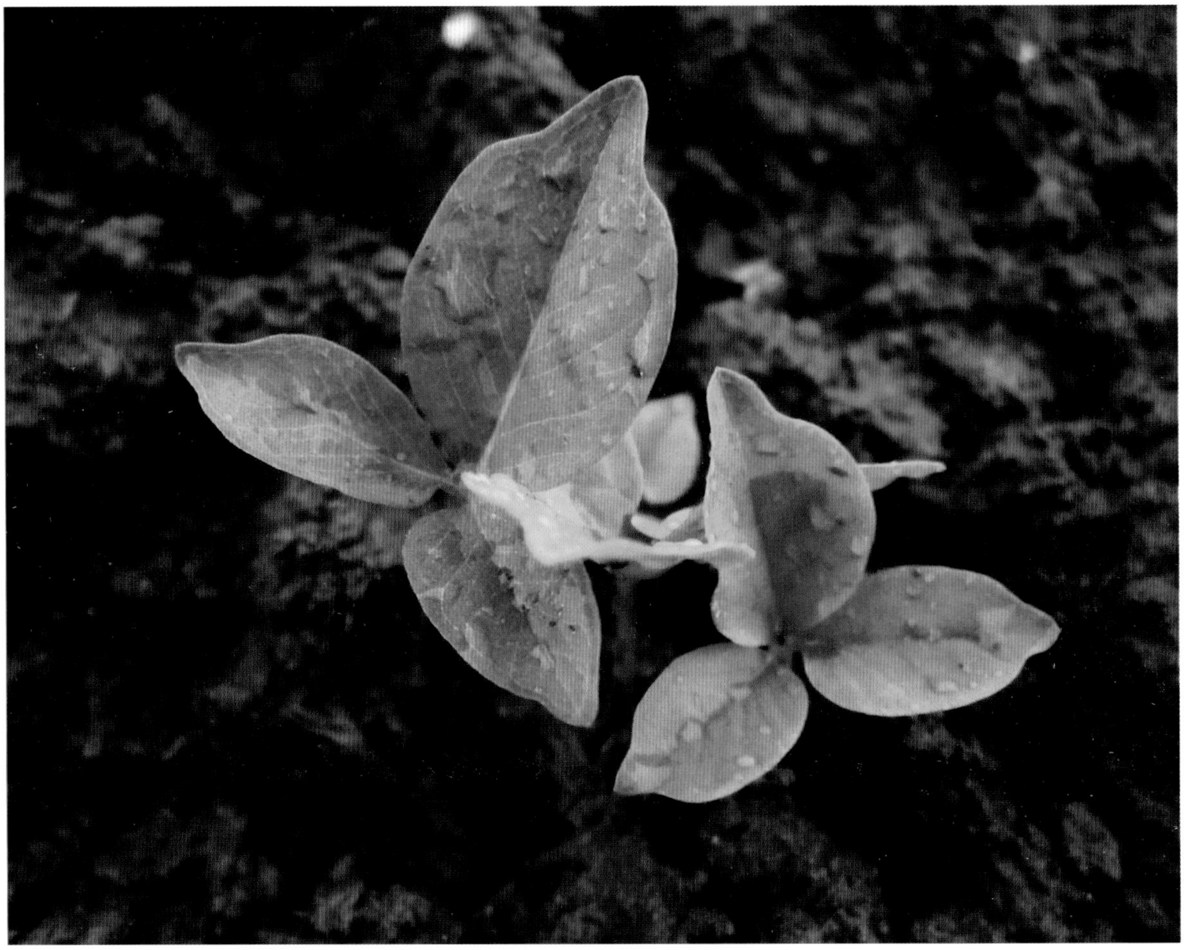

天南星

别名：南星、虎掌、独角莲、野芋头、虎掌南星。
来源：为天南星科植物天南星*Arisaema erubescens*(Wall.)Schott 的干燥块茎。

【生境分布】生长于丛林之下或山野阴湿处。主产于河南、河北、四川等地。

【采收加工】秋、冬二季茎叶枯萎时采挖，除去须根及外皮，干燥。

【性味功用】苦、辛，温；有毒。归肺、肝、脾经。燥湿化痰，祛风止痉，散结消肿。用于顽痰咳嗽，风痰眩晕，中风痰壅，口眼歪斜，半身不遂，癫痫，惊风，破伤风。生用外治痈肿，蛇虫咬伤。一般炮制后用，3～9克。外用生品适量，研末以醋或酒调敷患处。

【精选验方】①痰湿臂痛：天南星、苍术各等份，生姜3片，水煎服。②风痫：天南星（九蒸九晒）为末，姜汁糊丸，如梧桐子大，煎人参、菖蒲汤或麦门冬汤下20丸。③诸风口噤：天南星（炮，锉），大人15克，小儿5克，生姜5片，苏叶5克，水煎减半，入雄猪胆汁少许，温服。④身面疣子：天南星末，醋调涂患处。

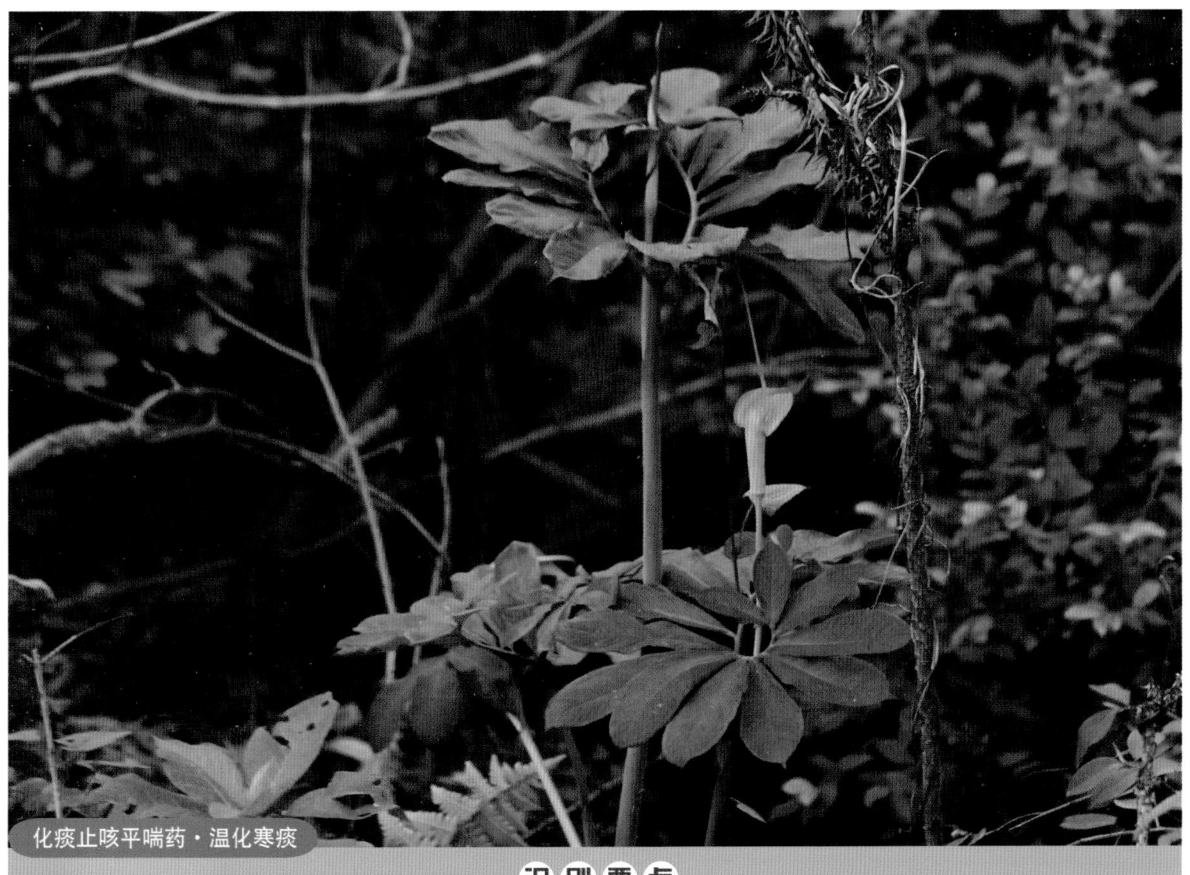

识别要点

①叶单一基生，叶片辐射状全裂，披针形至椭圆形，顶端具线形长尾尖，全缘。②叶柄长，圆柱形，肉质，下部成鞘，具白色和散生紫色纹斑。

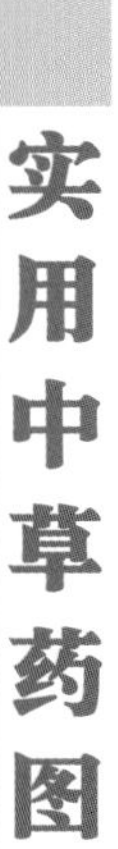

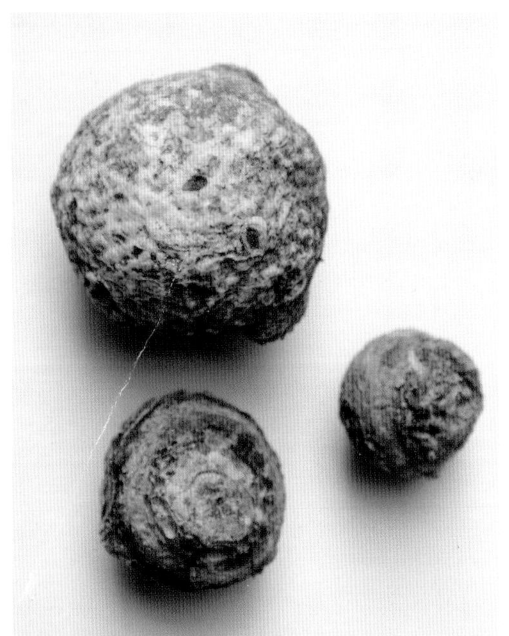

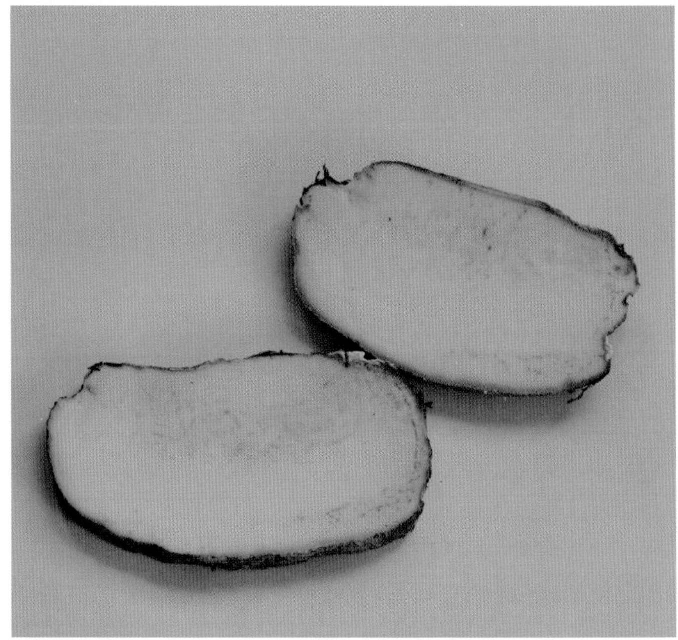

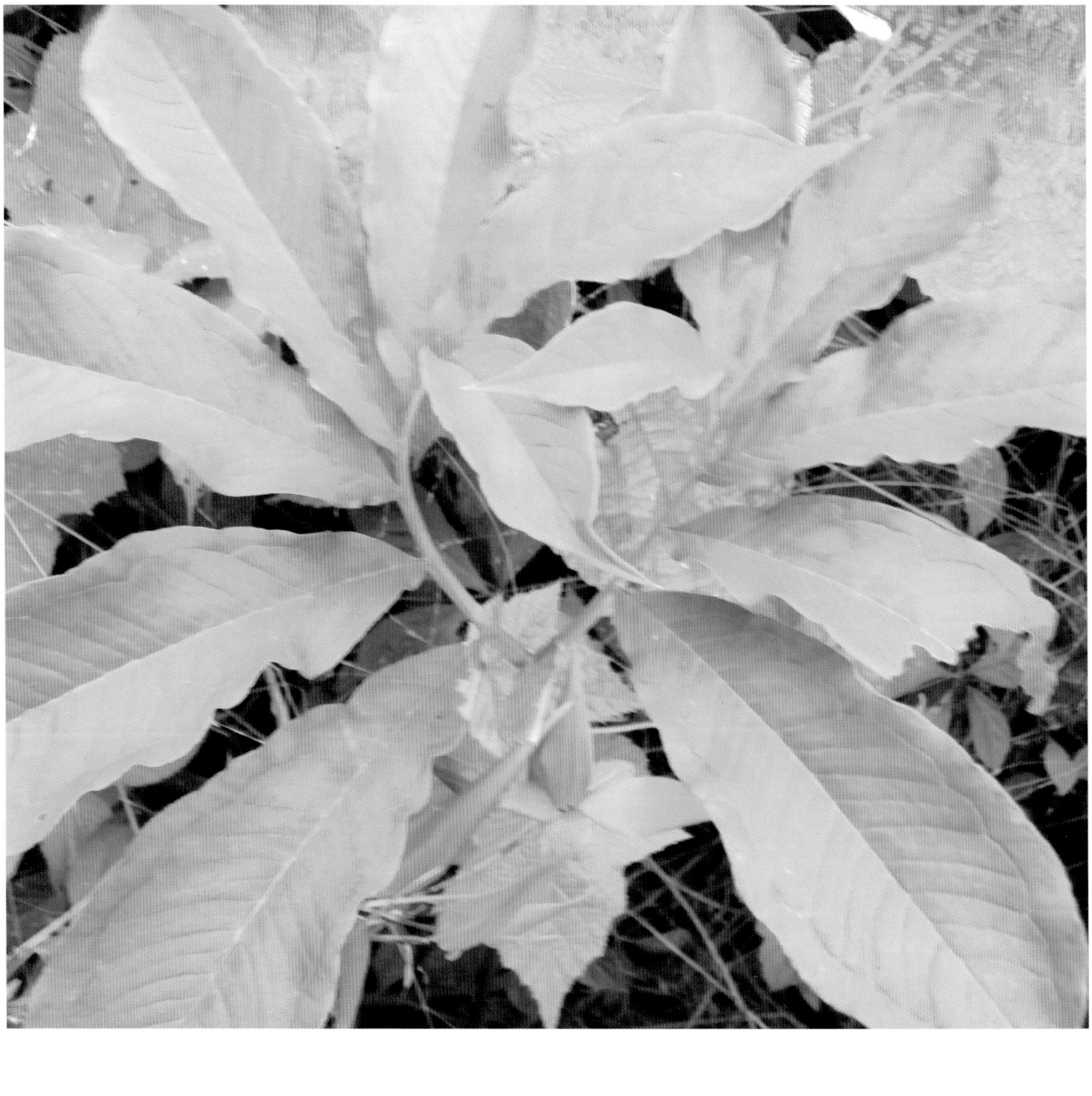

旋覆花

别名：金钱花、金沸花、满天星、全福花、金盏花、猫耳朵花。
来源：为菊科植物旋覆花*Inula japonica* Thunb.等的干燥头状花序。

【生境分布】生长于山坡路旁、湿润草地、河岸和田埂上。主产于东北、华北、华东、华中及广西等地。

【采收加工】夏、秋二季花开放时采收，除去杂质，阴干或晒干。

【性味功用】苦、辛、咸，微温。归肺、脾、胃、大肠经。降气，消痰，行水，止呕。用于风寒咳嗽，痰饮蓄结，胸膈痞满，喘咳痰多，呕吐噫气，心下痞硬。3～9克，包煎。

【精选验方】①肝炎：旋覆花15克，葱14茎，以水3升，煮取1升，顿服。②风火牙痛：旋覆花为末，搽牙根上。③胃癌胸胁胀满、食欲不振、胃痛：旋覆花、柴胡、枳壳各12克，白芍、黄药子各15克，丹参、白花蛇舌草、半枝莲各30克，水煎服，每日1剂。④慢性支气管炎兼气喘：旋覆花、百部各10克，黄芪24克，地龙6克，水煎服，每日1剂，分2次服。

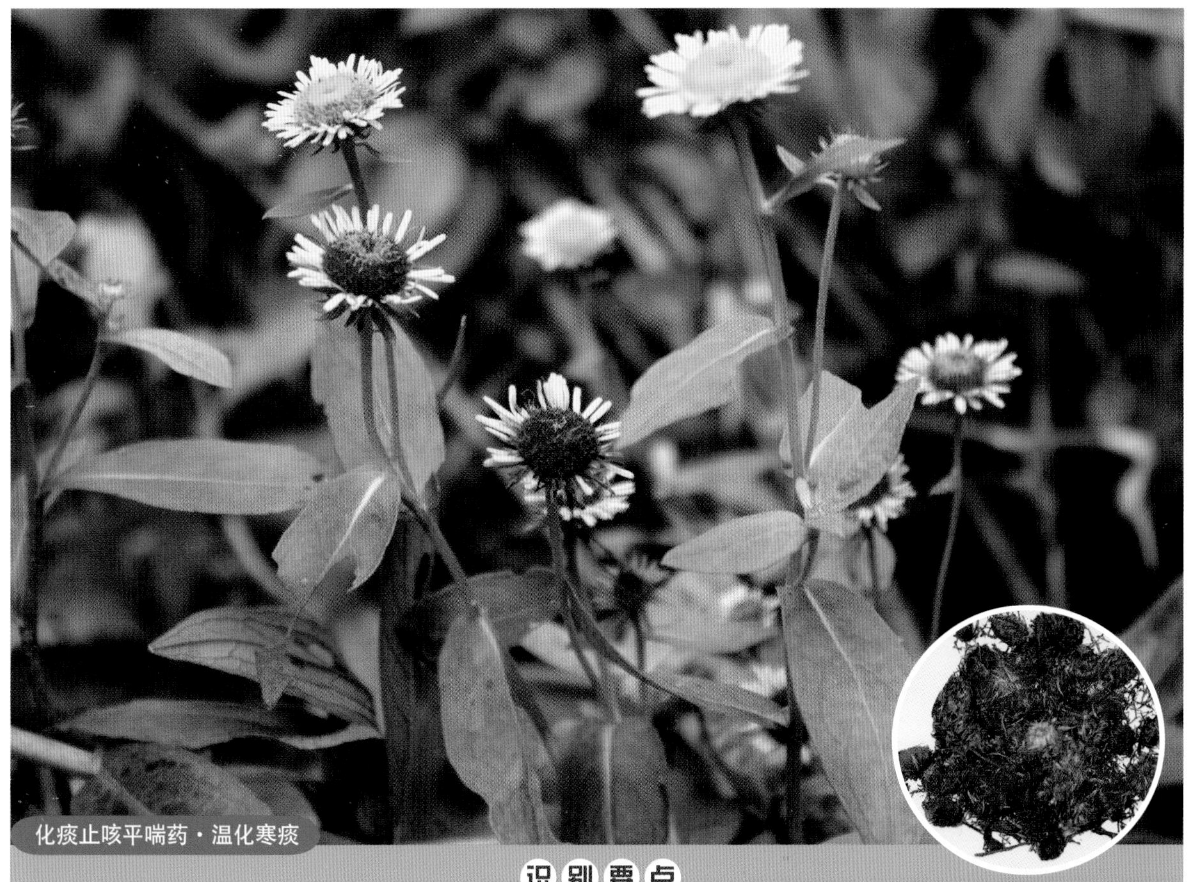

化痰止咳平喘药·温化寒痰

识别要点

①茎直立，至上部始有分支，被白色绵毛。②中部叶互生，长卵状披针形或披针形，先端渐尖，背面被疏伏毛和腺点；上部叶渐小，狭披针形。③头状花序，总苞半球形，花黄色。

白 前

别名：嗽药、石蓝、草白前、空白前、鹅管白前、竹叶白前。
来源：为萝藦科植物柳叶白前*Cynanchum stauntonii*(Decne.)Schltr.ex Lev1.等的干燥根茎及根。

【生境分布】生长于山谷中阴湿处、江边沙碛之上或溪滩。主产于浙江、安徽、福建、江西、湖北、湖南、广西等地。

【采收加工】秋季采收，去地上部分及泥土，晒干，即为白前；如将节部的根除去而留根茎则为鹅管白前。

【性味功用】辛、苦，微温。归肺经。降气，消痰，止咳。用于肺气壅实，咳嗽痰多，胸满喘急。3～10克。

【精选验方】①跌打胁痛：白前25克，香附15克，青皮5克，水煎服。②胃脘痛、虚热痛：白前、重阳木根各25克，水煎服。③疟疾（脾肿大）：白前25克，水煎服。④小儿疳积：白前、重阳木或兖州卷柏全草各15克，水煎服。⑤久咳咯血：白前15克，桔梗、桑白皮各10克，甘草（炙）5克，上四味切，以水2升，煮取半升，空腹顿服。忌猪肉、海藻、菘菜。

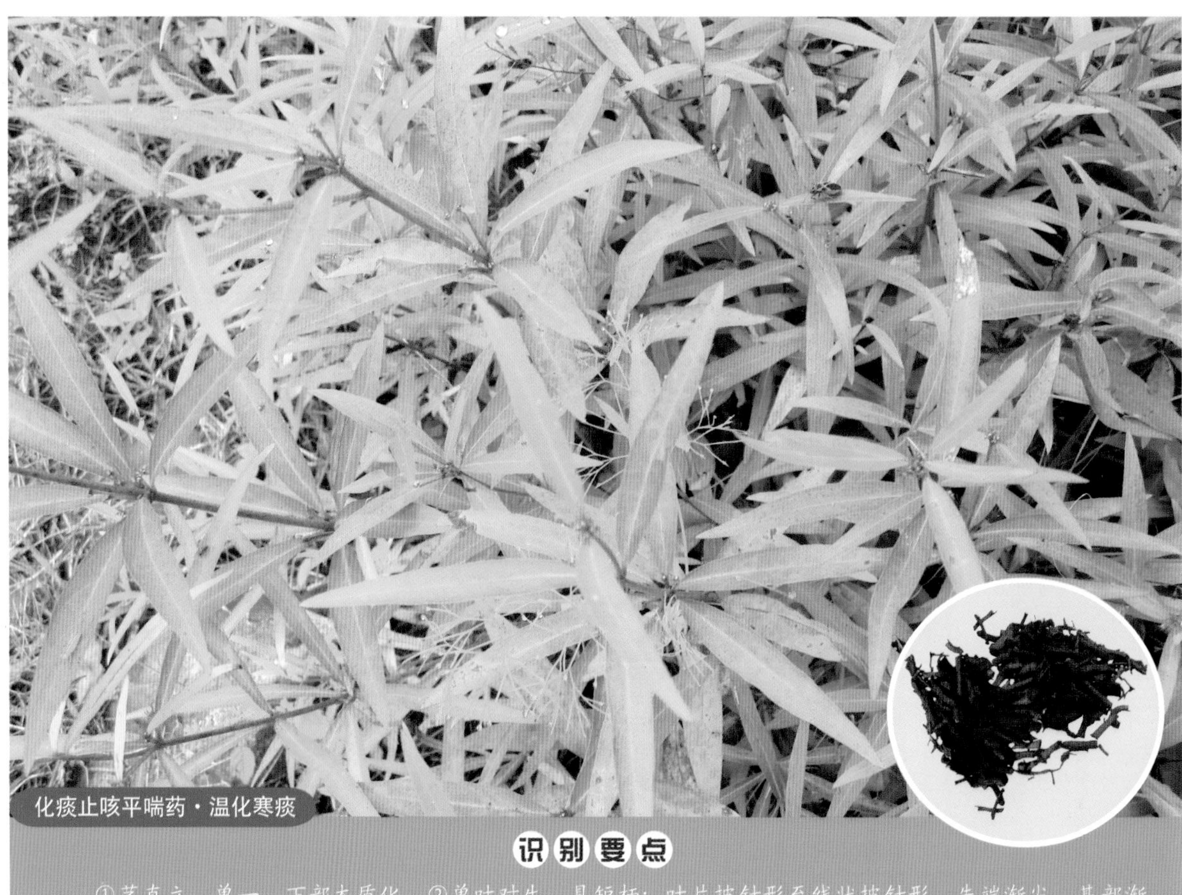

化痰止咳平喘药·温化寒痰

识别要点

①茎直立，单一，下部木质化。②单叶对生，具短柄；叶片披针形至线状披针形，先端渐尖，基部渐狭，边缘反卷，下部的叶较短而宽，顶端的叶渐短而狭。③聚伞花序腋生，总花梗长8～15毫米，中部以上着生多数小苞片，花萼绿色，裂片卵状披针形。

川贝母

别名：贝母、川贝、贝壳母、京川贝。
来源：为百合科植物川贝母*Fritillaria cirrhosa* D. Don的干燥鳞茎。

【生境分布】生长于高寒地区、土壤比较湿润的向阳山坡。主产于四川、西藏、云南等地。

【采收加工】夏、秋二季或积雪融化时采挖，除去须根、粗皮及泥沙，晒干或低温干燥。

【性味功用】苦、甘，微寒。归肺、心经。清热润肺，化痰止咳，散结消痈。用于肺热燥咳，干咳少痰，阴虚劳嗽，痰中带血，乳痈，瘰疬。3～10克；研粉冲服，每次1～2克。

【精选验方】①百日咳：川贝母、生甘草各10克，白花蛇舌草5克，共粉碎，过筛，混合均匀，口服，每次1.5～3克，每日3次。②下乳：川贝母、牡蛎、知母共为细末，同猪蹄汤调下。③乳腺炎：川贝母、金银花各10克，共为细末，每次10克，好酒调，饭后服。④气管炎：川贝母5克研末，用梨一个切开去核，将贝母粉填入梨空处合紧，蒸或煎水服均可。⑤婴幼儿消化不良：川贝母研成细末备用，按每日每千克体重0.1克计量，每日3次，一般情况下2～4日可愈。

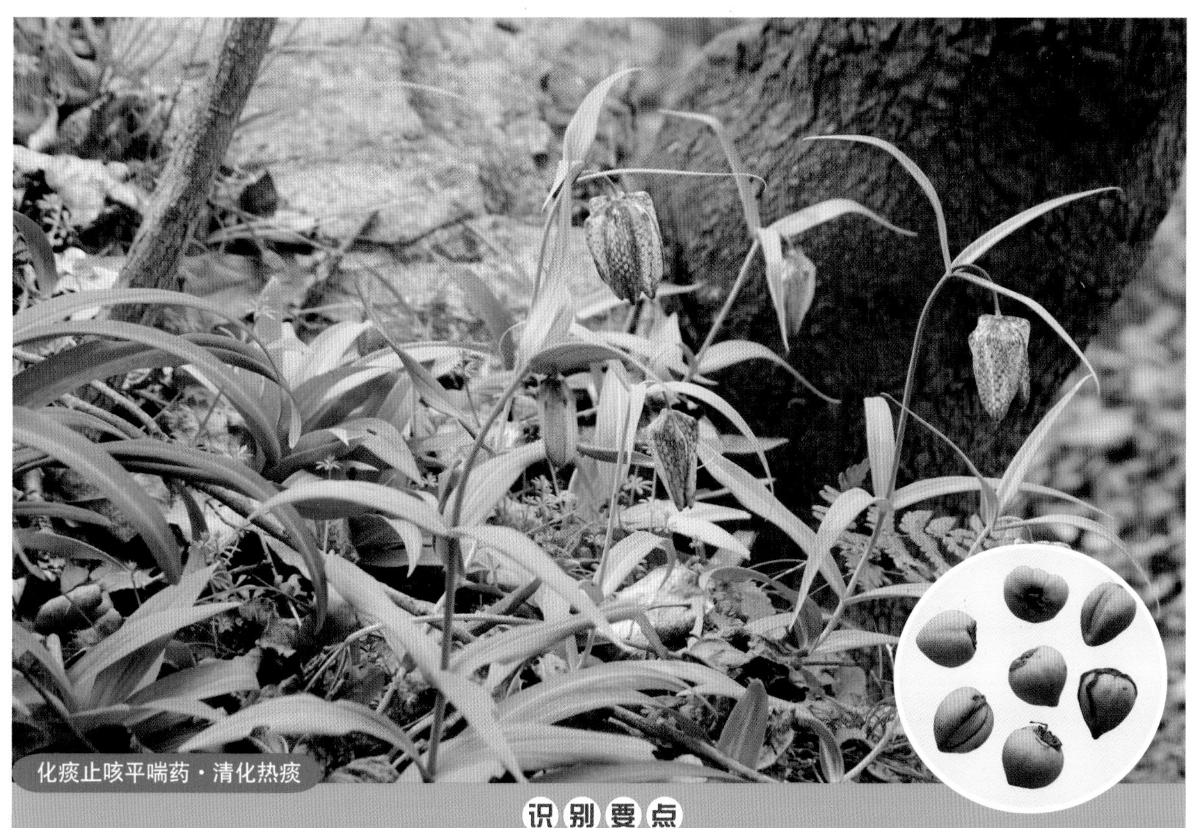

识别要点

①茎直立，高15～40厘米。②叶2～3对，常对生，少数在中部间有散生或轮生，披针形至线形，先端稍卷曲或不卷曲，无柄。③花单生茎顶，钟状，下垂，每花具狭长形叶状苞片3枚，先端多少弯曲成钩状。

浙贝母

别名：浙贝、珠贝、大贝母、象贝母、元宝贝。
来源：为百合科植物浙贝母*Fritillaria thunbergii* Miq.**的干燥鳞茎。**

【生境分布】生长于湿润的山脊、山坡、沟边及村边草丛中。主产于浙江、江苏、安徽、湖南等地。

【采收加工】初夏植株枯萎时采挖，洗净。大小分开，大者除去芯芽，习称“大贝”；小者不去芯芽，习称“珠贝”。分别撞擦，除去外皮，拌以煅过的贝壳粉，吸去擦出的浆汁，干燥；或取鳞茎，大小分开，洗净，除去芯芽，趁鲜切成厚片，洗净，干燥，习称“浙贝片”。

【性味功用】苦，寒。归肺、心经。清热化痰止咳，解毒散结消痈。用于风热咳嗽，痰火咳嗽，肺痈，乳痈，瘰疬，疮毒。5～10克。

【精选验方】①感冒咳嗽：浙贝母、桑叶、知母、杏仁各15克，紫苏10克，水煎服。②痈毒肿痛：浙贝母、连翘各15克，金银花30克，蒲公英40克，水煎服。③反流性食管炎：浙贝母、乌贼骨各20克，研末吞服。④溃疡性口腔炎：浙贝母4.5克，乌贼骨25.5克，上药研细，每次6克，每日3次。⑤溃疡性口腔炎：浙贝母60克，白及30克，各为末和匀备用，每次4克，冷开水冲服或含化咽服，每日3次，儿童和老年人用量减半。

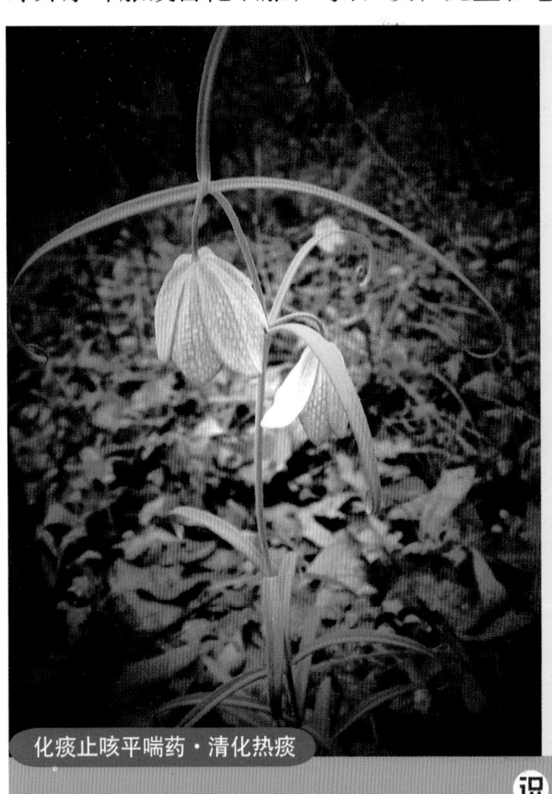

化痰止咳平喘药·清化热痰

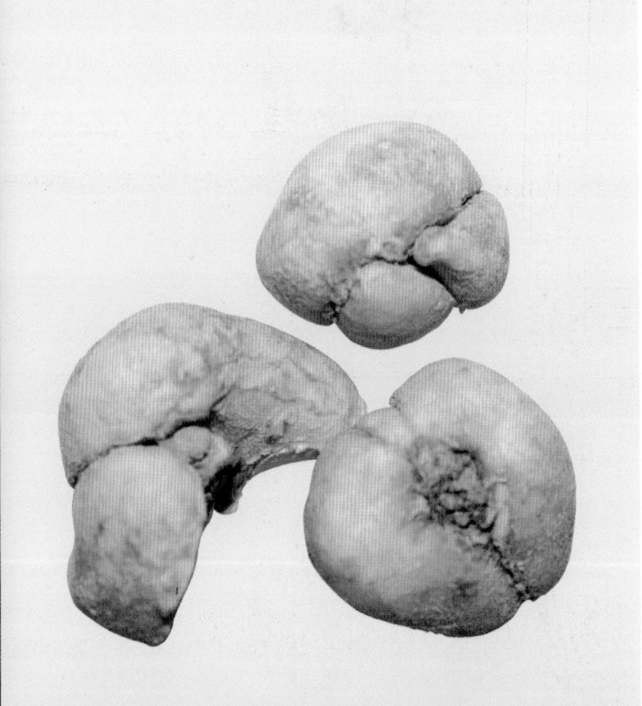

识别要点

①茎单一，直立，圆柱形。②叶无柄，狭披针形至线形，全缘。下部叶对生，中上部的叶常3～5片轮生，先端钩状；上部叶互生，先端常卷须状。③花1至数朵，生于茎顶或叶腋，钟形，俯垂；花淡黄色或黄绿色。

瓜蒌

别名：吊瓜、药瓜、栝楼、药瓜皮、栝楼实。
来源：为葫芦科植物栝楼*Trichosanthes kirilowii* Maxim.等的干燥成熟果实。

【生境分布】生长于山坡、草丛、林缘半阴处。主产于山东、河南、河北等地。

【采收加工】秋季果实成熟时，连果梗剪下，置通风处阴干。

【性味功用】甘、微苦，寒。归肺、胃、大肠经。清热涤痰，宽胸散结，润燥滑肠。用于肺热咳嗽，痰浊黄稠，胸痹心痛，结胸痞满，乳痈，肺痈，肠痈肿痛，大便秘结。9～15克。

【精选验方】①发热头痛：瓜蒌1枚，取瓤细锉，置瓷碗中，加热水浸泡，去滓服。②小便不通、腹胀：瓜蒌焙研，每次10克，热酒下，频服，以通为度。③化痰通腑：全瓜蒌30～40克，胆南星6～10克，生大黄、芒硝（熔化）各10～15克，水煎服。④热毒蕴结型乳腺癌：瓜蒌25个，全蝎160克，将全蝎晒干或烘干，碾成细粉，均匀地纳入瓜蒌焙干存性，碾成细粉，瓶装备用。口服，每次3克，每日3次，连服1个月。

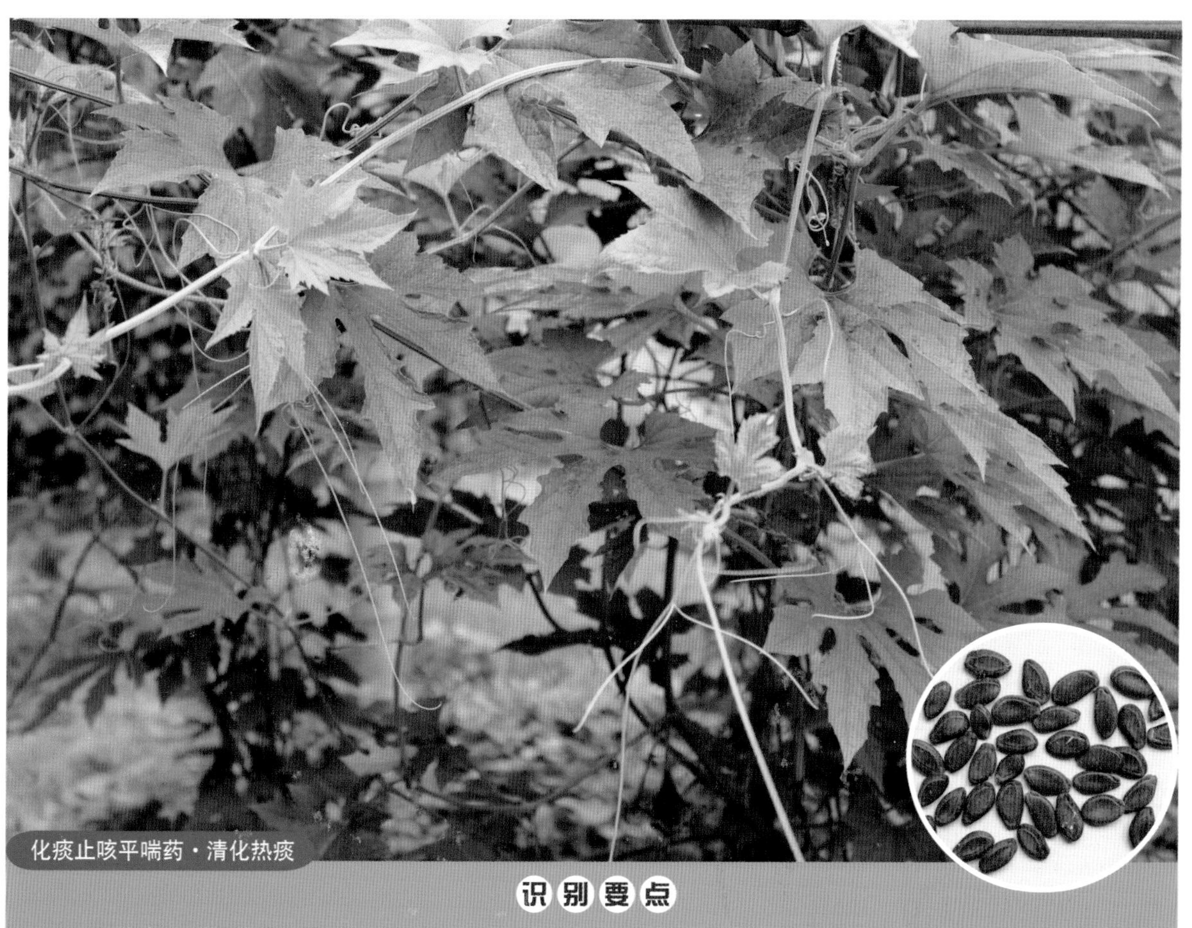

识别要点

①茎有棱线，卷须2～3歧。②叶互生，叶片宽卵状心形，长宽相近，5～14厘米，3～5浅裂至深裂，边缘常再分裂，小裂片较圆，两面稍被毛。③雄花生于上端1/3处，3～8朵成总状花序，有时单生，萼片线形，花冠白色。

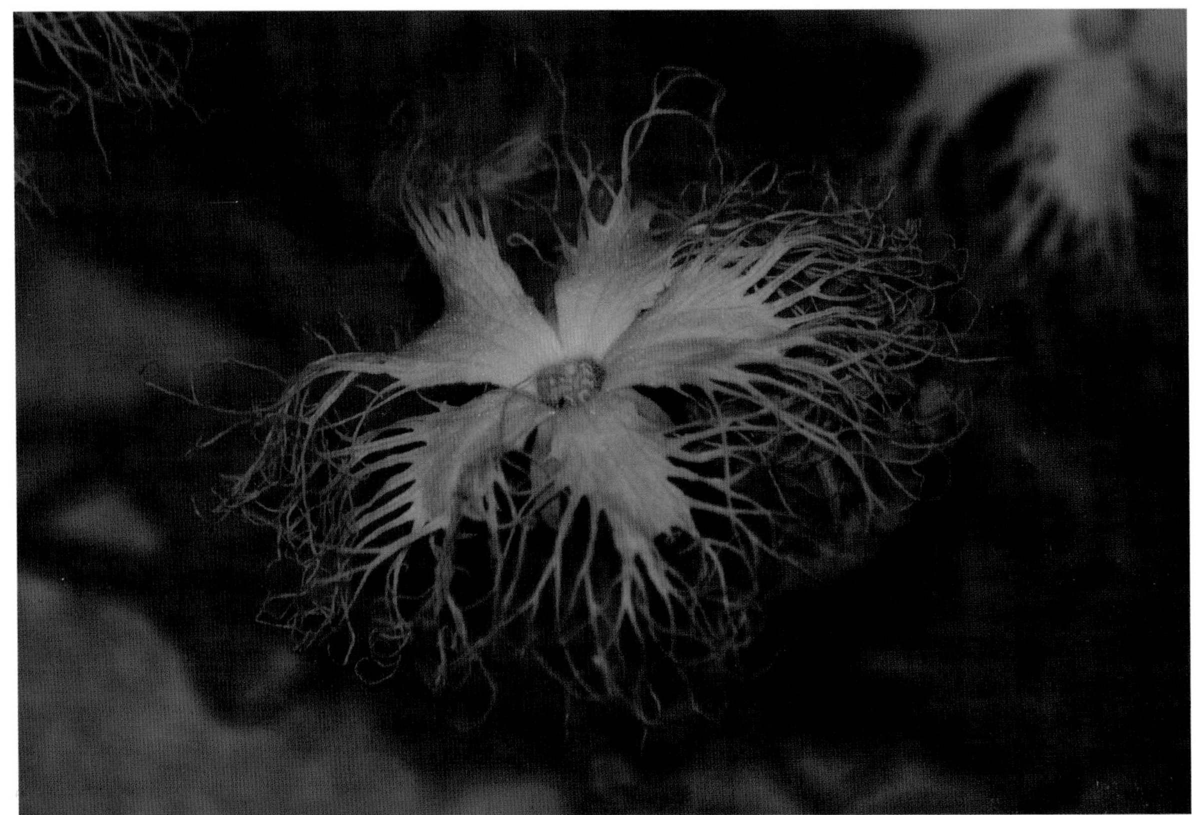

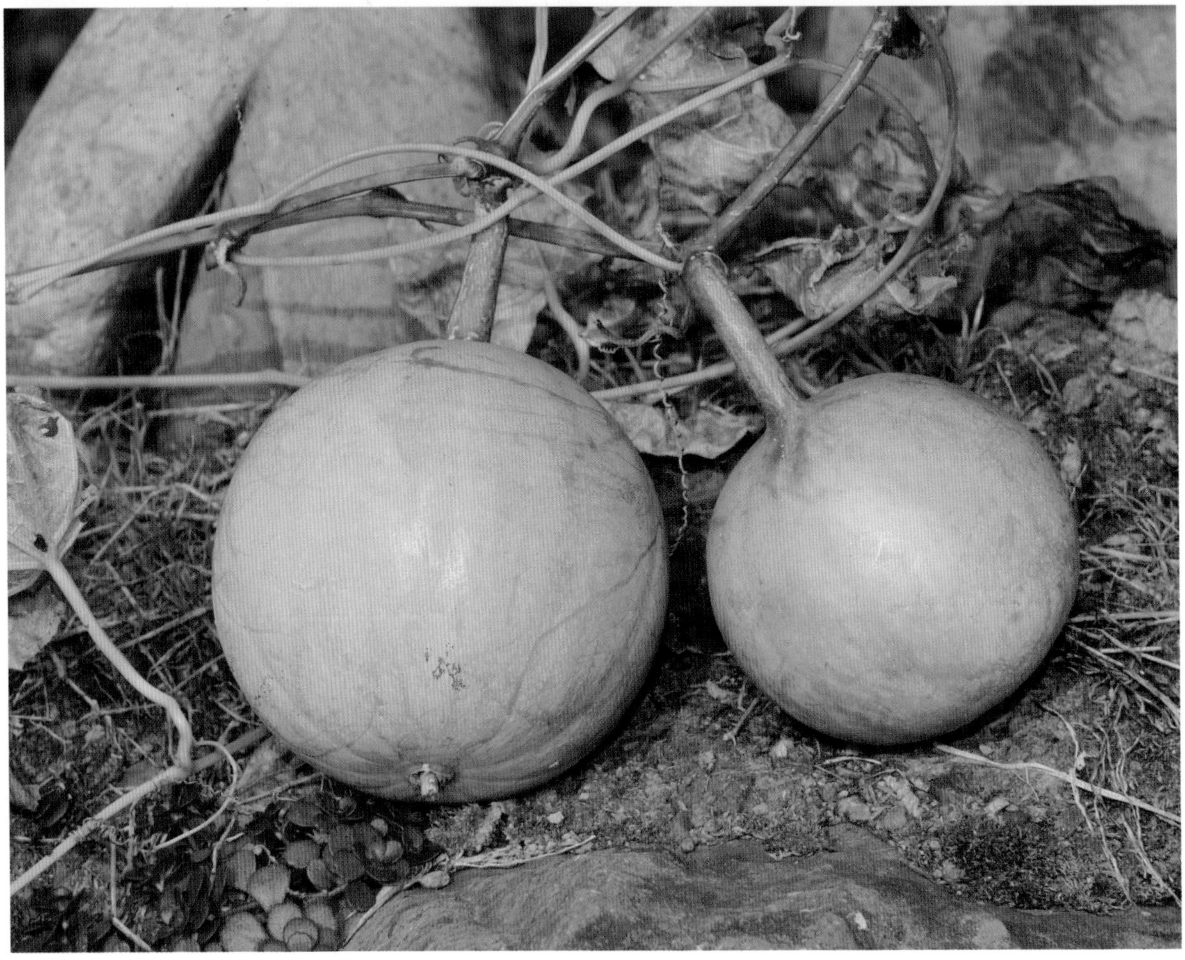

前　胡

别名：土当归、水前胡、野当归、野芹菜、鸡脚前胡。
来源：为伞形科植物白花前胡*Peucedanum praeruptorum* Dunn的干燥根。

【生境分布】生长于向阳山坡草丛中。主产于浙江、江西、四川等地。

【采收加工】冬季至次春茎叶枯萎或未抽花茎时采挖，除去须根，洗净，晒干或低温干燥。

【性味功用】苦、辛，微寒。归肺经。散风清热，降气化痰。用于风热咳嗽痰多，痰热喘满，咯痰黄稠。3～10克。

【精选验方】①小儿夜啼：前胡捣筛，蜜丸小豆大，日服1丸，熟水下。②菌痢：前胡粉每次6克，水煎服，每日3次。③白癜风：前胡20克，防风10克，补骨脂30克，研为细末，加入75%酒精100毫升中浸泡7日，过滤取汁，用棉签蘸药液涂擦患处，每次5～15分钟，每日早、晚各1次。④风寒感冒：前胡、防风、桔梗、荆芥、羌活、柴胡各10克，枳壳5克，川芎3克，水煎服。

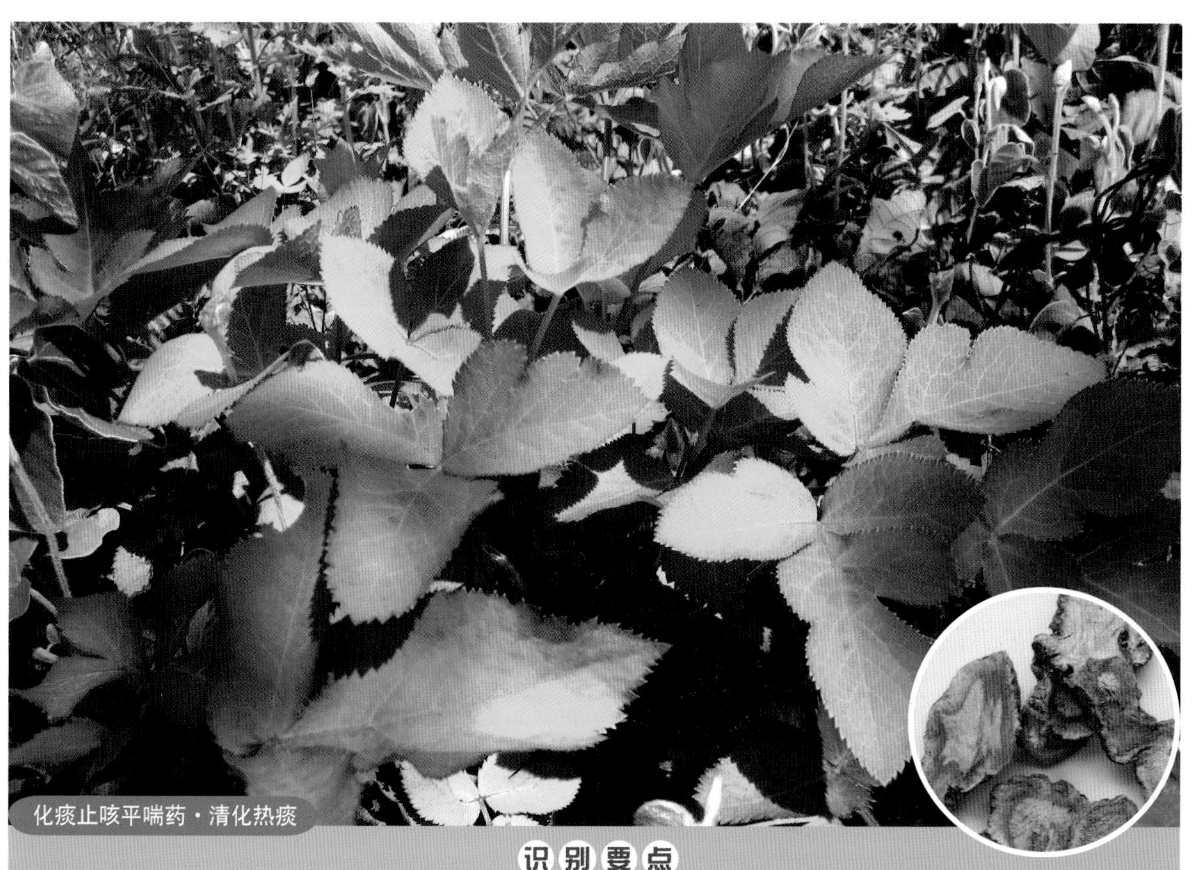

化痰止咳平喘药·清化热痰

识别要点

①茎直立，上部呈叉状分枝。②基生叶为2至3回3出式羽状分裂，最终裂片菱状倒卵形，不规则羽状分裂，有圆锯齿；叶柄长，基部有宽鞘，抱茎；茎生叶较小，有短柄。

桔 梗

别名：白药、梗草、卢茹、苦梗、大药、苦菜根。
来源：为桔梗科植物桔梗*Platycodon grandiflorum*(Jacq.)A. DC.的干燥根。

【生境分布】生长于山地草坡、林缘或有栽培。全国大部分地区均有，以东北、华北地区产量较大，华东地区质量较优。

【采收加工】春、秋二季采挖，洗净，除去须根，趁鲜剥去外皮或不去外皮，干燥。

【性味功用】苦、辛，平。归肺经。宣肺，利咽，祛痰，排脓。用于咳嗽痰多，胸闷不畅，咽痛音哑，肺痈吐脓，疮疡脓成不溃。3～10克。

【精选验方】①小儿喘息性肺炎：桔梗、枳壳、半夏、陈皮各4克，神曲、茯苓各5克，甘草1.5克，以上为3岁小儿用量，每日服1～2剂。②肺痈唾脓痰：桔梗15克，冬瓜仁12克，鱼腥草30克，甘草6克，加水煎汤服。③咽喉肿痛：桔梗、生甘草各6克，薄荷、牛蒡子各9克，水煎服。④风热咳嗽痰多，咽喉肿痛：桔梗、甘草各9克，桑叶15克，菊花12克，杏仁6克，水煎服。⑤热咳痰稠：桔梗6克，桔梗叶、桑叶各9克，甘草3克，水煎服，每日1剂，连服2～4日。⑥咳痰不爽：桔梗30克，甘草60克，加水煎汤，分2次温服。

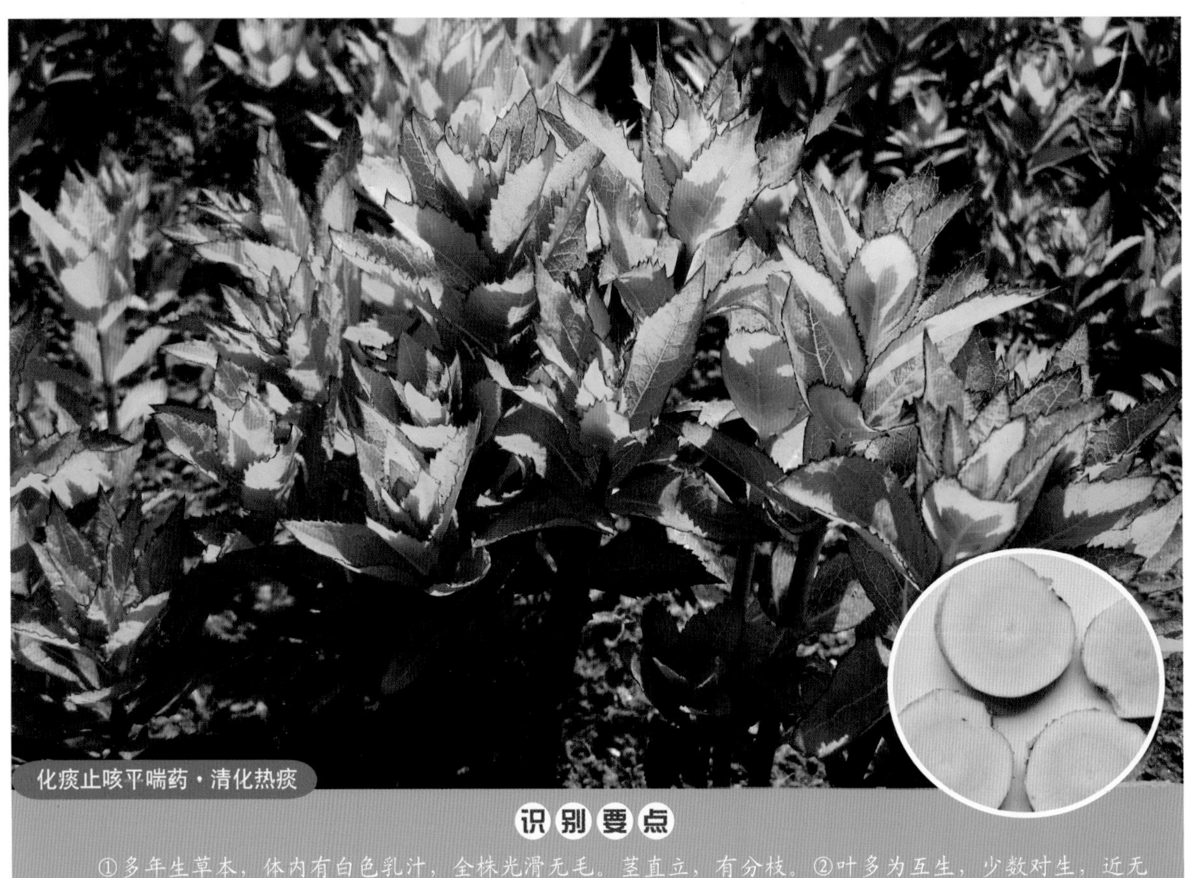

化痰止咳平喘药·清化热痰

识别要点

①多年生草本，体内有白色乳汁，全株光滑无毛。茎直立，有分枝。②叶多为互生，少数对生，近无柄，叶片长卵形。③花大形，单生于茎顶或数朵成疏生的总状花序；花冠钟形，蓝紫色、蓝白色、白色、粉红色。

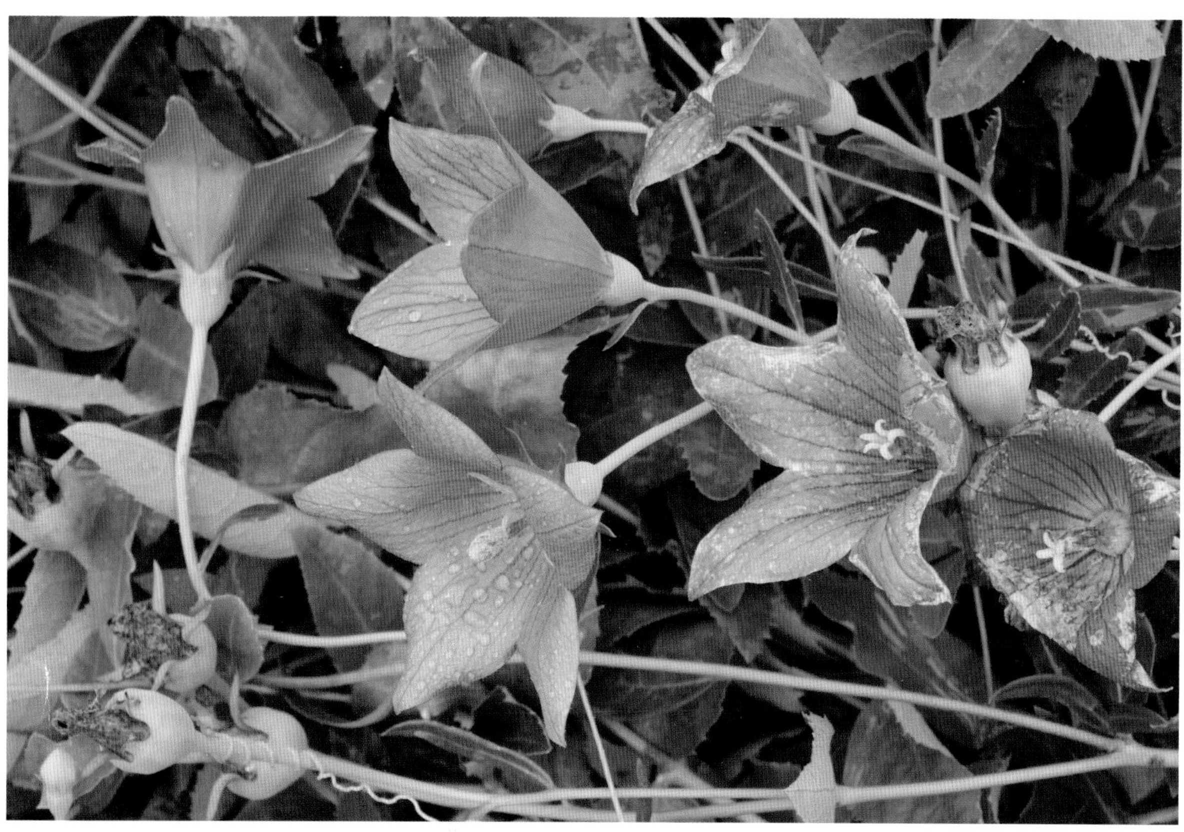

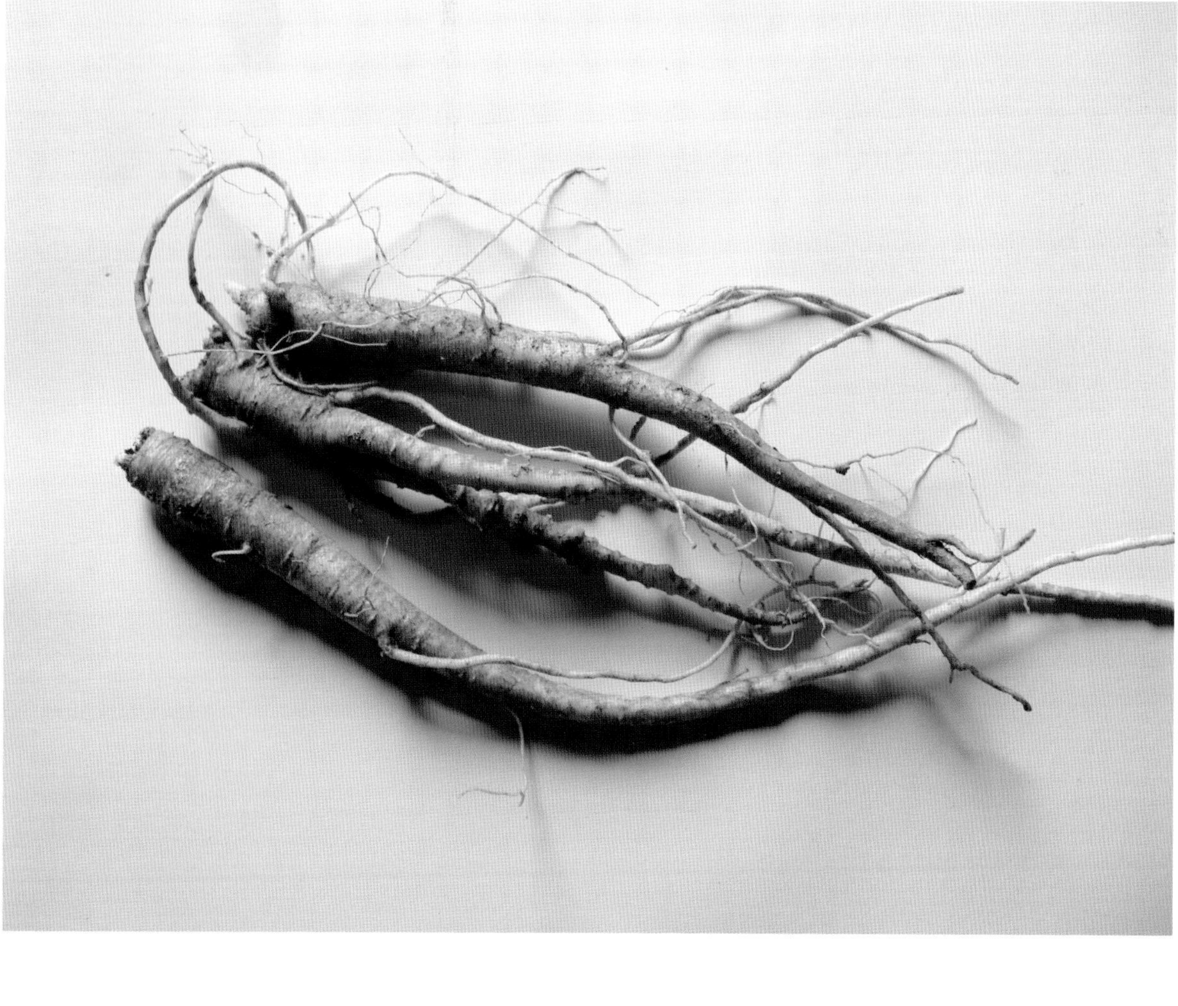

胖大海

别名：大海榄、大海子、大洞果、安南子。
来源：为梧桐科植物胖大海*Sterculia lychnophora* Hance的干燥成熟种子。

【生境分布】生长于热带地区。产于泰国、柬埔寨、马来西亚等国，我国海南、广西有引种。

【采收加工】4～6月果实成熟开裂时，采收种子，晒干用。

【性味功用】甘，寒。归肺、大肠经。清热润肺，利咽开音，润肠通便。用于肺热声哑，干咳无痰，咽喉干痛，热结便闭，头痛目赤。2～3枚，沸水泡服或煎服。

【精选验方】①肺热咳嗽，咽痛音哑：胖大海2个，桔梗10克，甘草6克，煎汤饮。②肠道燥热、大便秘结：胖大海4个，蜂蜜适量，沸水浸泡饮。③急性扁桃体炎：胖大海4～8枚。放入碗内，开水冲泡，闷盖半小时左右，慢慢服完；间隔4小时，如法再泡服1次。④急性咽炎：胖大海2枚，金银花1.5克，玄参3克，生甘草2克，每日1包，代茶饮。

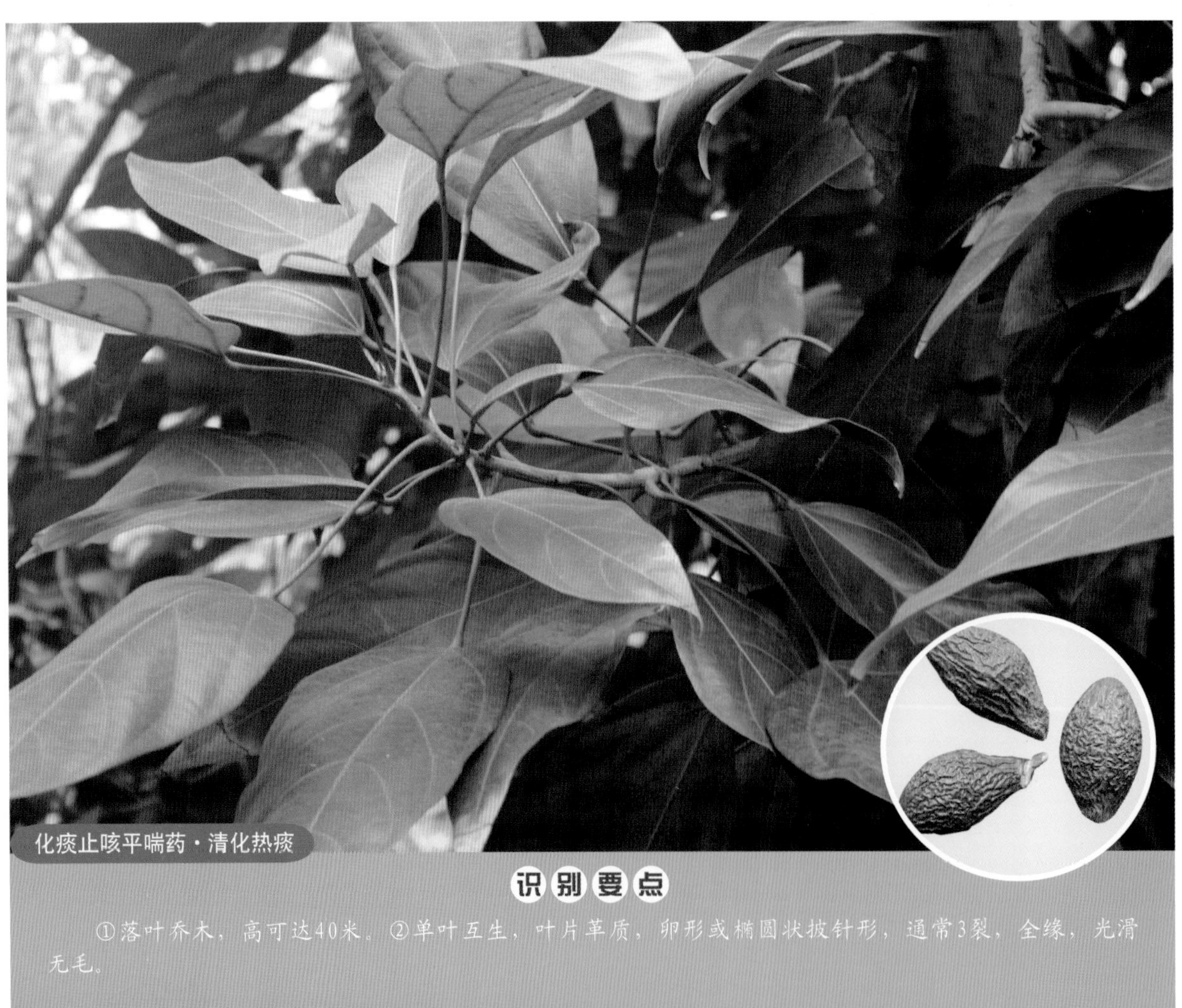

识别要点

①落叶乔木，高可达40米。②单叶互生，叶片革质，卵形或椭圆状披针形，通常3裂，全缘，光滑无毛。

海藻

别名：海萝、落首、乌菜、海带龙、海藻菜。
来源：为马尾藻科植物羊栖菜*Sargassum fusiforme*(Harv.)Setch. 的干燥藻体。

【生境分布】生长于低潮线以下的浅海区域—海洋与陆地交接的地方。主产于浙江、福建、广东、广西等地。

【采收加工】夏、秋二季采捞，除去杂质，洗净，晒干。

【性味功用】苦、咸，寒。归肝、胃、肾经。软坚散结，消痰，利水消肿。用于瘿瘤，瘰疬、睾丸肿痛，痰饮水肿。6～12克。

【精选验方】①甲状腺肿：海藻、海带各15克，黄药子、柴胡各10克，夏枯草18克，生牡蛎30克，水煎服。②淋巴结肿大：海藻、生牡蛎各30克，玄参15克，夏枯草10克，水煎服；或海藻、香附、夏枯草、浙贝母各10克，水煎服。③疝气，睾丸肿大：海藻30克，炒橘核12克，小茴香10克，水煎或制丸服。④疝气：海藻、海带各15克，小茴香30克，水煎服。

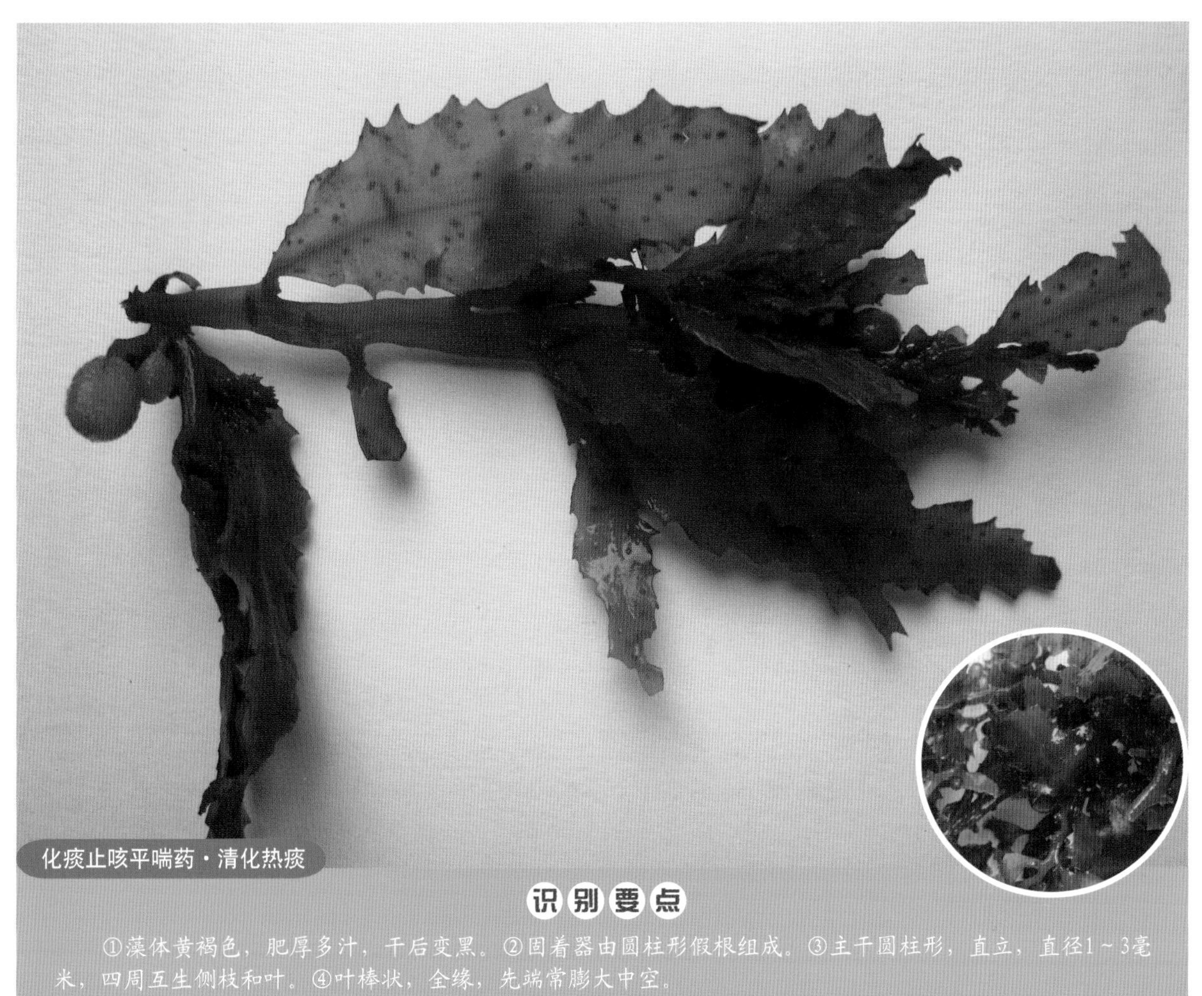

化痰止咳平喘药·清化热痰

识别要点

①藻体黄褐色，肥厚多汁，干后变黑。②固着器由圆柱形假根组成。③主干圆柱形，直立，直径1～3毫米，四周互生侧枝和叶。④叶棒状，全缘，先端常膨大中空。

苦杏仁

别名：杏仁、北杏、杏子、光北杏、木落子、光中杏。
来源：为蔷薇科植物山杏*Prunus armeniaca* L. var. ansu Maxim.的干燥成熟种子。

【生境分布】多栽培于低山地或丘陵山地。主产于三北地区（华北、东北、西北），以内蒙古、吉林、辽宁、河北、山西、陕西为多。

【采收加工】夏季采收成熟果实，除去果肉及核壳，取出种子，晒干。

【性味功用】苦，微温；有小毒。归肺、大肠经。降气止咳平喘，润肠通便。用于咳嗽气喘，胸满痰多，血虚津枯，肠燥便秘。5～10克，生品入煎剂宜后下。

【精选验方】①伤风咳嗽：苦杏仁10克，生姜3片，白萝卜1个，水煎服。②久喘：苦杏仁10克，萝卜1个，猪肺1副，用水炖至烂熟吃。③胃痛：苦杏仁10粒，胡椒、大枣各7粒，捣碎，再用黄酒送服。④便秘：生苦杏仁去皮尖20～30粒，捣烂，加入10毫升蜂蜜，食用。⑤风寒咳嗽：苦杏仁6～10克，生姜3片，白萝卜100克，加水400毫升，文火煎至100毫升，每日1剂，分早、晚服。

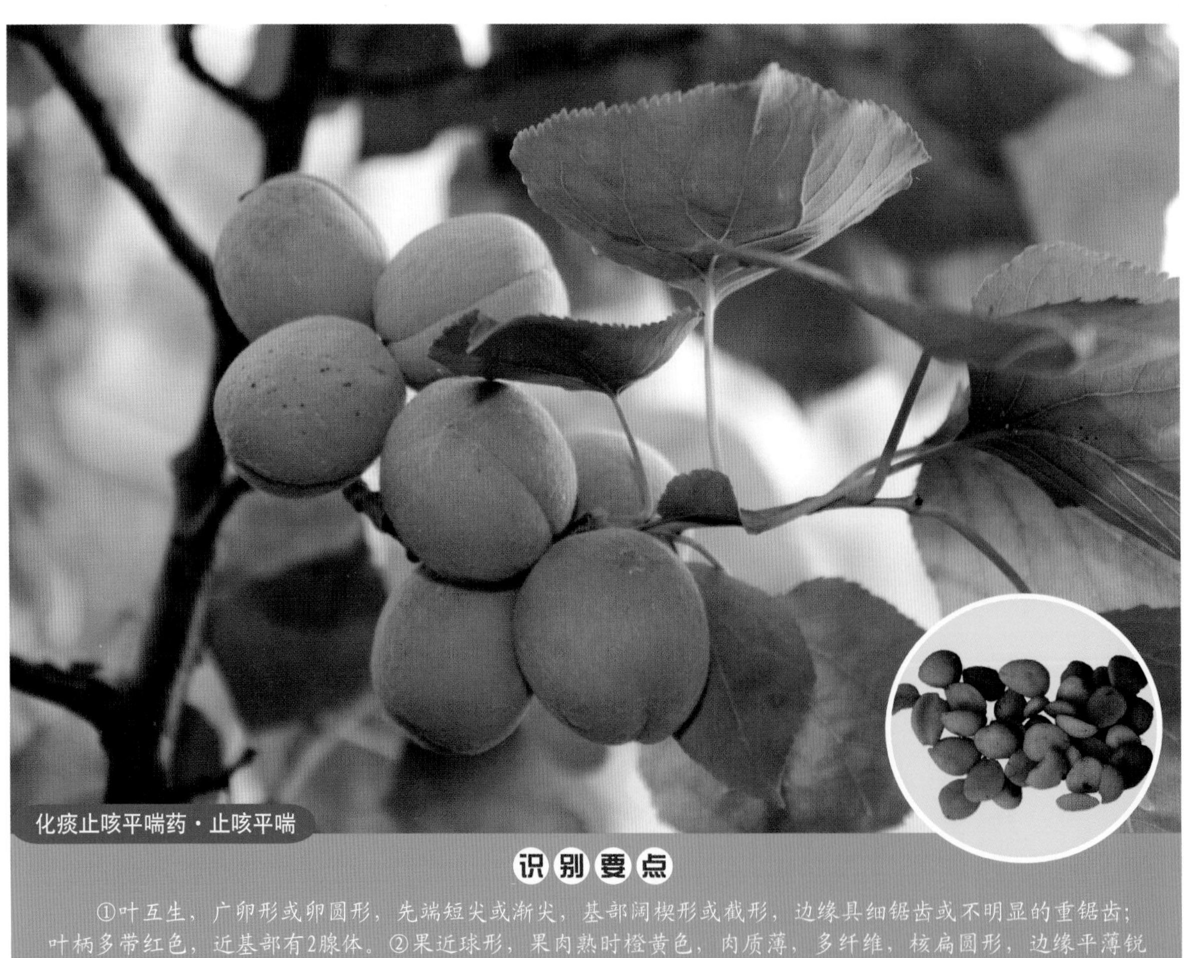

化痰止咳平喘药·止咳平喘

识别要点

①叶互生，广卵形或卵圆形，先端短尖或渐尖，基部阔楔形或截形，边缘具细锯齿或不明显的重锯齿；叶柄多带红色，近基部有2腺体。②果近球形，果肉熟时橙黄色，肉质薄，多纤维，核扁圆形，边缘平薄锐利，表面粗糙，有较明显的网纹。

百　部

别名：嗽药、百条根、山百根、药虱药、野天门冬。
来源：为百部科植物蔓生百部*Stemona japonica*(BI.)Miq.的干燥块根。

【生境分布】生长于阳坡灌木林下或竹林下。主产于安徽、江苏、浙江、湖北、山东等地。

【采收加工】春、秋二季采挖，除去须根，洗净，置沸水中略烫或蒸至无白心，取出，晒干。

【性味功用】甘、苦，微温。归肺经。润肺下气止咳，杀虫灭虱。用于新久咳嗽，肺痨咳嗽，百日咳；外用于头虱，体虱，蛲虫病，阴痒。蜜百部润肺止咳，用于阴虚劳嗽。3～9克。外用适量，水煎或酒浸。

【精选验方】①剧烈咳嗽：百部根浸酒，温服，每日3次。②熏衣虱：百部、秦艽各等份，共研为末，烧烟熏衣，虱自落。用上两药煮汤洗亦可。③手癣(鹅掌风)：百部、皂角、威灵仙各9克，土槿皮、白鲜皮各9克，醋60毫升，加水1000毫升煎，先熏后洗，每日5次。④小儿百日咳：蜜炙百部、夏枯草各9克，水煎服。⑤肺结核空洞：蜜炙百部、白及各12克，黄芩6克，黄精15克，水煎服。

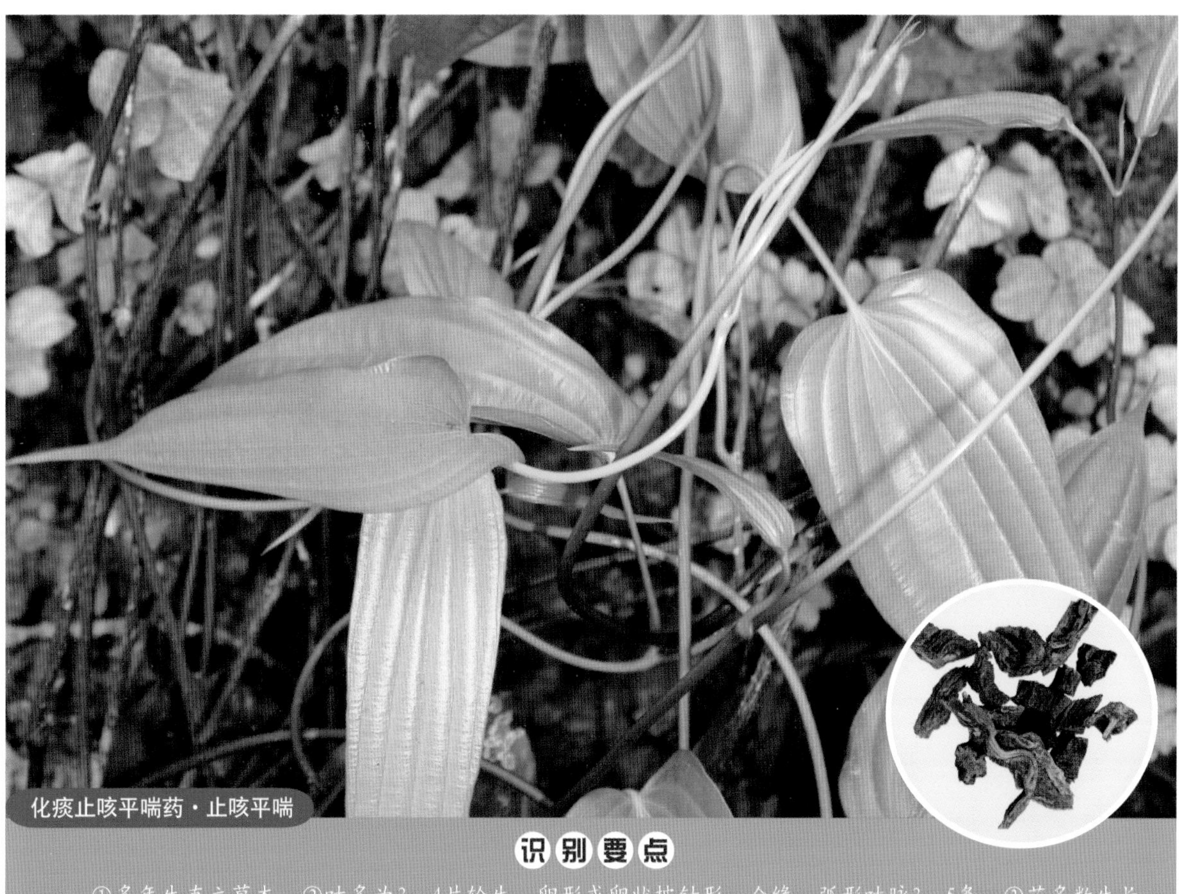

识别要点

①多年生直立草本。②叶多为3～4片轮生，卵形或卵状披针形，全缘，弧形叶脉3～5条。③花多数生长在茎下部鳞状叶腋间，花梗向上斜生或直立。

款冬花

别名：冬花、款花、看灯花、九九花、艾冬花。
来源：为菊科植物款冬*Tussilago farfara* L.的干燥花蕾。

【生境分布】栽培与野生均有。主产于河南、甘肃、山西、内蒙古、陕西等地，湖北、青海、新疆、西藏等地也产。

【采收加工】12月或地冻前当花尚未出土时采挖，除去花梗及泥沙，阴干。

【性味功用】辛、微苦，温。归肺经。润肺下气，止咳化痰。用于新久咳嗽，喘咳痰多，劳嗽咳血。5～10克。

【精选验方】①肺痈(肺脓肿)：款冬花、薏苡仁各10克，桔梗15克，炙甘草6克，水煎服。②久嗽不止：款冬花、紫菀各150克，粗捣罗为散，每次15克，以水一中盏，入生姜0.5克，煎至六分，去滓温服，每日3～4次。③肺结核久咳不已、咳唾痰血：款冬花12克，百合30克，水煎服。④阴虚肺燥、咳嗽喘急、痰中带血、津少音哑：款冬花、百合各等份，共研粉，炼蜜为丸，每次9克，食后细嚼，姜汤咽下。

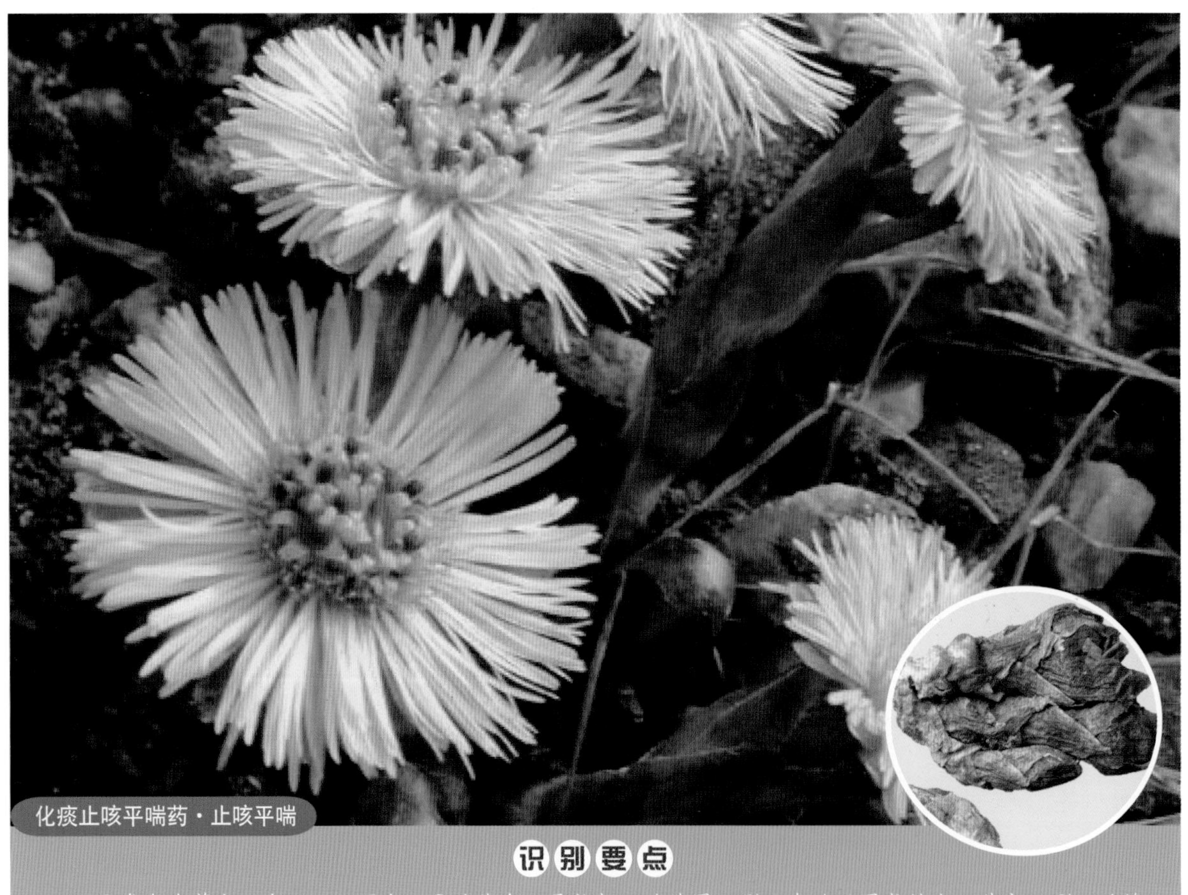

化痰止咳平喘药·止咳平喘

识别要点

①多年生草本，高10～25厘米。②叶基生，具长柄，叶片圆心形，先端近圆或钝尖，基部心形，边缘有波状疏齿，下面密生白色茸毛。③花冬季先于叶开放，头状花序单一顶生，黄色，外具多数被茸毛的总苞片，边缘具多层舌状花，雌性，中央管状花两性。

马兜铃

别名：兜苓、臭铃铛、都淋藤、水马香果。
来源：为马兜铃科植物北马兜铃*Aristolochia contorta* Bge.等的干燥成熟果实。

【生境分布】生长于郊野林缘、路边、灌丛中散生。主产于黑龙江、吉林、河北等地。

【采收加工】秋季果实由绿变黄时采收，干燥。

【性味功用】苦，微寒。归肺、大肠经。清肺降气，止咳平喘，清肠消痔。用于肺热喘咳，痰中带血，肠热痔血，痔疮肿痛。3～9克。

【精选验方】①肺热咳嗽、咳痰壅盛：马兜铃、甘草各6克，杏仁、黄芩、桑白皮、陈皮各10克，水煎服。②肠热痔疮肿痛、出血：马兜铃6克，白术、生地黄各12克，甘草3克，水煎服。并以马兜铃适量，水煎熏洗患处。③心痛：大马兜铃1个，灯上烧存性，为末，温酒服。④咳嗽气喘、咯痰不爽、痰中带血：马兜铃、牛蒡子各6克，苦杏仁、阿胶（烊化冲对）各9克，糯米12克，甘草3克，水煎服。

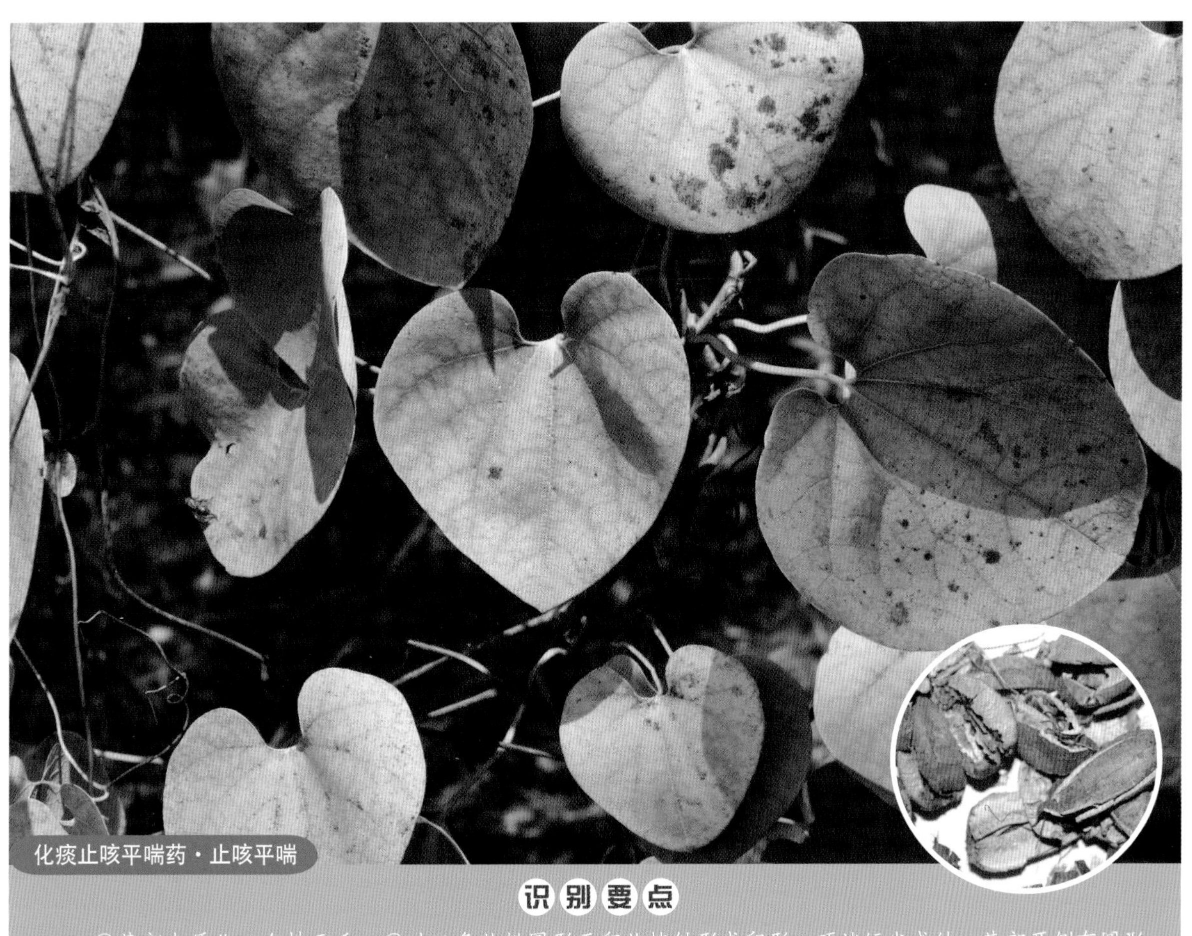

识别要点

①基部木质化，全株无毛。②叶三角状椭圆形至卵状披针形或卵形，顶端短尖或钝，基部两侧有圆形的耳片。③花单生于叶腋；花柄长约1厘米，花被管状或喇叭状，略弯斜，基部膨大成球形，中部收缩成管状，缘部卵状披针形，上部暗紫色，下部绿色。

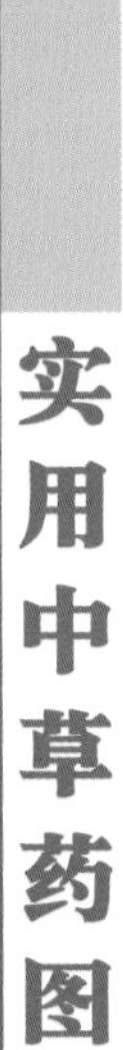

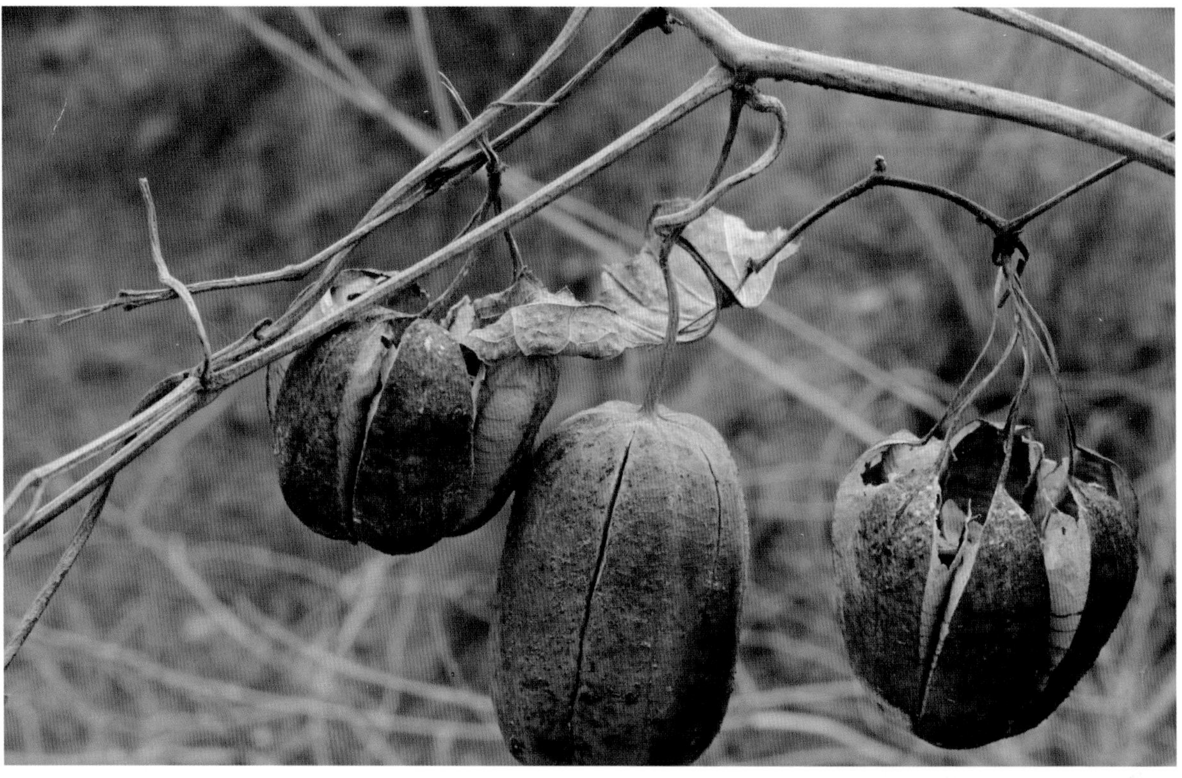

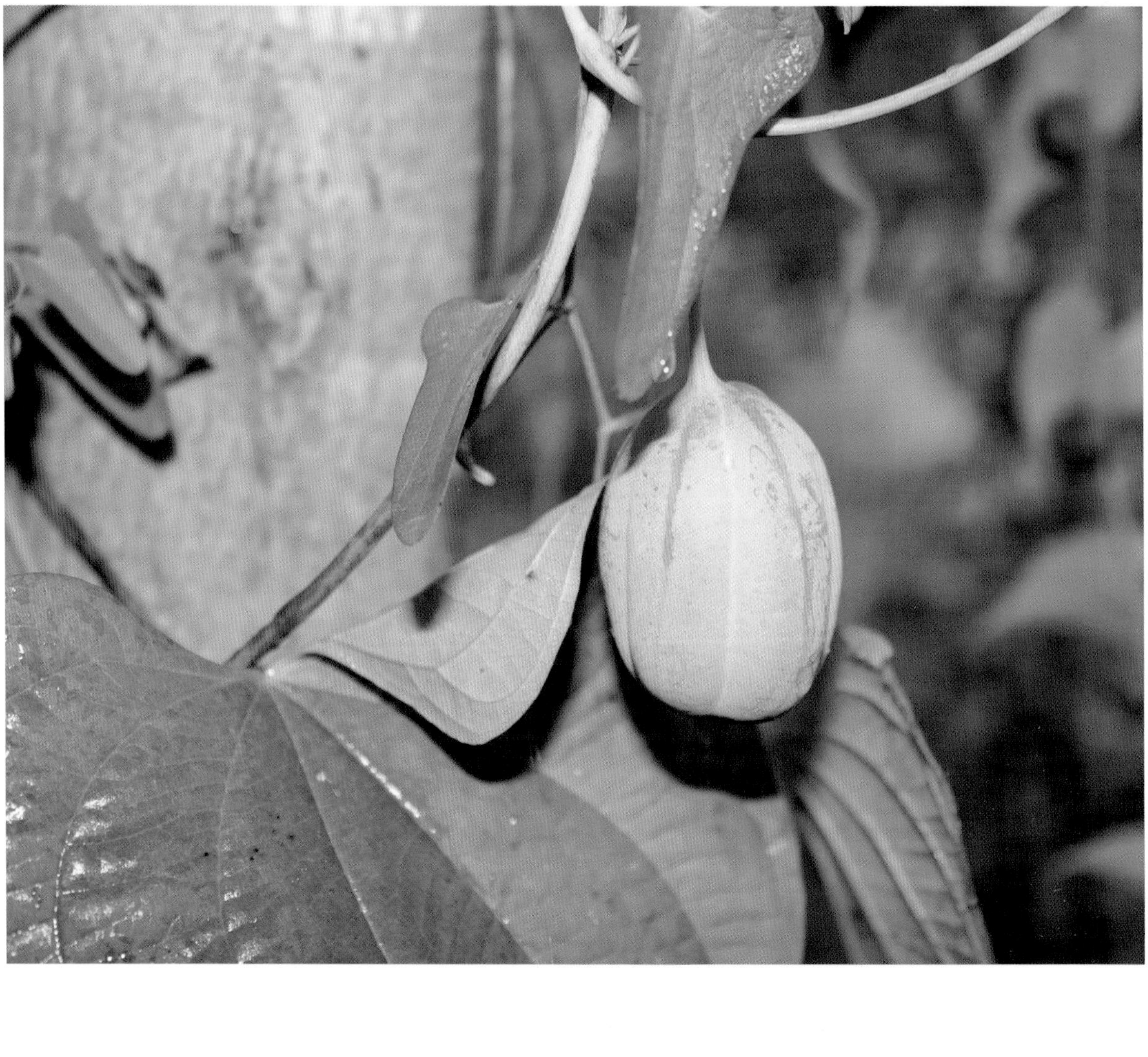

桑白皮

别名：桑皮、桑根皮、白桑皮、桑根白皮。
来源：为桑科植物桑*Morus alba* L.的干燥根皮。

【生境分布】全国大部分地区有产。

【采收加工】秋末叶落时至次春发芽前采挖根部，刮去黄棕色粗皮，纵向削开，剥取根皮，晒干。

【性味功用】甘，寒。归肺经。泻肺平喘，利水消肿。用于肺热喘咳，水肿胀满尿少，面目肌肤浮肿。6～12克。

【精选验方】①蜈蚣、蜘蛛咬伤：桑白皮适量，捣汁敷。②坠落伤：桑白皮2500克，为末，水1升，煎成膏，敷瘀损处。③齿龈出血：桑白皮20克，白茅根30克，水煎2次，混合后早晚分服，每日1剂。④脱发：桑白皮120克，用水煎，去渣取汁洗发。⑤白发：桑白皮30克，五倍子15克，青葙子60克，水煎取汁，外洗。

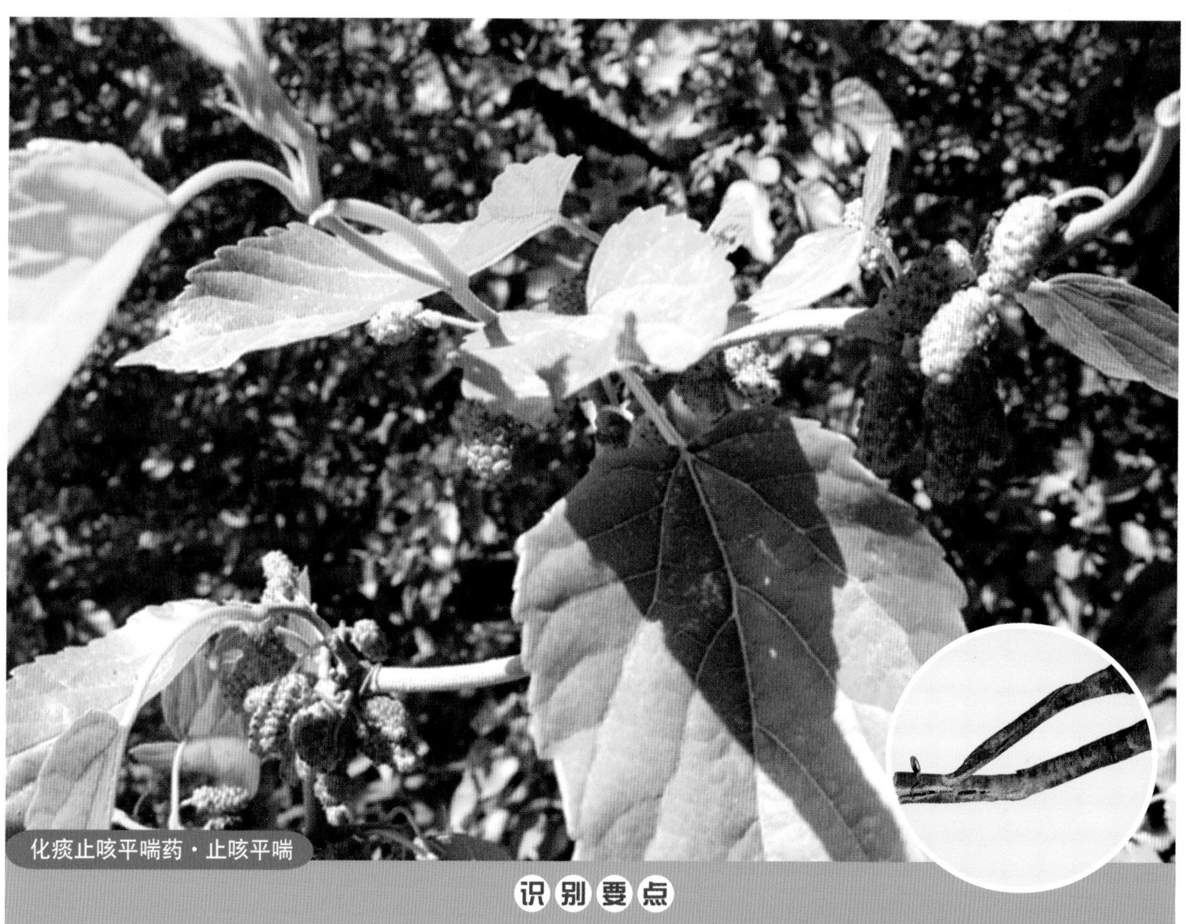

识别要点

①树皮灰黄色或黄褐色；幼枝有毛。②叶卵形或阔卵形，顶端尖或钝，基部圆形或近心形，边缘有粗锯齿或多种分裂，表面无毛有光泽，背面绿色，脉上有疏毛，腋间有毛；叶柄长1～2.5厘米。③聚花果（桑葚），黑紫色或白色。

葶苈子

别名：丁历、大适、大室、辣辣菜、北葶苈子、甜葶苈子。
来源：为十字花科植物独行菜*Lepidium apetalum* Willd.等的干燥成熟种子。

【生境分布】生长于路旁、沟边或山坡、田野。主产于华北、东北等地。

【采收加工】夏季果实成熟时采割植株，晒干，搓出种子，除去杂质。

【性味功用】辛、苦，大寒。归肺、膀胱经。泻肺平喘，行水消肿。用于痰涎壅肺，喘咳痰多，胸胁胀满，不得平卧，胸腹水肿，小便不利；肺源性心脏病水肿。3～10克，包煎。

【精选验方】①腹水：葶苈子50克，苦杏仁20枚熬黄，捣细，分10次服。②寒痰咳喘：葶苈子、芥子、紫苏子各10克，川贝母15克，水煎服。③支原体肺炎：葶苈子、沙参各10克，百部、紫菀、麦门冬、桔梗、天门冬、百合、款冬花各20克，甘草5克，水煎服，每日 1 剂。④小便不通：葶苈子、马蔺花、小茴香各等份（俱炒），共研为细末，每次服6克，黄酒送服，每日3次。

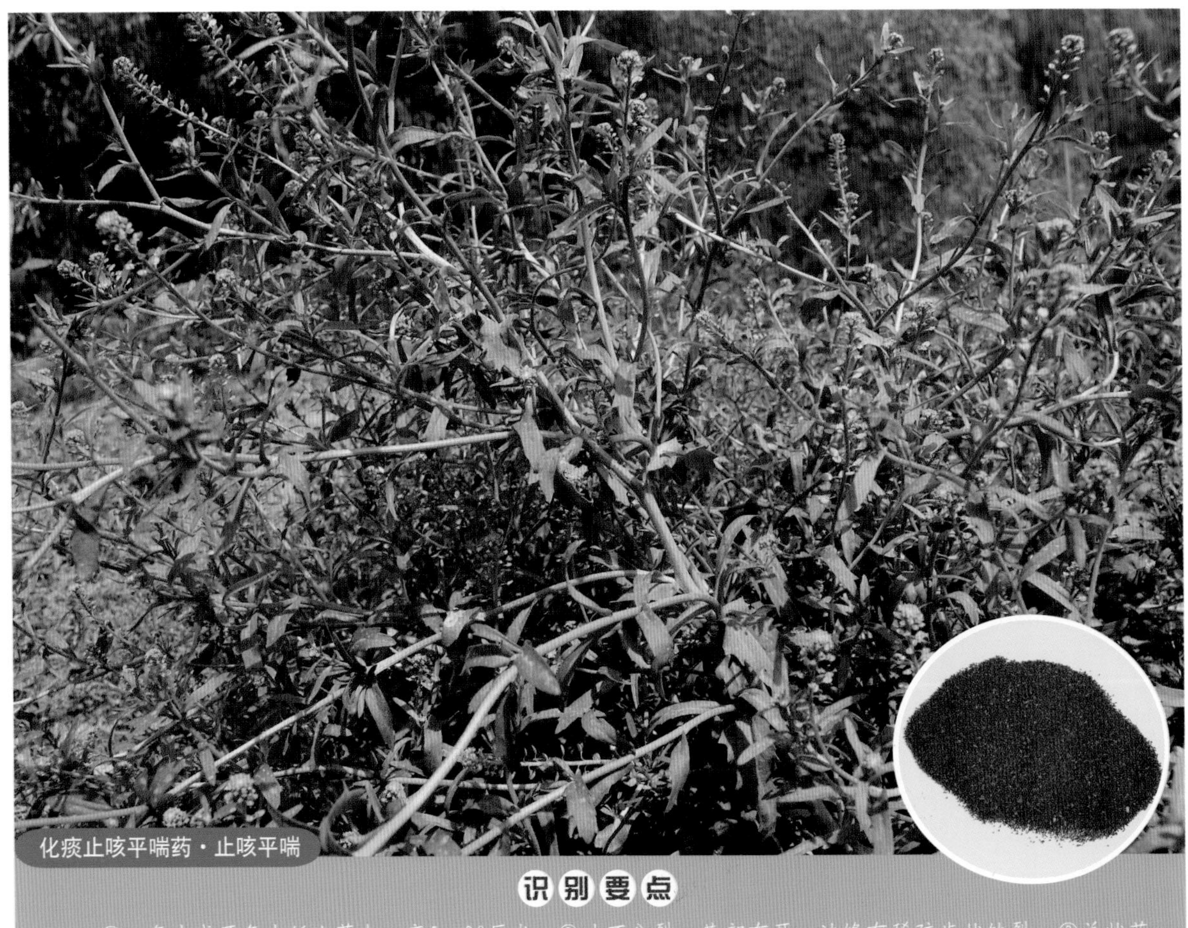

化痰止咳平喘药·止咳平喘

识别要点

①一年生或两年生矮小草本，高5～30厘米。②叶不分裂，基部有耳，边缘有稀疏齿状缺裂。③总状花序长，花小。

银杏叶

别名：白果叶、飞蛾叶、鸭脚子。
来源：为银杏科植物银杏*Ginkgo biloba* L.的干燥叶。

【生境分布】生长于公园、园林、住宅小区、行道两旁等地。全国各地都有分布。

【采收加工】秋季叶尚绿时采收，及时干燥。

【性味功用】甘、苦、涩，平。归心、肺经。敛肺平喘，活血化瘀，通络止痛。用于瘀血阻络，胸痹心痛，中风偏瘫，肺虚咳喘，冠心病，心绞痛，高脂血症。9～12克。

【精选验方】①冠心病心绞痛：银杏叶、丹参、瓜蒌各15克，薤白12克，郁金9克，生甘草5克，水煎服。②灰指甲：银杏叶适量，煎水洗。③鸡眼：鲜银杏叶10片，捣烂，包贴患处，两日后呈白腐状，用小刀将硬丁剔出。④老年痴呆症：银杏叶每次15～20克，开水冲泡当茶饮用，30日为1个疗程。⑤漆疮肿痒：银杏叶、忍冬藤各等量，煎水洗，或单用银杏叶煎洗。

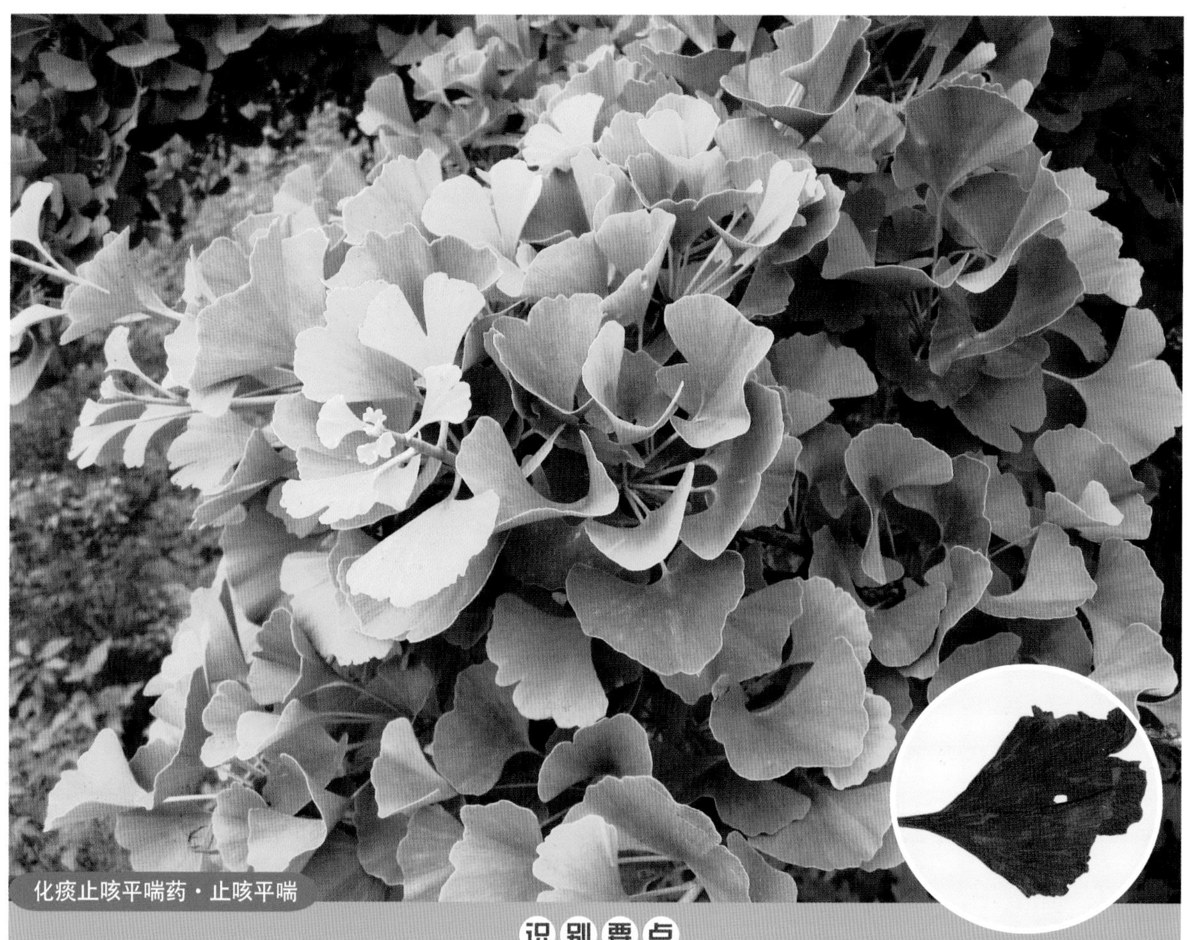

识别要点

①落叶乔木。枝分长枝与短枝。②叶簇生于短枝，或螺旋状散生于长枝，扇形，上缘浅波状，有时中央浅裂或深裂，脉叉状分枝；叶柄长。③种子核果状，椭圆形至近球形，外种皮肉质，有白粉，熟时橙黄色，内种皮骨质，白色。

矮地茶

别名：紫金牛、平地木、不出林、老勿大、叶底珠。
来源：为紫金牛科植物紫金牛*Ardisia Japonica*(Thunb.)Blume**的干燥全草。**

【生境分布】生长于谷地、林下、溪旁阴湿处。主产于福建、江西、湖南、四川、江苏、浙江、贵州、广西、云南等地。

【采收加工】夏、秋二季茎叶茂盛时采挖，除去泥沙，干燥。

【性味功用】辛、微苦、平。归肺、肝经。化痰止咳，清利湿热，活血化瘀。用于新久咳嗽，喘满痰多，痰中带血，湿热黄疸，风湿痹痛，跌仆损伤。15～30克。

【精选验方】①肺痈(肺脓肿)：矮地茶、鱼腥草各50克，水煎，分2次服。②血痢：矮地茶茎叶适量，煎服。③小儿脱肛：矮地茶10克，鸡蛋1个，煮透，服汤食蛋。④黄疸型肝炎：矮地茶、车前草、阴行草各30克，白茅根15克，水煎服。⑤筋骨痛：矮地茶根、茜草根、羊蹄根各30克，威灵仙根10克，黄酒与水各半煎服。⑥白带过多：矮地茶30克，公鸡1只，同炖，服汤食鸡。

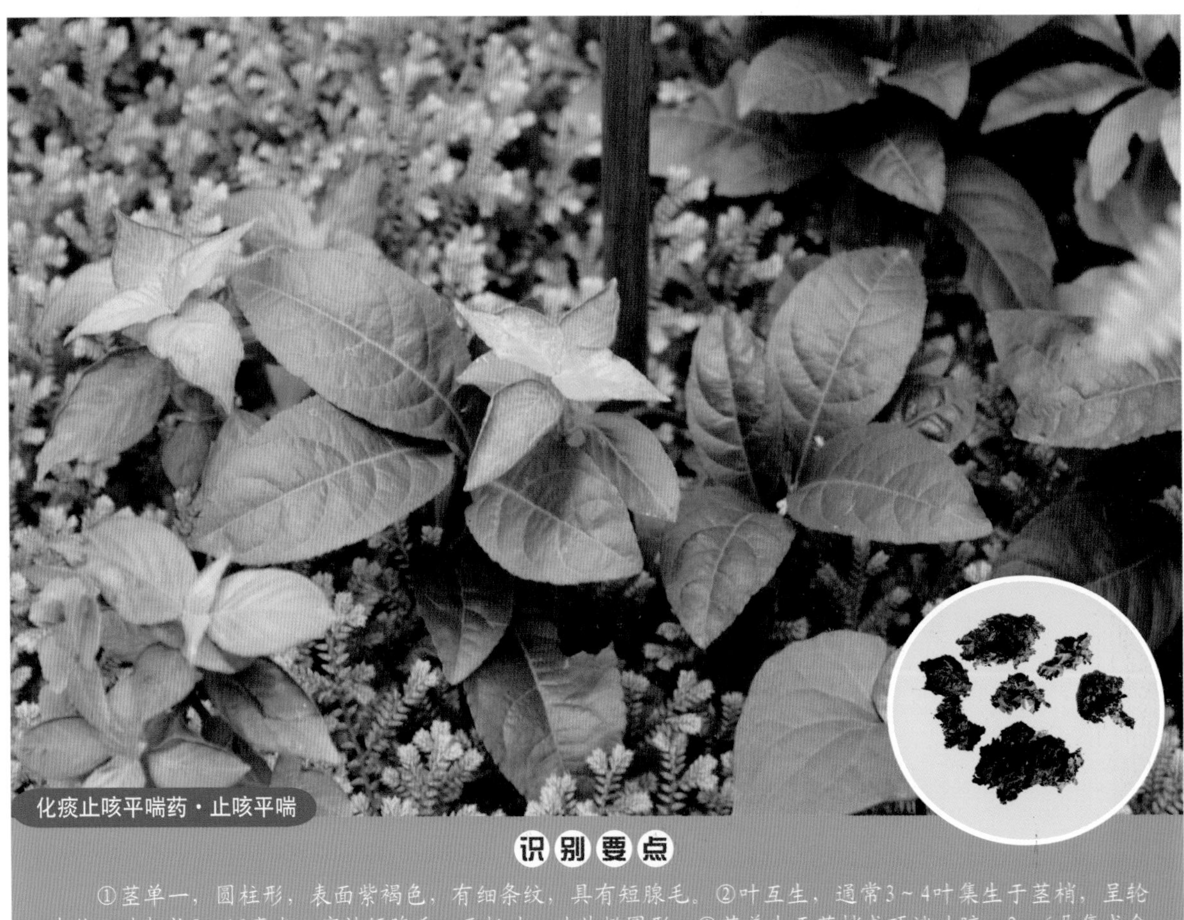

化痰止咳平喘药・止咳平喘

识别要点

①茎单一，圆柱形，表面紫褐色，有细条纹，具有短腺毛。②叶互生，通常3～4叶集生于茎梢，呈轮生状；叶柄长5～10毫米，密被短腺毛，无托叶，叶片椭圆形。③花着生于茎梢或顶端叶腋，2～6朵集成伞形，花两性，花冠白色或淡红色。

洋金花

别名：虎茄花、胡茄花、风茄花、洋喇叭花、曼陀罗花。
来源：为茄科植物白花曼陀罗*Datura metel* L.的干燥花。

【生境分布】多为栽培，也有野生。分布于全国大部，主产于江苏、浙江、福建、广东等地。

【采收加工】4～11月花初开时采收，晒干或低温干燥。

【性味功用】辛，温；有毒。归肺、肝经。平喘止咳，镇痛，解痉。用于哮喘咳嗽，脘腹冷痛，风湿痹痛，小儿慢惊；外科麻醉。0.3～0.6克，宜入丸散；亦可作卷烟分次燃吸（一日量不超过1.5克）。外用适量。

【精选验方】①慢性气管炎：洋金花15克，研成极细末，倒入装有500毫升纯60度粮食白酒的瓶中摇匀，密封存放7日，每次1～2毫升，每日3次，最大量不应超过2毫升。②小儿慢惊风：洋金花7朵，全蝎（炒）10枚，丹砂、乳香、天南星（炮）、天麻各10.5克，为末，每次2.5克，薄荷汤调下。③面上生疮：洋金花，晒干研末，少许贴之。④诸风痛及寒湿脚气：洋金花、大蒜梗、茄梗、花椒叶各等份，煎水洗。

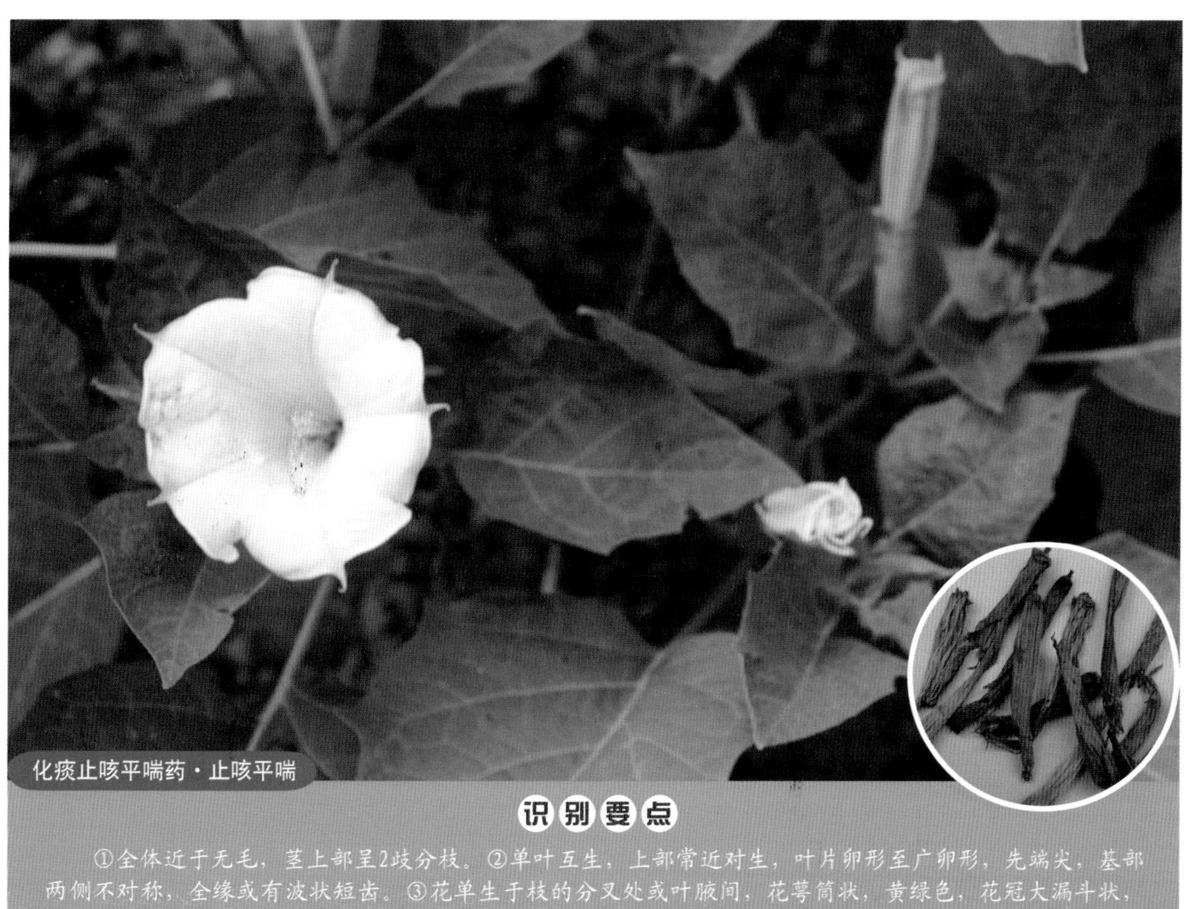

识别要点

①全体近于无毛，茎上部呈2歧分枝。②单叶互生，上部常近对生，叶片卵形至广卵形，先端尖，基部两侧不对称，全缘或有波状短齿。③花单生于枝的分叉处或叶腋间，花萼筒状，黄绿色，花冠大漏斗状，白色。

龙 骨

别名：白龙骨、生龙骨、花龙骨、煅龙骨。
来源：为古代哺乳动物如象类、犀牛类、牛类、三趾马、鹿类、骆驼类、羚羊类等的骨骼化石，习称“龙骨”。而象类门齿的化石习称“五花龙骨”。

【生境分布】主产于山西、内蒙古、河南、河北、陕西、甘肃等地。

【采收加工】全年可采，挖出后，除去泥土及杂质，贮于干燥处，五花龙骨质酥脆，出土后，露置空气中极易破碎，所以常用毛边纸粘贴保护。生用或煅用。生龙骨：取原药材，除去杂质，打碎。煅龙骨：取生品敲成小块，装入耐火容器中，武火煅至红透，取出放凉，碾碎。

【性味功用】甘、涩，平。归心、肝、肾经。镇静安神，平肝潜阳，收敛固涩。主治神志不安，心悸失眠，烦躁易怒，头晕目眩，虚汗，遗精，带下，崩漏。15～30克。外用适量。

【精选验方】①烧烫伤：龙骨、大黄、生石膏、儿茶各等份，共研极细末，冷茶水调稀糊状敷患处，隔日换药1次。②产后虚汗不止：龙骨、麻黄根各50克，捣细罗为散，不拘时，以粥饮调下10克。③健忘：龙骨、远志、狗骨各等份，捣细过筛，每次2克，饭后服，每日2次。④泄泻不止：白龙骨、白石脂各等份，为末，水丸如梧桐子大，紫苏木瓜汤下。⑤大量鼻出血、眩晕欲死：龙骨研细，吹入鼻中。⑥遗尿淋沥：白龙骨、桑螵蛸各等份，为末，每次盐汤服10克。

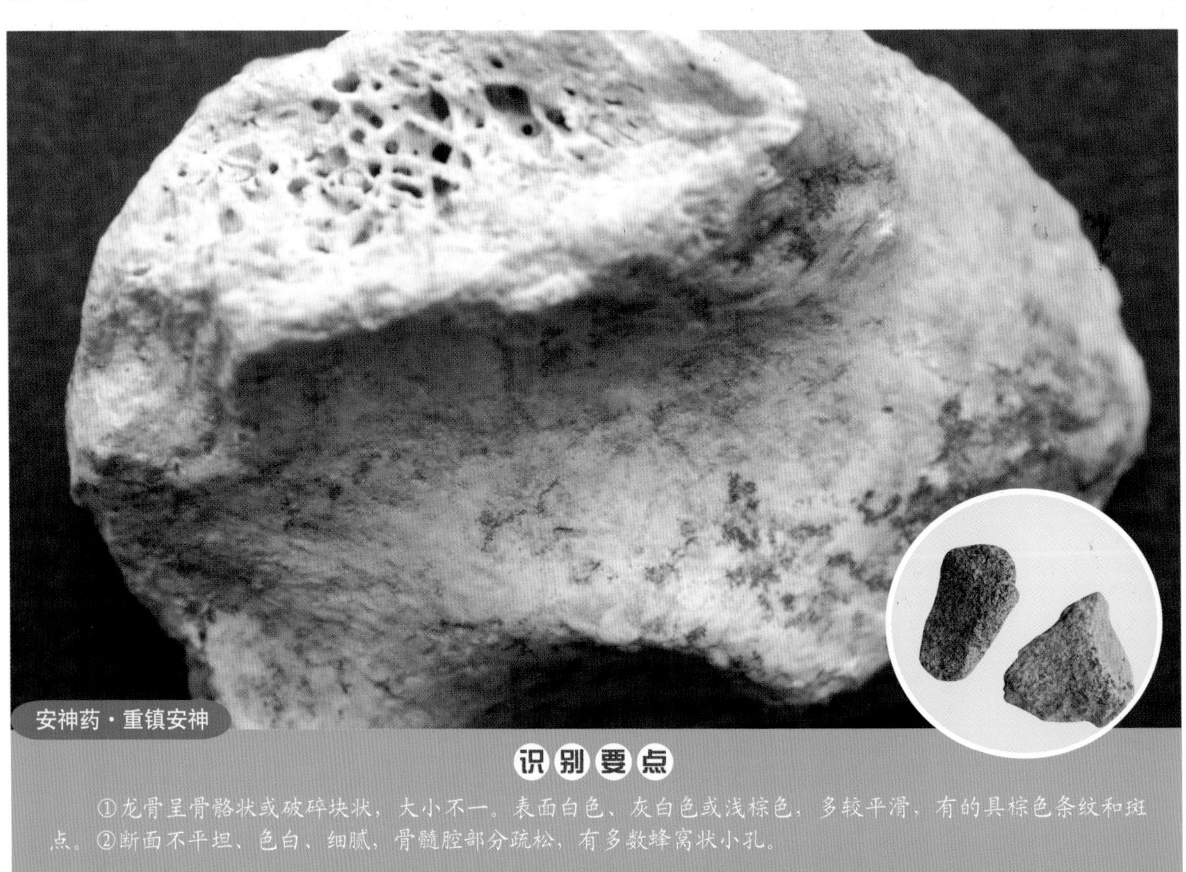

安神药·重镇安神

识别要点

①龙骨呈骨骼状或破碎块状，大小不一。表面白色、灰白色或浅棕色，多较平滑，有的具棕色条纹和斑点。②断面不平坦、色白、细腻，骨髓腔部分疏松，有多数蜂窝状小孔。

酸枣仁

别名：山枣、刺枣、酸枣子、酸枣核。
来源：为鼠李科植物酸枣*Ziziphus jujuba* Mill. var. spinosa(Bunge)Hu ex H. F. Chou**的干燥成熟种子。**

【生境分布】生长于阳坡或干燥瘠土处，常形成灌木丛。主产于辽宁、内蒙古、河北、河南、山东、山西、陕西、甘肃、安徽、江苏等地。

【采收加工】秋末冬初采收成熟果实，除去果肉及核壳，收集种子，晒干。

【性味功用】甘、酸，平。归肝、胆、心经。养心补肝，宁心安神，敛汗，生津。用于虚烦不眠，惊悸多梦，体虚多汗，津伤口渴。10～15克。

【精选验方】①心悸不眠：酸枣仁研末，每次6克，日服2次，竹叶煎汤送服，宜连服1周。②气虚自汗：酸枣仁、党参各15克，黄芪30克，白术12克，五味子9克，大枣4枚，水煎，分3次服。③胆气不足所致惊悸、恐惧、虚烦不寐：酸枣仁、川贝、知母各9克，茯苓15克，甘草6克，水煎服，每日1剂。④心气亏虚，神志不安者：酸枣仁、朱砂、人参、乳香各适量，共研细末，炼蜜为丸服，每次9克，每日2～3次。⑤肝肾阴虚盗汗：酸枣仁、五味子、山茱萸、糯稻根各等份，水煎服，每日1～2剂；或酸枣仁与人参、茯苓共为细末，米汤送服。

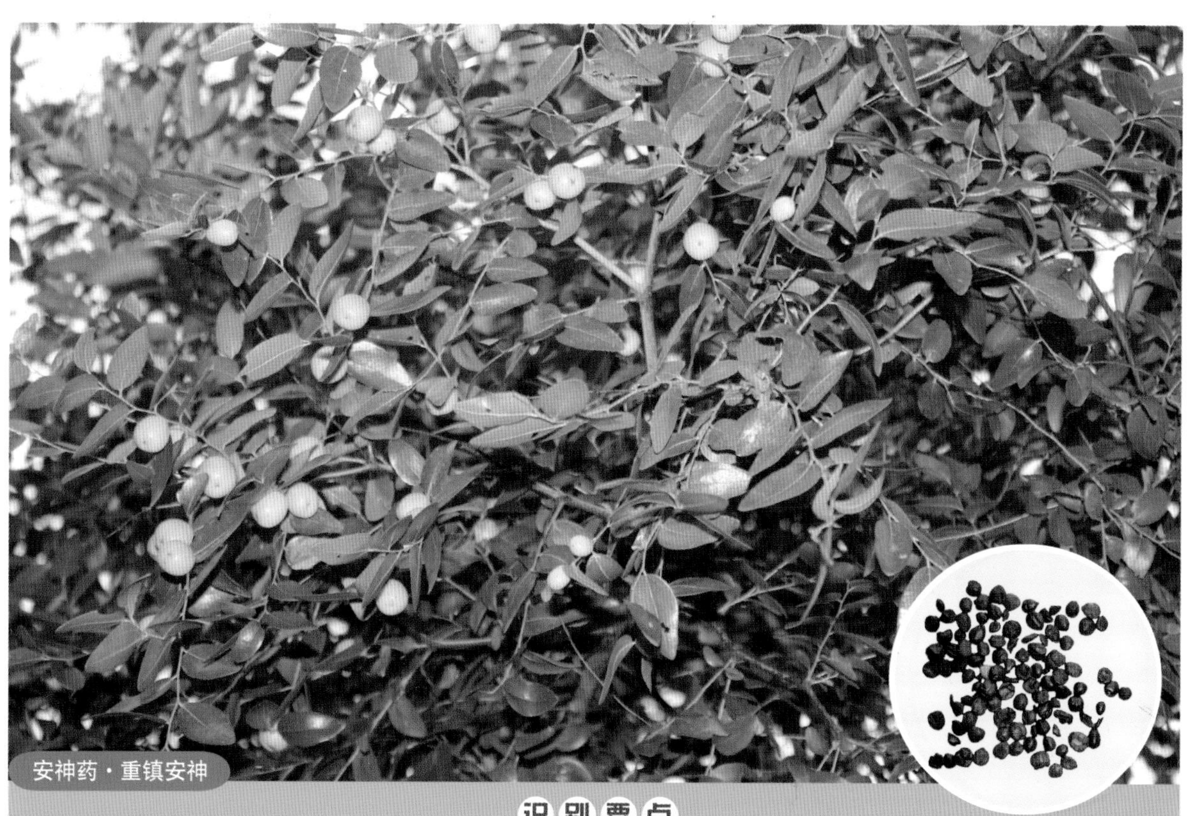

识别要点

①落叶灌木或小乔木，枝上有两种刺：一为针状直形，长1～2厘米；一为向下反曲，长约5毫米。②单叶互生，叶片椭圆形至卵状披针形，托叶细长，针状。③核果近球形，先端尖，具果柄，熟时暗红色。

灵 芝

别名：木灵芝、菌灵芝、灵芝草。
来源：为多孔菌科真菌赤芝*Ganoderma lucidum*(Leyss. ex Fr.)Karst.**或紫芝***Ganoderma sinense* Zhao, Xu et Zhang **的干燥子实体。**

【生境分布】生长于栎树及其他阔叶树的枯干、腐朽的木桩旁，喜生于植被密度大，光照短、表土肥沃、潮湿疏松之处。主产于华东、西南及河北、山西、江西、广西、广东等地。

【采收加工】全年采收，除去杂质，剪除附有朽木、泥沙或培养基质的下端菌柄，阴干或在40～50℃烘干。

【性味功用】甘，平。归心、肺、肝、肾经。补气安神，止咳平喘。用于心神不宁，眩晕不眠，心悸气短，虚劳咳喘。6～12克。

【精选验方】①神经衰弱，心悸头晕，夜寐不宁：灵芝1.5～3克，水煎服，每日2次。②慢性肝炎、肾盂肾炎、支气管哮喘：灵芝焙干研末，开水冲服。③过敏性哮喘：灵芝、紫苏叶各6克，半夏4.5克，厚朴3克，茯苓9克，水煎加冰糖服。④慢性支气管炎：灵芝300克，熬煮制成干膏30克，每日3克。

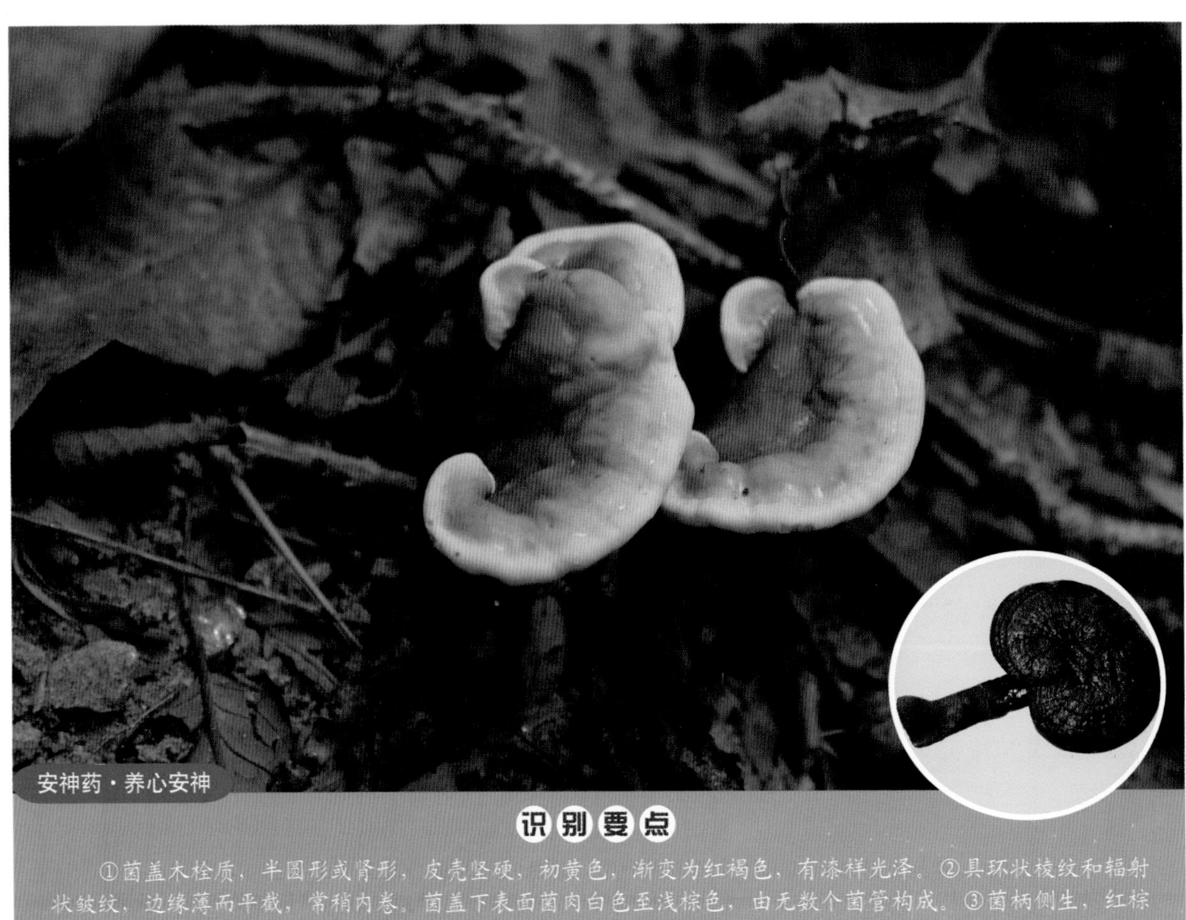

安神药·养心安神

识别要点

①菌盖木栓质，半圆形或肾形，皮壳坚硬，初黄色，渐变为红褐色，有漆样光泽。②具环状棱纹和辐射状皱纹，边缘薄而平截，常稍内卷。菌盖下表面菌肉白色至浅棕色，由无数个菌管构成。③菌柄侧生，红棕色至紫褐色，皮壳坚硬且光泽。

合欢皮

别名：合昏皮、马樱花、夜合皮、合欢木皮。
来源：为豆科植物合欢*Albizia julibrissin* Durazz.的干燥树皮。

【生境分布】生长于林边、路旁及山坡上。全国大部分地区都有分布，主产于江苏、浙江、安徽等地。

【采收加工】夏、秋间采收，剥下树皮，晒干。用清水浸泡洗净，捞出，闷润后再切块或切丝，干燥。

【性味功用】甘，平。归心、肝、肺经。解郁安神，活血消肿。用于心神不安，忧郁失眠，肺痈疮肿，跌仆伤痛。6～12克。外用适量，研末调敷。

【精选验方】①心烦失眠：合欢皮9克，夜交藤15克，水煎服。②夜盲：合欢皮、千层塔各9克，水煎服。③小儿撮口风：合欢花枝煮成浓汁，揩洗口腔。④疮痈肿痛：合欢皮、紫花地丁、蒲公英各10克，水煎服。⑤肺痈(肺脓肿)咳吐脓血：合欢皮、芦根、鱼腥草各15克，桃仁、黄芩各10克，水煎服。⑥神经衰弱、郁闷不乐、失眠健忘：合欢皮或花、夜交藤各15克，酸枣仁10克，柴胡9克，水煎服。⑦跌打损伤、瘀血肿痛：合欢皮15克，川芎、当归各10克，没药、乳香各8克，水煎服。

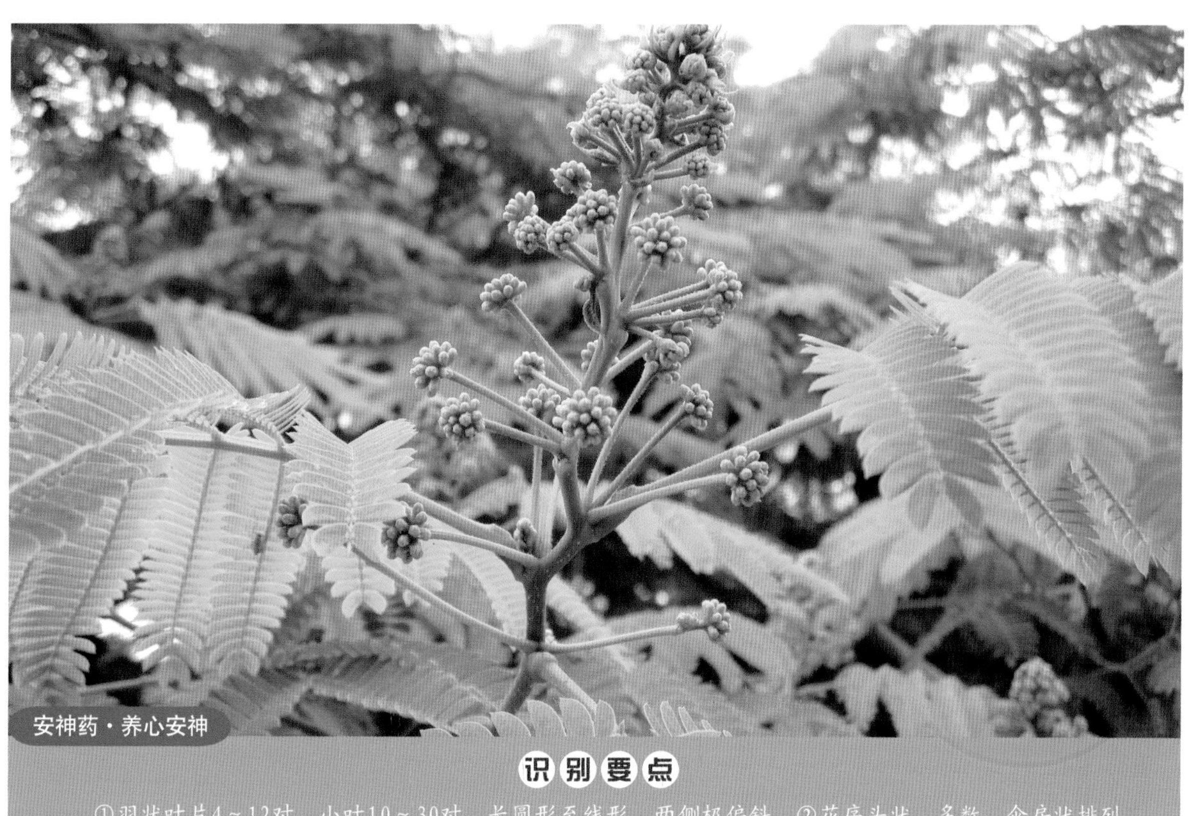

识别要点

①羽状叶片4～12对，小叶10～30对，长圆形至线形，两侧极偏斜。②花序头状，多数，伞房状排列，腋生或顶生；花淡红色。

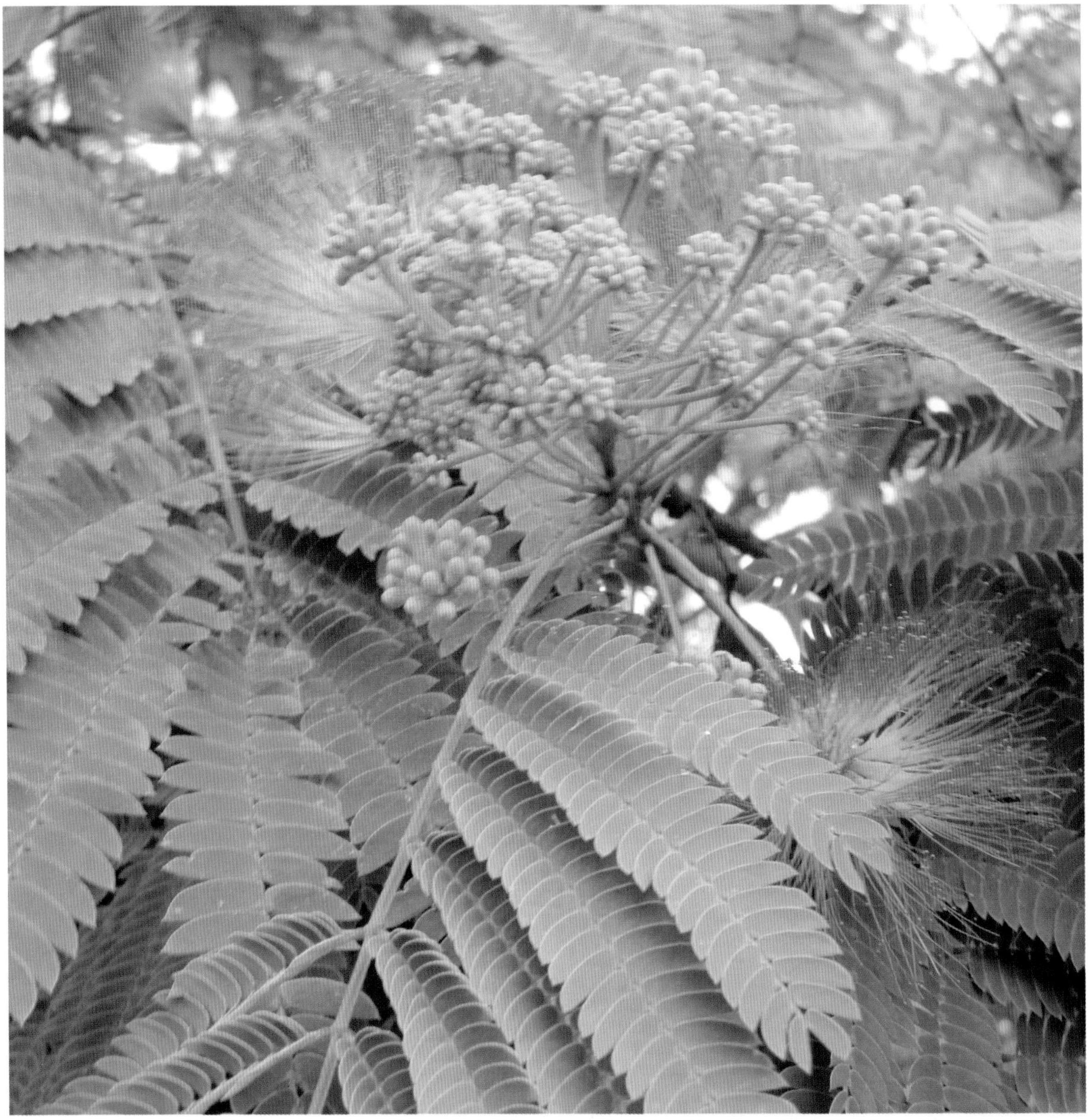

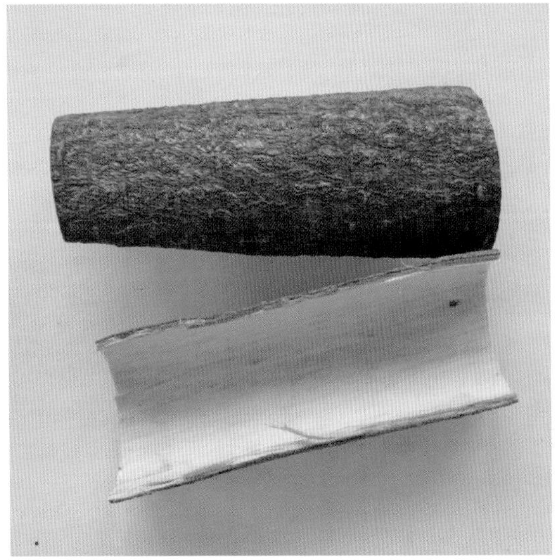

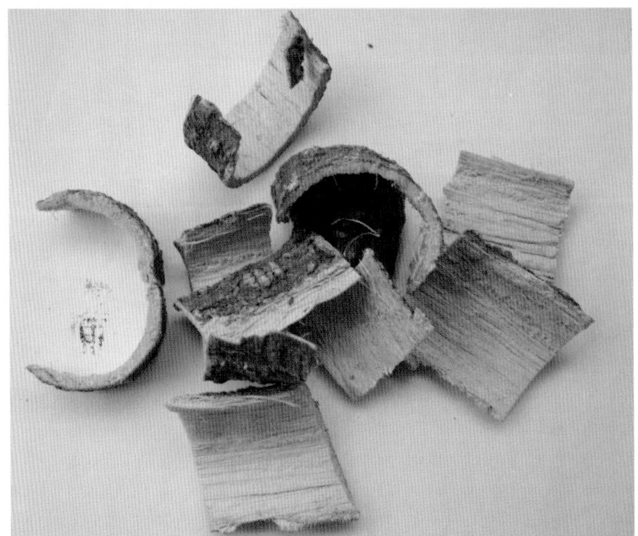

远 志

别名：细草、棘菀、苦远志、小草根、关远志。
来源：为远志科植物远志*Polygala tenuifolia* Willd.**等的干燥根。**

【生境分布】生长于海拔400～1000米的路旁或山坡草地。主产于山西、陕西、吉林、河南等地。

【采收加工】春、秋二季采挖，除去须根及泥沙，晒干。

【性味功用】苦、辛，温。归心、肾、肺经。安神益智，祛痰，消肿。用于心肾不交引起的失眠多梦、健忘惊悸、神志恍惚，咳痰不爽，疮疡肿毒，乳房肿痛。3～10克。

【精选验方】①脑风头痛：远志末适量，吸入鼻中。②喉痹作痛：远志末适量，吹喉，涎出为度。③乳腺炎：远志焙干研细，酒冲服10克，药渣敷患处。④健忘：远志末适量，冲服。⑤神经衰弱、健忘心悸、多梦失眠：远志研粉，每次5克，每日2次，米汤冲服。

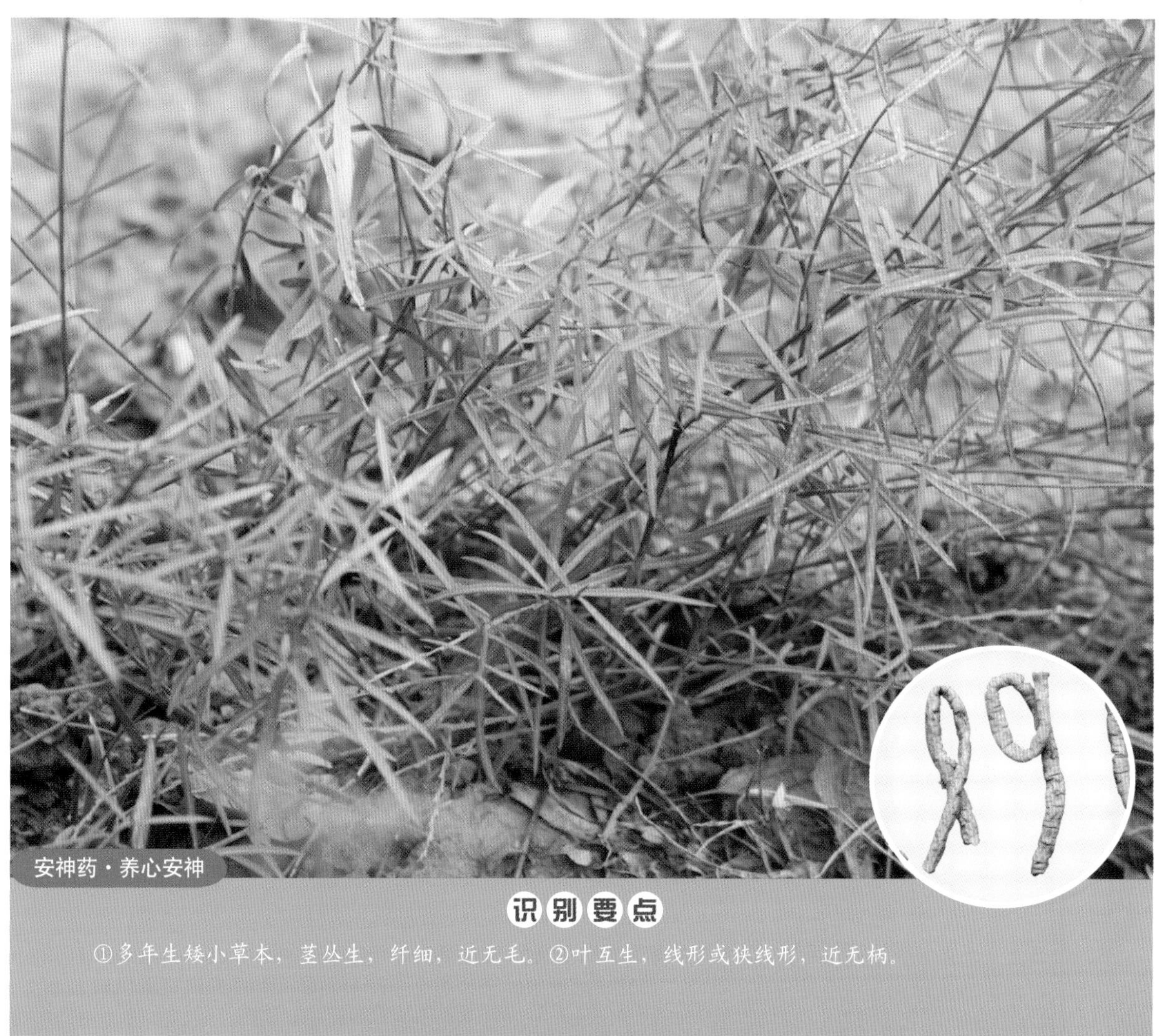

安神药・养心安神

识别要点

①多年生矮小草本，茎丛生，纤细，近无毛。②叶互生，线形或狭线形，近无柄。

石决明

别名：鲍鱼壳、海决明、千里光、金蛤蜊皮。
来源：为鲍科动物杂色鲍*Haliotis diversicolor* Reeve**等的贝壳。**

【生境分布】主产于我国福建以南沿海地区。

【采收加工】夏、秋二季捕捉，去肉，洗净，干燥。

【性味功用】咸，寒。归肝经。平肝潜阳，清肝明目。用于头痛眩晕，目赤翳障，视物昏花，青盲雀目。6～20克，先煎。

【精选验方】①畏光：石决明、黄菊花、甘草各5克，水煎，冷后服。②痘后目翳：石决明火煅过，研为末，加谷精草等份，共研细，以猪肝蘸食。③肝虚目翳：石决明（烧成灰）、木贼（焙）等份为末，每次10克，与姜、枣同用水煎，连渣服下，每日3次。④小便淋症：石决明去粗皮，研为末，水飞过，每次10克，熟水送下，每日2次。⑤阴虚阳亢所致的眩晕：石决明、生龙牡各30克，生熟地、夜交藤各15克，山茱萸肉、川牛膝各12克，牡丹皮10克，水煎服。

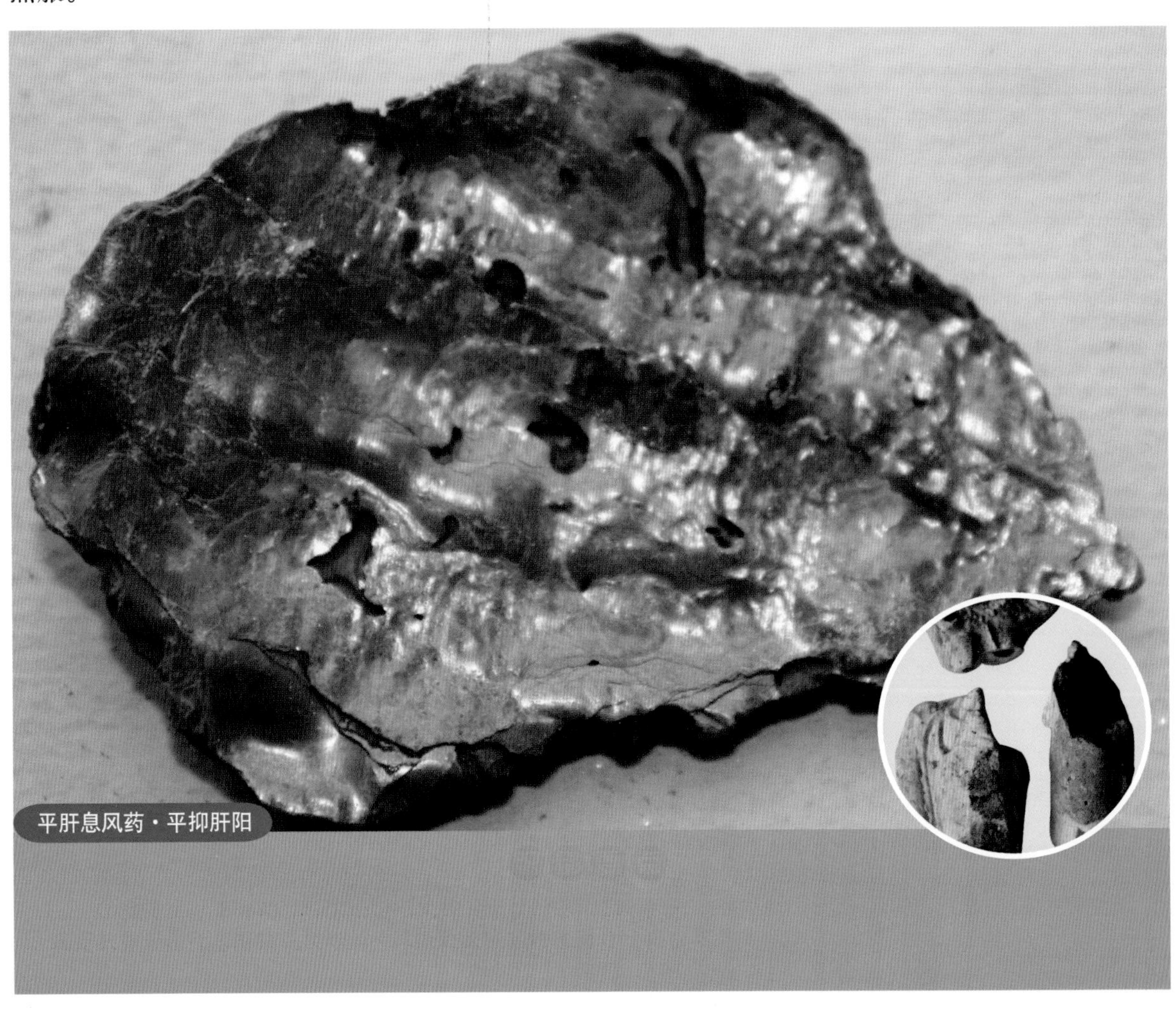

平肝息风药・平抑肝阳

牡蛎

别名：蛎蛤、牡蛤、蛎黄、生蚝、海蛎子皮。
来源：为牡蛎科动物长牡蛎*Ostrea gigas* Thunberg等的贝壳。

【生境分布】沿海一带均有分布。

【采收加工】全年均可采收，去肉，洗净，晒干。

【性味功用】咸，微寒。归肝、胆、肾经。生牡蛎重镇安神，潜阳补阴，软坚散结，用于惊悸失眠，眩晕耳鸣，瘰疬痰核， 癥瘕块。煅牡蛎收敛固涩，制酸止痛，用于自汗盗汗，遗精滑精，崩漏带下，胃痛吞酸。9～30克，先煎。

【精选验方】①心脾气痛（气实有痰者）：牡蛎煅粉，酒服10克。②产后盗汗：牡蛎粉、麦麸（炒黄）等份，每次5克，用猪肉汁调下。③小便频多：牡蛎250克，烧灰，小便3升，煎2升，分3服。④金疮出血：牡蛎粉外敷。⑤妊娠下肢抽筋疼痛：牡蛎（先煎）30克，当归身、炙甘草各9克，炒白芍、鸡血藤各15克，水煎服，每日1贴，连服3～5剂。

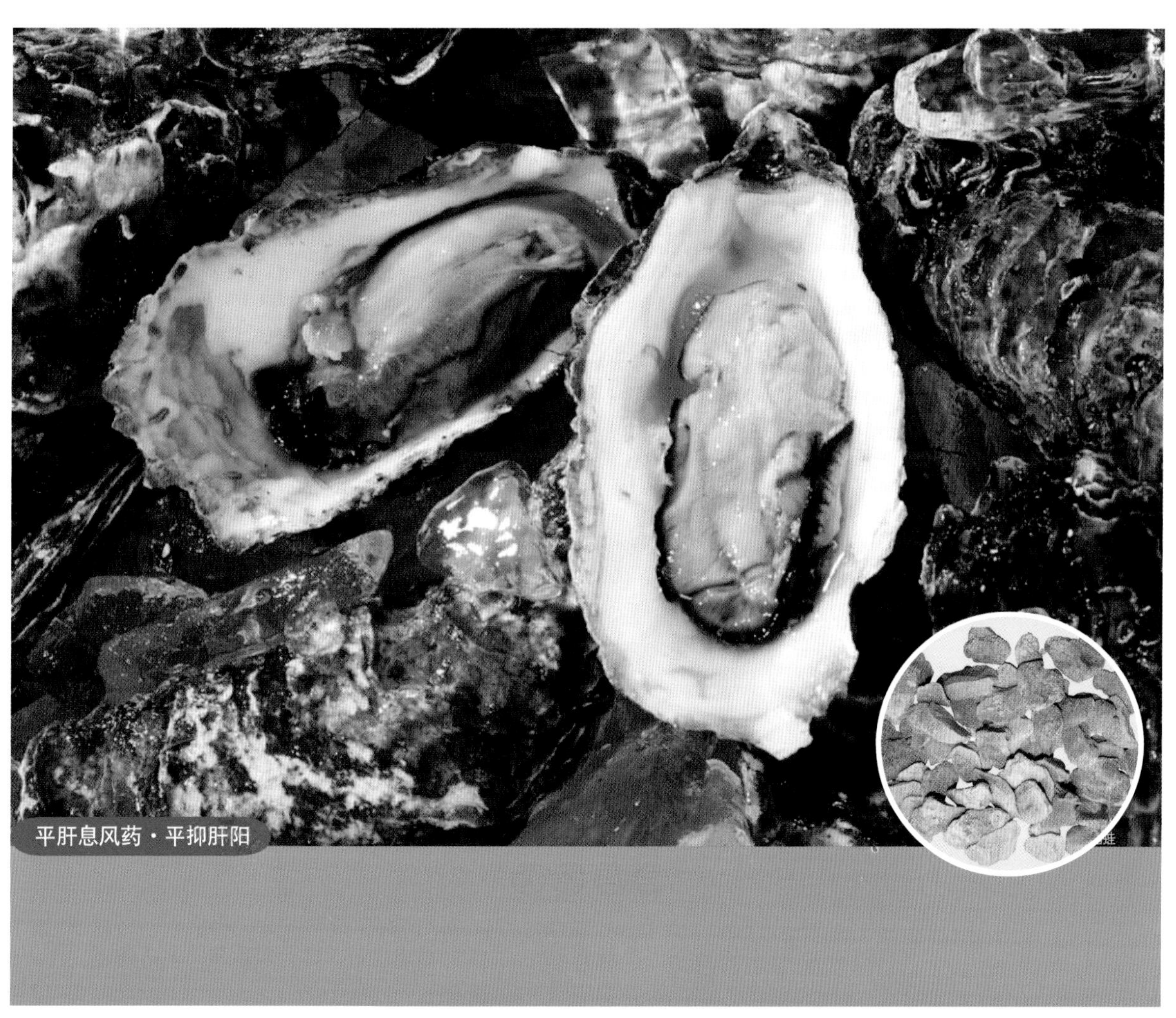

平肝息风药 · 平抑肝阳

罗布麻

别名：红麻、野麻、吉吉麻、泽漆麻、红柳子、小花罗布麻。
来源：为夹竹桃科植物罗布麻*Apocynum venetum* L.的干燥叶。

【生境分布】生长于河岸沙质地、山沟砂地、多石的山坡、盐碱地。主产于东北、华北、西北等地。

【采收加工】夏季采收，除去杂质，干燥。

【性味功用】甘、苦，凉。归肝经。平肝安神，清热利水。用于肝阳眩晕，心悸失眠，浮肿尿少，高血压，神经衰弱，肾炎浮肿。6～12克。

【精选验方】①高血压：罗布麻叶20克，开水泡，当茶饮用。②急性肾炎高血压：罗布麻、菊花各10克，沸水浸泡，每日1剂，分3～4次服。③肝炎腹胀：罗布麻、延胡索各10克，甜瓜蒂7.5克，公丁香5克，木香15克，共研末，每次2.5克，每日2次，开水送服。④神经衰弱、眩晕、心悸、失眠：罗布麻5～10克，开水冲泡当茶喝，不可煎煮。⑤水肿：罗布麻根20～25克，水煎服，每日2次。

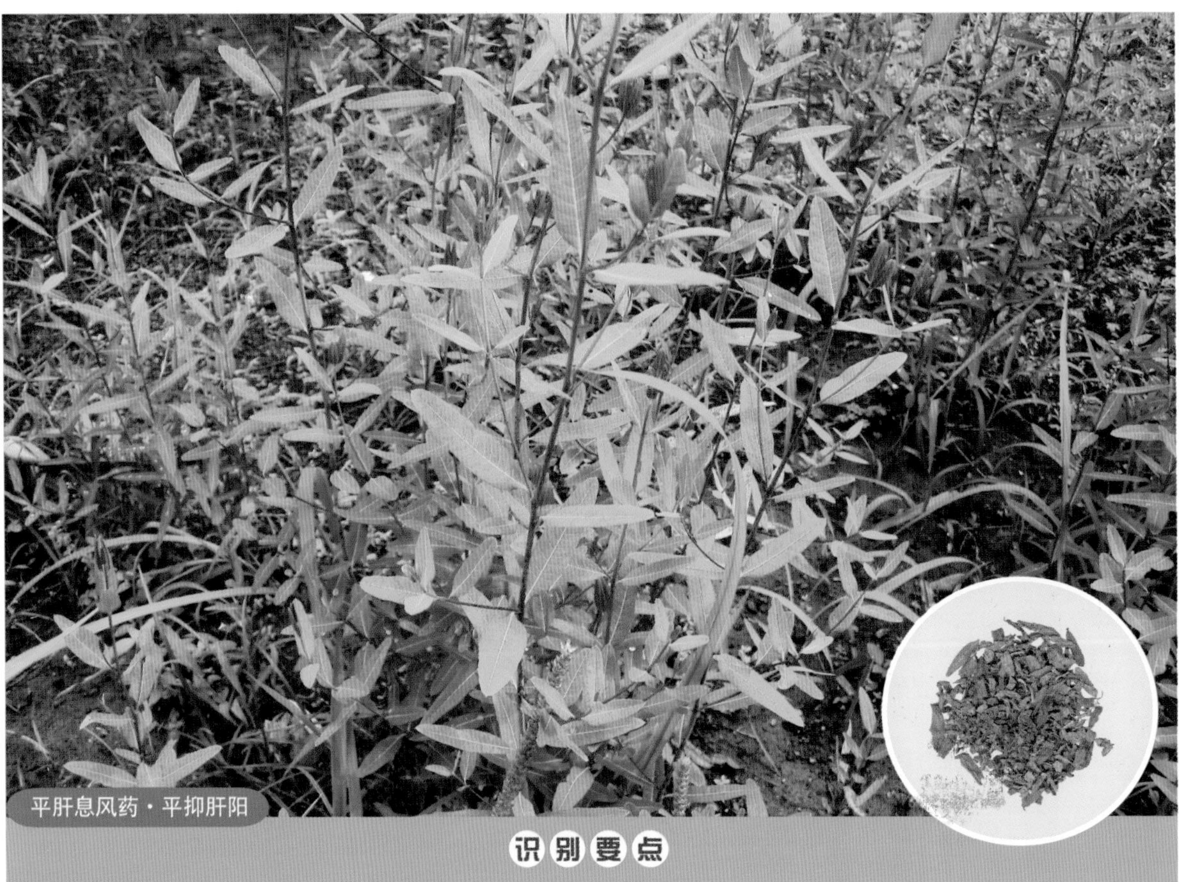

平肝息风药 · 平抑肝阳

识别要点

①全株有白色乳汁。枝条常对生，无毛，紫红色或淡红色，背阴部分为绿色。②叶对生，在中上部分枝处或互生。③单歧聚伞花序顶生，花萼5深裂；花冠紫红色或粉红色，钟状，上部5裂，花冠内有明显3条紫红色脉纹，基部内侧有副花冠及花盘。

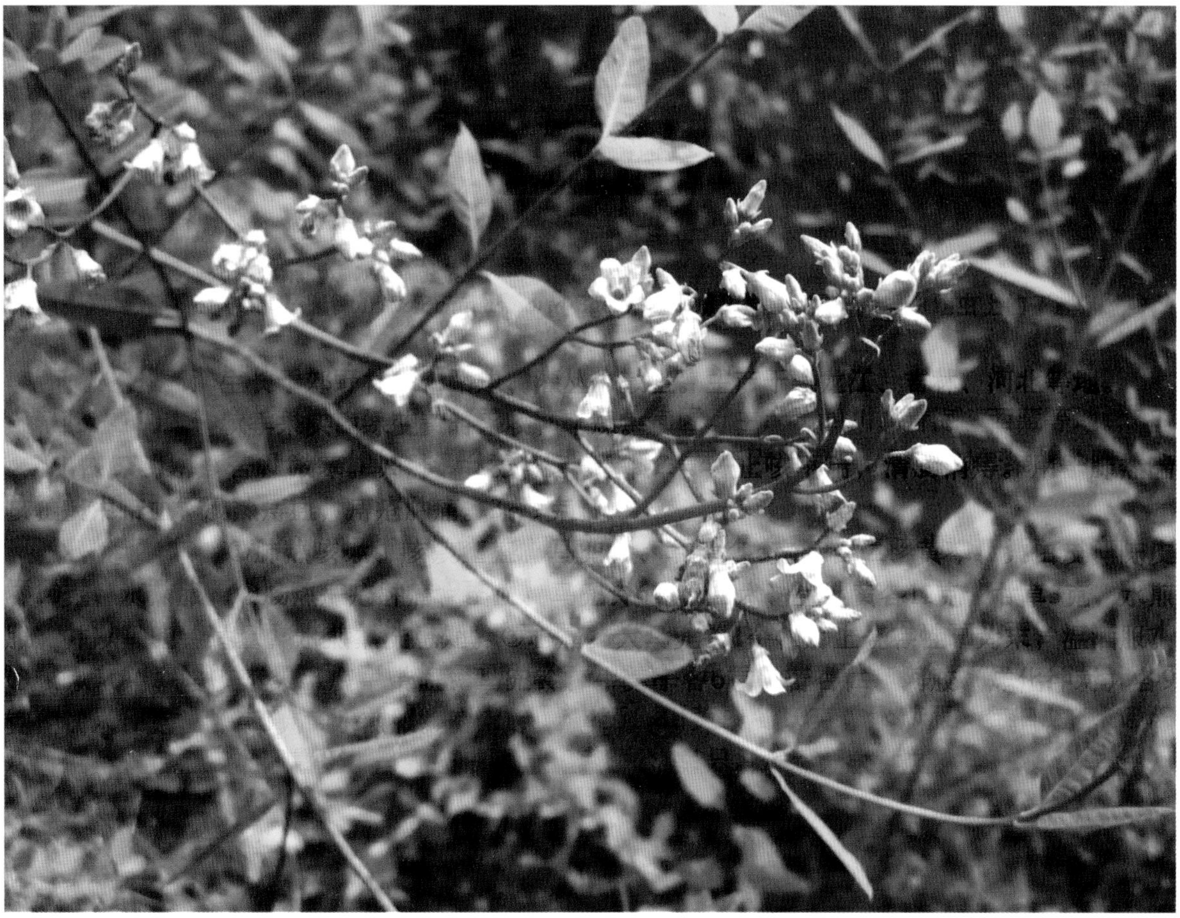

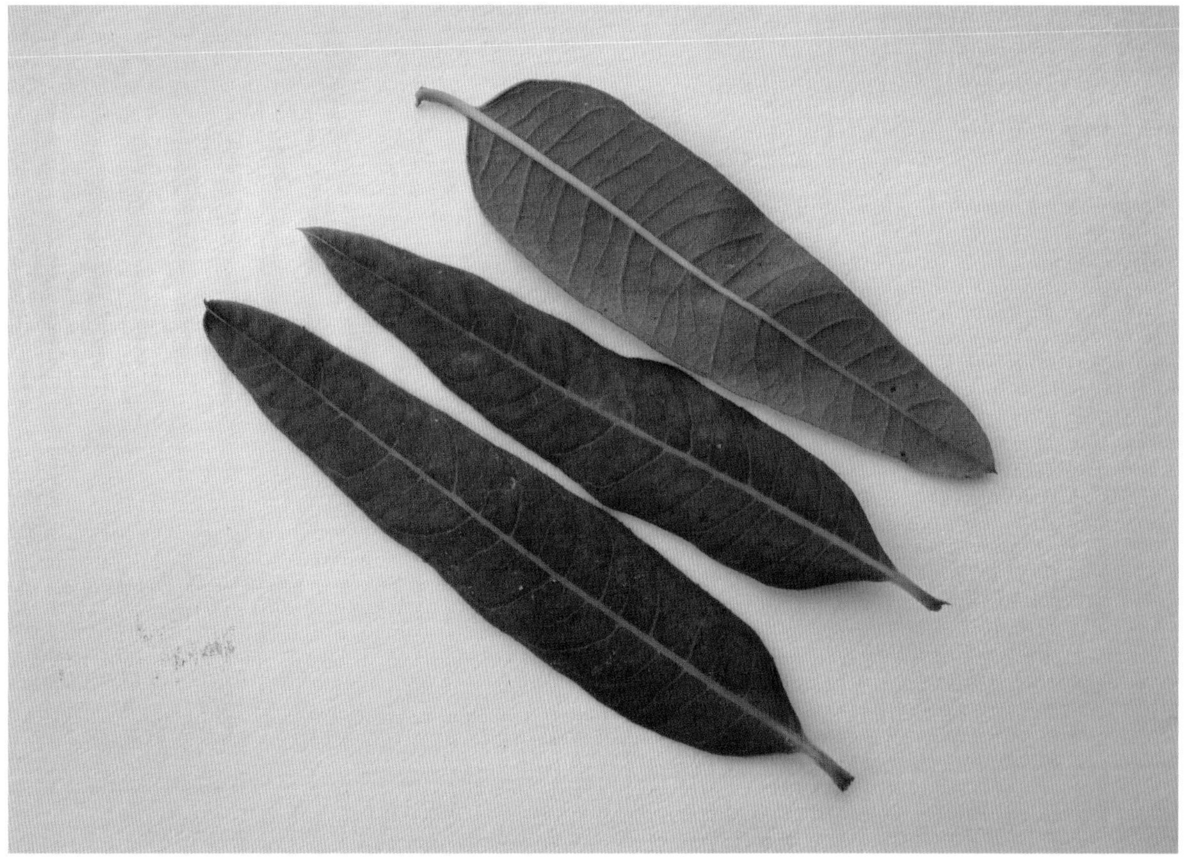

珍 珠

别名：真朱、真珠、蚌珠、珠子、药珠。
来源：为蚌科动物三角帆蚌*Hyriopsis cumingii*(Lea)等双壳类动物受刺激形成的珍珠。

【生境分布】天然珍珠主产于广东、广西、台湾等地。淡水养殖珍珠主产于江苏、黑龙江、安徽及上海等地。

【采收加工】自动物体内取出，洗净，干燥。

【性味功用】甘、咸，寒。归心、肝经。安神定惊，明目消翳，解毒生肌，润肤祛斑。用于惊悸失眠，惊风癫痫，目生翳障，疮疡不敛，皮肤色斑。0.1～0.3克，多入丸散用。外用适量。

【精选验方】①镇惊安神：珍珠粉，每次1克，每日3次。②老年性白内障：珍珠粉口服，每次1克，每日3次。③失眠：珍珠母、淮小麦、石决明、夜交藤各30克，赤芍、合欢皮各15克，黄芩、朱麦冬、柏子仁、丹参各9克，沙参12克，水煎服。④失眠：珍珠母、百合各30克，酸枣仁、旱莲草各20克，生地黄12克，炙远志、五味子、女贞子、龙齿各10克，水煎服，每日1剂。

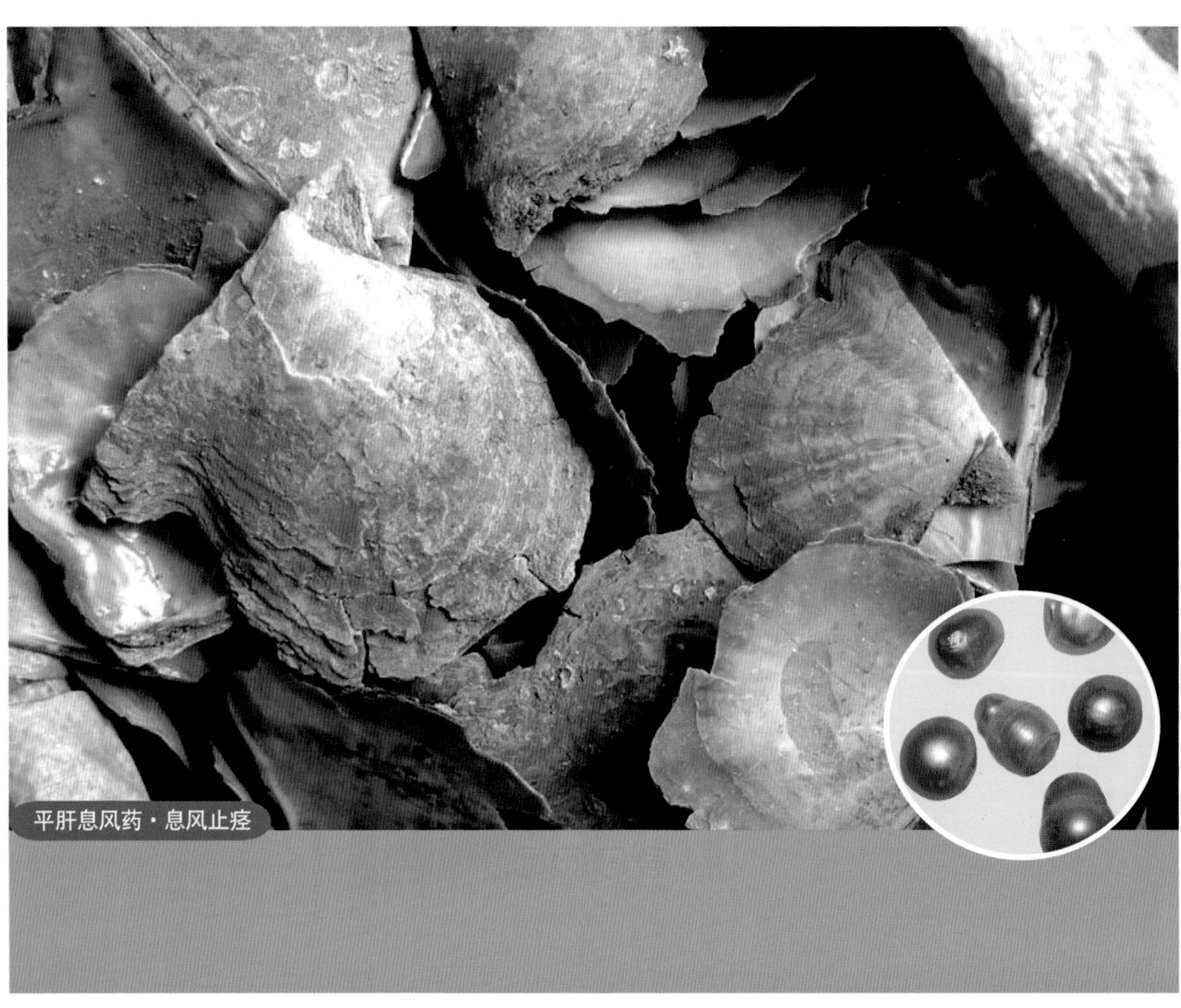

平肝息风药·息风止痉

钩藤

别名：钓藤、钩丁、大钩丁、双钩藤。
来源：为茜草科植物钩藤*Uncaria rhynchophylla*(Miq.)Jacks.**等的干燥带钩茎枝。**

【生境分布】生长于灌木林或杂木林中。主产于云南、广西、广东等地。

【采收加工】秋、冬二季采收，去叶，切段，晒干。

【性味功用】甘，凉。归肝、心包经。清热平肝，息风定惊。用于头痛眩晕，感冒夹惊，惊痫抽搐，妊娠子痫，高血压。3～12克，入煎剂宜后下。

【精选验方】①小儿惊热：钩藤50克，硝石25克，甘草0.5克（炙微赤，锉），捣细，罗为散，每次2克，以温水调下，每日3～4次。②胎动不安：钩藤、桔梗、人参、茯神、当归、桑寄生各5克，水煎服。③高血压：钩藤12克，菊花、桑叶、夏枯草各10克，水煎服。④三叉神经痛：钩藤、地龙各24克，白芷10克，秦艽、丹参各15克，川芎9克，僵蚕、木瓜、大枣各12克，全蝎6克，白芍20克，水煎服。

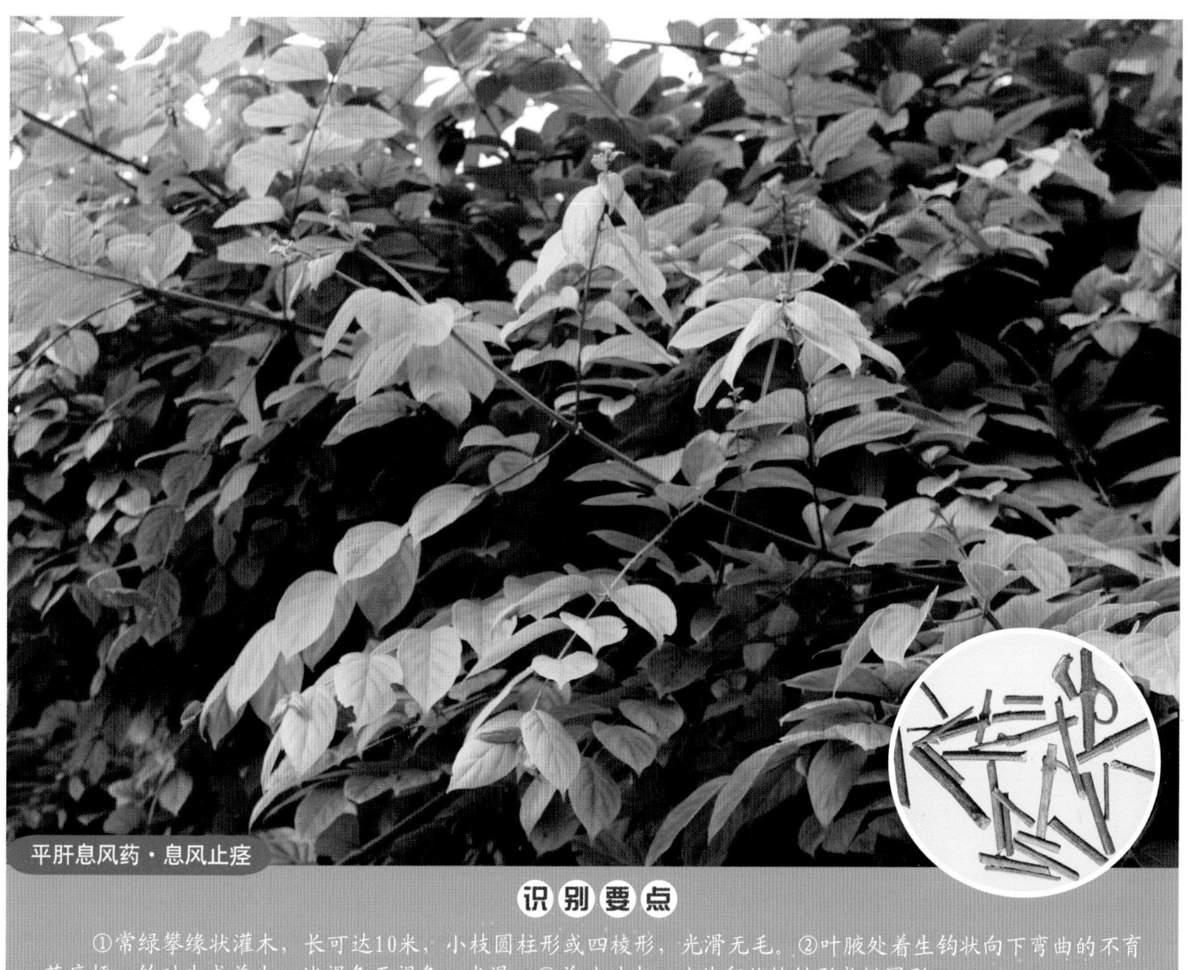

平肝息风药·息风止痉

识别要点

①常绿攀缘状灌木，长可达10米，小枝圆柱形或四棱形，光滑无毛。②叶腋处着生钩状向下弯曲的不育花序梗，钩对生或单生，淡褐色至褐色，光滑。③单叶对生，叶片卵状披针形或椭圆形。

天　麻

别名：赤箭、赤箭芝、明天麻、定风草根。
来源：为兰科植物天麻 Gastrodia elata Bl.**的干燥块茎。**

【生境分布】生长于腐殖质较多而湿润的林下，向阳灌木丛及草坡也有。主产于安徽、陕西、四川、云南、贵州等地。

【采收加工】立冬后至次年清明前采挖，立即洗净，蒸透，敞开低温干燥。

【性味功用】甘，平。归肝经。平抑肝阳，息风止痉，祛风通络。用于头痛眩晕，肢体麻木，小儿惊风，癫痫抽搐，破伤风，风湿痹痛。3～10克。

【精选验方】①头晕、肢体疼痛、皮肤瘙痒、偏头痛等：天麻9克，川芎6克，水煎2次，药液混合，早晚服用，每日1次。②风湿痹、四肢拘挛：天麻25克，川芎100克，共研为末，炼蜜做成丸子，如芡子大，每次嚼服1丸，饭后茶或酒送下。③半身不遂、风湿痹痛、坐骨神经痛、慢性腰腿痛：天麻、杜仲、牛膝各30克，枸杞50克，羌活20克，切片放中烧酒中，浸泡7日。每次服1小盅，每日2～3次。

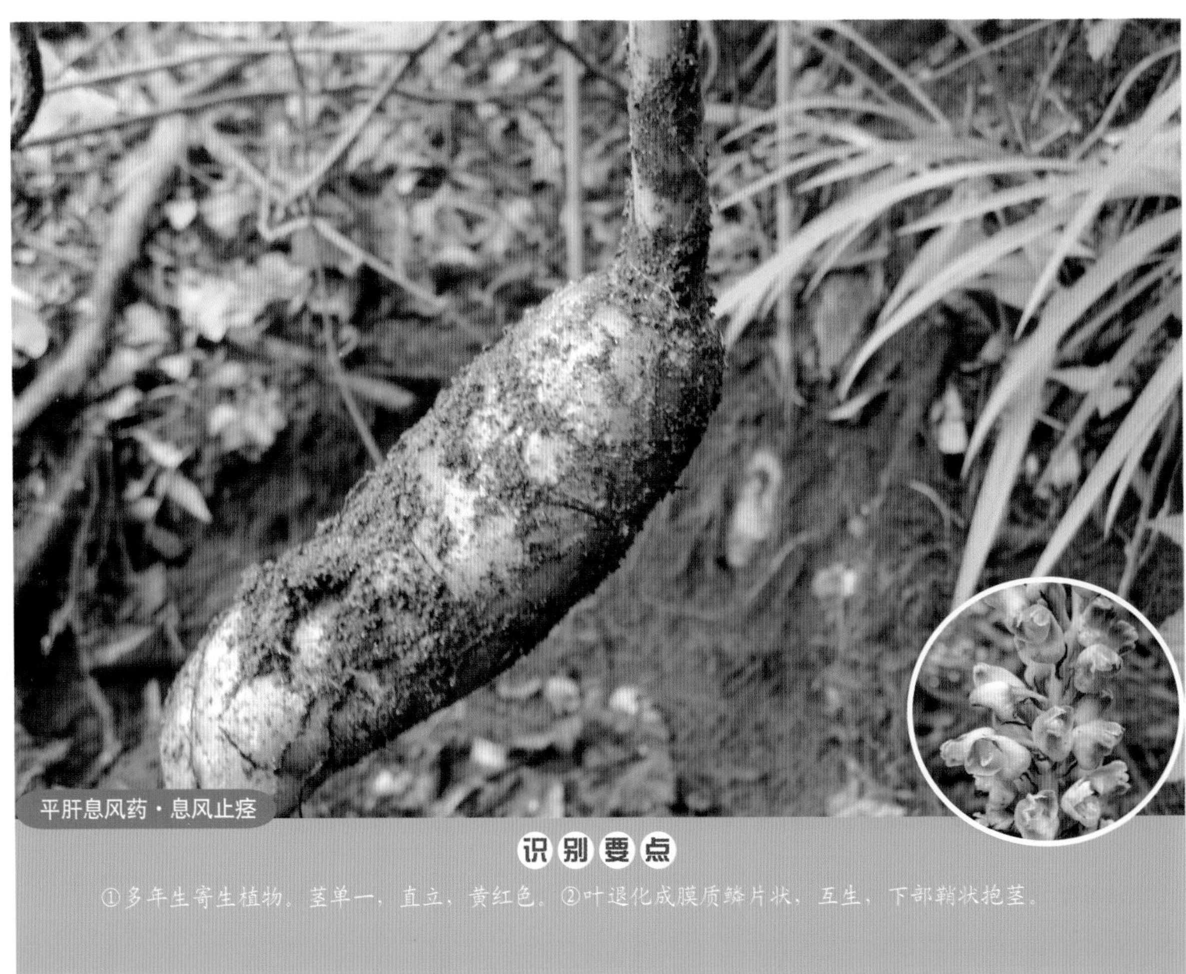

识别要点

①多年生寄生植物。茎单一，直立，黄红色。②叶退化成膜质鳞片状，互生，下部鞘状抱茎。

地 龙

别名：蚯蚓、土龙、附蚓、寒蚓。
来源：为巨蚓科动物参环毛蚓*Pheretima aspergillum*(E.Perrier)等的干燥体。

【生境分布】生长于潮湿疏松的泥土中。分布于全国各地。

【采收加工】广地龙春季至秋季捕捉，沪地龙夏季捕捉，及时剖开腹部，除去内脏及泥沙，洗净。晒干或低温干燥。

【性味功用】咸，寒。归肝、脾、膀胱经。清热定惊，通络，平喘，利尿。用于高热神昏，惊痫抽搐，关节痹痛，肢体麻木，半身不遂，肺热喘咳，尿少水肿，高血压。5～10克。

【精选验方】①头痛：地龙、野菊花各15克，白僵蚕10克，水煎服，每日2次。②婴幼儿抽搐：地龙5～10条，捣烂如泥，加少许食盐，涂囟门。③神经性皮炎：地龙、当归、苦参、乌梢蛇各15克，刺蒺藜、焦山楂、冬凌草、制首乌、生地黄各30克，川芎、苍术、红花各10克，黄芩20克，水煎取药汁，每日1剂，分2次服用。

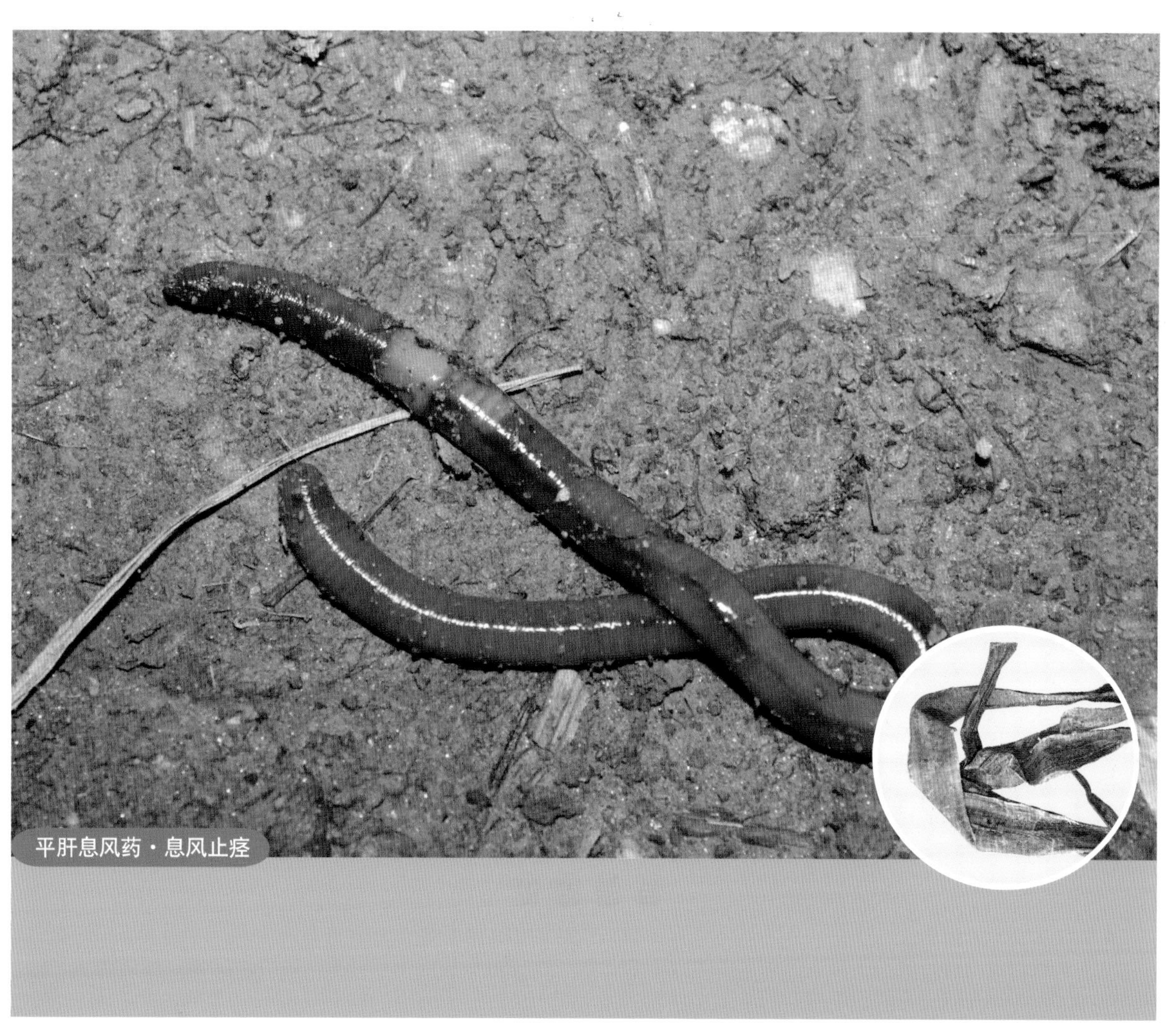

全蝎

别名：钳蝎、全虫、蝎子、山蝎。
来源：为钳蝎科动物东亚钳蝎*Buthus martensii* Karsch的干燥体。

【生境分布】生长于阴暗潮湿处。主产于河南、山东等地，河北、辽宁、安徽、湖北等地亦产。

【采收加工】春末至秋初捕捉，除去泥沙，置沸水或沸盐水中，煮至全身僵硬，捞出，置通风处，阴干。

【性味功用】辛，平；有毒。归肝经。息风镇痉，攻毒散结，通络止痛。用于肝风内动，小儿惊风，抽搐痉挛，中风口歪，半身不遂，破伤风，风湿顽痹，偏正头痛，疮疡，瘰疬。3～6克。

【精选验方】①风牙疼痛：全蝎3个，蜂房10克，炒研，擦牙。②关节疼痛、筋节挛疼：全蝎7个（炒），麝香0.2克，研匀，空腹，温酒调服。③偏头痛：全蝎、藿香、麻黄、细辛各等份，共研细末，每次3克，开水送服。④痈疮肿毒：全蝎、栀子各10克，麻油煎黑去滓，入黄蜡，化成膏敷之。⑤阴囊湿疹成疮：全蝎、延胡索、杜仲（炒）各15克，水煎服。⑥乳腺小叶增生：全蝎2克，夹于馒头或糕点中食之，每日1次，7日为1个疗程。

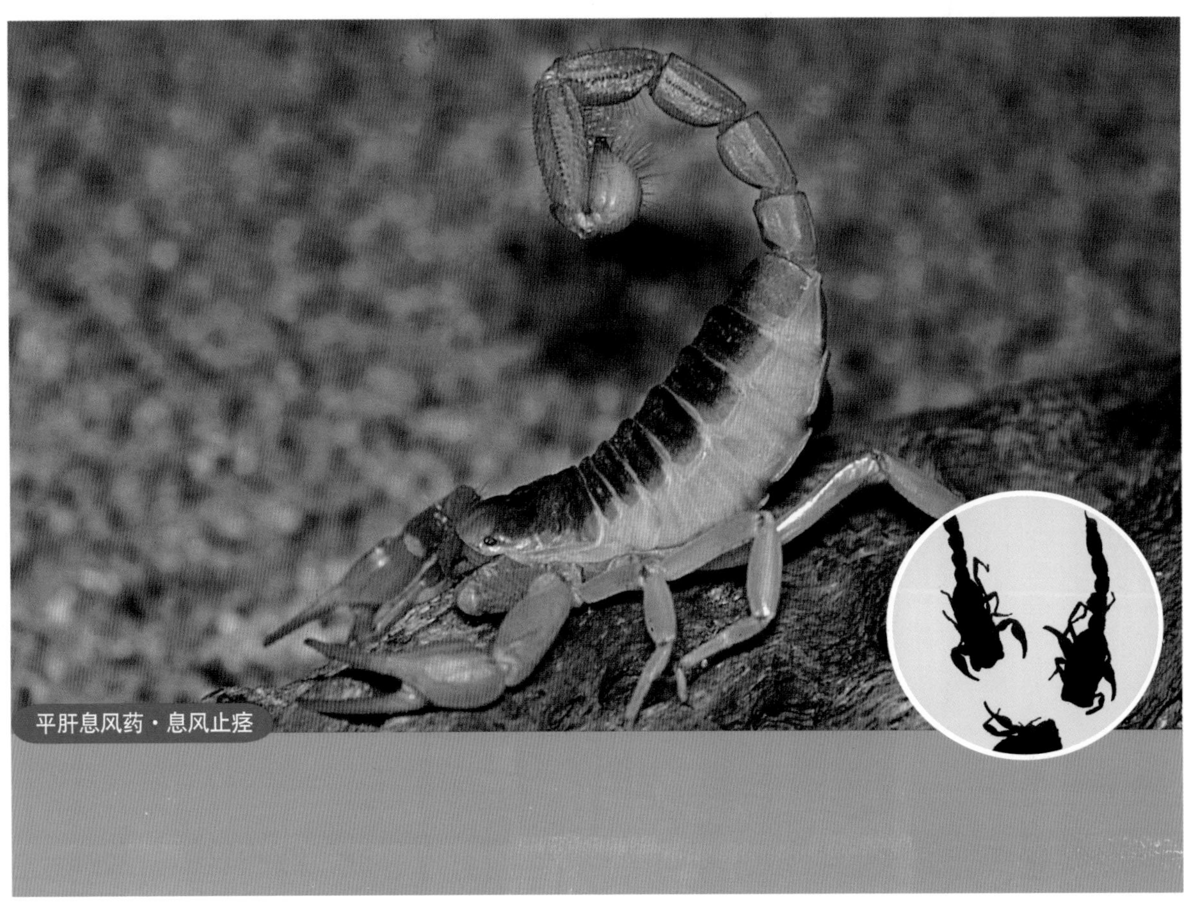

蜈 蚣

别名：吴公、百脚、天龙、百足虫、千足虫。
来源：为蜈蚣科动物少棘巨蜈蚣*Scolopendra subspinipes* mutilans L.Koch**的干燥体。**

【生境分布】生长于山坡、田野、路边或杂草丛生的地方，或栖息在井沿、柴堆以及砖瓦缝隙间，特别喜欢阴湿、陈旧的地面。主产于湖北、浙江、江苏、安徽、河南、陕西等地。

【采收加工】春、夏二季捕捉，用竹片插入头尾，绷直，干燥。

【性味功用】辛，温；有毒。归肝经。息风镇痉，攻毒散结，通络止痛。用于肝风内动，小儿惊风，抽搐痉挛，中风口歪，半身不遂，破伤风，风湿顽痹，疮疡，瘰疬，毒蛇咬伤。3～5克。

【精选验方】①小儿秃疮：大蜈蚣1条，盐1分，入油内浸7日。取油搽之。②痔疮：蜈蚣 2条，装入洗净的一段鸡肠内，放旧瓦片上焙干，研细末，分成 8 份，每日早、晚各 1 次，黄酒冲服。③骨结核：蜈蚣、全蝎各40克，土鳖虫50克，研细，分40等份，日服2份，20日为1疗程。④小儿惊风：蜈蚣、全蝎各等份，研细末，每次1～1.5克，每日2次。

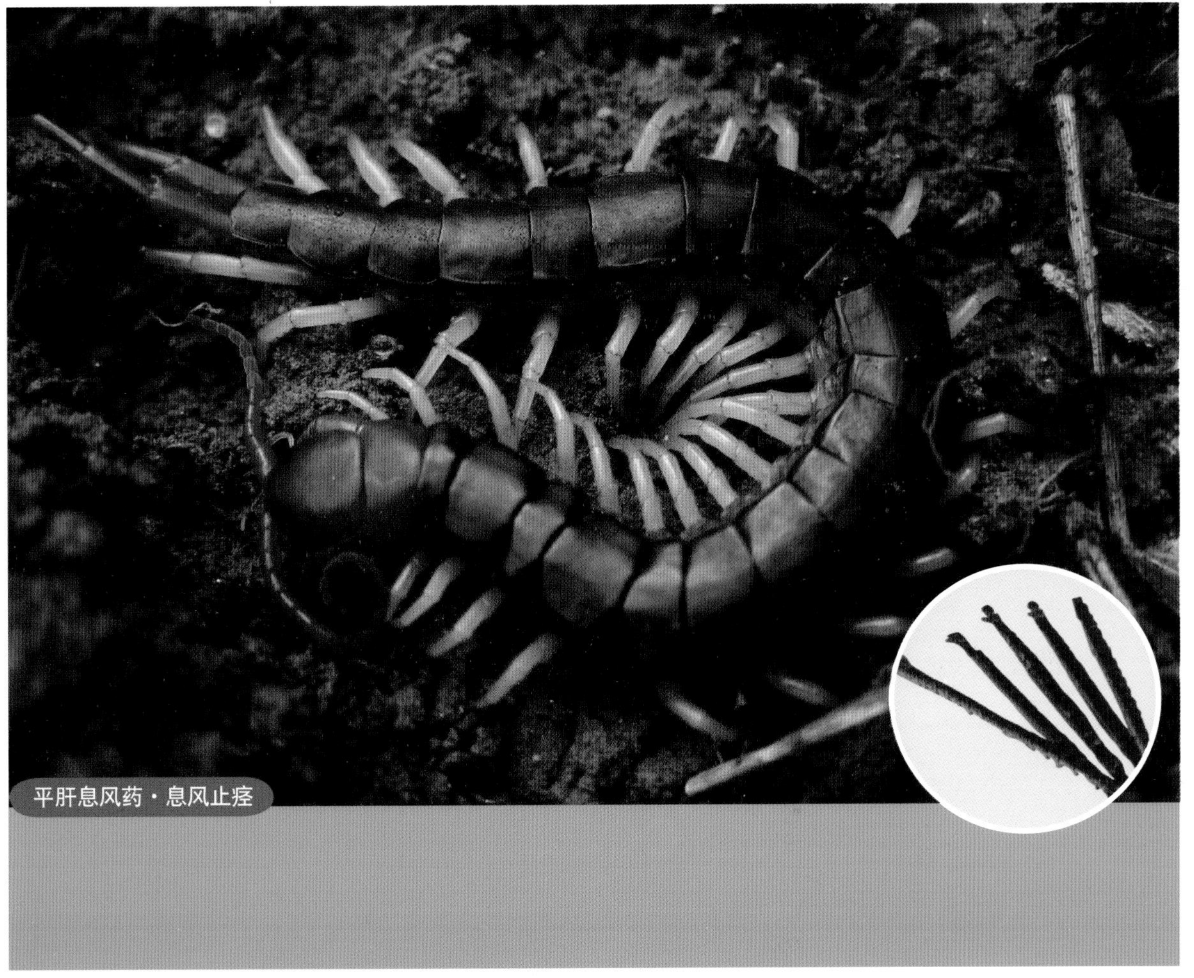

石菖蒲

别名：菖蒲、山菖蒲、药菖蒲、菖蒲叶、水剑草、剑叶菖蒲。
来源：为天南星科植物石菖蒲*Acorus tatarinowii* Schott**的干燥根茎。**

【生境分布】生长于阴湿环境，在郁密度较大的树下也能生长。主产于黄河流域以南各地。

【采收加工】秋、冬二季采挖，除去须根及泥沙，晒干。

【性味功用】辛、苦，温。归心、胃经。化湿开胃，开窍豁痰，醒神益智。用于脘痞不饥，噤口下痢，神昏癫痫，健忘失眠，耳鸣耳聋。3～10克。

【精选验方】①产后崩中、下血不止：石菖蒲50克，酒2盏，煎取1盏，去滓分3服，食前温服。②病后耳聋：生石菖蒲汁适量，滴入耳中。③阴汗湿痒：石菖蒲、蛇床子等份，为末，日搽2～3次。

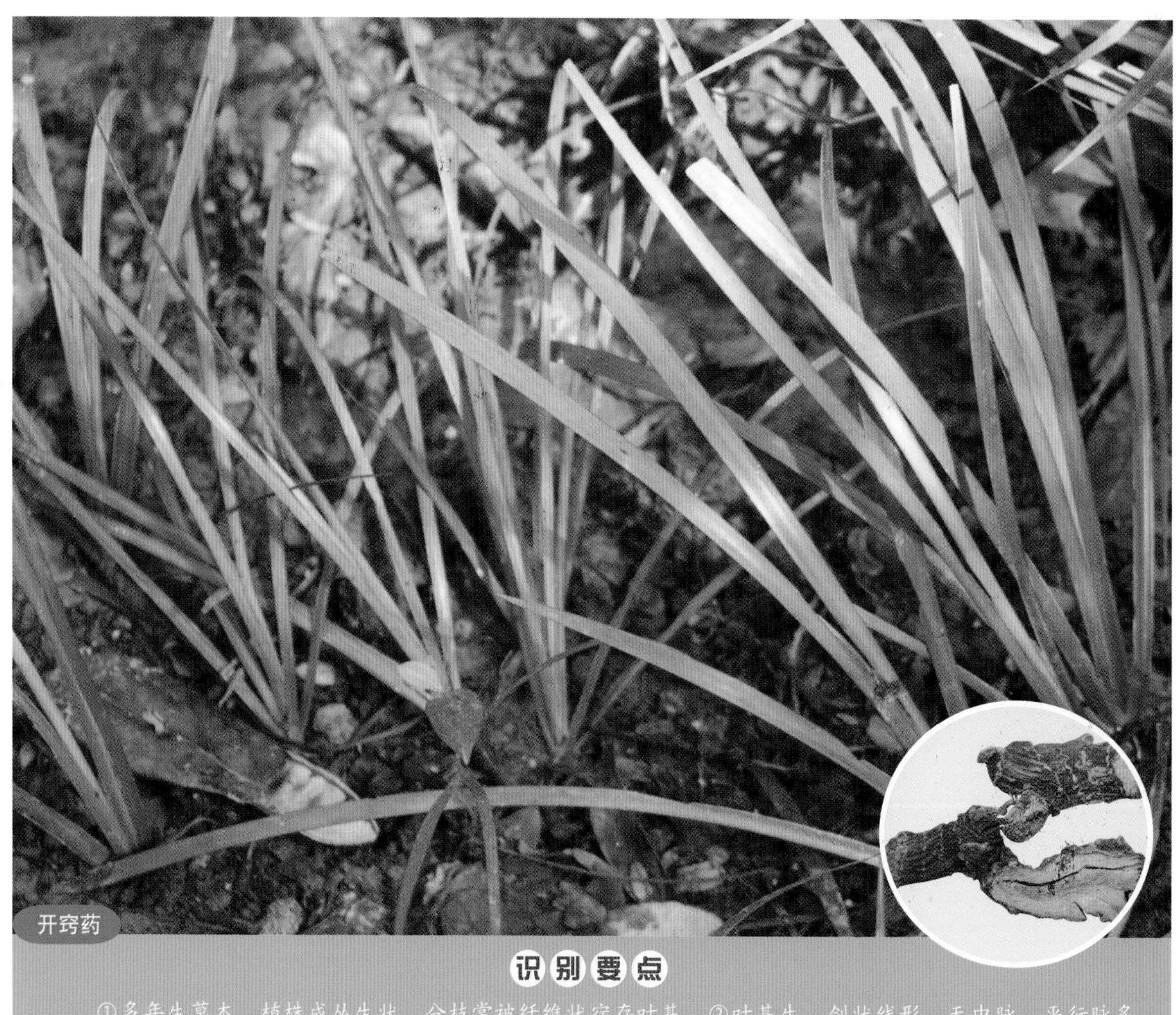

开窍药

识别要点

①多年生草本，植株成丛生状，分枝常被纤维状宿存叶基。②叶基生，剑状线形，无中脉，平行脉多数，稍隆起。

安息香

别名：拙贝罗香、野茉莉。
来源：为安息香科植物白花树*Styrax tonkinensis*(Pierre)Craib ex Hart.**的干燥树脂。**

【生境分布】生长于山谷、山坡、疏林或林缘。进口安息香分布于印度尼西亚的苏门答腊及爪哇。我国分布于江西、福建、湖南、广东、海南、广西、贵州、云南等地。

【采收加工】树干经自然损伤或于夏、秋二季割裂树干，收集流出的树脂，阴干。

【性味功用】辛、苦，平。归心、脾经。开窍醒神，行气活血，止痛。用于中风痰厥，气郁暴厥，中恶昏迷，心腹疼痛，产后血晕，小儿惊风。0.6～1.5克，多入丸散用。

【精选验方】①小儿肚痛：安息香酒蒸成膏，沉香、丁香、木香、藿香、八角茴香各15克，缩砂仁、香附子、炙甘草各25克，为末，以膏和炼蜜丸，如芡子大，每次5克，紫苏汤送下。②妇人产后血晕、血胀：安息香5克，五灵脂（水飞净末）25克，共和匀，每次5克，炒姜汤调下。③心绞痛：安息香适量，研为细末，温水送服。

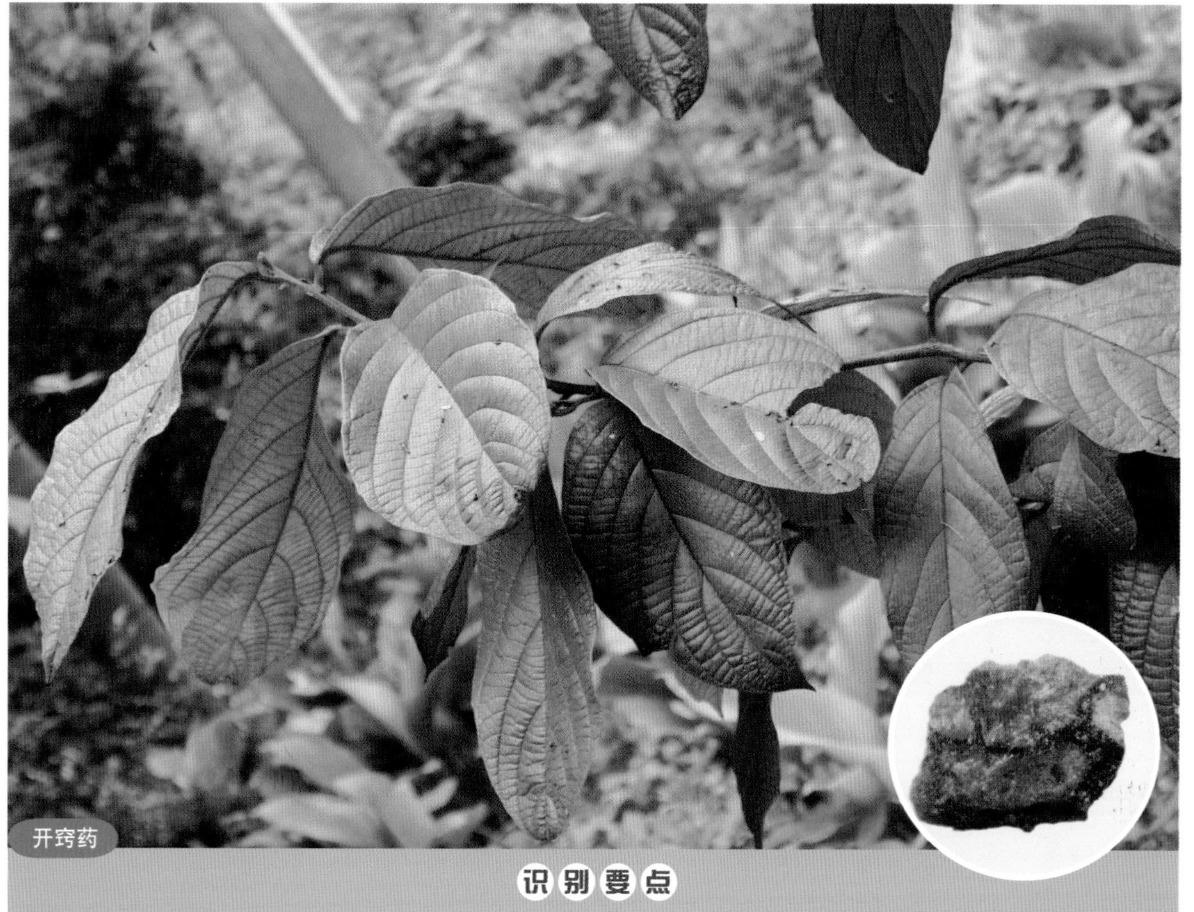

识别要点

①乔木，树枝棕色，幼时被棕黄色星状毛，后光滑。②叶卵形，先端短尖，基部圆或微楔形，全缘或近上部呈微齿状，表面光滑。除主脉和侧脉具棕黄色毛茸外，他处均被银白色毛茸。

人 参

别名：地精、黄参、神草。
来源：为五加科植物人参*Panax ginseng* C. A. Mey. 的干燥根及根茎。

【生境分布】生长于昼夜温差小的海拔500～1100米山地缓坡或斜坡地的针阔混交林或杂木林中。主产于吉林、辽宁、黑龙江、河北等地。多为栽培品，习称园参；野生品产量少，习称野山参。

【采收加工】多于秋季采挖，洗净经晒干或烘干。

【性味功用】甘、微苦，微温。归脾、肺、心、肾经。大补元气，复脉固脱，补脾益肺，生津养血，安神益智。用于体虚欲脱，肢冷脉微，脾虚食少，肺虚喘咳，津伤口渴，内热消渴，久病虚羸，惊悸失眠，阳痿宫冷，心力衰竭，心源性休克。3～9克，另煎对入汤剂服；也可研粉吞服，每次2克，每日2次。

【精选验方】①脱肛：人参芦头20枚，文火焙干研末，分20包，早、晚空腹米饭调服1包。②各种心律失常：人参3～5克（或党参15克），麦冬10克，水煎，饮汤食参，每日2剂。③精少不孕，中气不足：人参、白术、杜仲、补骨脂、枳壳各15克，黄芪160克，升麻10克，木香、柴胡各5克，水煎服，每日1剂。④气虚便秘：人参9克，白术、茯苓各12克，黄芪15克，当归、黄精、柏子仁（冲）、松子仁（冲）各10克，甘草7克，水煎服，每日1剂，分2次服。

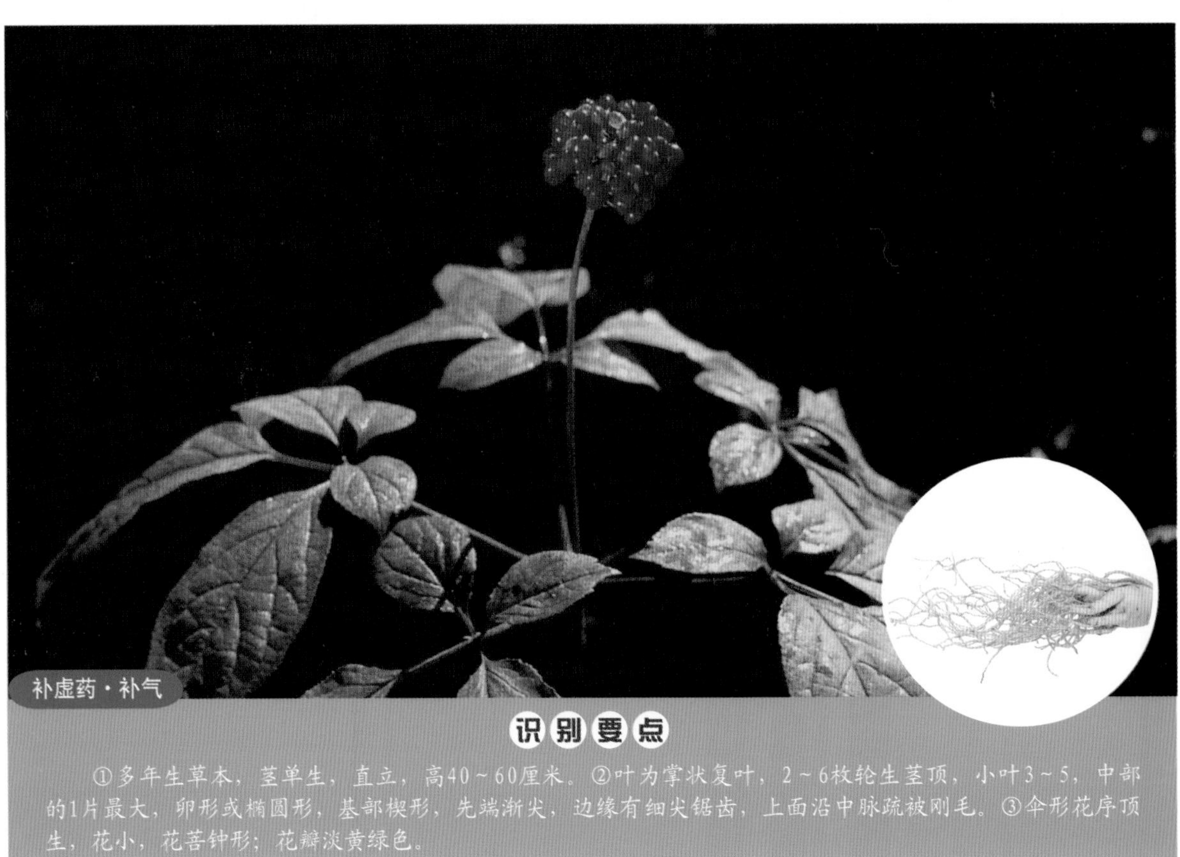

补虚药·补气

识别要点

①多年生草本，茎单生，直立，高40～60厘米。②叶为掌状复叶，2～6枚轮生茎顶，小叶3～5，中部的1片最大，卵形或椭圆形，基部楔形，先端渐尖，边缘有细尖锯齿，上面沿中脉疏被刚毛。③伞形花序顶生，花小，花萼钟形；花瓣淡黄绿色。

西洋参

别名：洋参、西参、花旗参、西洋人参、广东人参。
来源：为五加科植物西洋参_Panax quinquefolium_ L.**的干燥根。**

【生境分布】均系栽培品，生长于土质疏松、土层较厚、肥沃、富含腐殖质的森林沙质壤上。原产于加拿大和美国。我国东北、华北、西北等地引种栽培。

【采收加工】秋季采挖，洗净，晒干或低温干燥。

【性味功用】甘、微苦，凉。归心、肺、肾经。补气养阴，清热生津。用于气虚阴亏，内热，咳喘痰血，虚热烦倦，消渴，口燥咽干。3～6克，另煎对服。

【精选验方】①失眠：西洋参3克，灵芝15克，水煎代茶饮。②便秘：西洋参粉1小茶匙（粉干），用开水在下午两点服下。③气虚：西洋参、麦冬、石斛、六一散各10克，用开水冲饮，剩下的渣子也可以嚼着吃。

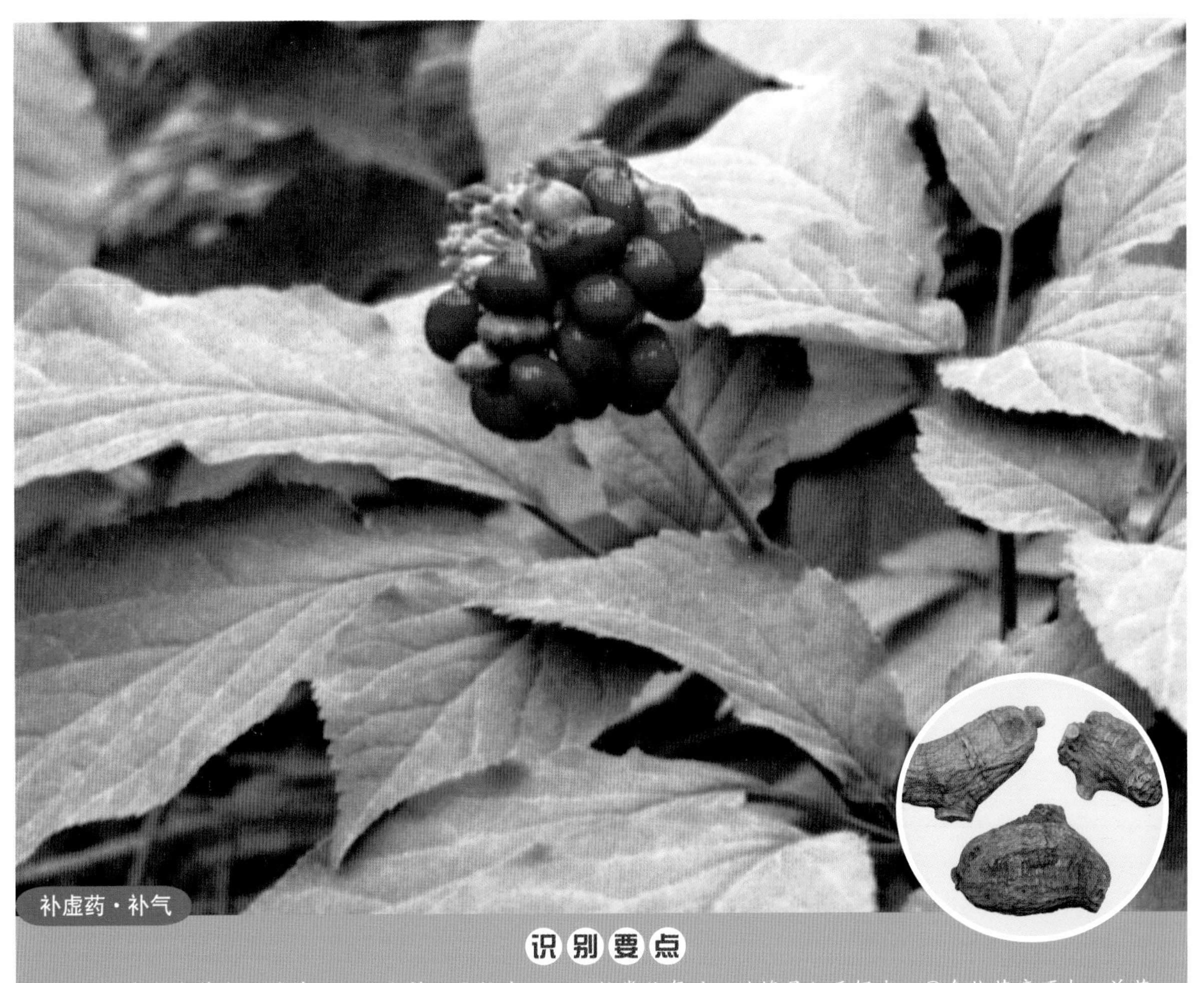

补虚药・补气

识别要点

①多年生草本，茎单一，不分枝。②轮生三、五枚掌状复叶，边缘具细重锯齿。③伞状花序顶生，总花梗常较叶柄略长。花6～20朵，花绿色。

党 参

别名：潞党参、汶党参、上党参、仙草根、叶子菜、防风党参。
来源：为桔梗科植物党参*Codonopsis pilosula*(Franch.)Nannf.等的干燥根。

【生境分布】生长于山地林边及灌丛中。主产于山西、陕西、甘肃、四川、云南、贵州、湖北、河南、内蒙古及东北等地；现大量栽培。

【采收加工】秋季采挖，洗净，晒干。

【性味功用】甘，平。归脾、肺经。养血生津，健脾益肺。用于脾肺虚弱，气短心悸，食少便溏，虚喘咳嗽，内热消渴。9～30克。

【精选验方】①小儿口疮：党参50克，黄柏25克，共为细末，吹撒患处。②心律失常：党参10克，麦冬8克，五味子3克，同研成细末，每日1剂，分2次服。③肝癌：党参、茯苓、白术、炙黄芪、炒扁豆各9克，薏苡仁15～30克，橘皮6克，炙甘草3克，每日1剂，水煎服。④心绞痛：党参20克，麦冬、黄芪、生地黄各15克，茯苓12克，丹参18克，甘草6克，五味子9克，水煎服。

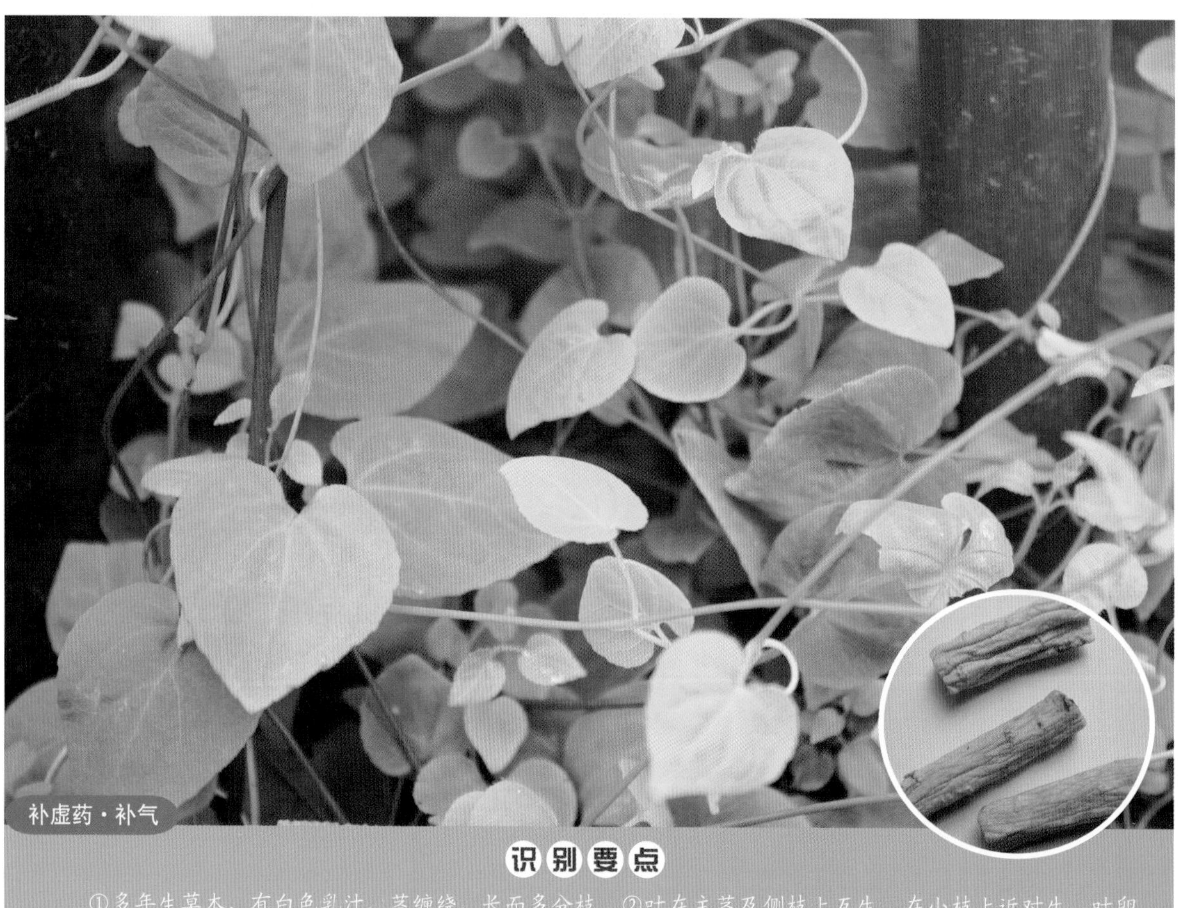

补虚药·补气

识别要点

①多年生草本，有白色乳汁，茎缠绕，长而多分枝。②叶在主茎及侧枝上互生，在小枝上近对生，叶卵形，全缘或微波状，上面绿色，被糙伏毛，下面粉绿色，密被柔毛。

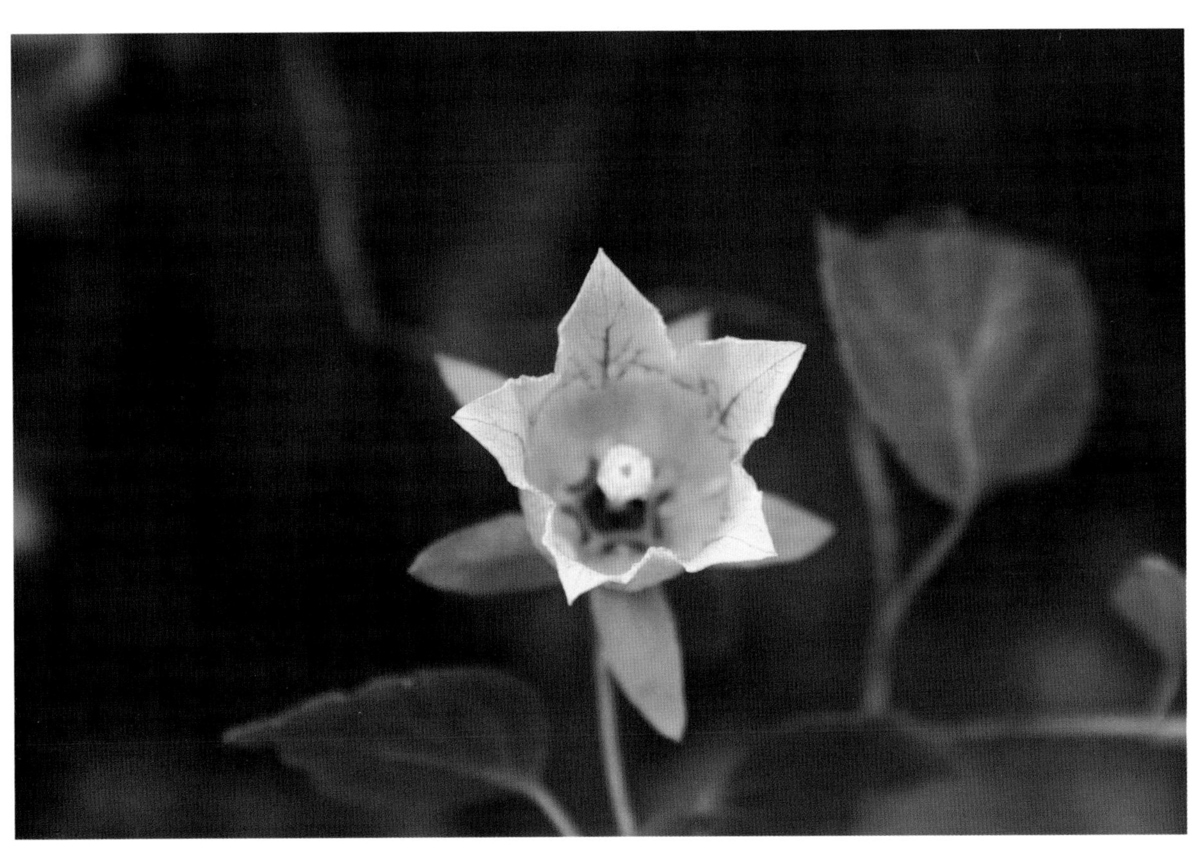

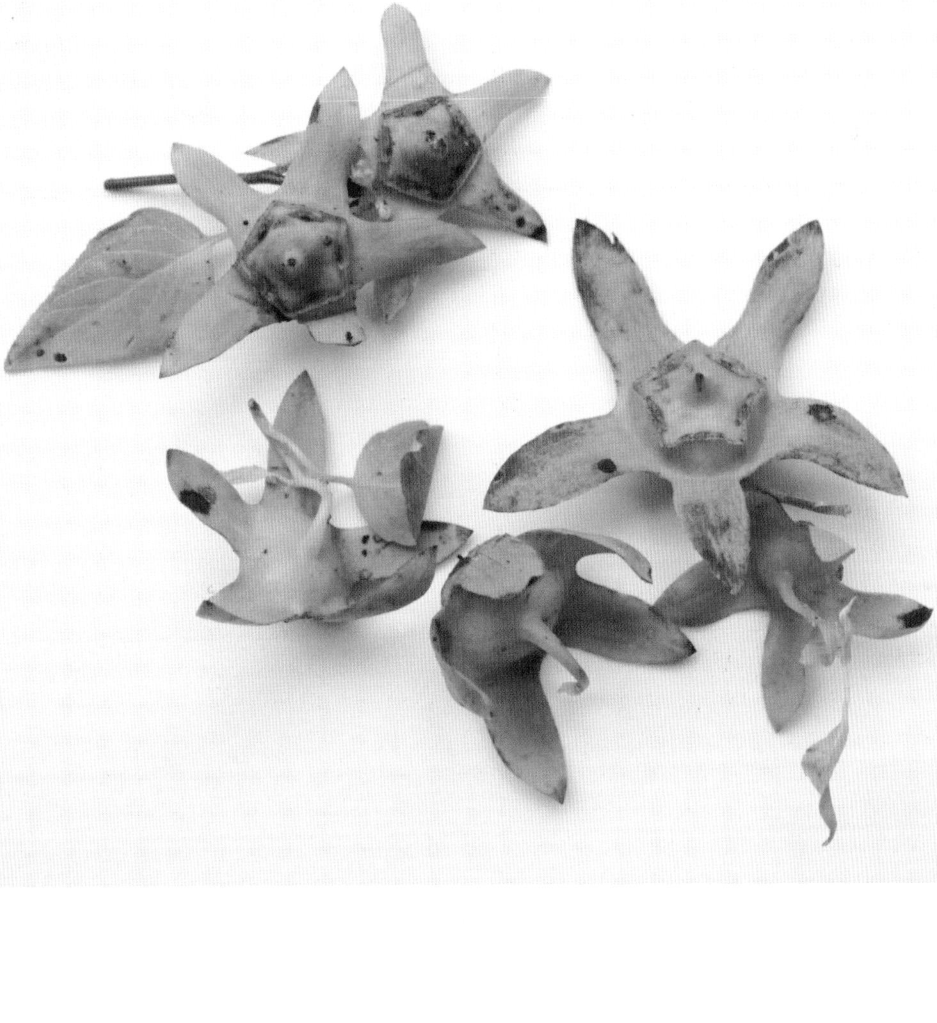

太子参

别名：童参、四叶参、四叶菜、孩儿参。
来源：为石竹科植物孩儿参*Pseudostellaria heterophylla*(Miq.)Pax ex Pax et Hoffm.的干燥块根。

【生境分布】生长于林下富腐殖质的深厚土壤中。主产于福建、江苏、山东、安徽。其中，福建省柘荣县是全国最大的太子参产地。

【采收加工】夏季茎叶大部分枯萎时采挖，洗净，除去须根，置沸水中略烫后晒干或直接晒干。

【性味功用】甘、微苦，平。归脾、肺经。益气健脾，生津润肺。用于脾虚体倦，食欲不振，病后虚弱，气阴不足，自汗口渴，肺燥干咳。9～30克。

【精选验方】①病后气血亏虚、神疲乏力：太子参15克，黄芪12克，五味子3克，炒白扁豆9克，大枣4枚，水煎代茶饮。②脾虚便溏、饮食减少：太子参12克，白术、茯苓各9克，陈皮、甘草各6克，水煎服。③神经衰弱、失眠：太子参15克，当归、远志、酸枣仁、炙甘草各9克，水煎服。④祛瘀消癥：太子参、桃仁、黄芪、郁金、丹参、凌霄花、制香附、八月札各9克，炙鳖甲12克，全蝎6克，水煎服，每日1剂。

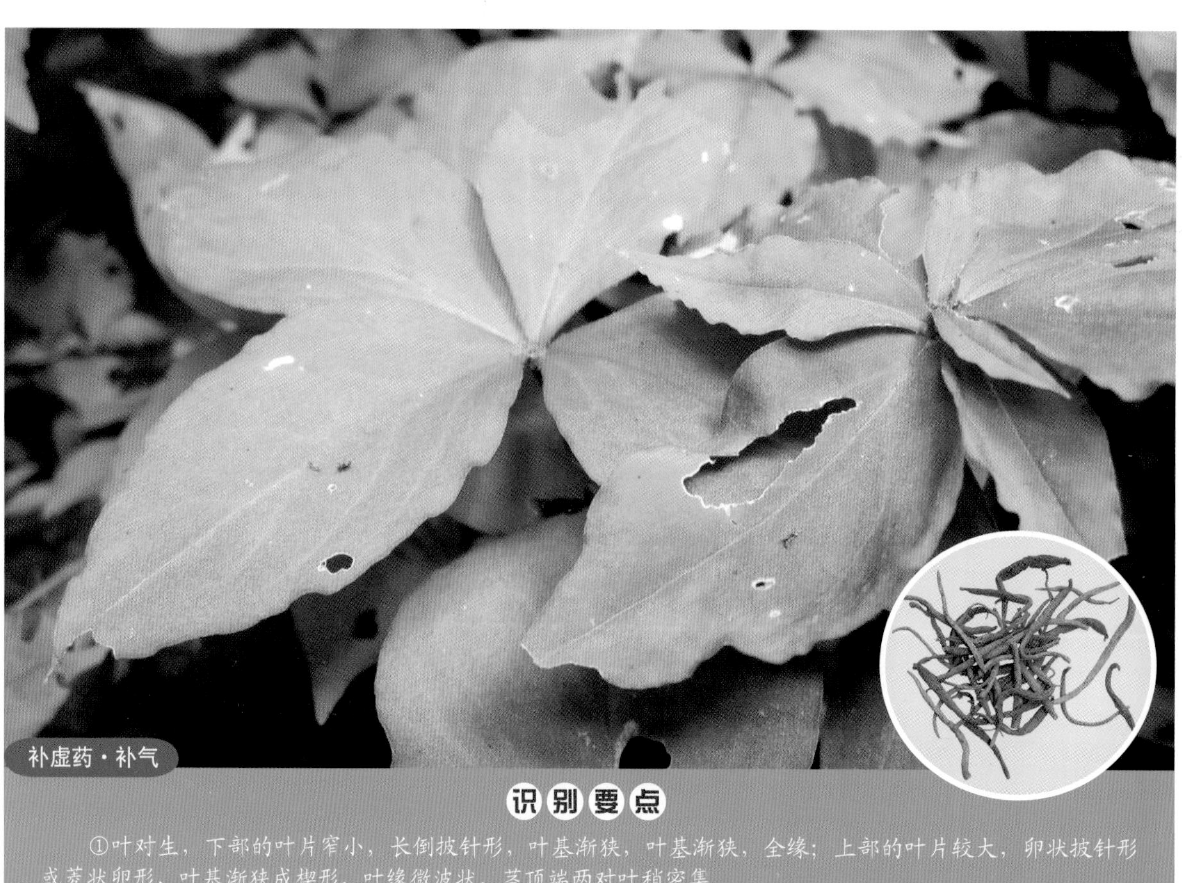

补虚药·补气

识别要点

①叶对生，下部的叶片窄小，长倒披针形，叶基渐狭，叶基渐狭，全缘；上部的叶片较大，卵状披针形或菱状卵形，叶基渐狭成楔形，叶缘微波状，茎顶端两对叶稍密集。

黄芪

别名：黄耆、箭芪、绵芪、绵黄芪。
来源：为豆科植物蒙古黄芪*Astragalus membranaceus*(Fisch.)Bge. var. mongholicus(Bge.)Hsiao**的干燥根。**

【生境分布】生长于土层深厚、土质疏松、肥沃、排水良好、向阳高燥的中性或微酸性砂质壤土，平地或向阳的山坡均可种植。主产于山西、黑龙江、辽宁、河北、四川、内蒙古等地。

【采收加工】春、秋二季采挖，除去须根及根头，晒干。

【性味功用】甘，微温。归肺、脾经。补气升阳，固表止汗，利水消肿，生津养血，利尿托毒，排脓，敛疮生肌。用于气虚乏力，食少便溏，中气下陷，久泻脱肛，便血崩漏，表虚自汗，气虚水肿，痈疽难溃，久溃不敛，血虚萎黄。9～30克。

【精选验方】①气虚自汗：黄芪120克，大枣5枚，浮小麦15克，水煎服。②半身不遂：黄芪60克，桂枝、当归各15克，白芍、木瓜、伸筋草、络石藤、海风藤各10克，炙甘草5克，水煎服。③气虚发热盗汗：黄芪60克，白术、五味子各15克，白芍、防风各9克，水煎服。④银屑病：黄芪、生地、当归、白蒺藜各30克，水煎2次，早、晚分服。

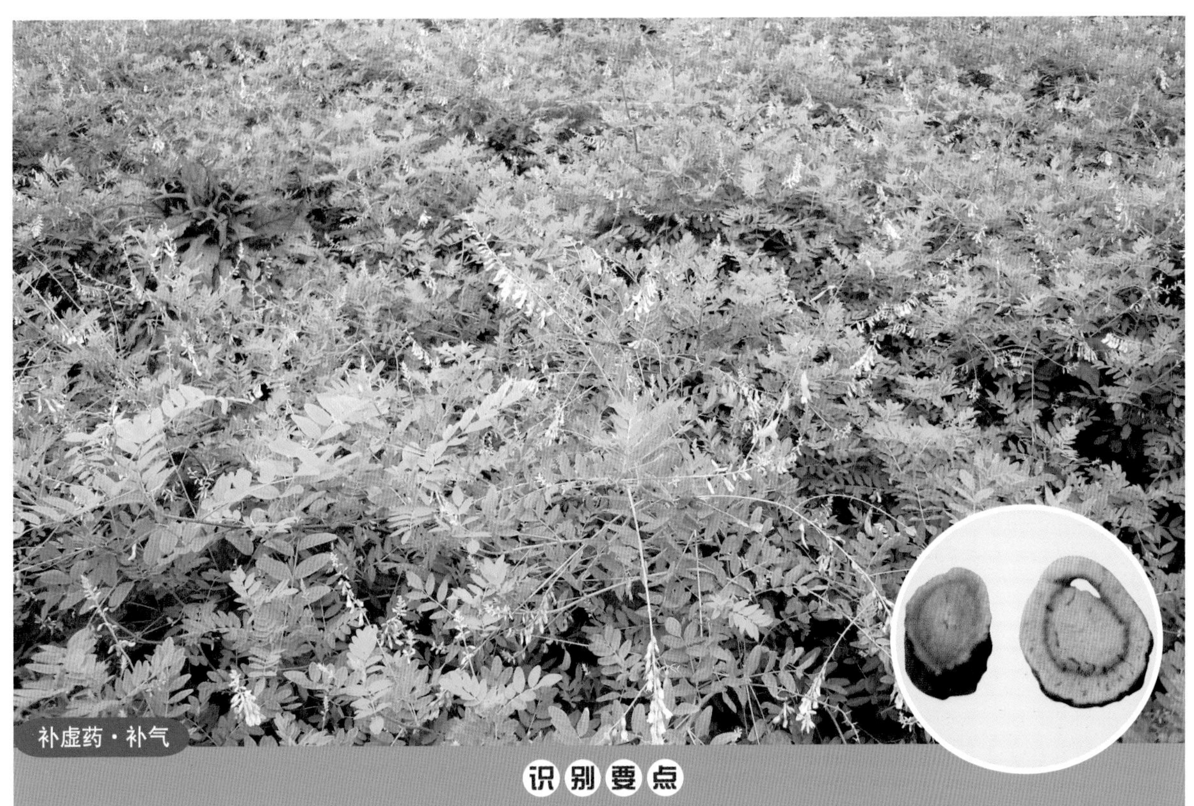

补虚药 · 补气

识别要点

①多年生草本，茎直立。②奇数羽状复叶，小叶12～18对，小叶片小，宽椭圆形或长圆形，两端近圆形，上面无毛，下面被柔毛，托叶披针形。③总状花序腋生，常比叶长，花5～20朵。

白术

别名：于术、浙术、天蓟、山姜、山连、冬白术。
来源：为菊科植物白术*Atractylodes macrocephala* Koidz.的干燥根茎。

【生境分布】多为栽培。主产于安徽、浙江、湖北、湖南、江西等地。

【采收加工】冬季下部叶枯黄、上部叶变脆时采挖，除去泥沙，烘干或晒干，再除去须根。

【性味功用】苦、甘，温。归脾、胃经。健脾益气，燥湿利水，止汗，安胎。用于脾虚食少，腹胀泄泻，痰饮眩悸，水肿，自汗，胎动不安。6～12克。

【精选验方】①久泻、久痢：白术300克，水煎浓缩成膏，放一夜，倾出上面清水，每次1～2匙，蜜汤调服。②小儿腹泻（消化不良性）：白术粉（米汤制）、槟榔粉各等份，每日3餐饭后服用，每次9克，连服3日。③小儿流涎：白术9克，捣碎，放细小碗中，加水适量蒸，再加食糖少许，分次灌服。④小儿积食：白术粉（麸制）、鸡内金粉各5克，拌入面粉内，加入芝麻适量，烤成薄饼食用，连用3日。⑤便秘：生白术60克，生地黄30克，升麻3克，将以上3味药先用冷水浸泡1小时，然后加水适量煎煮2次，早、晚各服1次，每日1剂。⑥小儿夜间磨牙：白术、柏子仁等量蒸食，每次6克，于每晚睡觉前服用，连服2周。

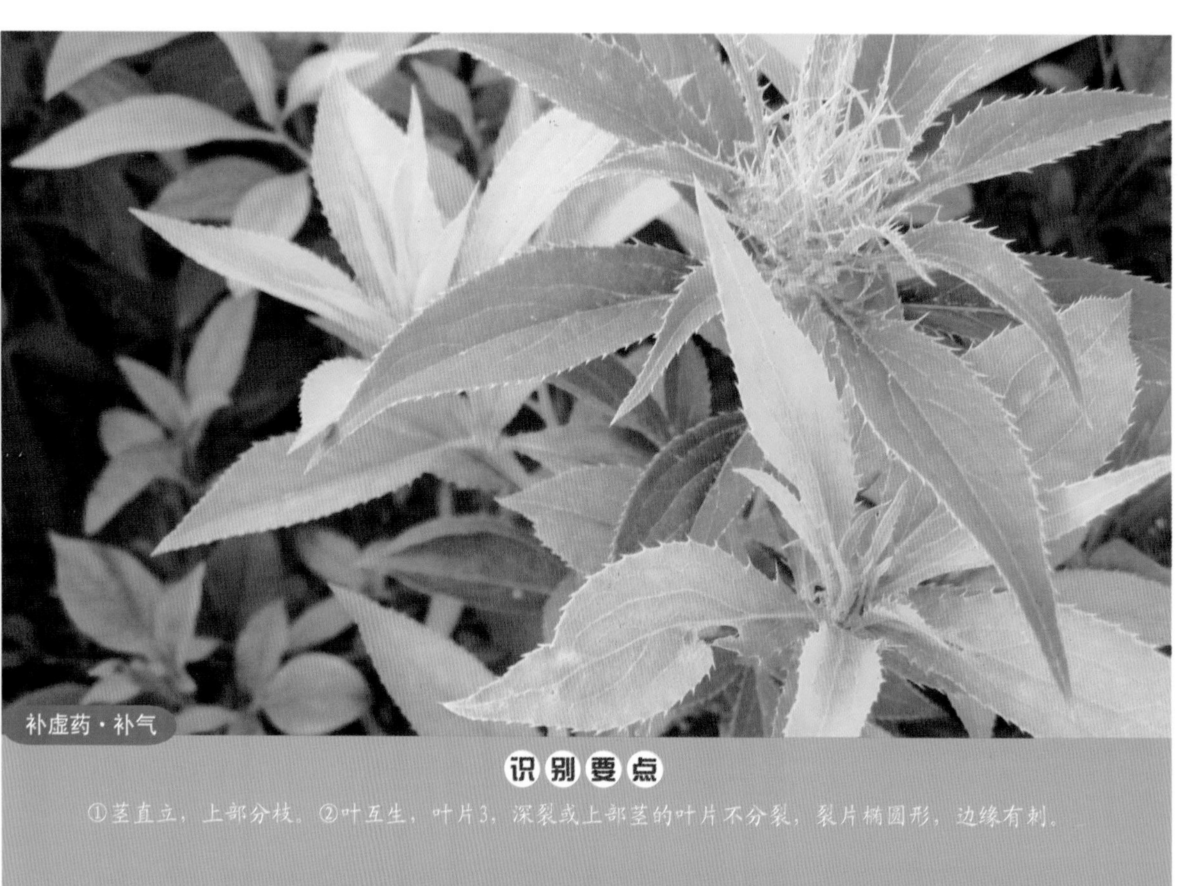

识别要点

①茎直立，上部分枝。②叶互生，叶片3，深裂或上部茎的叶片不分裂，裂片椭圆形，边缘有刺。

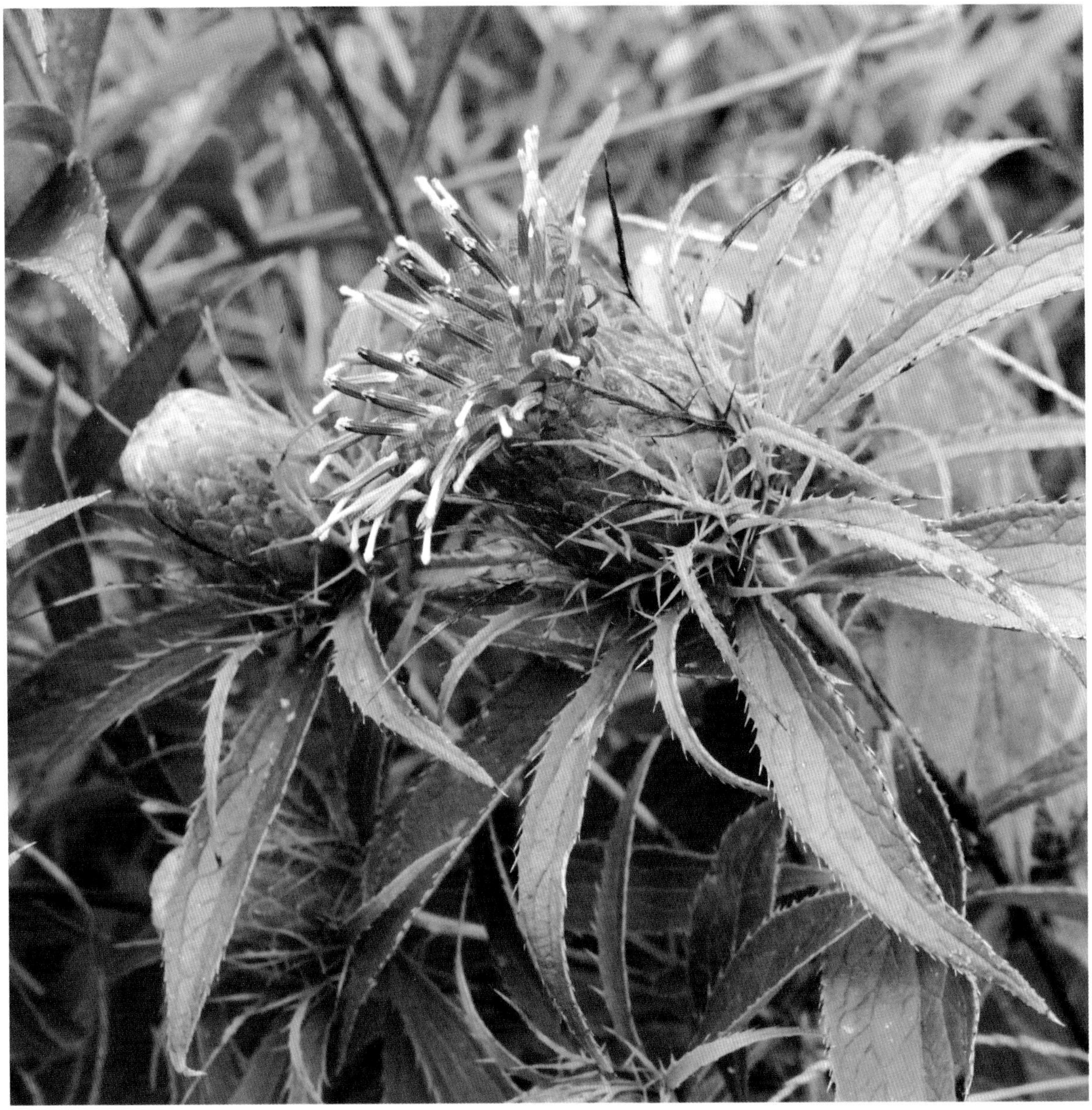

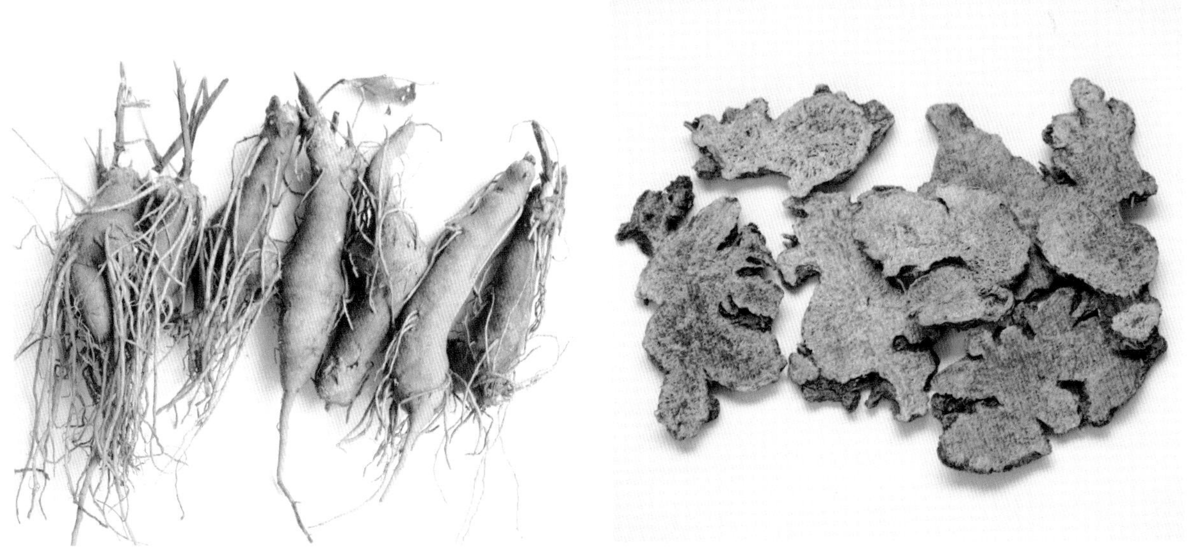

山 药

别名：土薯、薯药、薯蓣、山芋、玉延、怀山药。
来源：为薯蓣科植物薯蓣*Dioscorea opposita* Thunb.的干燥根茎。

【生境分布】生长于排水良好、疏松肥沃的壤土中。主产于河南、山西等地，全国各地均有栽培。

【采收加工】冬季茎叶枯萎后采挖，切去根头，洗净，除去外皮及须根，干燥；也有选择肥大顺直的干燥山药，置清水中，浸至无干心，闷透，切齐两端，用木板搓成圆柱状，晒干，打光。习称“光山药”。

【性味功用】甘，平。归脾、肺、肾经。补脾养胃，生津益肺，补肾涩精。用于脾虚食少，久泻不止，肺虚喘咳，肾虚遗精，带下，尿频，虚热消渴。麸炒山药补脾健胃，用于脾虚食少，泄泻便溏，白带过多。15～30克。

【精选验方】①久病咳喘、痰少或无痰、咽干口燥：鲜山药60克，切碎，捣烂，加甘蔗汁半碗和匀，火上炖熟服用。②健脾益肾、补肺定喘、润肤养颜：山药50克，核桃仁20克，大枣10克，小米30～50克，加水适量，煮至米烂汤黏，代粥佐餐。③遗尿：山药，炒研末，每次10克，每日3次，开水冲服。④白带过多、腰痛：生山药、生薏苡仁、芡实各30克，加水适量煮至米烂汤黏，分2次服下。

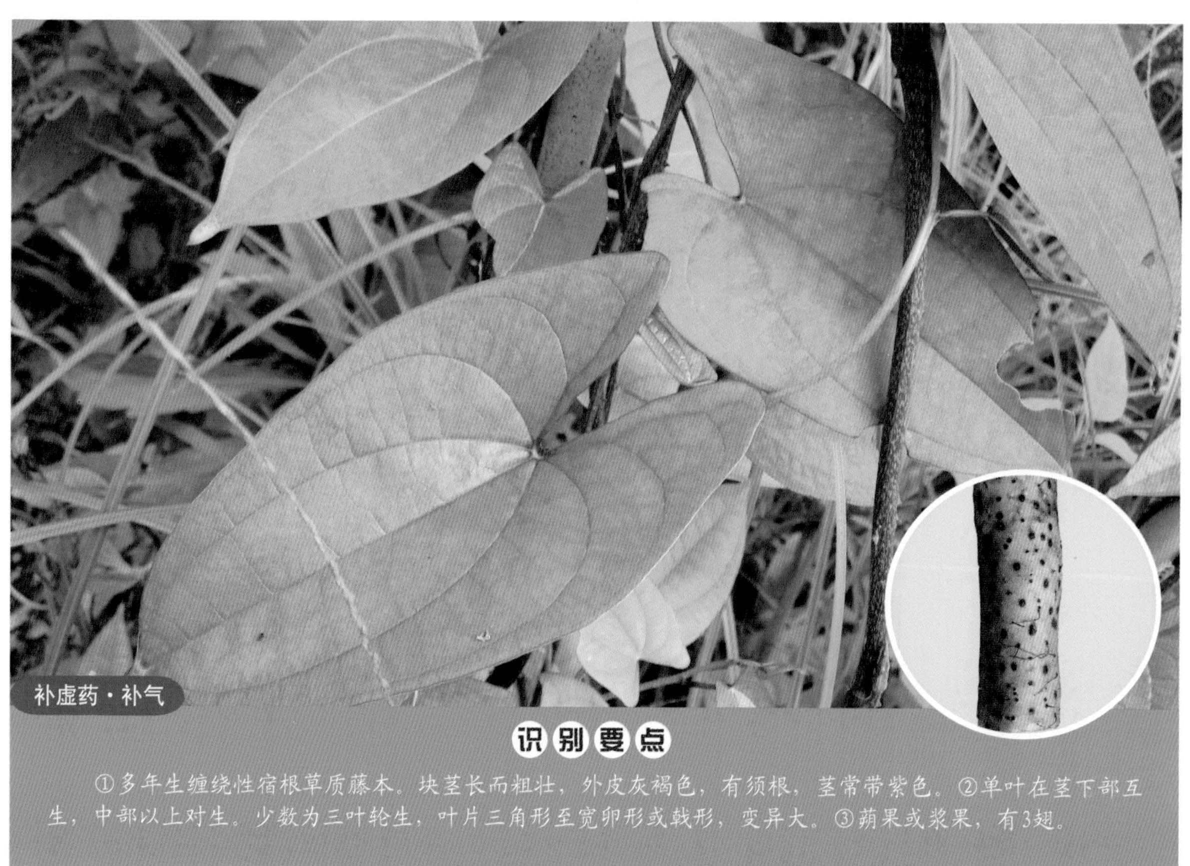

补虚药·补气

识别要点

①多年生缠绕性宿根草质藤本。块茎长而粗壮，外皮灰褐色，有须根，茎常带紫色。②单叶在茎下部互生，中部以上对生，少数为三叶轮生，叶片三角形至宽卵形或戟形，变异大。③蒴果或浆果，有3翅。

甘草

别名：粉草、甜草、密草、国老、甜草根、红甘草、粉甘草。
来源：为豆科植物甘草*Glycyrrhiza uralensis* Fisch.的干燥根及根茎。

【生境分布】生长于干旱、半干旱的荒漠草原、沙漠边缘和黄土丘陵地带。主产于内蒙古、山西、甘肃、新疆等地。

【采收加工】春、秋二季采挖，除去须根，晒干。

【性味功用】甘，平。归心、肺、脾、胃经。补脾益气，清热解毒，祛痰止咳，缓急止痛，调和诸药。用于脾胃虚弱，倦怠乏力，心悸气短，咳嗽痰多，脘腹、四肢挛急疼痛，痈肿疮毒，缓解药物毒性、烈性。2～10克。

【精选验方】①消化性溃疡：甘草粉，口服，每次3～5克，每日3次。②原发性血小板减少性紫癜：甘草12～20克，水煎，早、晚分服。③室性早搏：生甘草、炙甘草、泽泻各30克，水煎服，每日2剂，早、晚分服。④肺结核：甘草50克，每日1剂，煎汁分3次服用。⑤胃及十二指肠溃疡：甘草、海螵蛸各15克，白术、延胡索各9克，白芍12克，党参10克，水煎服。

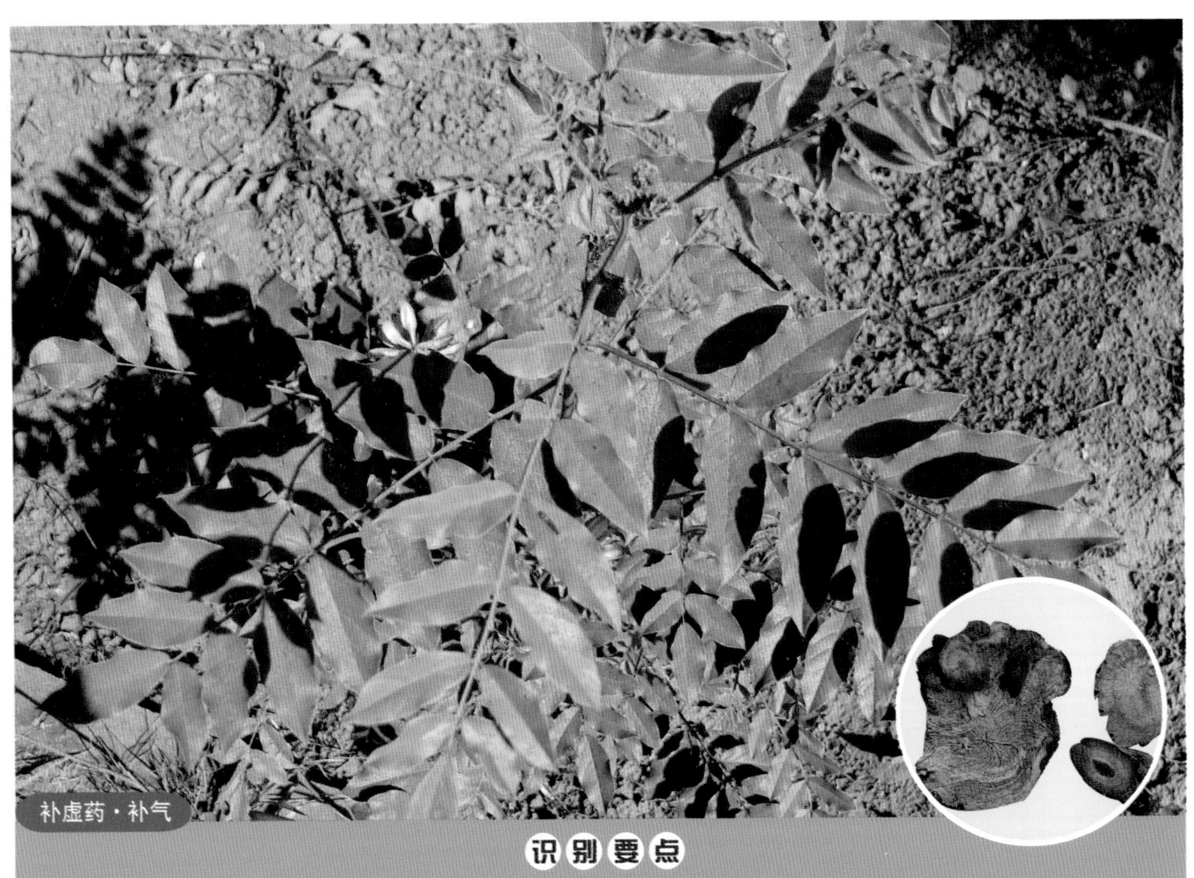

识别要点

①多年生草本植物，茎直立，有白色短毛和刺毛状腺体。②奇数羽状复叶互生，小叶7～17对，卵状椭圆形。③总状花序腋生，花密集，花冠蝶形，紫红色或蓝紫色。

大 枣

别名：红枣、干枣、小枣、美枣。
来源：本品为鼠李科植物枣*Ziziphus jujuba* Mill.的干燥成熟果实。

【生境分布】全国各地均有栽培，主产于河南、河北、山东、山西、陕西、甘肃、内蒙古等地。

【采收加工】秋季果实成熟时采收，晒干。

【性味功用】甘，温。归脾、胃、心经。补中益气，养血安神。用于脾虚食少，乏力便溏，妇人脏燥。6～15克。

【精选验方】①腹泻：大枣10枚，薏苡仁20克，干姜3片，山药、糯米各30克，红糖15克，共煮粥服食。②贫血：大枣、绿豆各50克，同煮，加红糖适量服用，每日1次。③中老年人低血压：大枣20枚，太子参、莲子各10克，山药30克，薏苡仁20克，大米50克，煮粥食用。④病后体虚：大枣、花生各30克，羊肉100克，调料少许炖汤，喝汤食肉。⑤自汗、盗汗：大枣、乌梅各10个，或加桑叶10克，浮小麦15克，水煎服。⑥小儿过敏性紫癜：每日煮大枣500克，分5次食完。

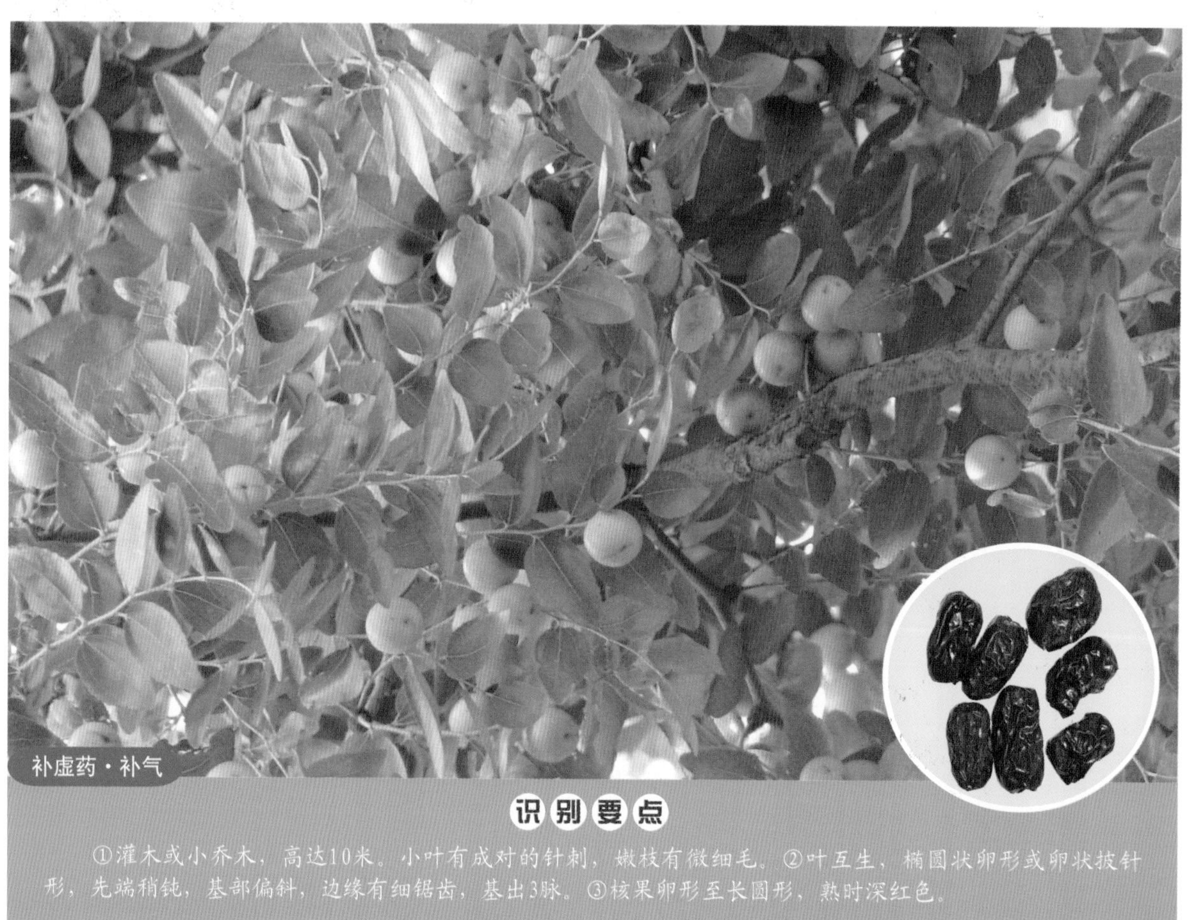

补虚药·补气

识别要点

①灌木或小乔木，高达10米。小叶有成对的针刺，嫩枝有微细毛。②叶互生，椭圆状卵形或卵状披针形，先端稍钝，基部偏斜，边缘有细锯齿，基出3脉。③核果卵形至长圆形，熟时深红色。

蜂蜜

别名：食蜜、白蜜、蜜糖、蜂糖、白沙蜜。
来源：本品为蜜蜂科昆虫中华蜜蜂*Apis cerana* Fabricius等所酿的蜜。

【生境分布】分布于全国各地。

【采收加工】春至秋季采收，滤过。

【性味功用】甘，平。归肺、脾、大肠经。补中，润燥，止痛，解毒；外用生肌敛疮。用于脘腹虚痛，肺燥干咳，肠燥便秘，外治疮疡不敛，水火烫伤。15～30克。

【精选验方】①产后口渴：蜂蜜适量，温开水冲服。②气管炎：蜂蜜、麦芽糖、葱汁各适量，共熬后装入瓶内，每次服1汤匙，每日3次。③过度疲劳而突然引起的喉哑失声：饭后3小时用温开水调服蜂蜜1汤匙，每日3次，连服数日。④儿童贫血：蜂蜜100～150克，牛奶调服。

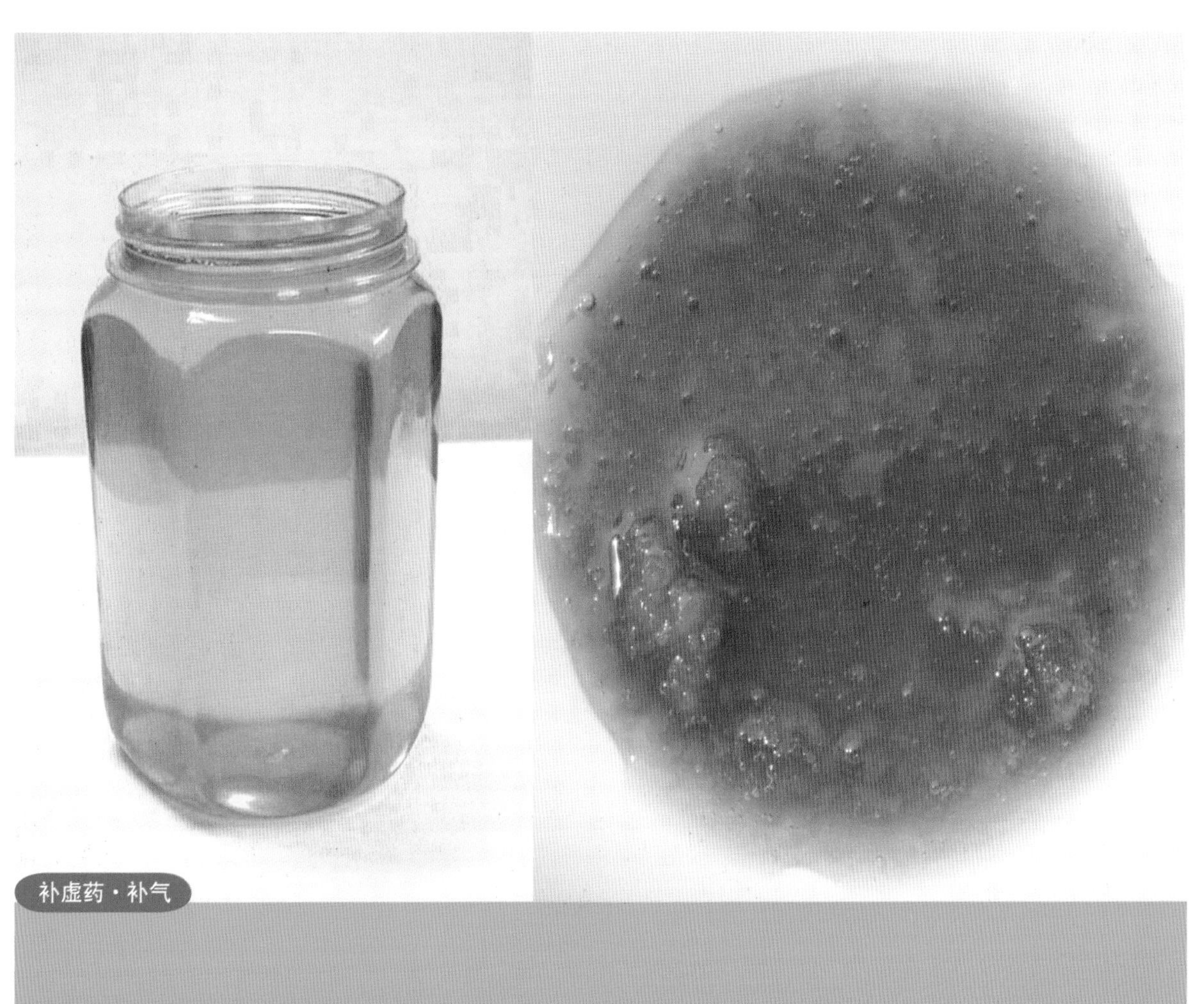

鹿 茸

别名：斑龙珠。
来源：为鹿科动物梅花鹿*Cervus nippon* Temminck的雄鹿未骨化密生茸毛的幼角。习称“花鹿茸”。

【生境分布】主产于东北、华东、华西等地。

【采收加工】夏、秋二季锯取鹿茸，经加工后，阴干或烘干。

【性味功用】甘、咸，温。归肾、肝经。壮肾阳，益精血，强筋骨，调冲任，托疮毒。用于阳痿滑精，宫冷不孕，羸瘦，神疲，畏寒，眩晕，耳鸣耳聋，腰脊冷痛，筋骨痿软，崩漏带下，阴疽不敛。1～2克，研末冲服。

【精选验方】①精血耗涸：鹿茸（酒蒸）、当归（酒浸）各50克，焙为末，乌梅肉煮膏捣为丸，如梧桐子大，每次饮服50丸。②饮酒成泄：嫩鹿茸（酥炙）、肉苁蓉（煨）各50克，生麝香1.5克，为末，陈白米饮丸如梧桐子大，每米饮下50丸。③病久体虚：鹿茸、人参各30克，续断、骨碎补各60克，研细冲服，每日2次，每次3～5克。④腰脚痛：鹿茸不限多少，涂酥炙紫色，为末，温酒调下5克。⑤老人腰痛及腿痛：鹿茸（炙）、山楂各等份为末，加蜜做成丸子，如梧桐子大。每次100丸，每日2次。

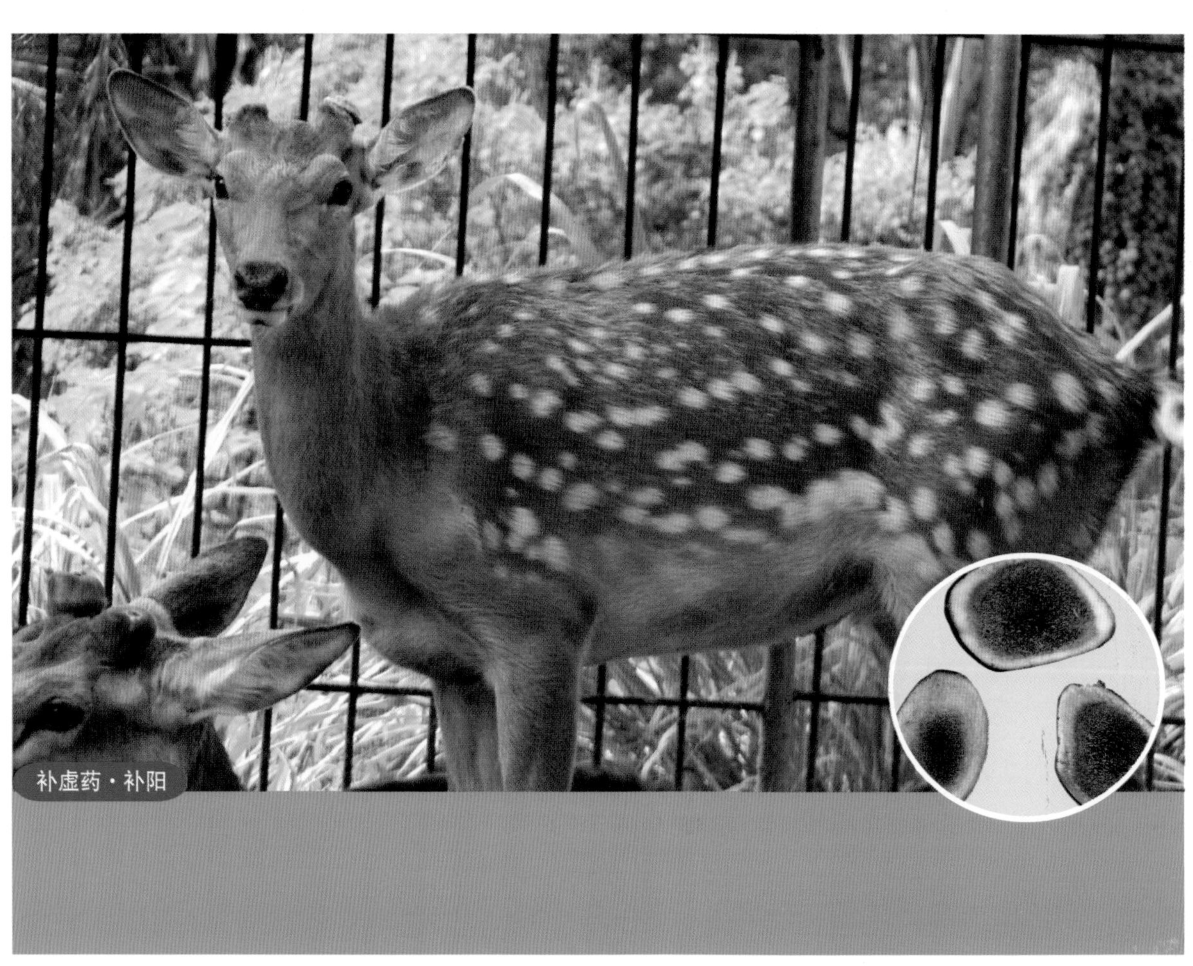

补虚药·补阳

淫羊藿

别名：羊藿、仙灵脾、黄连祖、牛角花、羊藿叶、羊角风。
来源：为小檗科植物心叶淫羊藿*Epimedium brevicornum* Maxim.的干燥地上部分。

【生境分布】生长于山坡阴湿处或山谷林下或沟岸。主产于山西、河南、安徽、湖南、广西及西北等地。

【采收加工】夏、秋季茎叶茂盛时采割，除去粗梗及杂质，晒干或阴干。

【性味功用】辛、甘，温。归肝、肾经。补肾阳，强筋骨，祛风湿。用于阳痿遗精，筋骨痿软，风湿痹痛，麻木拘挛；更年期高血压。6～10克。

【精选验方】①阳痿：淫羊藿叶12克，水煎服。不可久用。②牙齿虚痛：淫羊藿为粗末，煎汤漱口。③闭经：淫羊藿、肉苁蓉各12克，鸡血藤30克，枸杞子20克，水煎服。

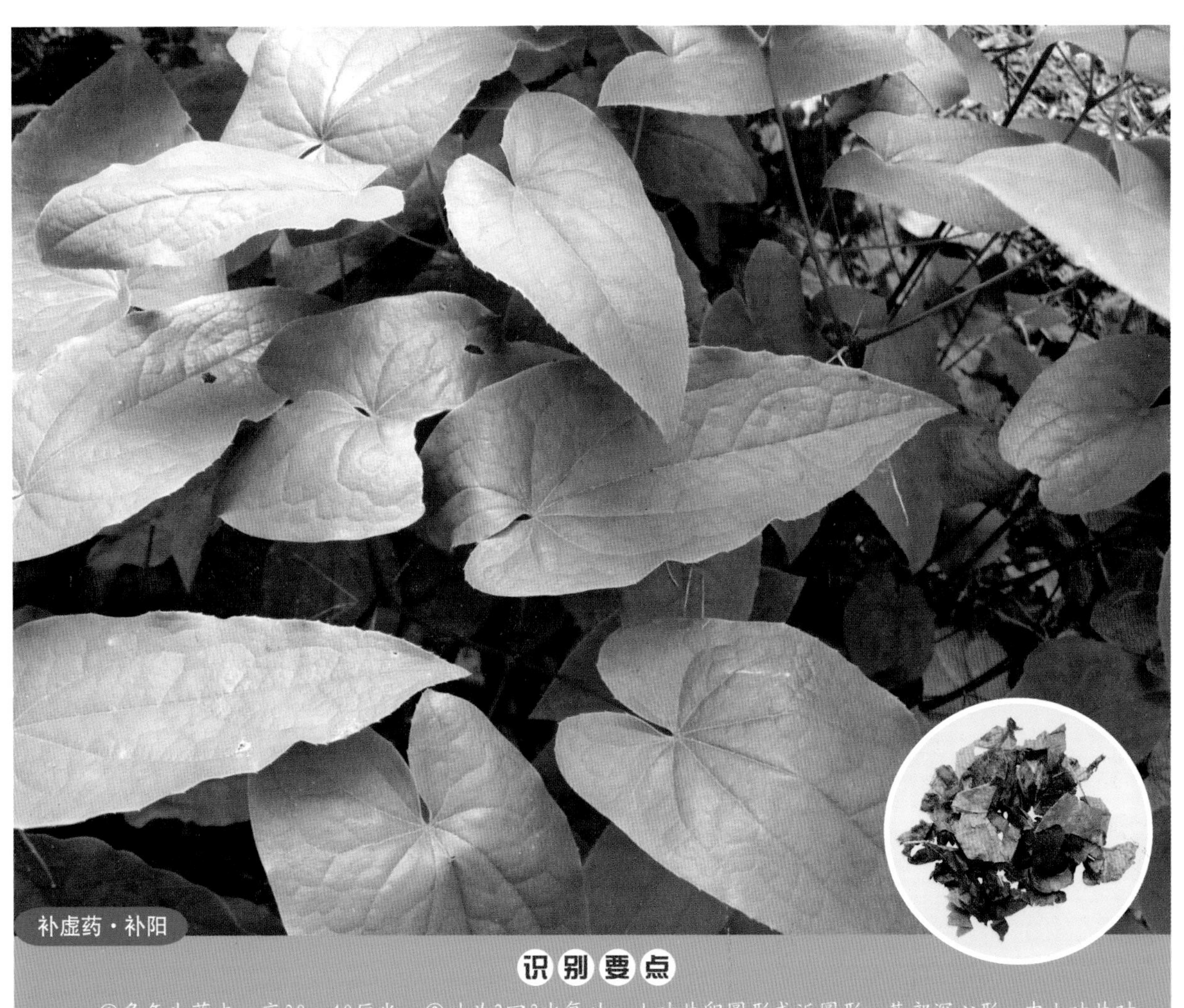

识别要点

①多年生草本，高30～40厘米。②叶为2回3出复叶，小叶片卵圆形或近圆形，基部深心形，中小叶片对称，两边小叶片不对称，表面无毛，有光泽。

巴戟天

别名：巴戟、鸡肠风、鸡眼藤、兔儿肠、三角藤。
来源：为茜草科植物巴戟天*Morinda officinalis* How**的干燥根。**

【生境分布】生长于山谷、溪边或林下。主产于广东、广西等地。

【采收加工】全年均可采挖，洗净，除去须根，晒至六七成干，轻轻捶扁，晒干。

【性味功用】甘、辛，微温。归肾、肝经。补肾阳，强筋骨，祛风湿。用于阳痿遗精，宫冷不孕，月经不调，少腹冷痛，风湿痹痛，筋骨痿软。3～10克。

【精选验方】①老人衰弱、足膝痿软：巴戟天、熟地黄各10克，人参4克（或党参10克），菟丝子、补骨脂各6克，小茴香2克，水煎服，每日1剂。②男子阳痿早泄、女子宫寒不孕：巴戟天、覆盆子、党参、神曲、菟丝子各9克，山药18克，水煎服，每日1剂。③遗尿、小便不禁：巴戟天、覆盆子各12克，益智仁10克，水煎服，每日1剂。④肾病综合征：巴戟天、山茱萸各30克，水煎服，每日1剂。

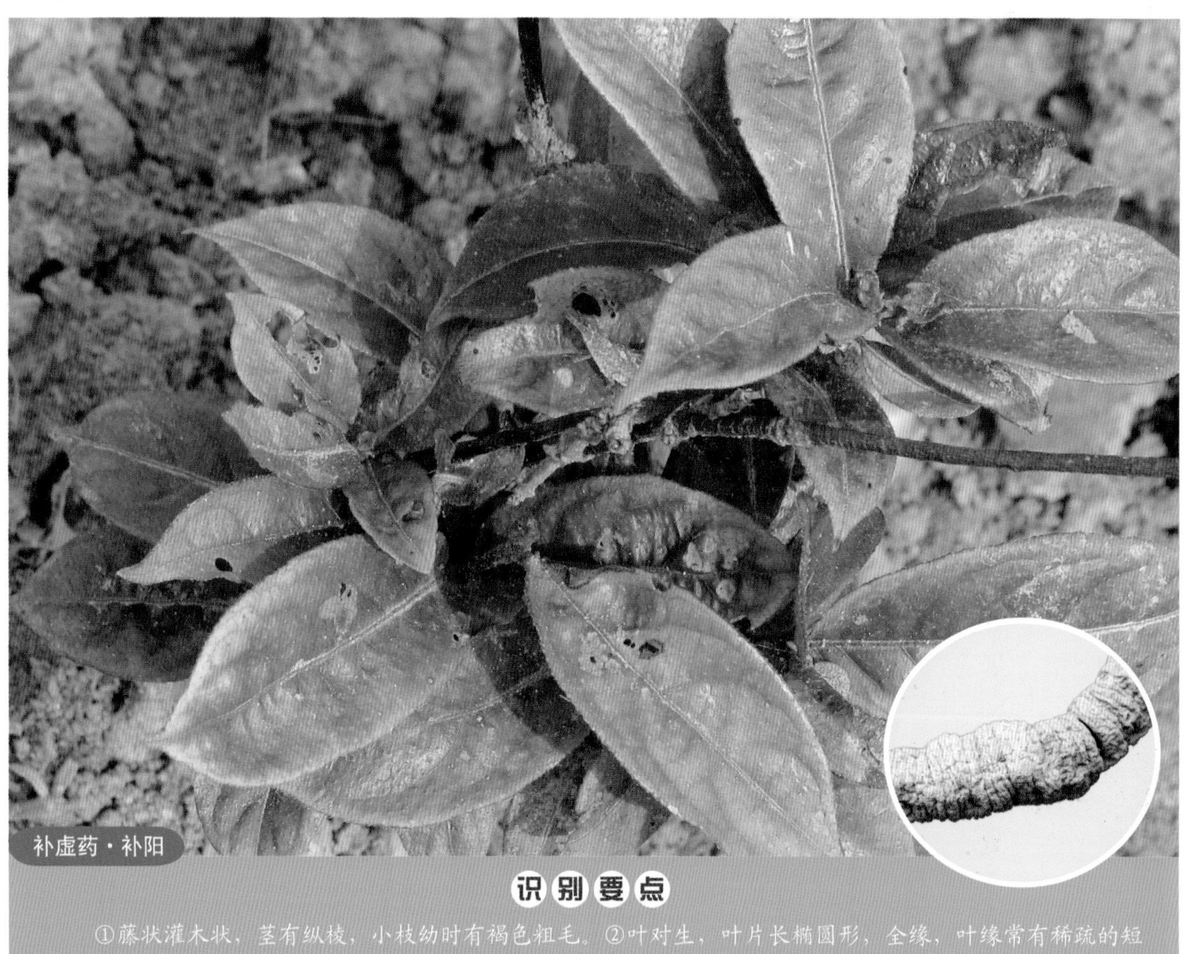

识别要点

①藤状灌木状，茎有纵棱，小枝幼时有褐色粗毛。②叶对生，叶片长椭圆形，全缘，叶缘常有稀疏的短粗毛，下面中脉被短粗毛，托叶鞘状。

仙 茅

别名：独茅、独茅根、番龙草、仙茅参、蟠龙草、独脚仙茅。
来源：为石蒜科植物仙茅*Curculigo orchioides* Gaertn.的干燥根茎。

【生境分布】生长于平原荒草地阳处或混生在山坡茅草及芒箕骨丛中。主产于四川。长江以南各地有分布。

【采收加工】秋、冬二季采挖，除去根头和须根，洗净，干燥。

【性味功用】辛，热；有毒。归肾、肝、脾经。补肾阳，强筋骨，祛寒湿。用于阳痿精冷，筋骨痿软，腰膝冷痹，阳虚冷泻。3～10克。

【精选验方】①阳痿、耳鸣：仙茅、金樱子根及果实各25克，炖肉吃。②妇人红崩下血：仙茅（为末）15克，全当归、蛇果草各等份，将二味煎汤，点水酒将仙茅末送下。③老年遗尿：仙茅50克，泡酒服。

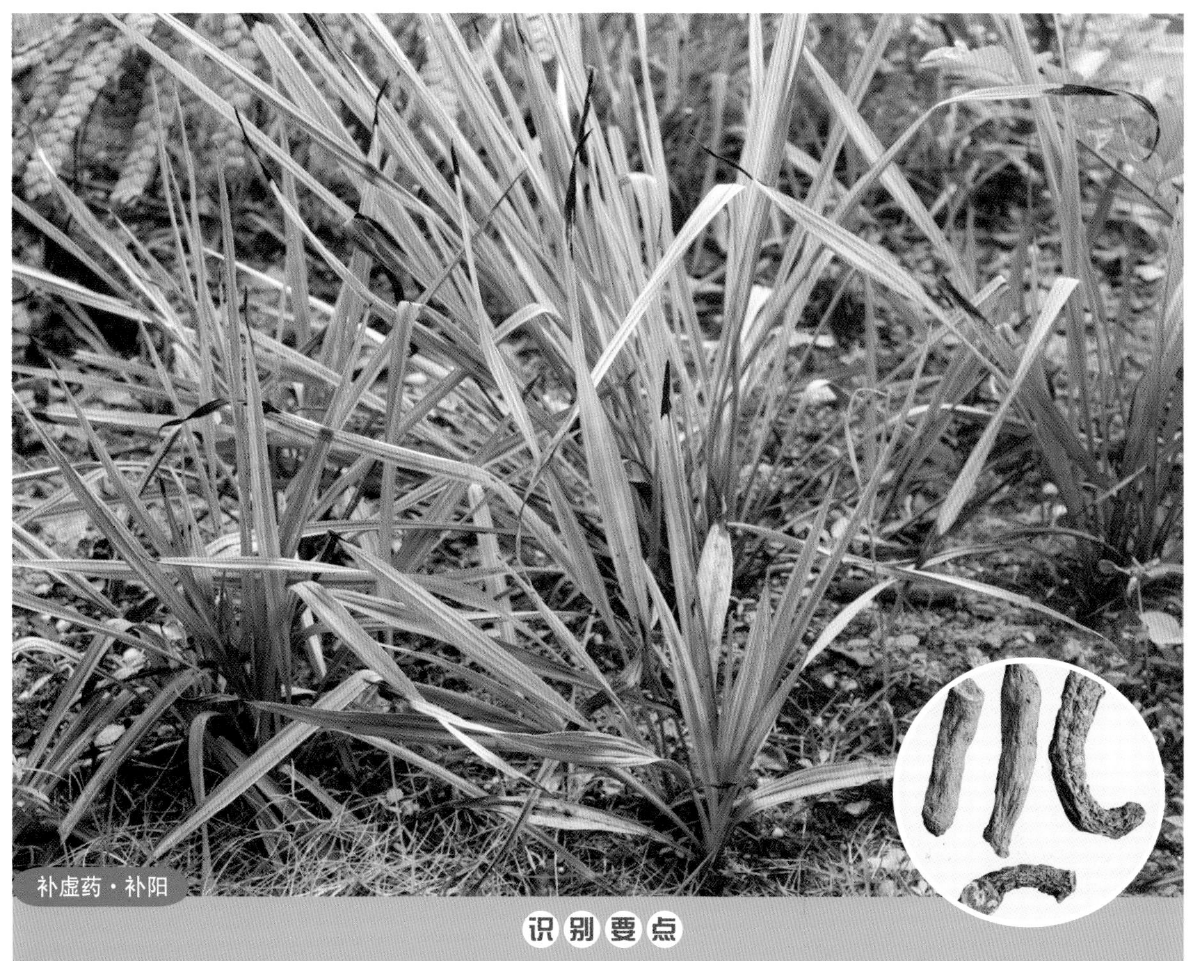

识别要点

①多年生草本，根茎延长，长可达30厘米，地上茎不明显。②叶3～6片根出，狭披针形，长10～25厘米，先端渐尖，基部下延成柄，再向下扩大呈鞘状，绿白色，边缘膜质，叶脉明显，有中脉，两面疏生长柔毛，后渐光滑。

杜 仲

别名：思仙、木绵、思仲、丝连皮、扯丝片、丝楝树皮。
来源：为杜仲科植物杜仲*Eucommia ulmoides* Oliv.的干燥树皮。

【生境分布】生长于山地林中或栽培。分布于长江中游及南部各省，河南、陕西，甘肃等地均有栽培。

【采收加工】4～6月剥取，刮去粗皮，堆置“发汗”至内皮呈紫褐色，晒干。

【性味功用】甘，温。归肝、肾经。补肝肾，强筋骨，安胎。用于肾虚腰痛，筋骨无力，妊娠漏血，胎动不安；高血压。10～15克。

【精选验方】①腰痛：杜仲（炒去丝）、八角茴香各15克，川木香5克，水一盅，酒半盅，煎服，渣再煎。②小便淋漓、阴部湿痒：杜仲15克，丹参10克，川芎、桂枝各6克，细辛3克，水煎服，每日1剂。③肾炎：杜仲30克，盐肤木根二层皮30克，加猪肉酌量炖服。④预防流产：杜仲、当归各10克，白术8克，泽泻6克，加水煎至150毫升，每日1剂，分3次服。⑤筋脉挛急、腰膝无力：杜仲15克，川芎6克，炙附子3克，水煎服，每日1剂。⑥胎动不安：杜仲焙干，研为细末，煮枣肉糊丸，每丸10克，早、晚各服1丸。

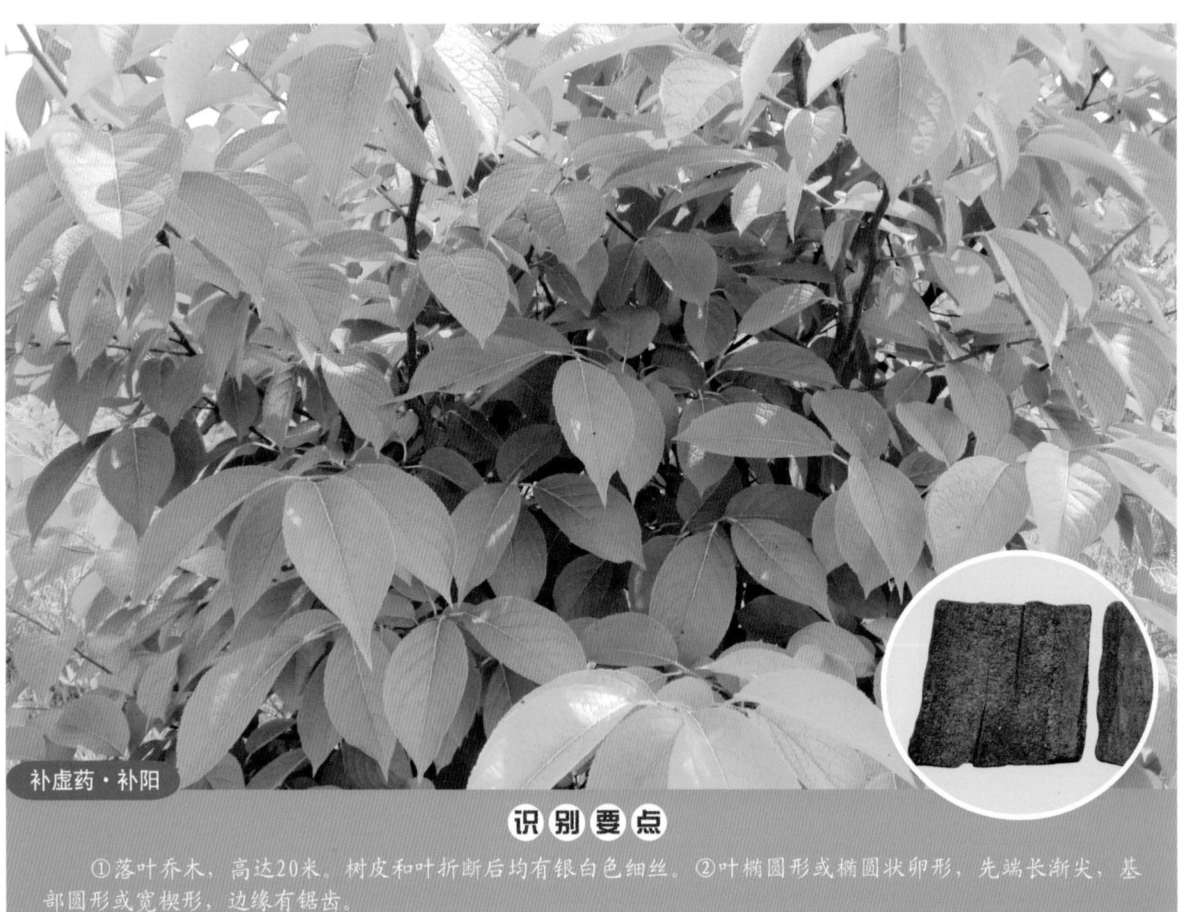

补虚药·补阳

识别要点

①落叶乔木，高达20米。树皮和叶折断后均有银白色细丝。②叶椭圆形或椭圆状卵形，先端长渐尖，基部圆形或宽楔形，边缘有锯齿。

续断

别名：南草、川断、接骨草、续断藤、川萝卜根。
来源：为川续断科植物川续断*Dipsacus asperoides* C. Y. Cheng et T. M. Ai**的干燥根。**

【生境分布】生长于土壤肥沃、潮湿的山坡、草地。主产于湖北、四川、湖南等地。

【采收加工】秋季采挖，除去根头及须根，用微火烘至半干，堆置“发汗”至内部变绿色时。再烘干。

【性味功用】苦、辛，微温。归肝、肾经。补肝肾，强筋骨，续折伤，止崩漏。用于腰膝酸软，风湿痹痛，崩漏，胎漏，跌仆损伤。酒续断多用于风湿痹痛，跌仆损伤。盐续断多用于腰膝酸软。9～15克。

【精选验方】①老人风冷、转筋骨痛：续断、牛膝（去芦，酒浸）各等份，上为细末，温酒调下10克，食前服。②水肿：续断根适量，炖猪腰子食。③乳汁不行：续断25克，川芎、当归各7.5克，穿山甲（火煅）、麻黄各10克，天花粉15克，水两大碗，煎八分，食后服。④打仆伤损：续断草捣烂外敷。⑤产后血晕：续断150克，粗捣筛，每次3克，水煎去滓温服。

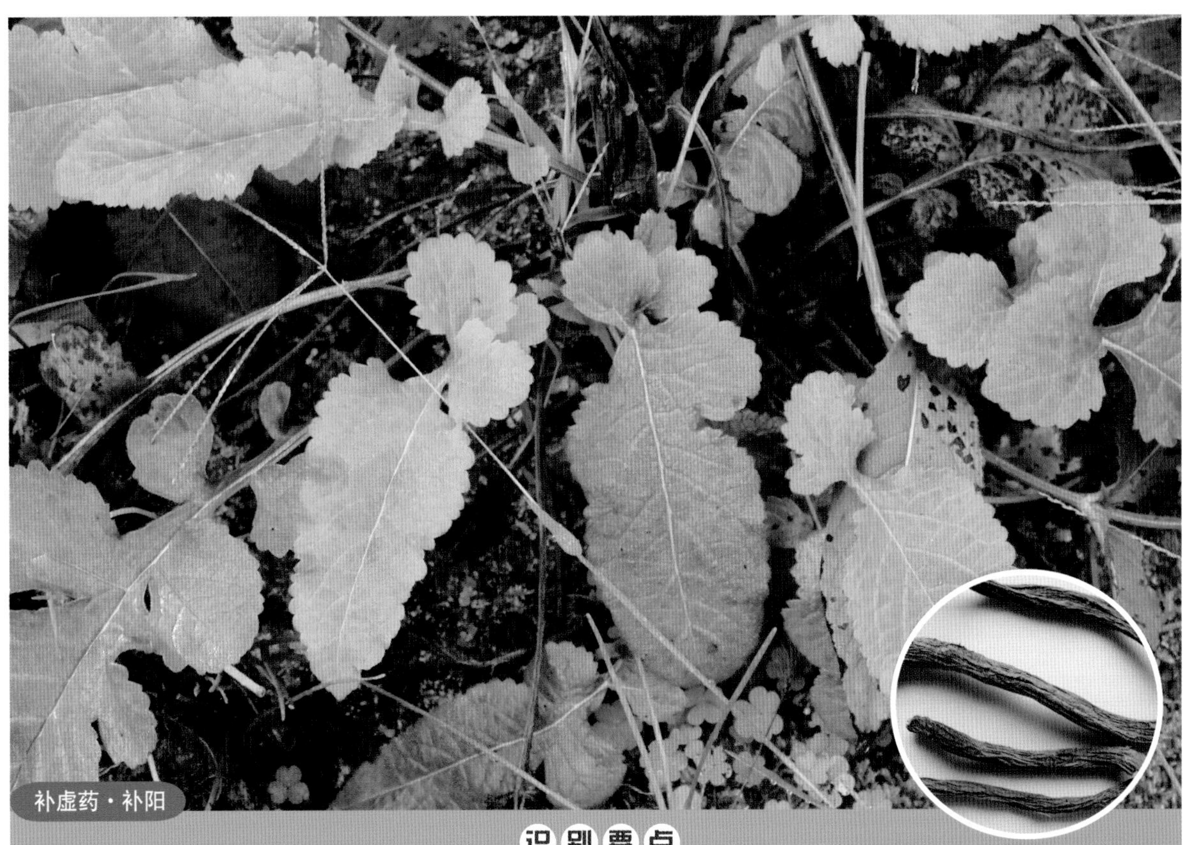

识别要点

①多年生草本，高50～100厘米，茎直立有棱，并有刺毛。②叶对生，基生叶有长柄，叶片羽状分裂，茎生叶有短柄。③头状花序，总苞片窄线形，数枚，苞片倒卵形，顶端有尖头状长喙，花冠白色或淡黄色。

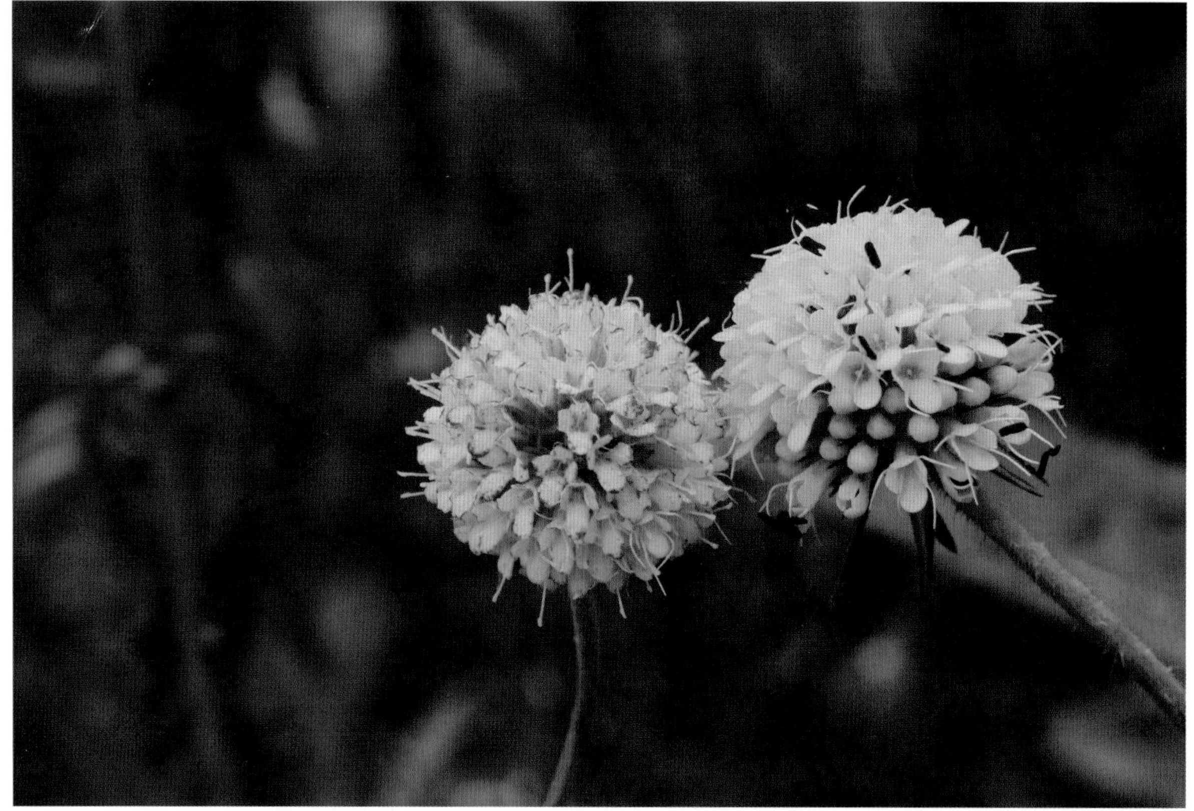

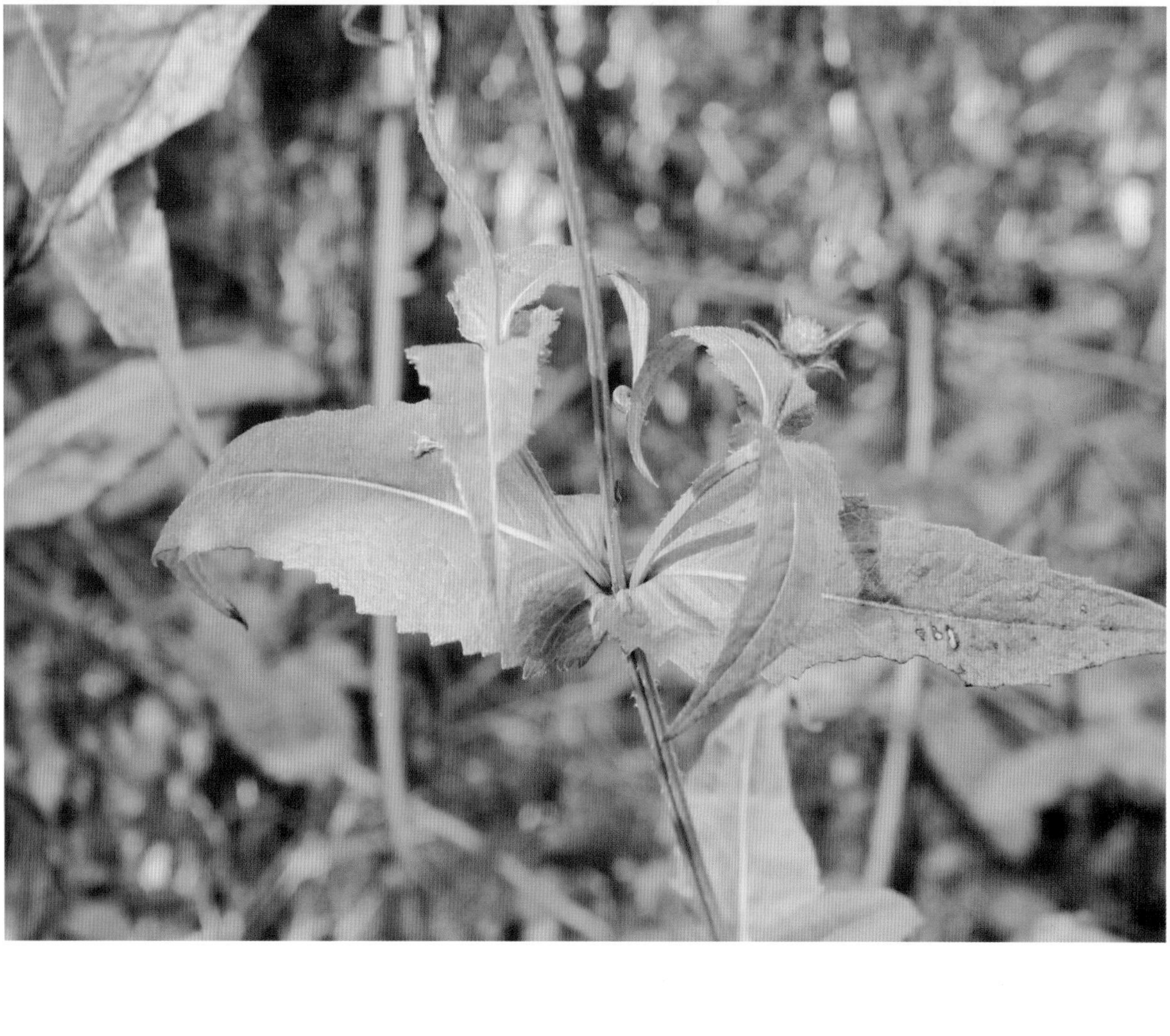

补骨脂

别名：故子、破故纸、黑胡纸、胡故子、胡韭子。
来源：为豆科植物补骨脂*Psoralea corylifolia* L.的干燥成熟果实。

【生境分布】生长于山坡、溪边、田边。除东北、西北地区外，全国各地均产。

【采收加工】秋季果实成熟时采收果序，晒干，搓出果实，除去杂质。

【性味功用】辛、苦。温。归肾、脾经。温肾助阳，纳气平喘，温脾止泻。用于阳痿遗精，遗尿尿频，腰膝冷痛，肾虚作喘，五更泄泻；外用治白癜风，斑秃。6～10克。外用20%～30%酊剂涂患处。

【精选验方】①肾虚遗精：补骨脂、青盐各等份，研末，每次6克，每日2次。②五更（黎明）泄泻：补骨脂12克，五味子、肉豆蔻各10克，吴茱萸、生姜各5克，大枣5枚，水煎服，每日1剂。③阳痿：补骨脂50克，杜仲、核桃仁各30克，共研细末，每次9克，每日2次。④白癜风：补骨脂、白鲜皮、刺蒺藜、生地各15克，白芷、菟丝子、赤芍、防风各10克，僵蚕6克，红花6～10克，丹参15～20克，水煎服，每日或隔日1剂。

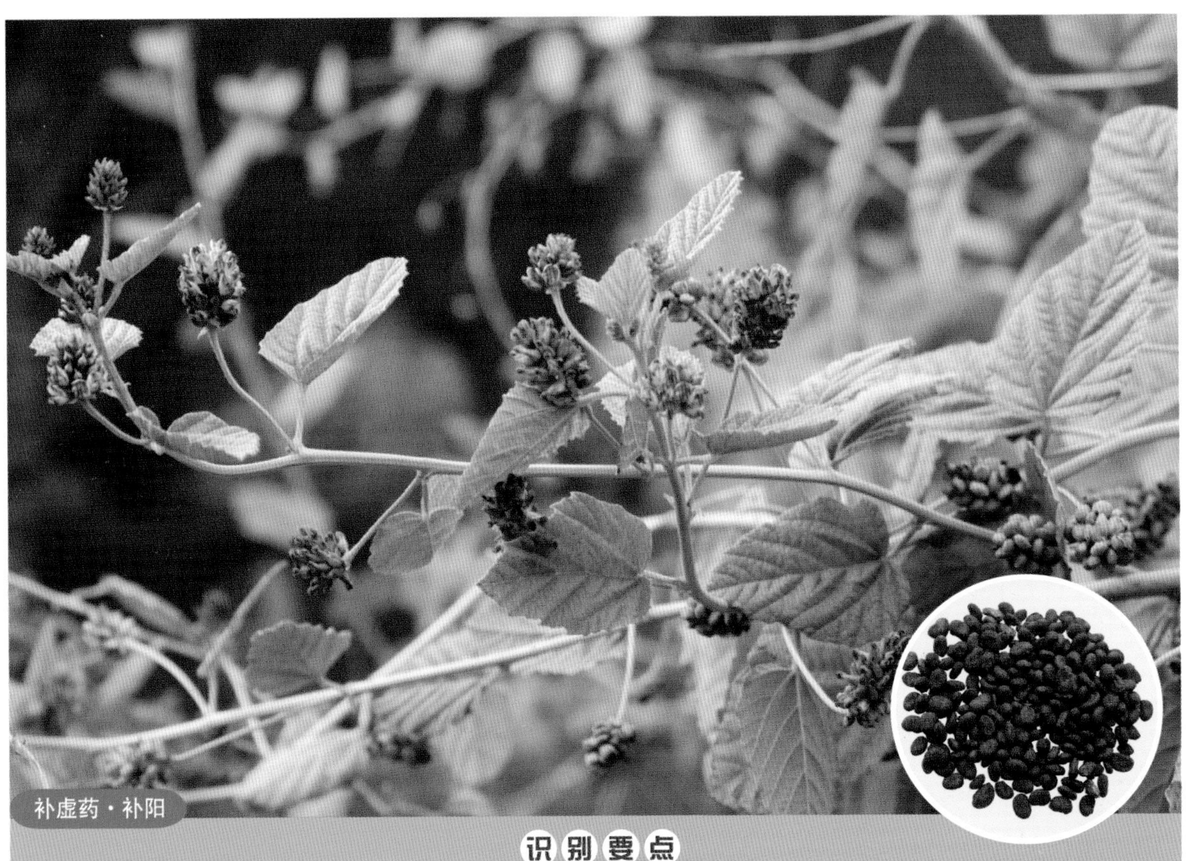

识别要点

①一年生草本，茎直立。②叶互生，多为单叶，仅枝端的叶有时侧生1枚小叶；叶片阔卵形至三角状卵形，边缘有不整齐的锯齿。③花多数，密集成近头状的总状花序，腋生；花冠蝶形，淡紫色或白色。

益智仁

别名：益智、益智子。
来源：为姜科植物益智*Alpinia oxyphylla* Miq.的干燥成熟果实。

【生境分布】生长于林下阴湿处或栽培。主产于海南，广西、云南、福建等地有栽培。

【采收加工】夏、秋间果实由绿变红时采收，晒干或低温干燥。

【性味功用】辛，温。归脾、肾经。温脾止泻，摄唾涎，暖肾，固精缩尿。用于脾寒泄泻，腹中冷痛，口多唾涎，肾虚遗尿，小便频数，遗精白浊。3～10克。

【精选验方】①腹胀腹泻：益智仁100克，浓煎饮用。②妇人崩中：益智仁（炒）碾细，米饮入盐，每次5克。③香口辟臭：益智仁50克，甘草10克，碾粉舔舐。④漏胎下血：益智仁25克，缩砂仁50克，为末，每次15克，空腹白开水送服，每日2次。

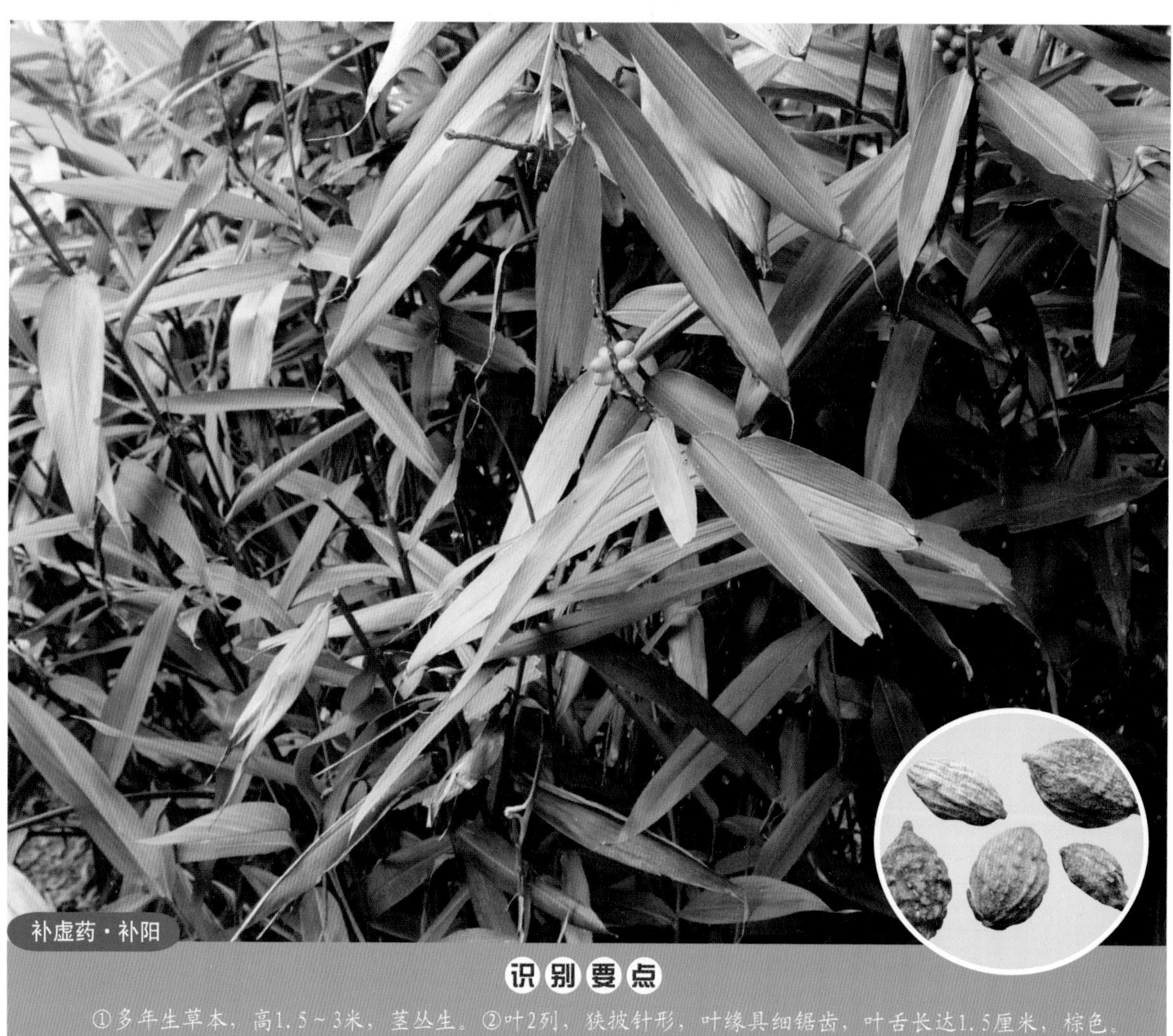

补虚药·补阳

识别要点

①多年生草本，高1.5～3米，茎丛生。②叶2列，狭披针形，叶缘具细锯齿，叶舌长达1.5厘米，棕色。③蒴果椭圆形或纺锤形，不开裂，种子多角形。

菟丝子

别名：萝丝子、豆寄生、豆须子、巴钱天、黄鳝藤、金黄丝子。
来源：为旋花科植物菟丝子_Cuscuta chinensis_ Lam.**的干燥成熟种子。**

【生境分布】生长于田边、荒地及灌木丛中，常寄生于豆科等植物上。主产于山东、河北、山西、陕西、江苏、黑龙江、吉林等地。

【采收加工】秋季果实成熟时采收植株，晒干，打下种子，除去杂质。

【性味功用】甘，温。归肝、肾、脾经。滋补肝肾，固精缩尿，安胎，明目，止泻。用于阳痿遗精，尿有余沥，遗尿尿频，腰膝酸软，目昏耳鸣，肾虚胎漏，胎动不安，脾肾虚泻；外治白癜风。6～12克。外用适量。

【精选验方】①肾虚阳痿、遗精及小便频数：菟丝子、枸杞子、覆盆子、五味子、车前子各9克，水煎服。②乳汁不通：菟丝子15克，水煎服。③脾虚泄泻：菟丝子15克，生白术10克，水煎服。④腰膝酸软、遗精早泄、小便频数、带下过多：菟丝子加黑豆60粒、红枣5枚，水煎食服。⑤脾虚泄泻：菟丝子15克，生白术10克，水煎服。

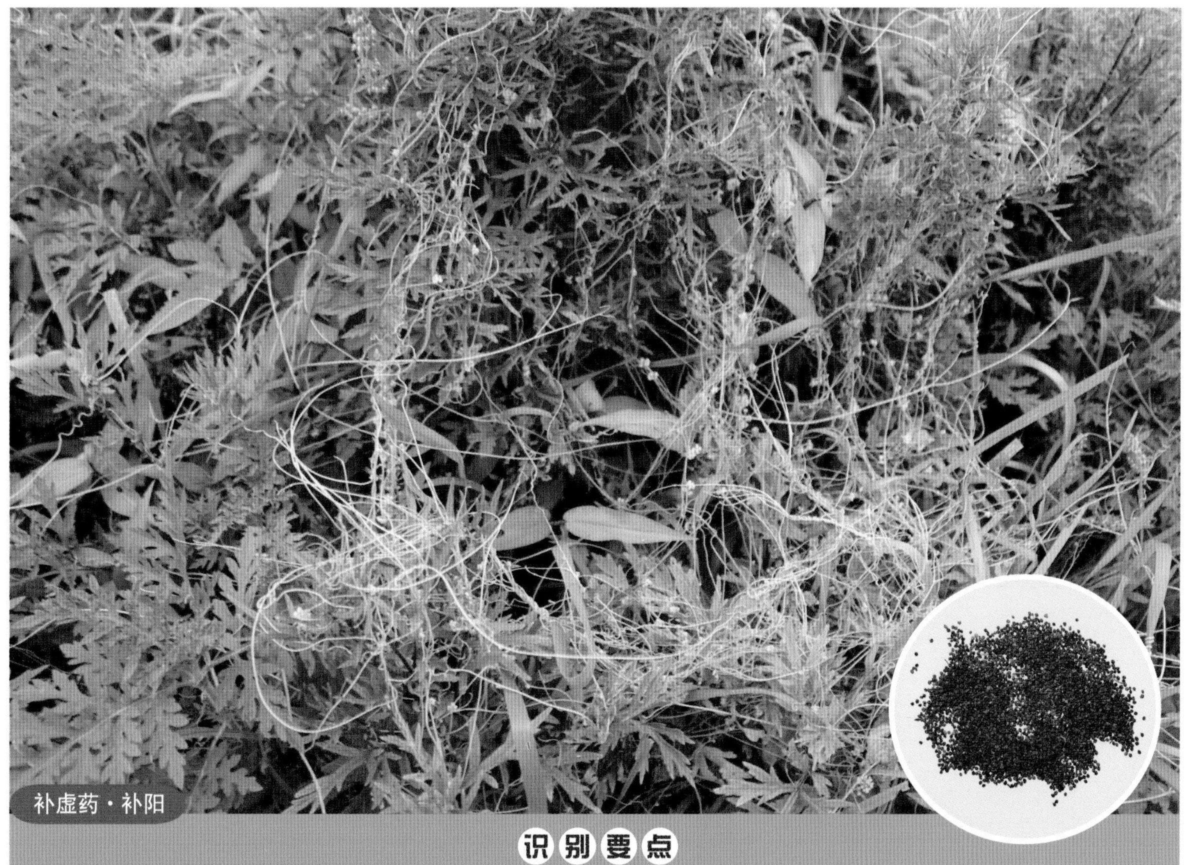

识别要点

①一年生寄生草本，全株无毛。茎细，缠绕，黄色，无叶。②花簇生于叶腋，苞片及小苞片鳞片状；花萼杯状，花冠白色，钟形，长为花萼的2倍，顶端5裂，裂片向外反曲；雄蕊花丝扁短，基部生有鳞片，矩圆形。

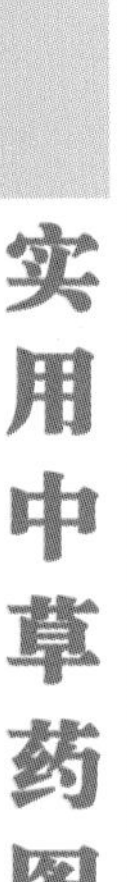
实用中草药图典

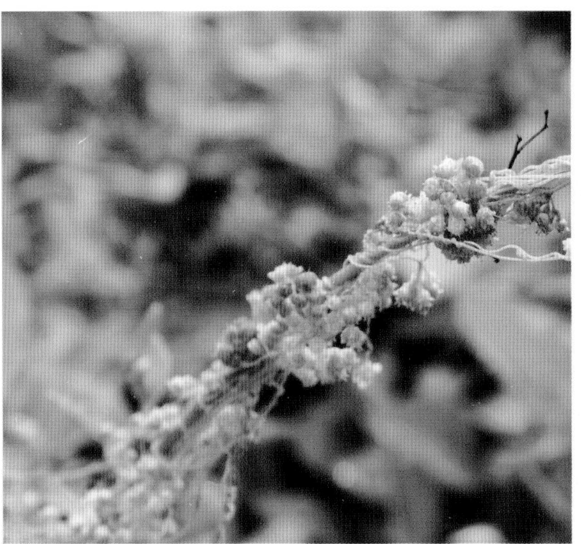

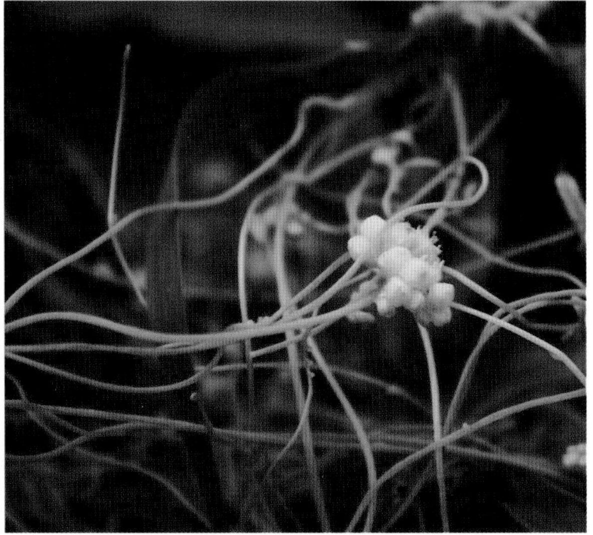

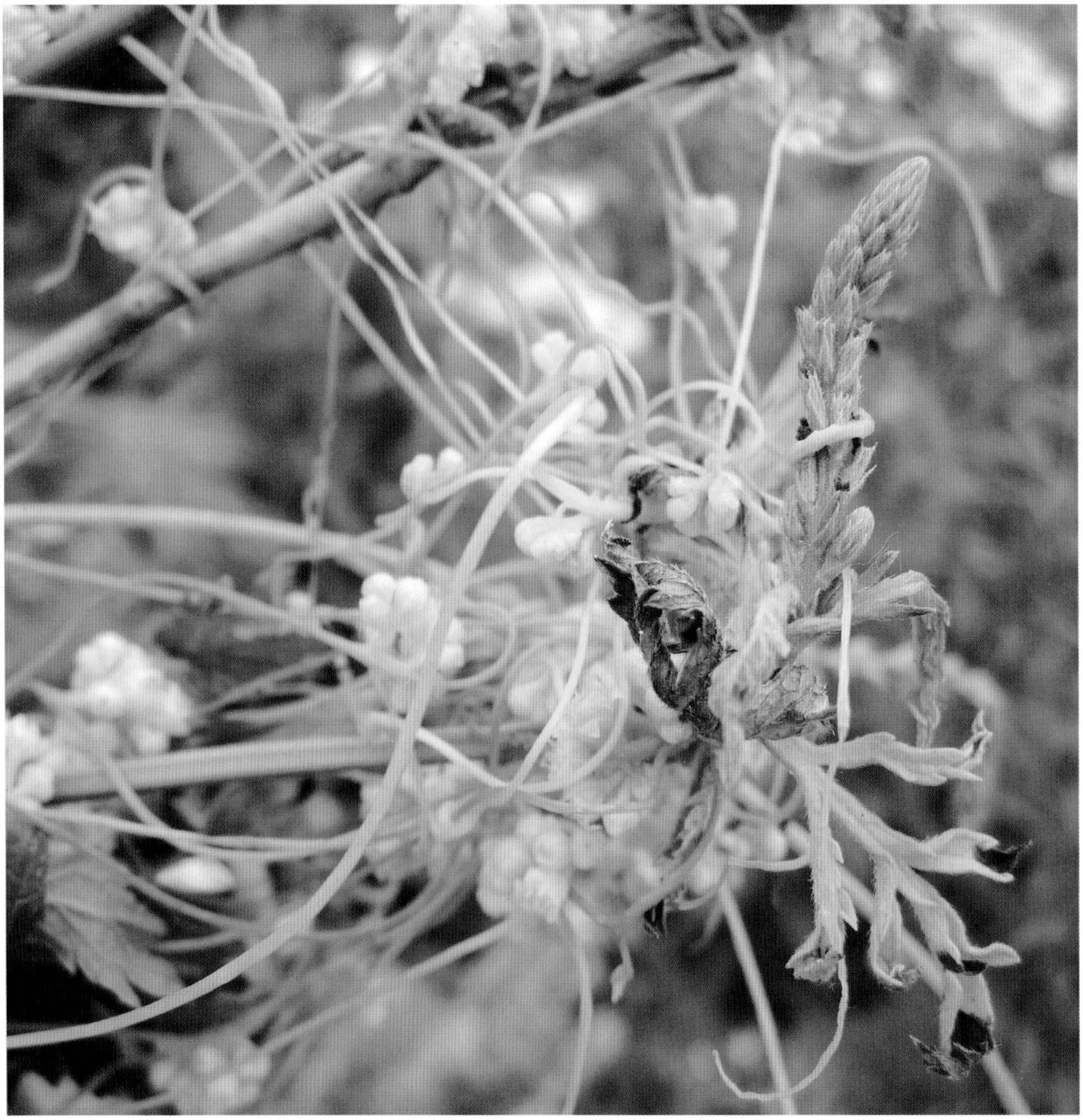

冬虫夏草

别名：虫草、冬虫草。
来源：为麦角菌科真菌冬虫夏草菌_Cordyceps sinensis_(BerK.)Sacc.**寄生在蝙蝠蛾科昆虫幼虫上的子座及幼虫尸体的复合体。**

【生境分布】生长于海拔3000～4500米的高山草甸区。主产于四川、青海、西藏等地。

【采收加工】夏初子座出土、孢子未发散时挖取，晒至六七成干，除去似纤维状的附着物及杂质，晒干或低温干燥。

【性味功用】甘，平。归肺、肾经。补肺益肾，止血化痰。用于久咳虚喘，劳嗽咯血，阳痿遗精，腰膝酸痛，肾虚精亏。3～9克。

【精选验方】①肺结核咳嗽、咯血、老年虚喘：冬虫夏草30克，贝母15克，百合12克，水煎服。②肾虚腰痛：冬虫夏草、枸杞子各30克，黄酒2斤，浸泡1周，每次1小盅，每日2次。③阳痿、遗精：冬虫夏草3～9克，枸杞子、山药、山萸肉各10克，水煎服，每日1剂。④阳痿、遗精、自汗盗汗、胃寒怕冷：冬虫夏草10克，公鸡1只，炖熟分次食之。

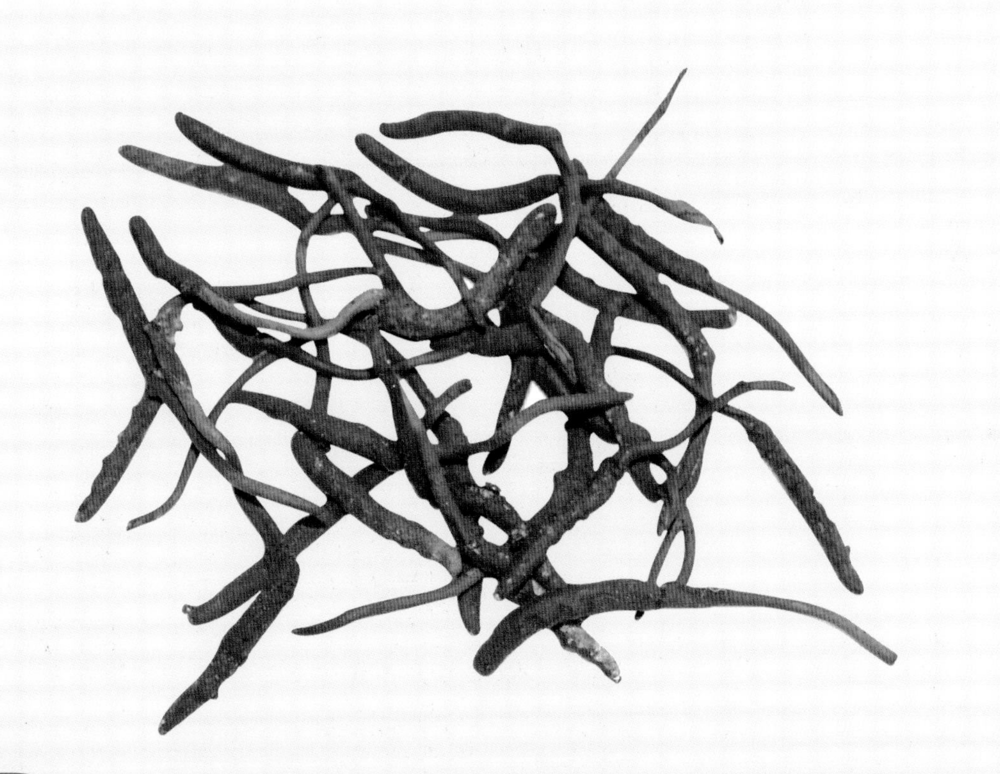

补虚药 · 补阳

识别要点

①子座出自寄主幼虫的头部，单生，细长如棒球棍状，长4～11厘米。②上部为子座头部，稍膨大，呈圆柱形，褐色，密生多数子囊壳。③子囊壳大部分陷入子座中，先端突出于子座之外，卵形或椭圆形；每一子囊壳内有多数细长的子囊。

当归

别名：秦归、云归、西当归、岷当归、马尾归。
来源：为伞形科植物当归*Angelica sinensis*(Oliv.)Diels的干燥根。

【生境分布】生长于高寒多雨的山区；多栽培。主产于甘肃、云南、四川等地。

【采收加工】秋末采挖，除去须根及泥沙，待水分稍蒸发后，捆成小把，上棚，用烟火慢慢熏干。

【性味功用】甘、辛，温。归肝、心、脾经。补血活血，调经止痛，润肠通便。用于血虚萎黄，眩晕心悸，月经不调，经闭痛经，虚寒腹痛，肠燥便秘，风湿痹痛，跌仆损伤，痈疽疮疡。酒当归活血通经，用于经闭痛经，风湿痹痛，跌仆损伤。6～12克。

【精选验方】①痛经：当归（米醋微炒）、延胡索、红花、没药各等份，为末，每次10克，温酒调下。②经闭：当归、茜草各30克，泽兰15克，每日1剂，水煎，分3次服，经来则止后服。③大便不通：当归、白芷各等份，为末，每次10克，米汤下。④月经前后眩晕头痛：当归头12克，丹参15克，土茯苓20克，水煎服。⑤经前小腹胀、月经量少：当归尾、丹参各15克，益母草20克，水煎服。⑥孕妇虚燥心烦腰倦：当归身、白莲须各10克，川杜仲12克，水煎服。

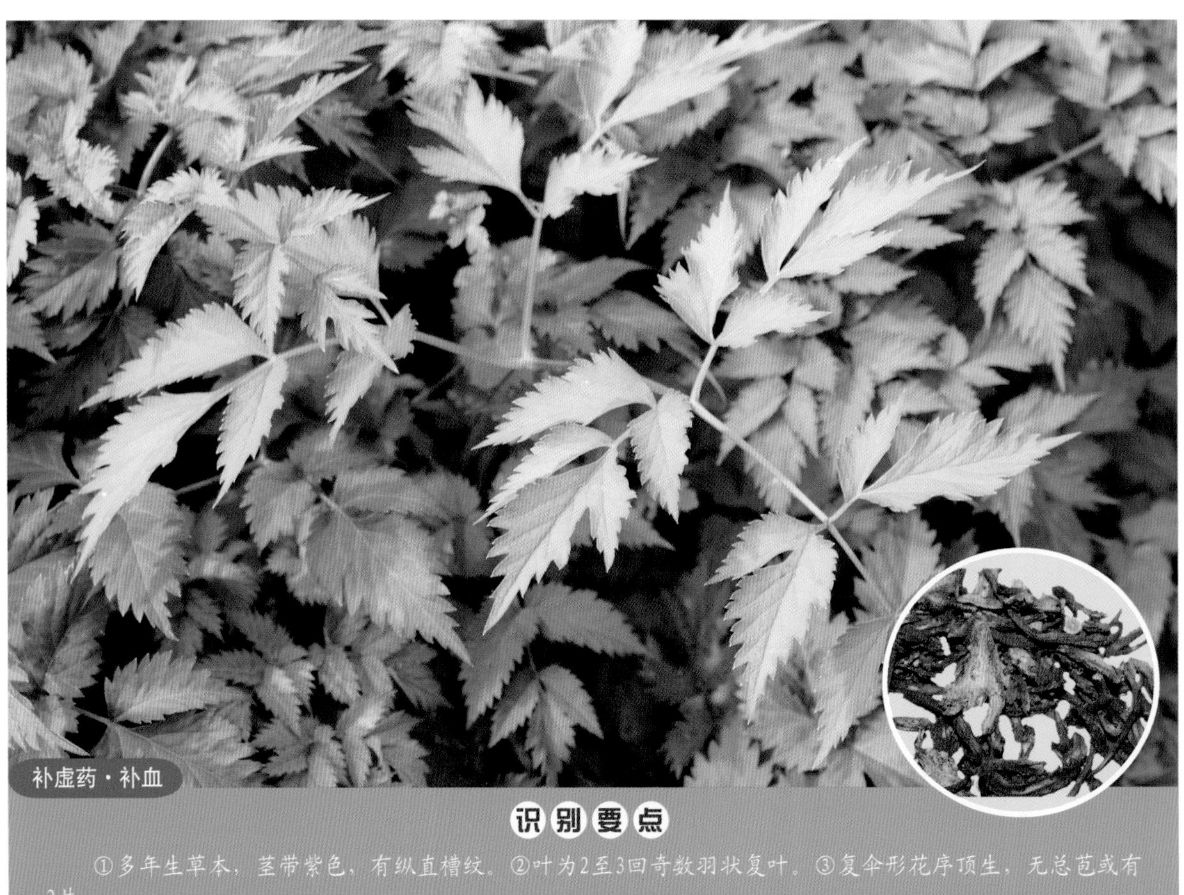

补虚药·补血

识别要点

①多年生草本，茎带紫色，有纵直槽纹。②叶为2至3回奇数羽状复叶。③复伞形花序顶生，无总苞或有2片。

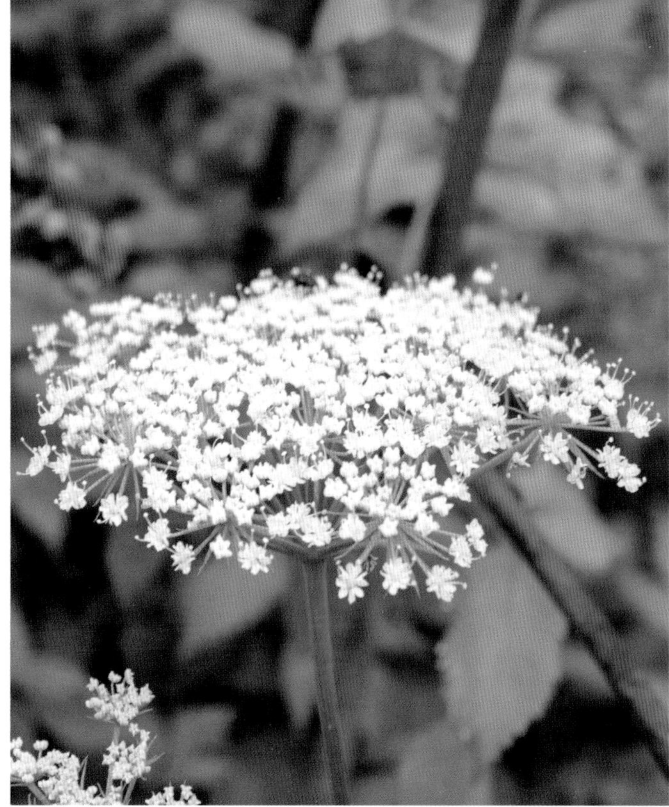

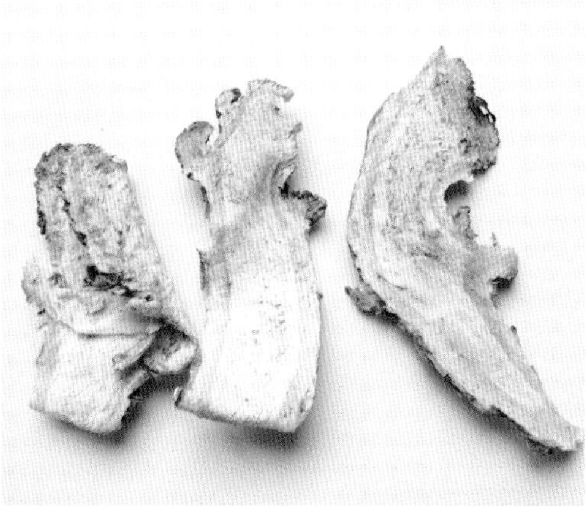

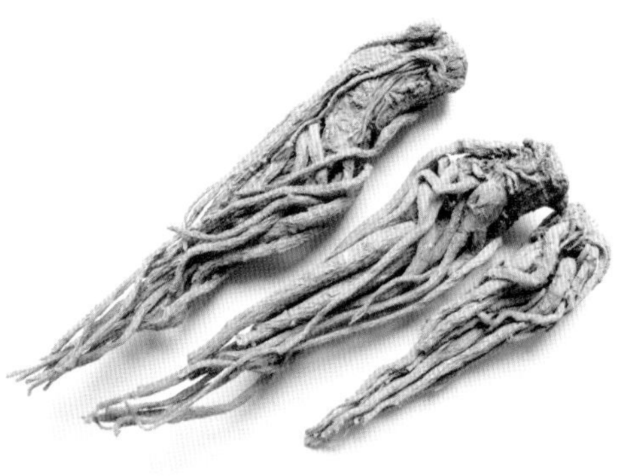

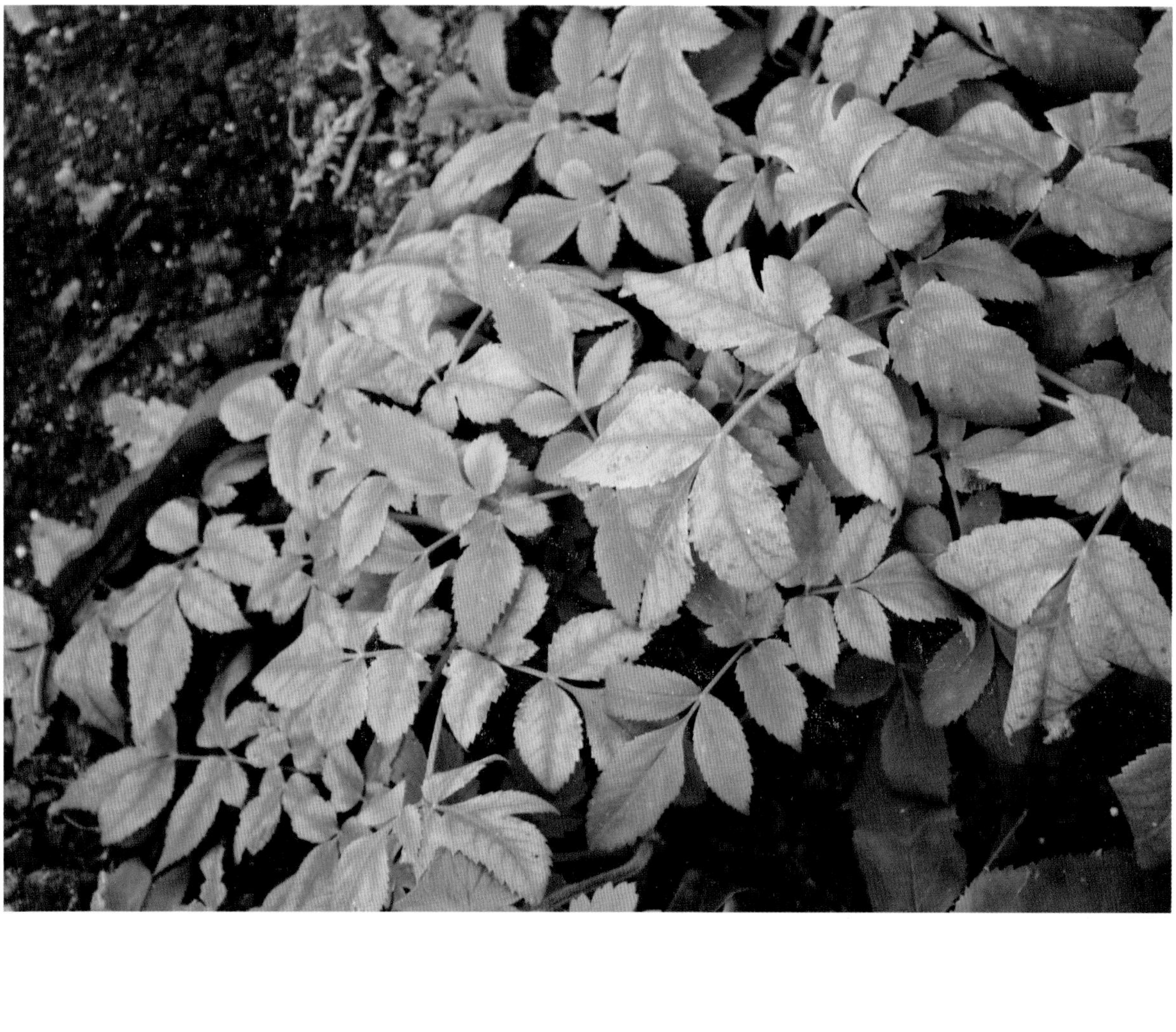

白 芍

别名：金芍药、白芍药。
来源：为毛茛科植物芍药*Paeonia lactiflora* Pall.**的干燥根。**

【生境分布】生长于山坡、山谷的灌木丛或草丛中。全国各地均有栽培。

【采收加工】夏、秋二季采挖，洗净，除去头尾及细根，置沸水中煮后除去外皮或去皮后再煮，晒干。

【性味功用】苦、酸，微寒。归肝、脾经。平肝止痛，养血调经，敛阴止汗。用于头痛眩晕，胁痛，腹痛，四肢挛痛，血虚萎黄，月经不调，自汗，盗汗。6～15克。

【精选验方】①便秘：生白芍20～40克，生甘草10～15克，水煎服。②老年人体虚多汗：白芍12克，桂枝10克，甘草6克，加入切成厚片的生姜3片，大枣5个，水煎服。③肝癌晚期：白芍12克，炙甘草、柏子仁各6克，瘦肉适量、蜜刺4枚，盐少许，同瘦肉置瓦煲，加清水煲约两小时即成，喝汤吃肉。④血虚型妊娠下肢抽筋疼痛：白芍30克，炙甘草10克，水煎服，每日1剂，连服2～3剂。

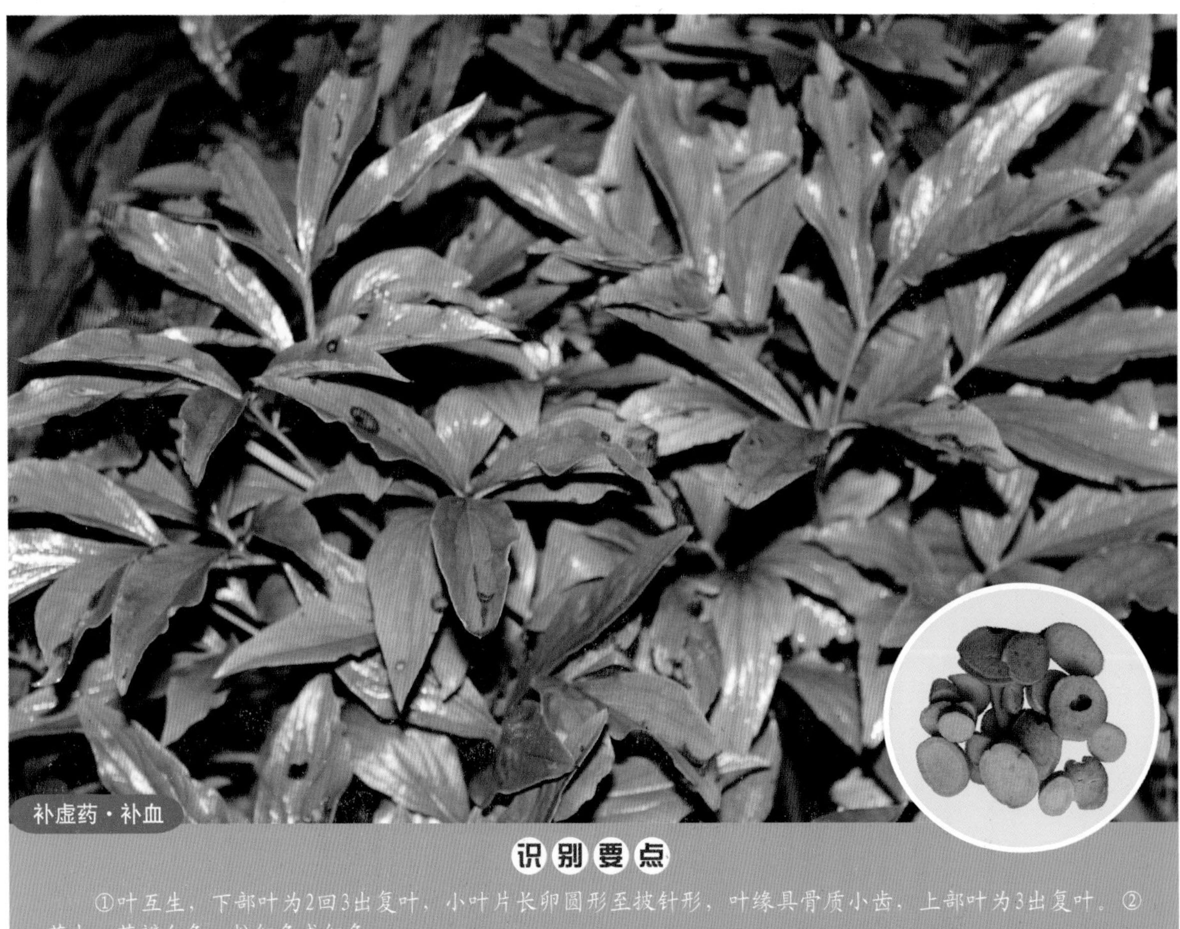

补虚药·补血

识别要点

①叶互生，下部叶为2回3出复叶，小叶片长卵圆形至披针形，叶缘具骨质小齿，上部叶为3出复叶。②花大，花瓣白色、粉红色或红色。

阿 胶

别名：驴皮胶。
来源：为马科动物驴*Equus asinus* L.的干燥皮或鲜皮经煎煮、浓缩制成的固体胶。

【生境分布】主产于山东、河南、浙江、河北、江苏等地。

【采收加工】将驴皮浸泡去毛，切块洗净，分次水煎，滤过，合并滤液，浓缩（可分别加入适量的黄酒、冰糖和豆油）至稠膏状，冷凝，切块，晾干，即得。

【性味功用】甘，平。归肺、肝、肾经。补血滋阴，润燥，止血。用于血虚萎黄，眩晕心悸，肌痿无力，心烦不眠，虚风内动，肺燥咳嗽，劳嗽咯血，吐血尿血，便血崩漏，妊娠胎漏。3～9克，烊化兑服。

【精选验方】①月经不调：阿胶5克，加蛤粉（炒成珠）适量，共研为末，热酒送服。②多年咳嗽：阿胶（炒）、人参各100克，研细。每次15克，加豉汤一碗、葱白少许，煎服，每日3次。③安胎：阿胶（炙）、当归、人参、川芎、艾叶各6克，大枣4枚，加入酒和水各300毫升，加热煮后五味药至减半，滤去药渣，兑入阿胶溶化，分2次服用。

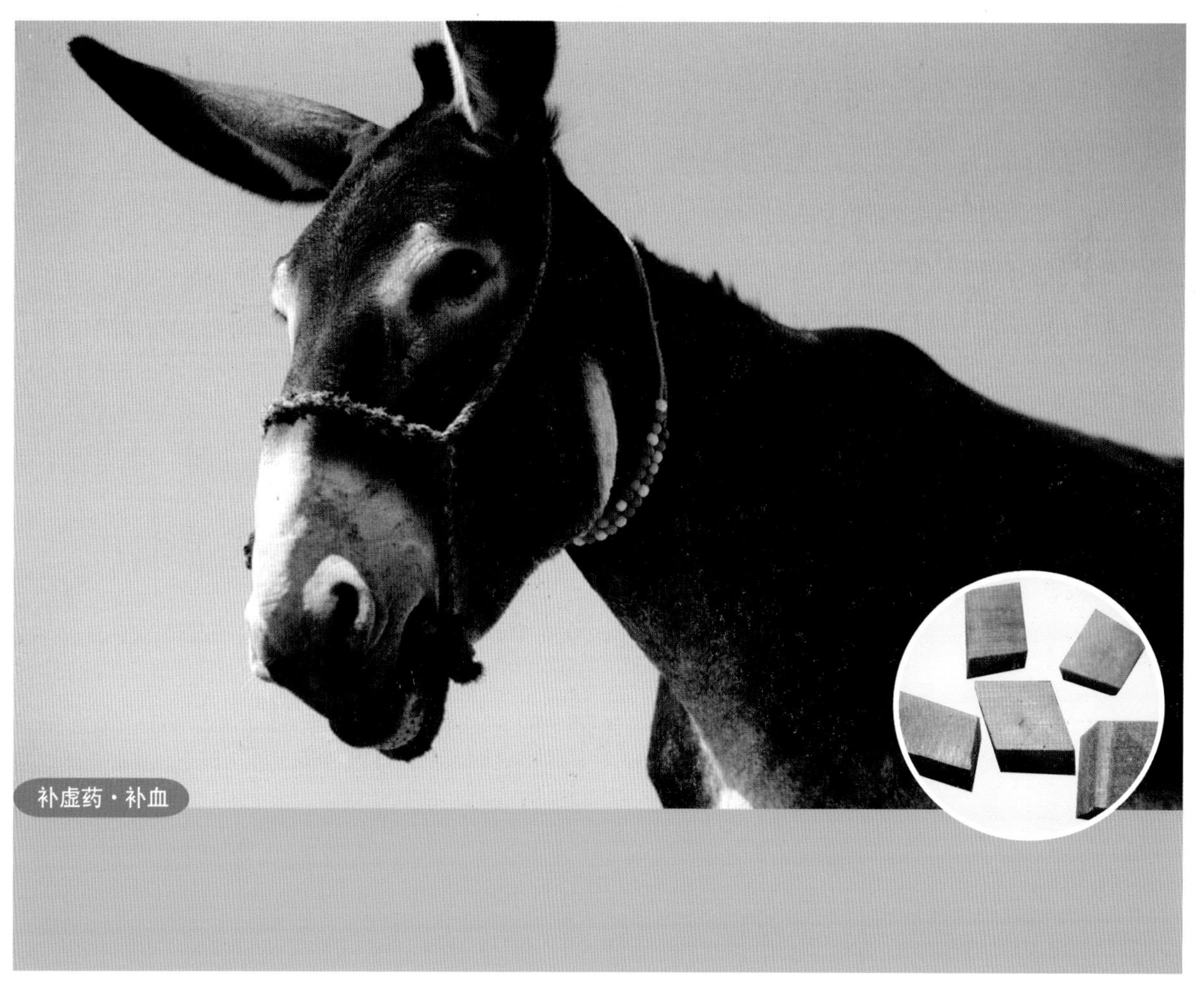

何首乌

别名：首乌、夜合、地精、赤葛、赤首乌、首乌藤。
来源：为蓼科植物何首乌*Polygonum multiflorum* Thunb.的干燥块根。

【生境分布】生长于墙垣、叠石之旁。主产于河南、湖北、安徽、四川等地。

【采收加工】秋、冬二季叶枯萎时采挖，削去两端，洗净，个大的切成块，干燥。

【性味功用】苦、甘、涩。温。归肝、心、肾经。解毒，消痈，润肠通便。用于瘰疬疮痈，风疹瘙痒，肠燥便秘，高脂血症。3～6克。

【精选验方】①肝肾精血不足、眩晕耳鸣、须发早白：制何首乌、熟地各25克，沸水浸泡，代茶饮或煎汤饮。②肝肾虚损、早衰发白：制何首乌15克，枸杞子30克，黑豆250克，何首乌、枸杞子煎水取汁，下黑豆，并加水适量煮至豆熟透、汁收尽。每日早、晚食豆10克。③疟疾：何首乌20克，甘草2克（小儿酌减），浓煎2小时，分3次食前服用，连用2日。④白发：制首乌、熟地各30克，当归15克，浸于1000毫升的烧酒中，10～15日后开始饮用，每日15～30毫升。

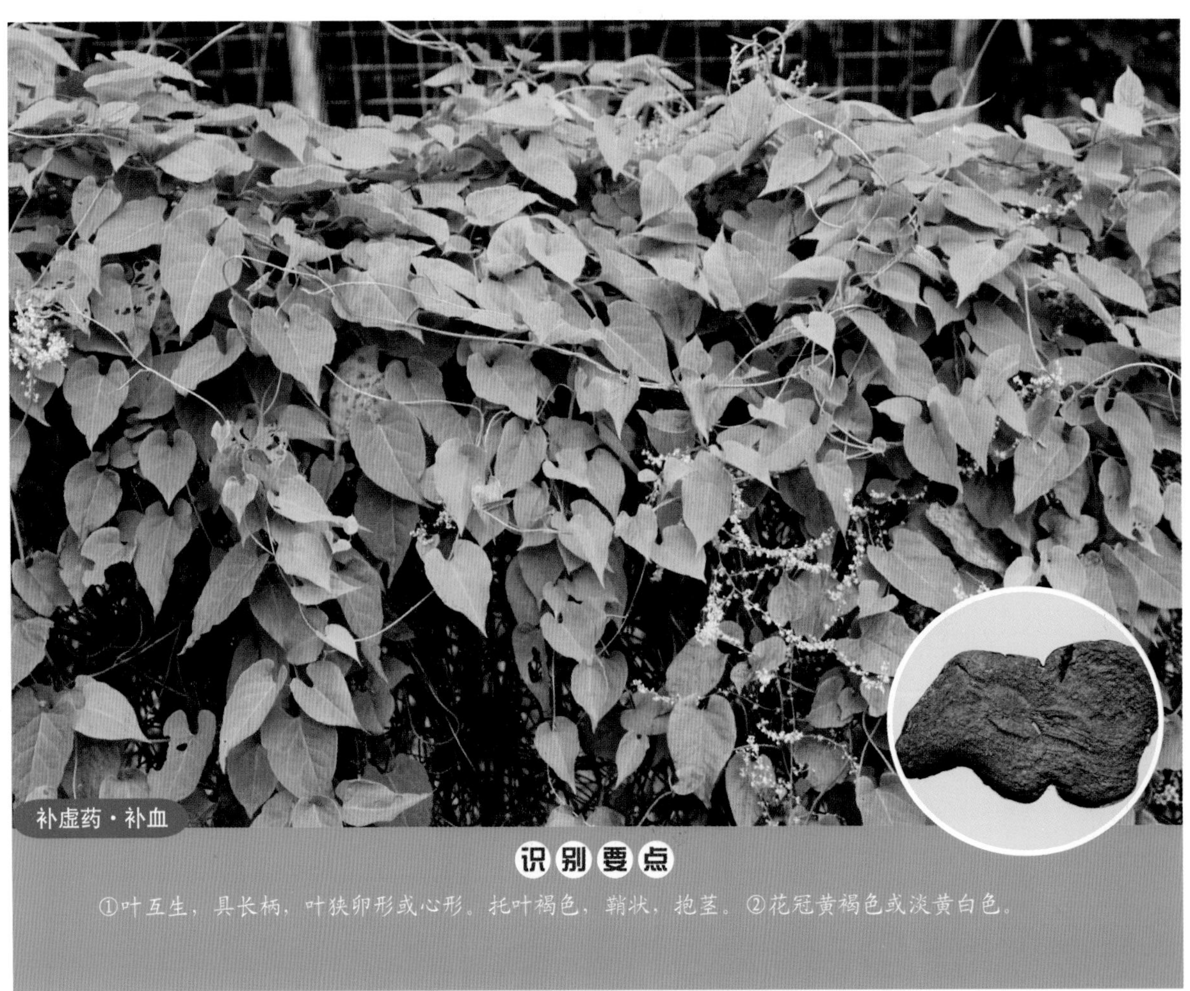

识别要点

①叶互生，具长柄，叶狭卵形或心形。托叶褐色，鞘状，抱茎。②花冠黄褐色或淡黄白色。

龙眼肉

别名：蜜脾、龙眼、益智、比目、桂圆肉、龙眼干。
来源：为无患子科植物龙眼*Dimocarpus longan* Lour.**的假种皮。**

【生境分布】生长于低山丘陵台地半常绿季雨林。主产于广西、福建、广东、四川及台湾等地。

【采收加工】夏、秋二季采收成熟果实，干燥，除去壳、核，晒至干爽不黏。

【性味功用】甘，温。归心、脾经。补益心脾，养血安神。用于气血不足，心悸怔忡，健忘失眠，血虚萎黄。9～15克。

【精选验方】①产后浮肿：龙眼肉、大枣、生姜各等份，煎汤服。②虚弱衰老：龙眼肉30克，加白糖少许，一同蒸至稠膏状，分2次用沸水冲服。③贫血、神经衰弱、心悸怔忡、自汗盗汗：龙眼肉4～6枚，莲子、芡实各适量，加水炖汤于睡前服。④脾虚泄泻：龙眼干14粒，生姜3片，煎汤服。⑤思虑过度、劳伤心脾、虚烦不眠：龙眼干、芡实各15克，粳米60克，莲子10克，加水煮粥，并加白糖少许煮食。

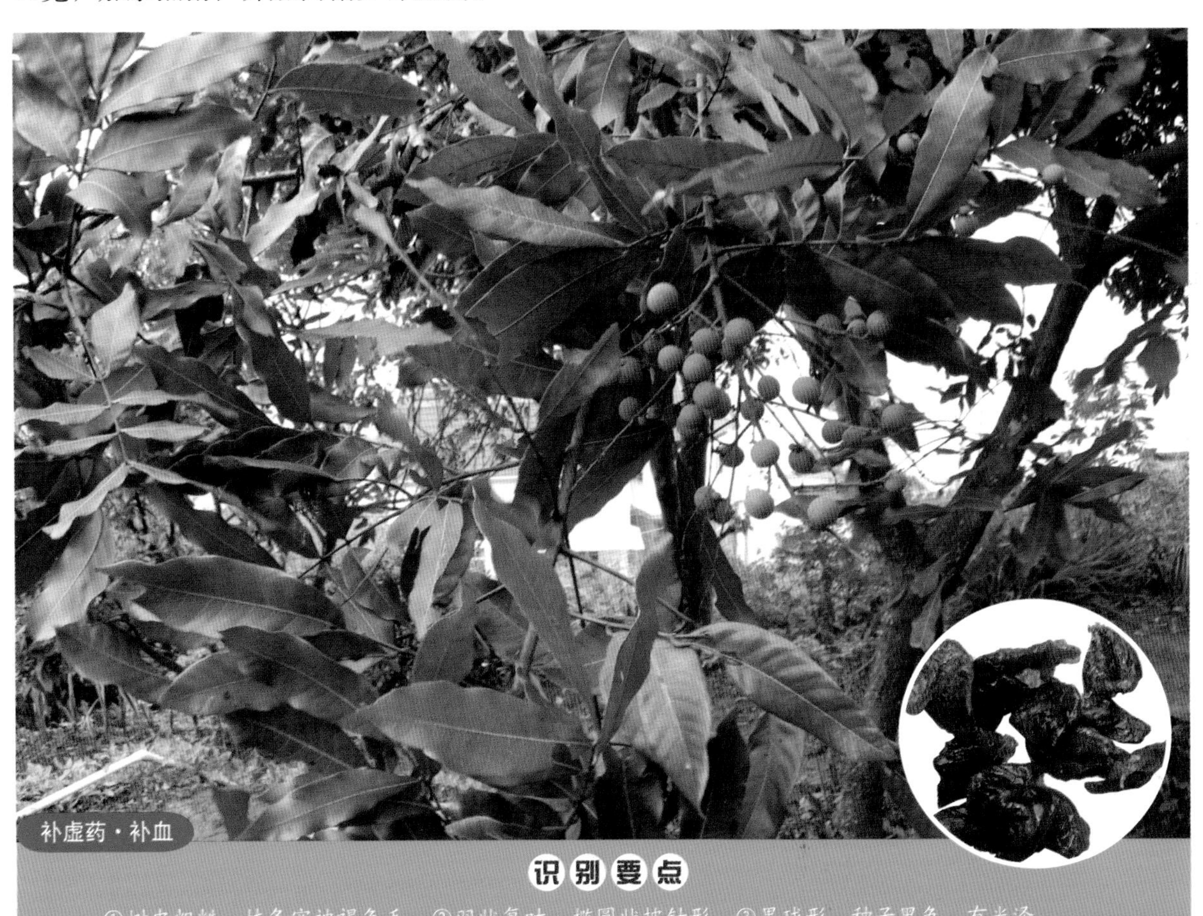

识别要点

①树皮粗糙，枝条密被褐色毛。②羽状复叶，椭圆状披针形。③果球形，种子黑色，有光泽。

楮实子

别名：楮实、谷实、柘树子、楮实米、野杨梅、构树子。
来源：为桑科植物构树*Broussonetia papyrifera*(L.)Vent.的干燥成熟果实。

【生境分布】生长于山谷、山坡或平地村舍旁，有栽培。分布于全国大部分地区。

【采收加工】秋季果实成熟时采收，洗净，晒干，除去灰白色膜状宿萼及杂质。

【性味功用】甘，寒。归肝、肾经。补肾清肝，明目，利尿。用于肝肾不足，腰膝酸软，虚劳骨蒸，头晕目昏，目生翳膜，水肿胀满。6～12克。

【精选验方】①水肿胀满：楮实子20克，茯苓皮25克，莱菔子15克，冬瓜皮50克，水煎服。②腰膝酸软、头目眩晕：楮实子、牛膝、杜仲各20克，枸杞子、菊花各15克，水煎服。③目昏：楮实子、地骨皮、荆芥穗各等份，研为细末，炼蜜为丸，每次10～15克，米汤下。

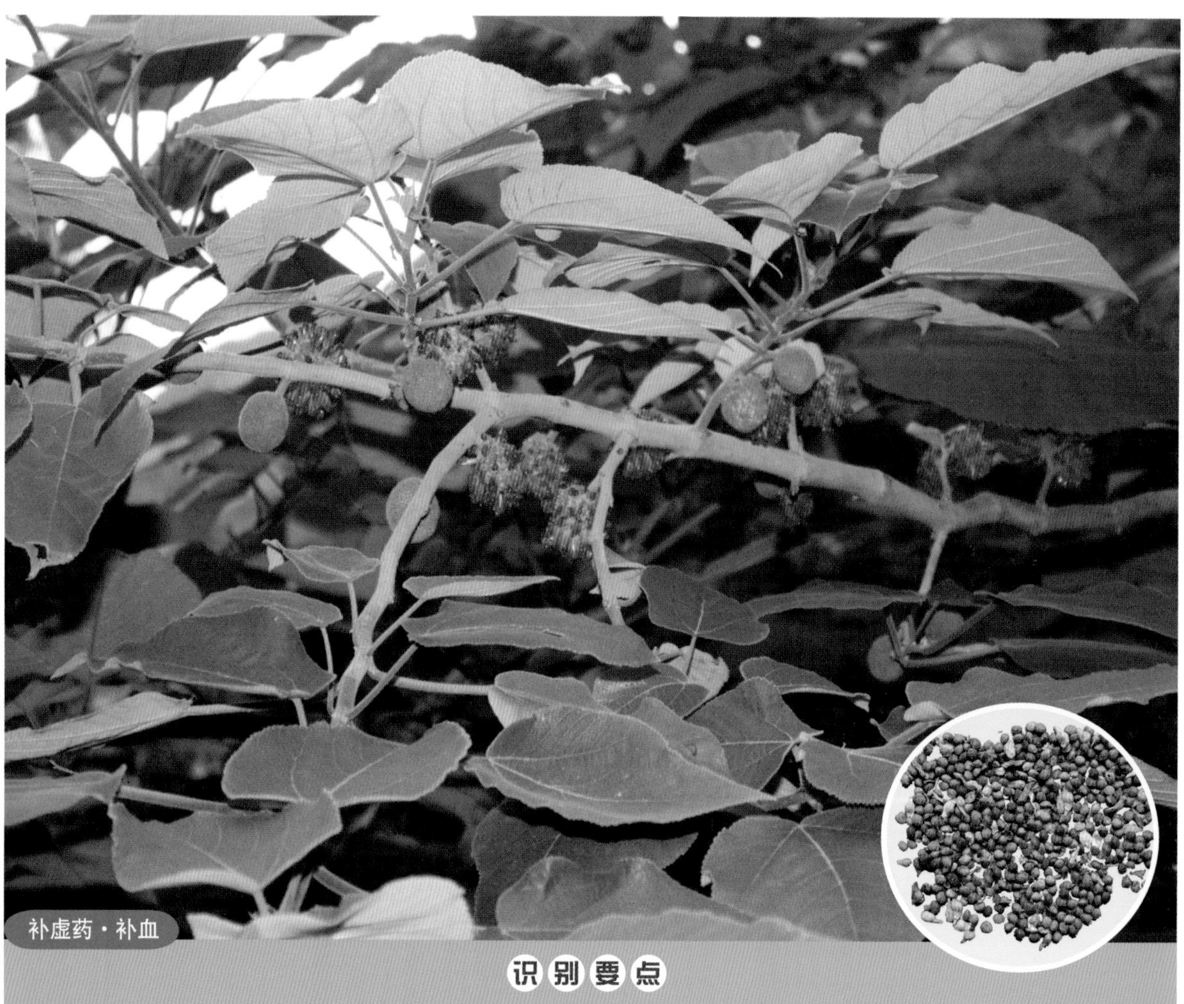

补虚药·补血

识别要点

①茎、叶有乳汁，幼枝密生绒毛。叶互生，广卵形，边缘有细锯齿，上面粗糙，下面密被柔毛。②聚花果球形，肉质，橙红色，熟时小瘦果借肉质子房柄向外挺出。

百合

别名：山丹、卷丹、中庭、白百合、夜合花、蒜脑薯、白花百合。
来源：为百合科植物百合_Lilium brownii_ F. E. Brown var. viridulum Baker**等的干燥肉质鳞叶。**

【生境分布】生长于山野林内及草丛中。主产于湖南、浙江、江苏、陕西、四川、安徽、河南等地。

【采收加工】秋季采挖，洗净，剥取鳞叶，置沸水中略烫，干燥。

【性味功用】甘，寒。归心、肺经。养阴润肺，清心安神。用于阴虚久咳，痰中带血，虚烦惊悸，失眠多梦，精神恍惚。6～12克。

【精选验方】①神经衰弱、心烦失眠：百合25克，菖蒲6克，酸枣仁12克，水煎，每日1剂。②天疱疮：生百合适量，捣烂，敷于患处，每日1～2次。③肺脓肿、化脓性肺炎：百合30～60克，捣研绞汁，白酒适量，以温开水饮服。④老年慢性支气管炎伴有肺气肿：百合2～3个，洗净捣汁，以温开水服，每日2次。

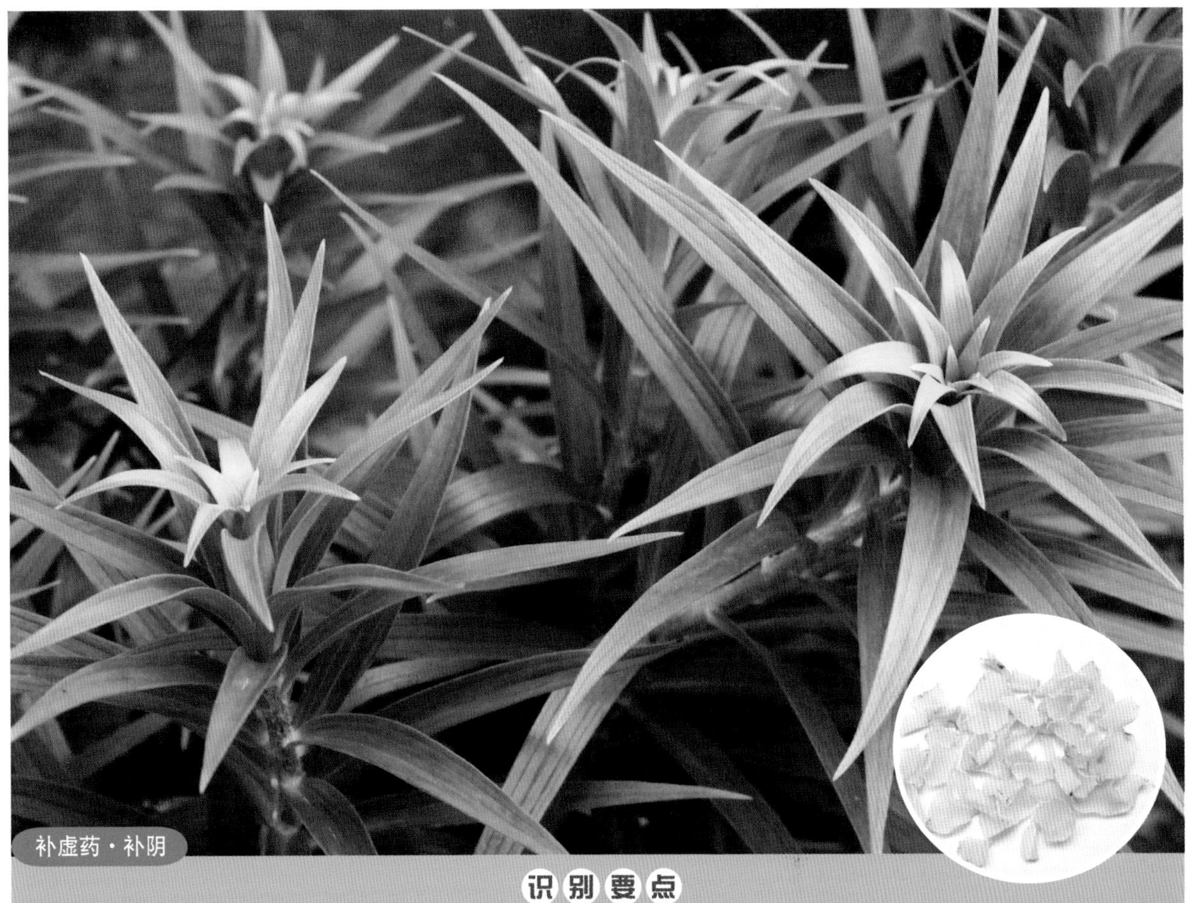

补虚药 · 补阴

识别要点

①茎直立，不分枝，草绿色。②单叶互生，狭线形，无叶柄，叶脉平行。③花着生于茎秆顶端，呈漏斗形喇叭状。

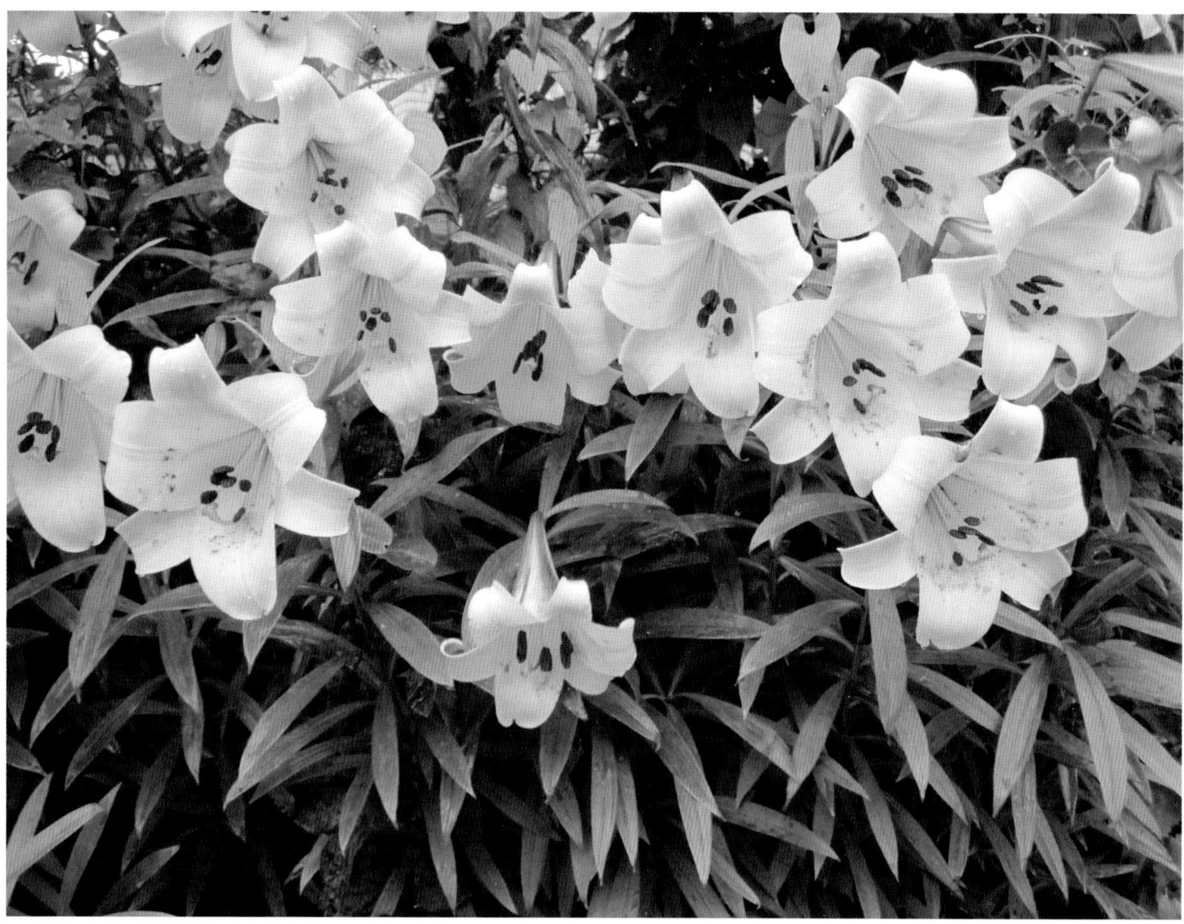

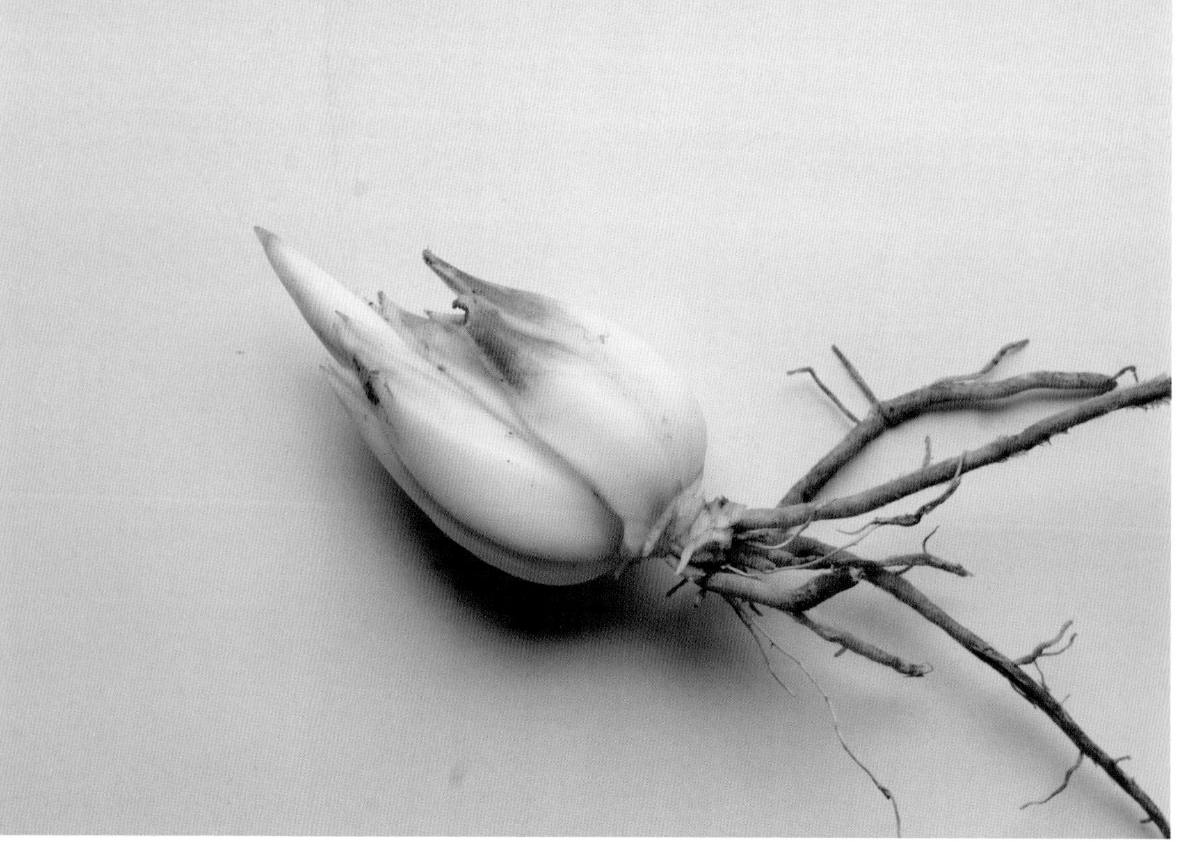

麦冬

别名：寸冬、麦门冬、韭叶麦冬。
来源：为百合科植物麦冬*Ophiopogon japonicus*(Thunb.)Ker-Gawl.的干燥块根。

【生境分布】生长于土质疏松、肥沃、排水良好的壤土和沙质土壤。主产于浙江、江苏、四川等地。

【采收加工】夏季采挖，洗净，反复暴晒、堆置，至七八成干，除去须根，干燥。

【性味功用】甘、微苦，微寒。归心、肺、胃经。养阴生津，润肺清心。用于肺燥干咳，虚痨咳嗽，津伤口渴，心烦失眠，内热消渴，肠燥便秘，咽白喉。6～12克。

【精选验方】①干咳：麦冬适量，水煎服。②慢性支气管炎：麦冬、五味子各100克，泡入1000克蜂蜜中，浸泡6日后开始服用，每日早晨或中午服1次，每次1大汤匙。每次服后接着含服1小片人参，吃2瓣大蒜，3颗核桃。

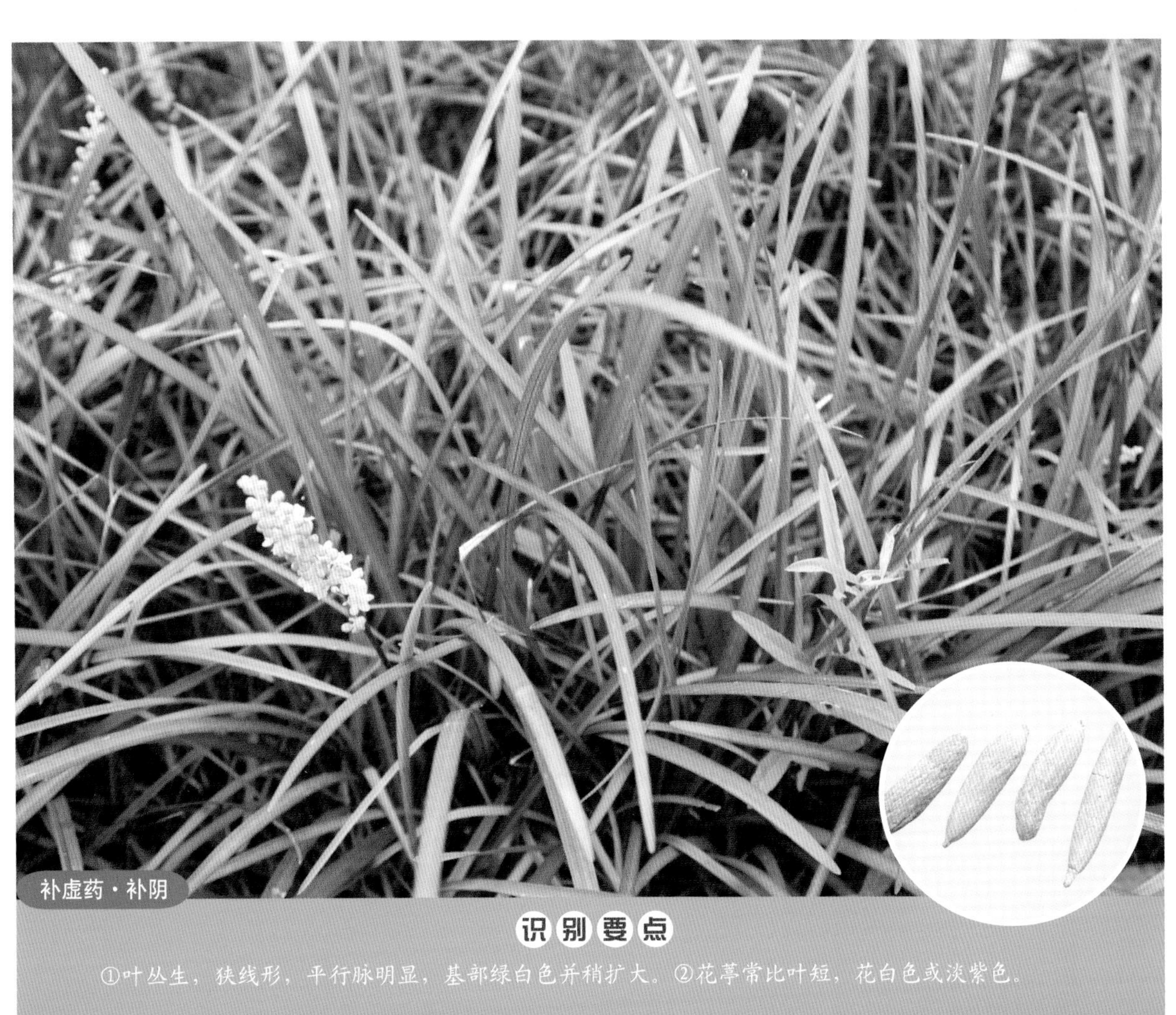

识别要点

①叶丛生，狭线形，平行脉明显，基部绿白色并稍扩大。②花葶常比叶短，花白色或淡紫色。

天 冬

别名：丝冬、天棘、武竹、天门冬。
来源：为百合科植物天冬*Asparagus cochinchinensis*(Lour.)Merr.**的干燥块根。**

【生境分布】生长于阴湿的山野林边、山坡草丛或丘陵地带灌木丛中。主产于四川、贵州、广西、河南、山东等地。

【采收加工】秋、冬二季采挖，洗净，除去茎基和须根。置沸水中煮或蒸至透心，趁热除去外皮，洗净，干燥。

【性味功用】甘、苦，寒。归肺、肾经。养阴润燥，清肺生津。用于肺燥干咳，顿咳痰黏，腰膝酸痛，内热消渴，热病津伤，咽干口渴，肠燥便秘。6～12克。

【精选验方】①疝气：鲜天冬25～50克（去皮），水煎服，酒为引。②催乳：天冬100克，炖肉服。③风癫发作（耳如蝉鸣，两胁牵痛）：天冬（去心、皮），晒干，捣为末。每次1匙，酒送下，每日3次。④心烦：天冬、麦冬各15克，水杨柳9克，水煎服。⑤扁桃体炎、咽喉肿痛：天冬、山豆根、麦冬、桔梗、板蓝根各9克，甘草6克，水煎服。

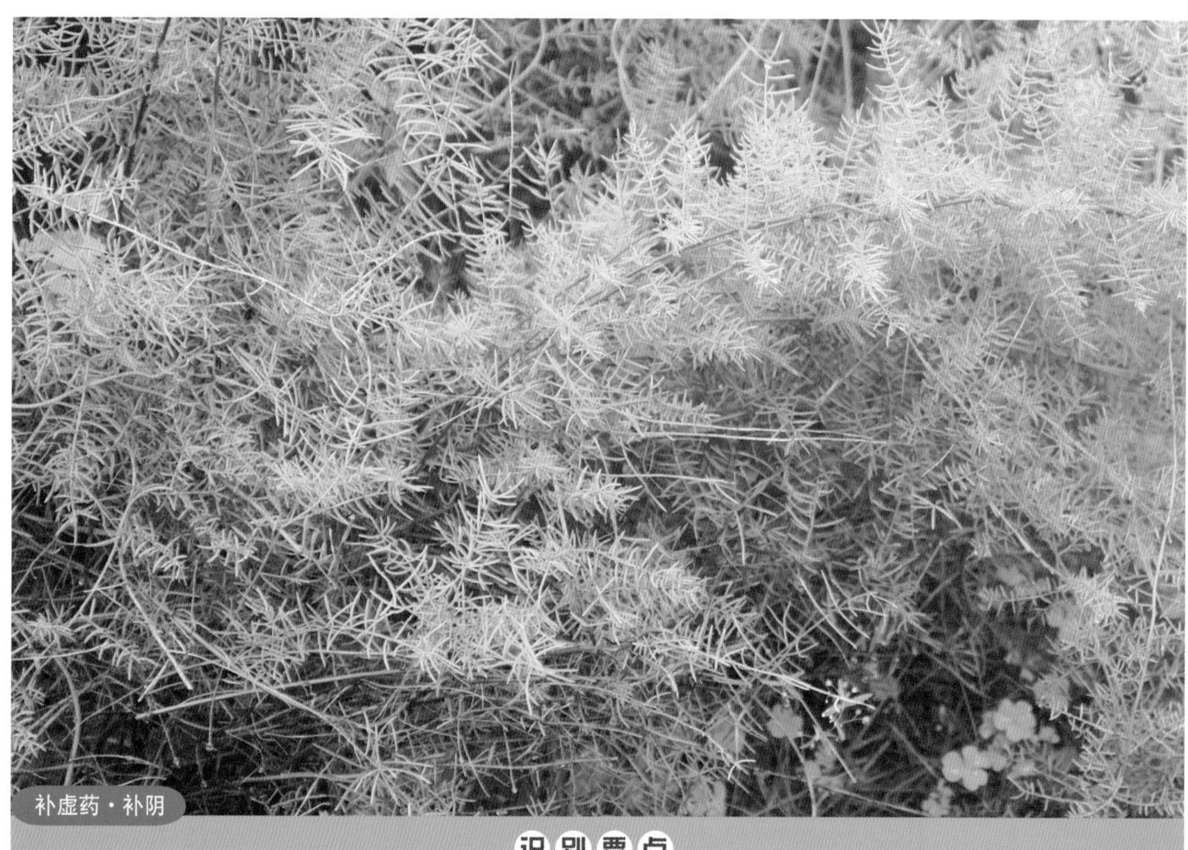

补虚药·补阴

识别要点

①茎细，有纵槽纹。②叶退化为鳞片，主茎上的鳞状叶常变为下弯的短刺。③浆果球形，熟时红色。

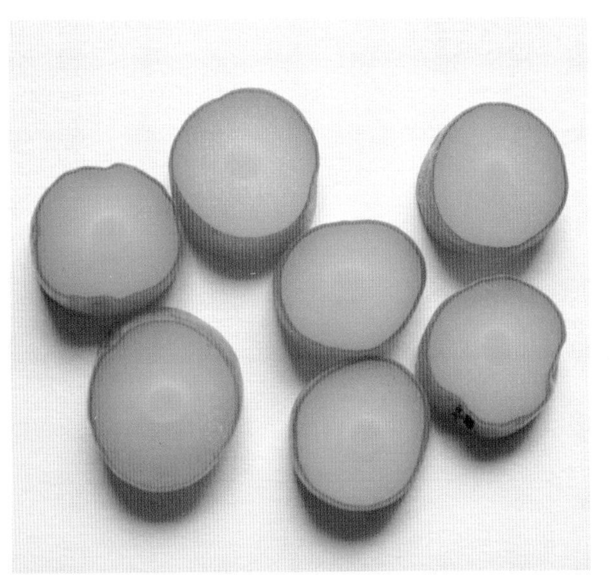

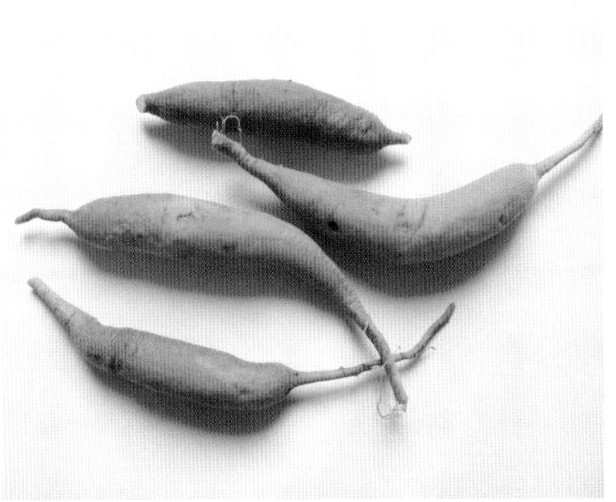

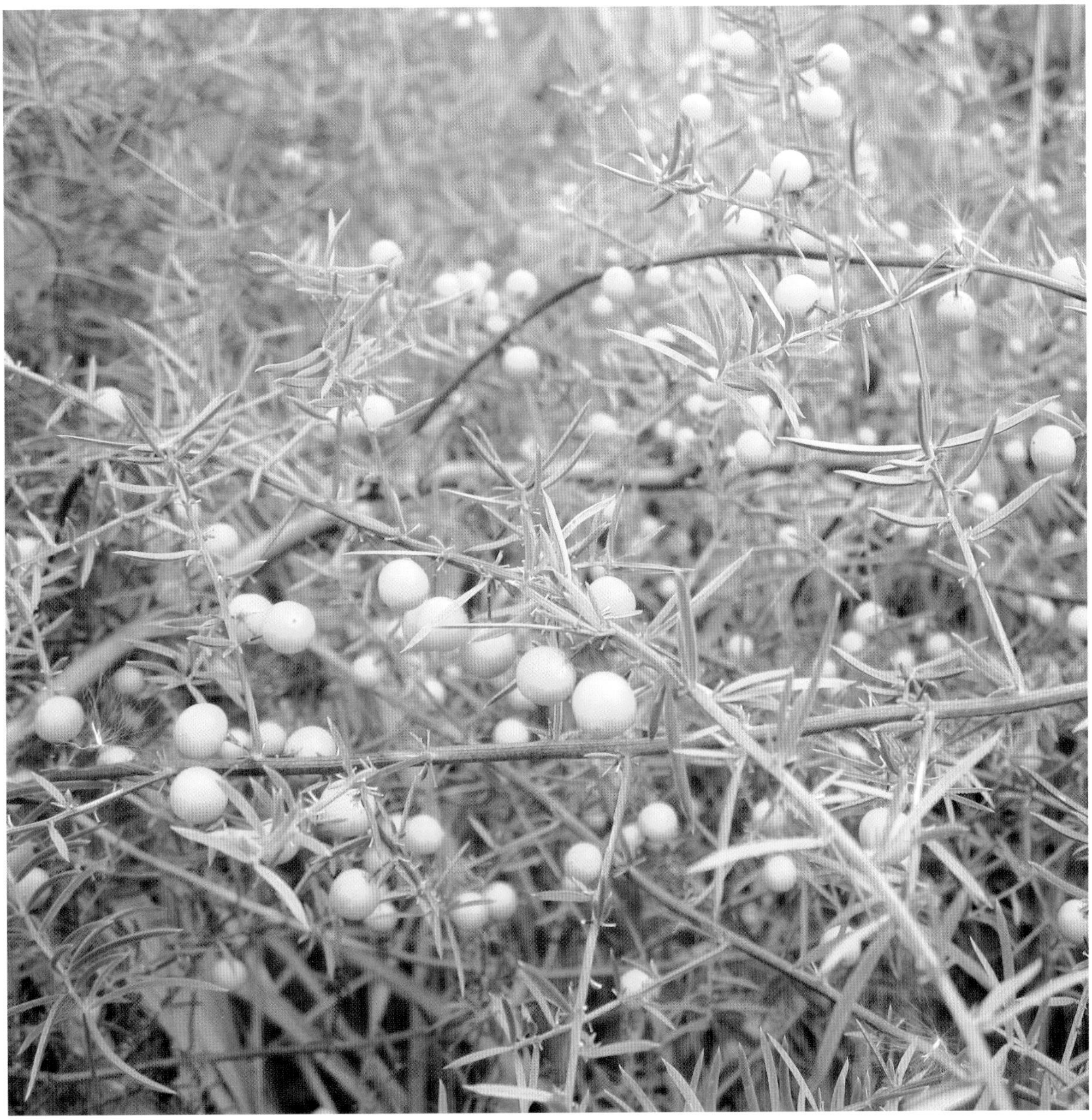

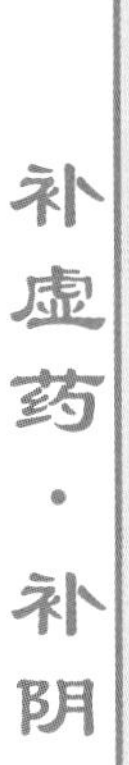
Bu Xu Yao · Bu Yin
补虚药 · 补阴

石 斛

别名：林兰、杜兰、石兰、吊兰花、千年竹、金钗石斛。
来源：为兰科植物金钗石斛*Dendrobium nobile* Lindl.等的新鲜或干燥茎。

【生境分布】生长于海拔100～3000米高度之间，常附生于树上或岩石上。主产于四川、贵州、云南等地。

【采收加工】全年均可采收，鲜用者除去根及泥沙干用者采收后，除去杂质。用开水略烫或烘软，再边搓边烘晒，干燥。

【性味功用】甘，微寒。归胃、肾经。益胃生津，滋阴清热。用于阴伤津亏，口干烦渴，食少干呕，病后虚热，目暗不明。6～12克，鲜品15～30克。入复方宜先煎，单用可久煎。

【精选验方】①胃酸缺乏：石斛、玄参各15克，白芍9克，麦门冬、山楂各12克，水煎服，每日1剂。②阴虚目暗，视物昏花：石斛、熟地各15克，枸杞子、山药各12克，山茱萸9克，白菊花6克，水煎服，每日1剂。③慢性胃炎：石斛、谷芽各25克，南沙参15克，白蜜30克，每日1剂，水煎，分3次服。④老年性口干：石斛、黄精、玉竹各15克，山药20克，每日1剂，水煎，分3次服。

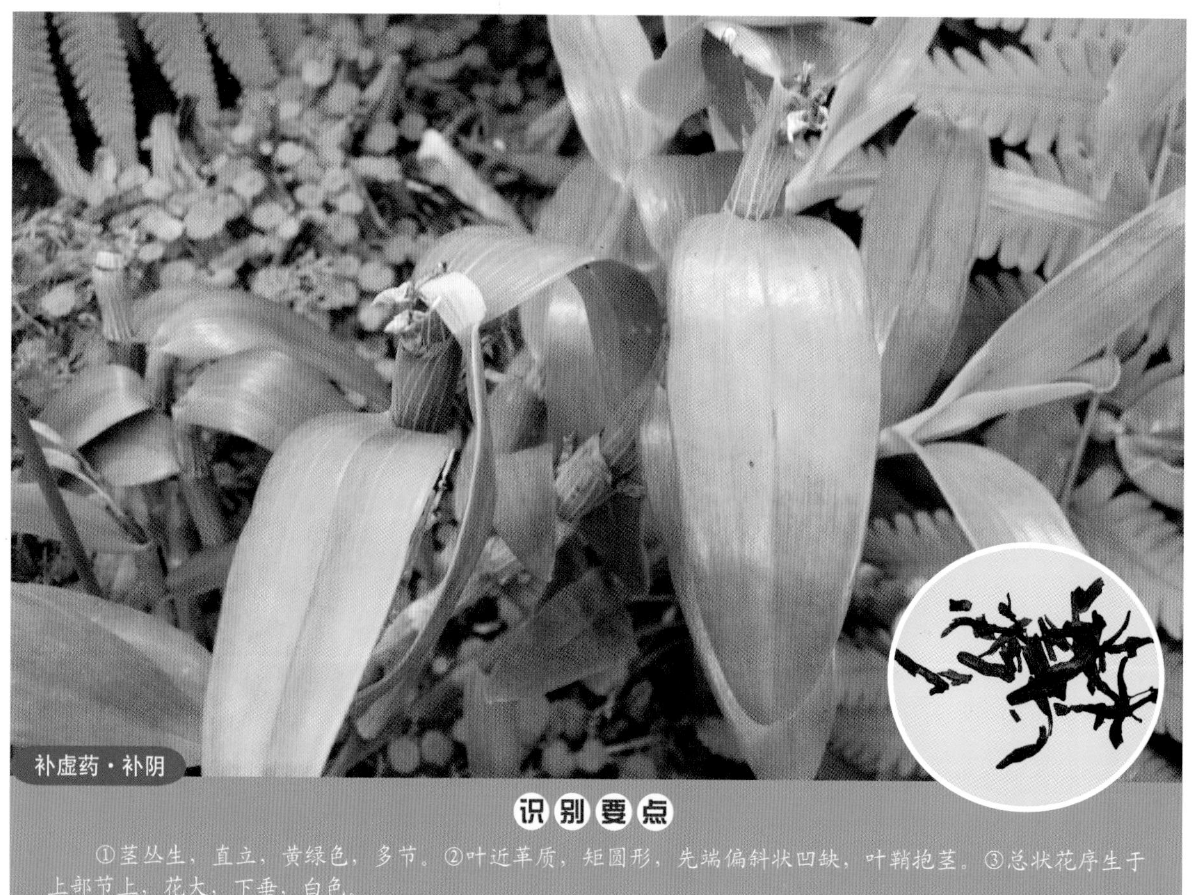

补虚药·补阴

识别要点

①茎丛生，直立，黄绿色，多节。②叶近革质，矩圆形，先端偏斜状凹缺，叶鞘抱茎。③总状花序生于上部节上，花大，下垂，白色。

玉竹

别名：地节、委萎、萎蕤、女萎、玉竹参、竹根七。
来源：为百合科植物玉竹*Polygonatum odoratum*(Mill.)Druce的干燥根茎。

【生境分布】生长于山野林下或石隙间，喜阴湿处。主产于湖南、河南、江苏、浙江等地。

【采收加工】秋季采挖，除去须根，洗净，晒至柔软后，反复揉搓、晾晒至无硬心，晒干；或蒸透后，揉至半透明，晒干。

【性味功用】甘，微寒。归肺、胃经。养阴润燥，生津止渴。用于肺胃阴伤，燥热咳嗽，咽干口渴，内热消渴。6～12克。

【精选验方】①虚咳：玉竹25～50克，与猪肉同煮服。②发热口干、小便涩：玉竹250克，煮汁饮之。③久咳、痰少、咽干、乏力：玉竹、北沙参各15克，北五味子、麦冬各10克，川贝母5克，水煎服，每日1剂。④小便不畅、小便疼痛：玉竹30克，芭蕉120克，水煎取汁，冲入滑石粉10克，分作3次于饭前服。⑤肢体酸软、自汗、盗汗：玉竹25克，丹参13克，水煎服。⑥心悸、口干、气短、胸痛或心绞痛：玉竹、丹参、党参各15克，川芎10克，水煎服，每日1剂。

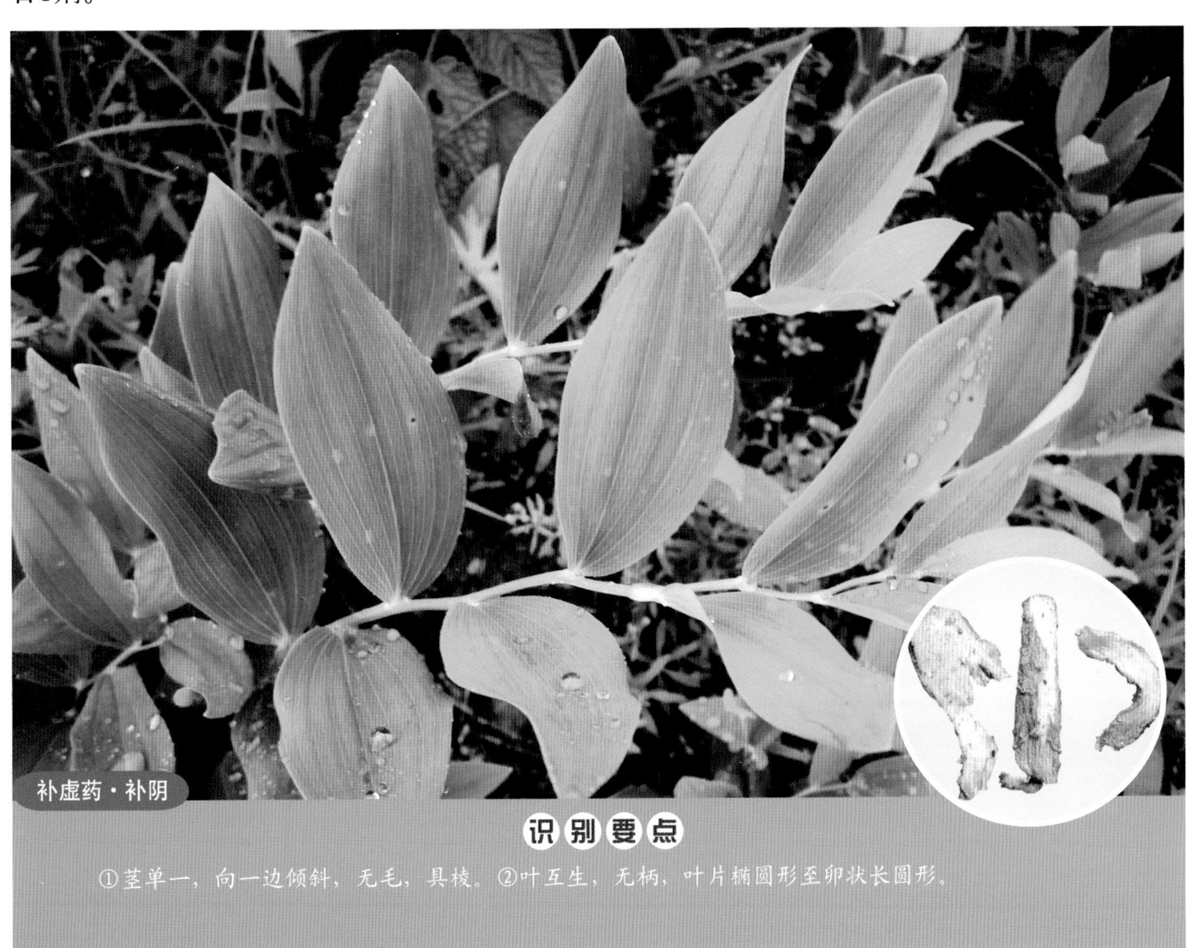

识别要点

①茎单一，向一边倾斜，无毛，具棱。②叶互生，无柄，叶片椭圆形至卵状长圆形。

黄 精

别名： 菟竹、鹿竹、重楼、鸡头参、白及黄精、玉竹黄精。
来源： 为百合科植物黄精*Polygonatum sibiricum* Red.等的干燥根茎。

【生境分布】 生长于土层较深厚、疏松肥沃、排水和保水性能较好的壤土中。主产于河北、陕西、内蒙古等地。

【采收加工】 春、秋二季采挖，除去须根，洗净，置沸水中略烫或蒸至透心，干燥。

【性味功用】 甘，平。归脾、肺、肾经。补气养阴，健脾，润肺，益肾。用于脾胃虚弱，体倦乏力，口干食少，肺虚燥咳，精血不足，内热消渴。9～15克。

【精选验方】 ①肺结核、病后体虚：黄精25～50克，水煎服或炖猪肉食。②脾胃虚弱、体倦无力：黄精、山药、党参各50克，蒸鸡食。③胃热口渴：黄精30克，山药、熟地各25克，麦冬、天花粉各20克，水煎服。④肺痨咯血、白带异常：鲜黄精根头100克，冰糖50克，开水炖服。⑤蛲虫病：黄精40克，加冰糖50克，炖服。⑥小儿下肢痿软：黄精、冬蜜各50克，开水炖服。

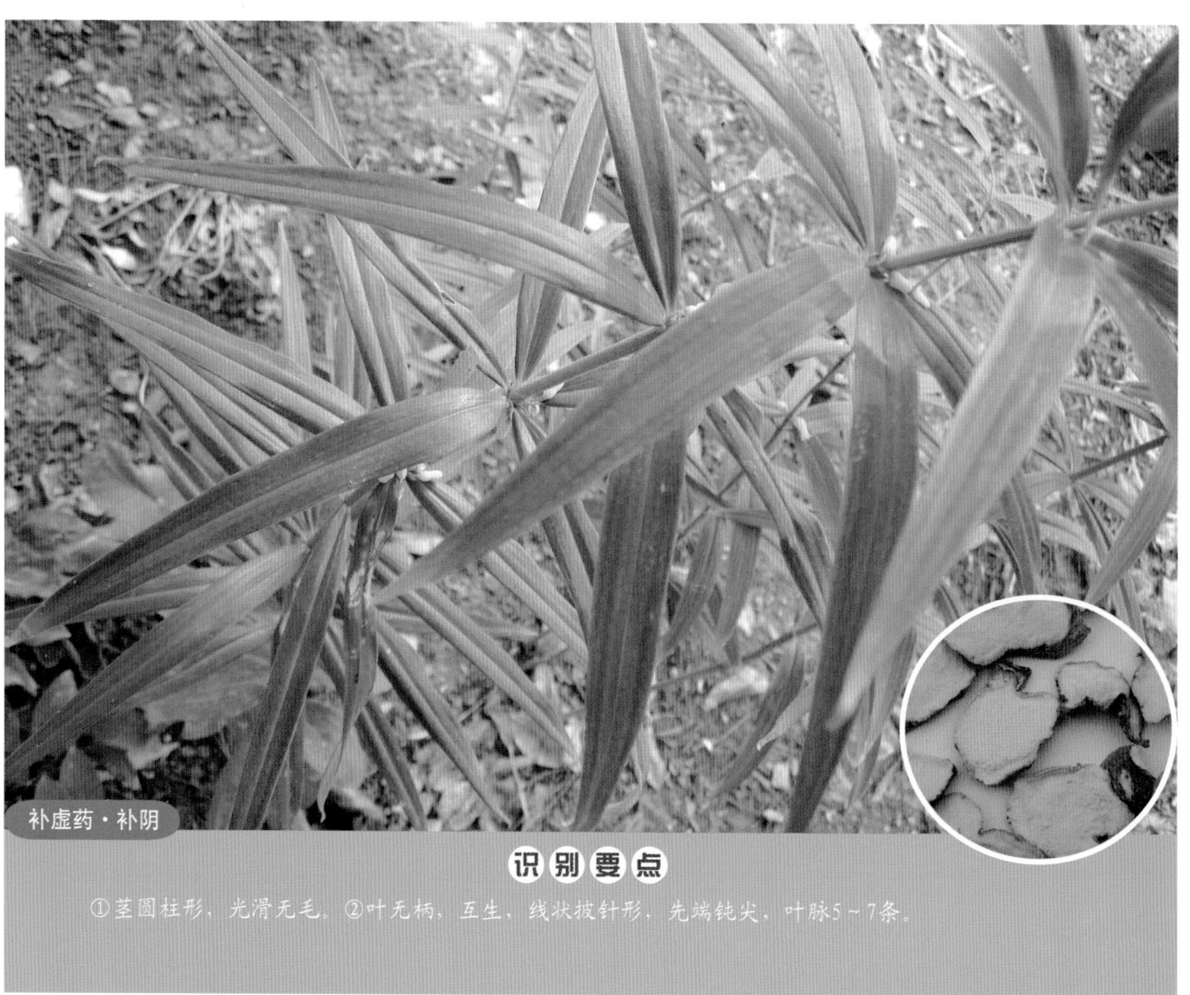

识别要点

①茎圆柱形，光滑无毛。②叶无柄，互生，线状披针形，先端钝尖，叶脉5～7条。

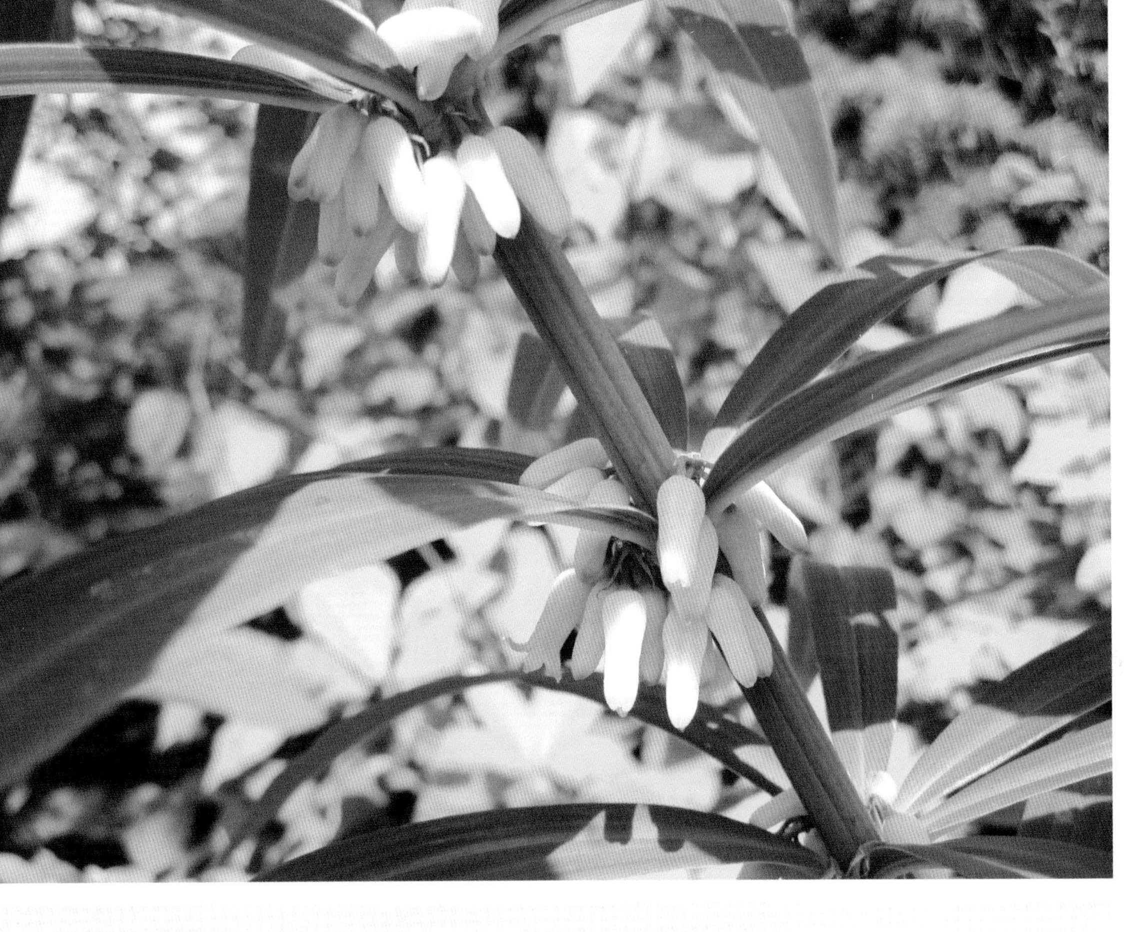

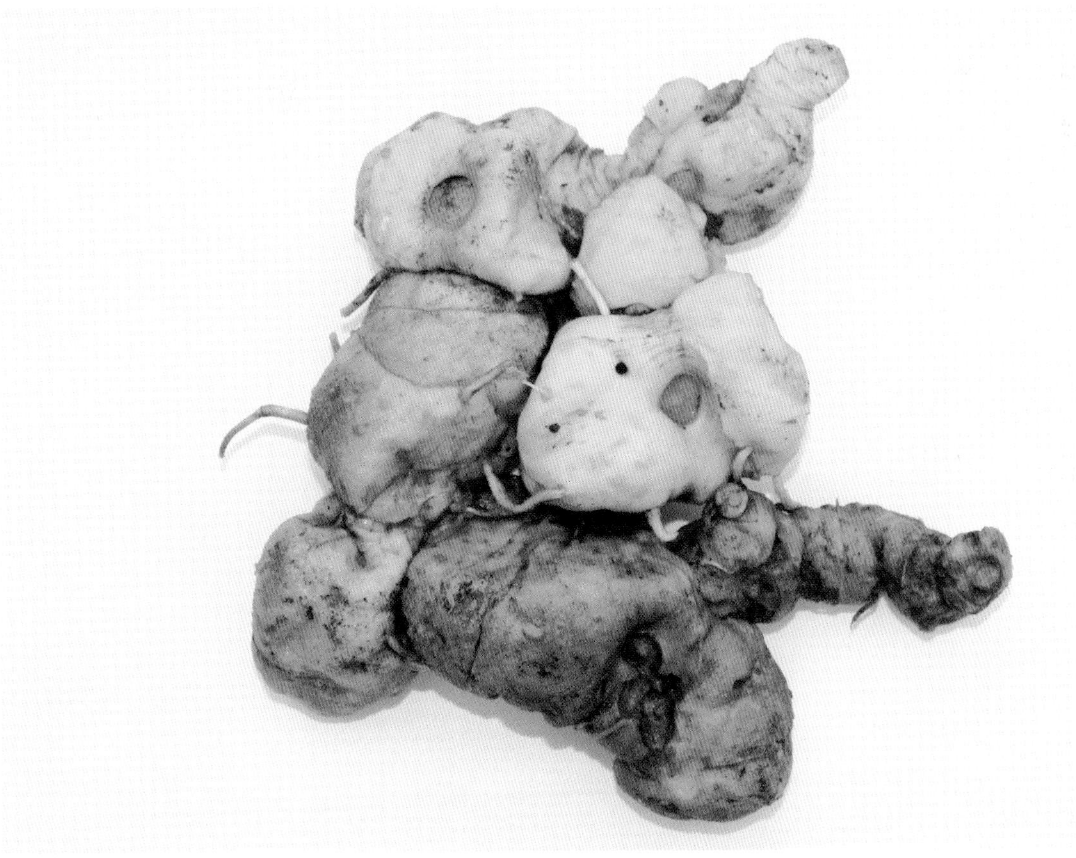

枸杞子

别名：西枸杞、枸杞豆、枸杞果、山枸杞、枸杞红实。
来源：为茄科植物宁夏枸杞*Lycium barbarum* L.的干燥成熟果实。

【生境分布】生长于山坡、田野向阳干燥处。主产于宁夏、甘肃、青海、内蒙古、新疆等地。

【采收加工】夏、秋二季果实呈红色时采收，热风烘干，除去果梗，或晾至皮皱后，晒干，除去果梗。

【性味功用】甘，平。归肝、肾经。滋补肝肾，益精明目。用于虚劳精亏，腰膝酸痛，眩晕耳鸣，内热消渴，血虚萎黄，目昏不明。6～12克。

【精选验方】①疖肿：枸杞子15克，烘脆研末，加凡士林50克，制成软膏，外涂患处，每日1次。②妊娠呕吐：枸杞子、黄芩各50克，置于带盖大瓷杯内，用沸水冲泡，频频饮服。③男性不育症：枸杞子15克，每晚嚼服，连服1个月为1疗程。待精液常规检查正常后再服1疗程。服药期间应戒房事。④肥胖病：枸杞子15克，用沸水冲泡当茶饮服，早、晚各1次。⑤老人夜间口干：枸杞子30克，每晚嚼服，10个月为1疗程。

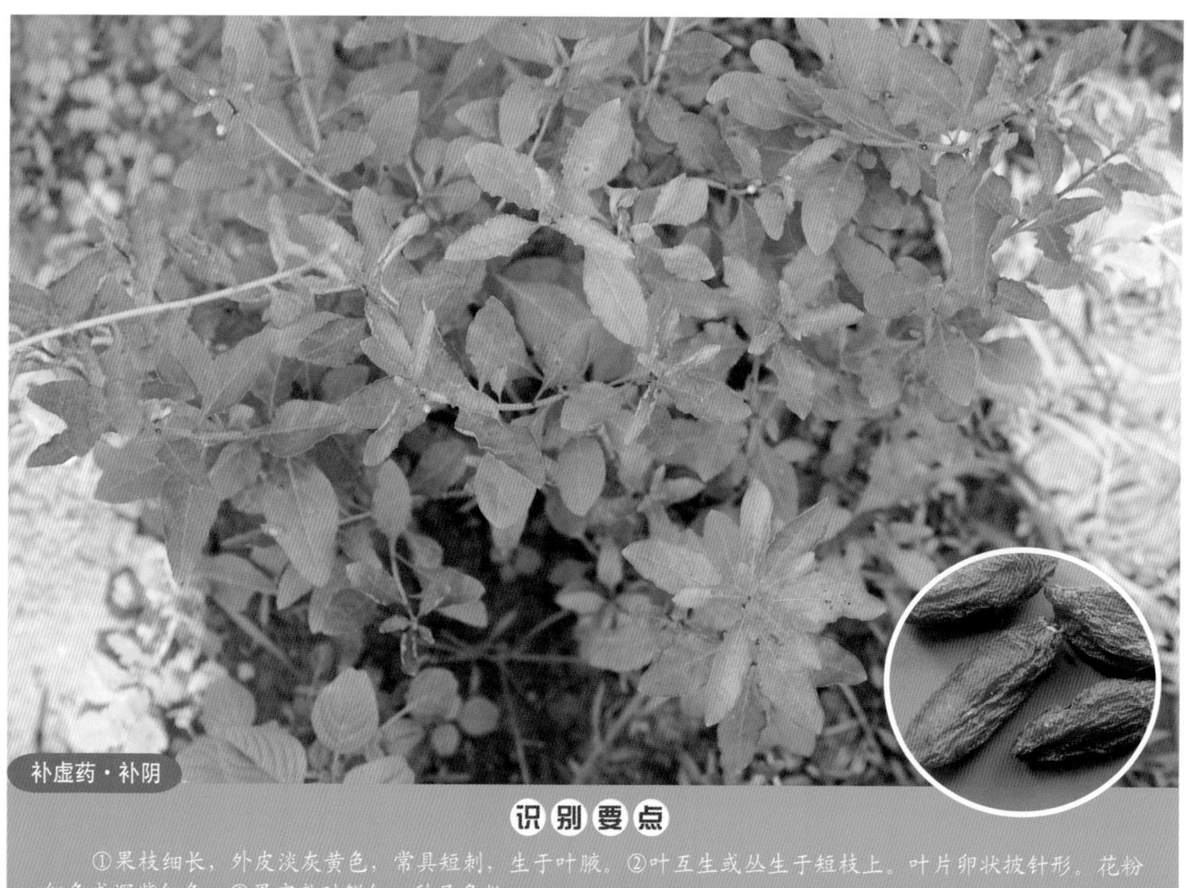

补虚药・补阴

识别要点

①果枝细长，外皮淡灰黄色，常具短刺，生于叶腋。②叶互生或丛生于短枝上。叶片卵状披针形。花粉红色或深紫红色。③果实熟时鲜红，种子多数。

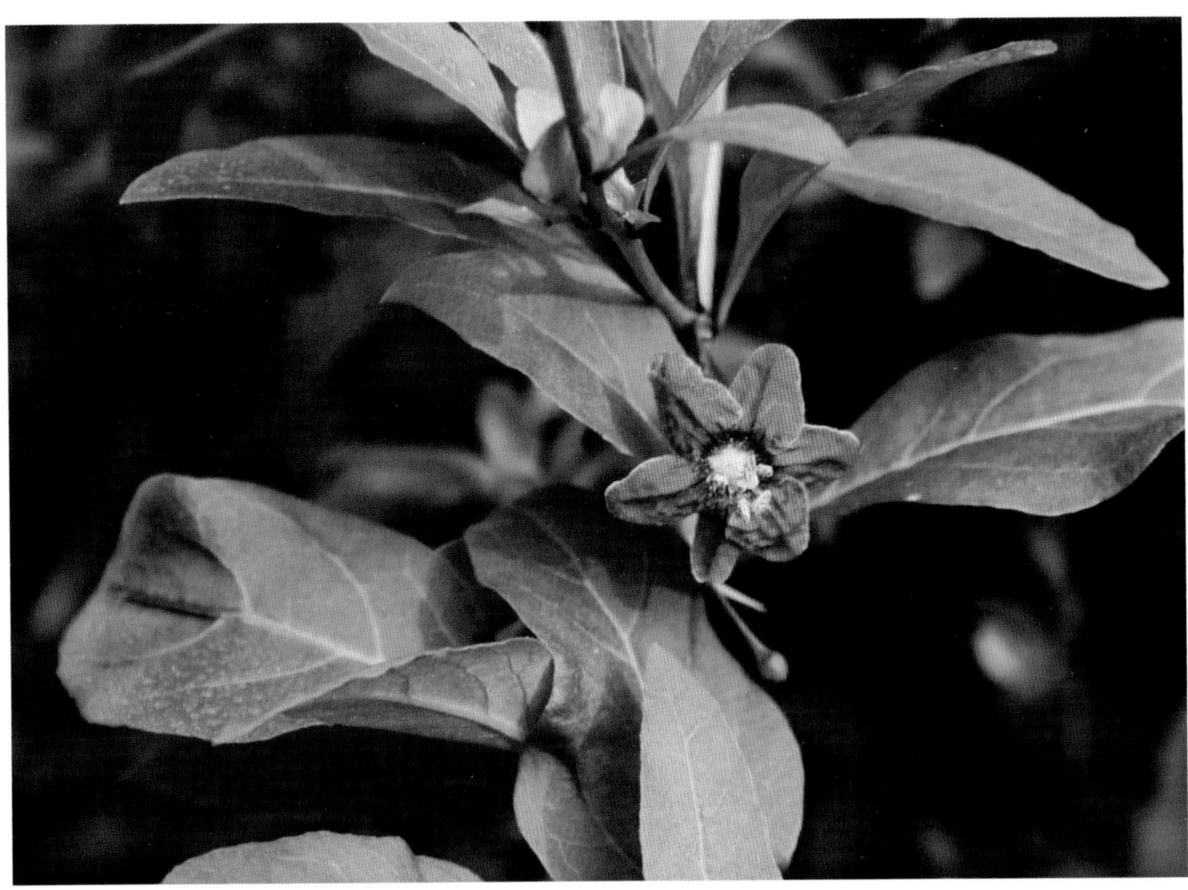

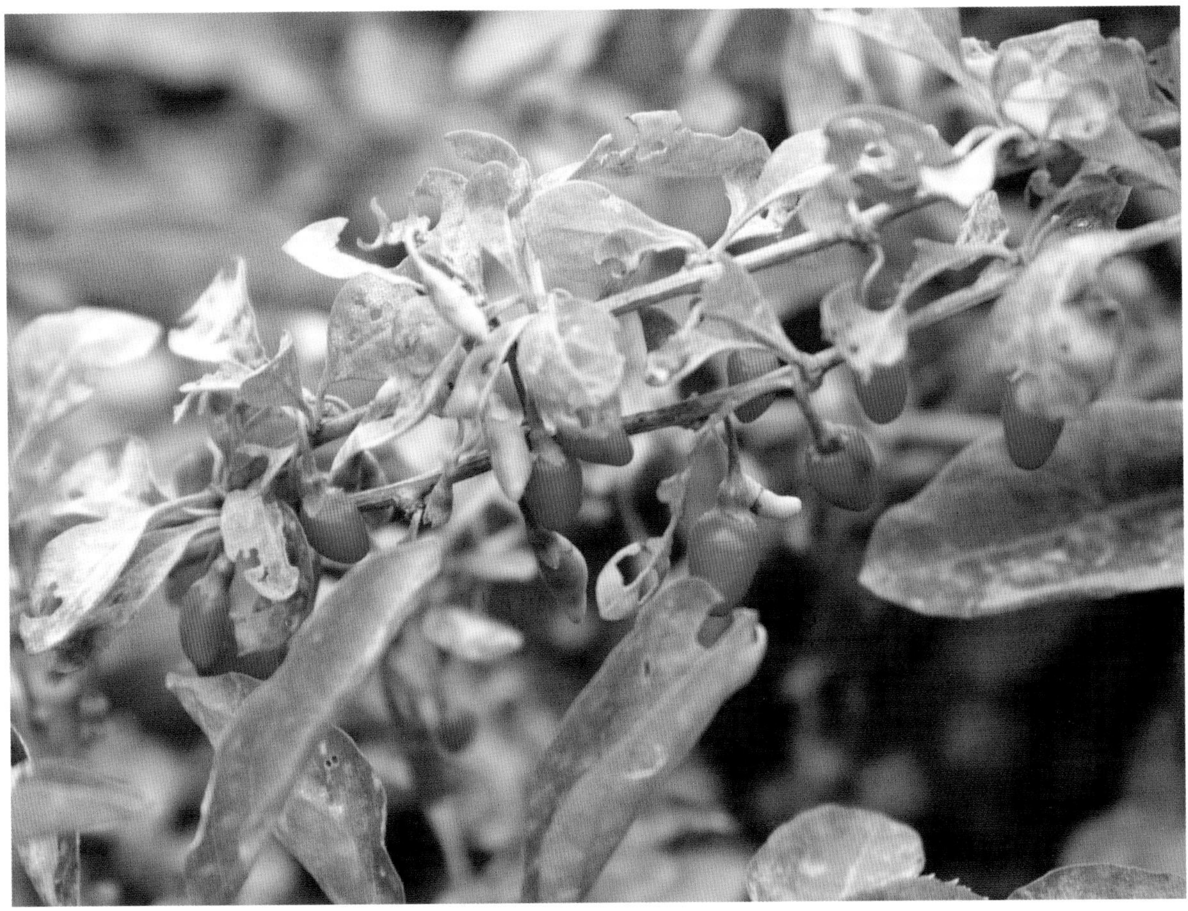

墨旱莲

别名：鳢肠、墨草、旱莲草、水旱莲、墨水草、乌心草。
来源：为菊科植物鳢肠*Elipta prostrata* L.的干燥地上部分。

【生境分布】生长于路边草丛、沟边、湿地或田间。主产于江苏、浙江、江西、湖北、广东等地。

【采收加工】花开时采割，晒干。

【性味功用】甘、酸，寒。归肾、肝经。滋补肝肾，凉血止血。用于牙齿松动，须发早白，眩晕耳鸣，腰膝酸软，阴虚血热、吐血、衄血、尿血，血痢，崩漏下血，外伤出血。6～12克。外用鲜品适量。

【精选验方】①斑秃：鲜墨旱莲捣汁外涂患处，每日3～5次。②贫血：墨旱莲30～40克，水煎服，每日1剂，或煎汤代茶饮。③脱发：墨旱莲18克，白菊花、生地各30克，加水煎汤，去渣取汁，代茶饮，每日2次。

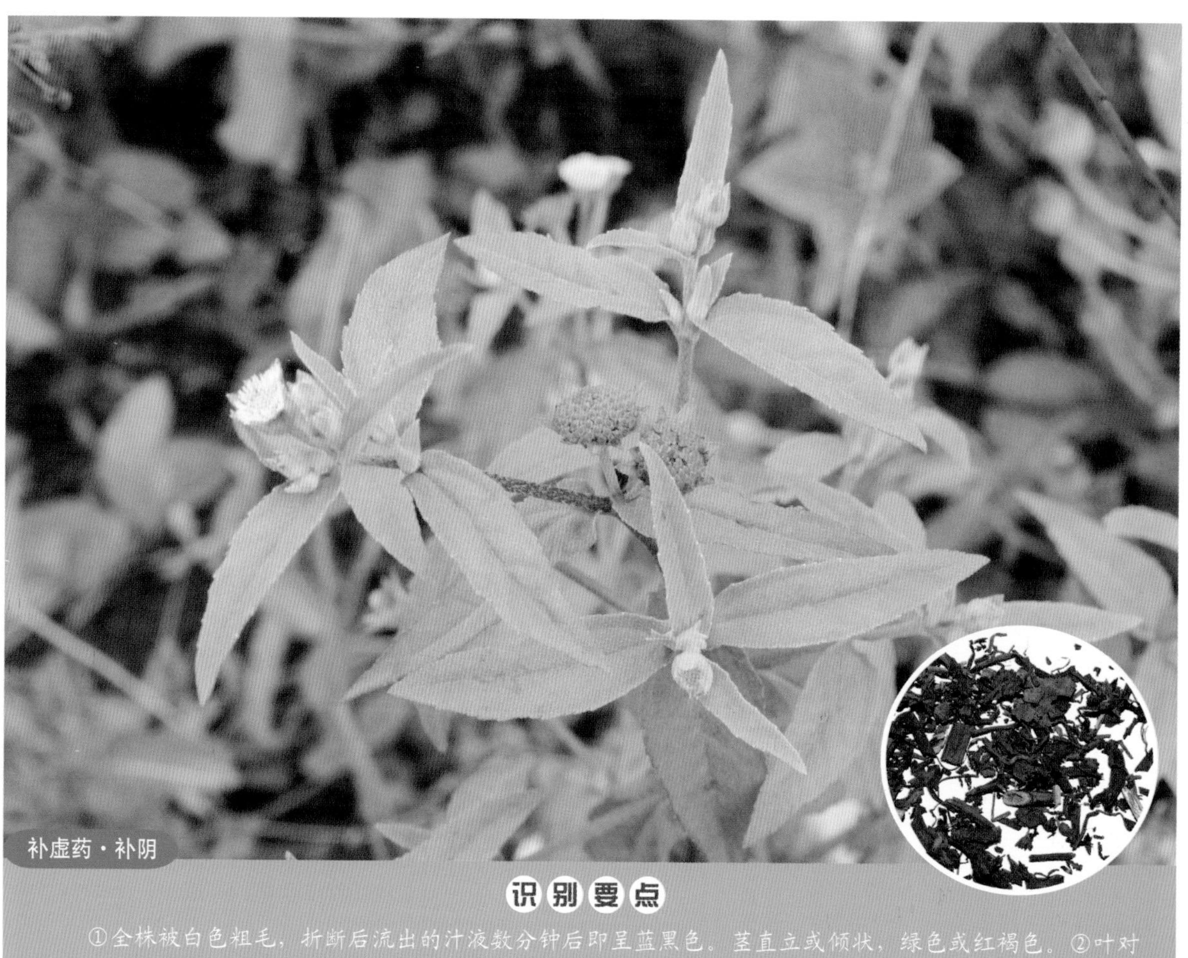

补虚药·补阴

识别要点

①全株被白色粗毛，折断后流出的汁液数分钟后即呈蓝黑色。茎直立或倾状，绿色或红褐色。②叶对生，椭圆状披针形，近无柄。③头状花序腋生或顶生。

女贞子

别名：女贞实、冬青子、鼠梓子、白蜡树子。
来源：为木犀科植物女贞*Ligustrum lucidum* Ait.的干燥成熟果实。

【生境分布】生长于湿润、背风、向阳的地方，尤适合深厚、肥沃、腐殖质含量高的土壤中。主产于江苏、浙江、湖南、福建、广西等地。

【采收加工】冬季果实成熟时采收，除去枝叶，稍蒸或置沸水中略烫后，干燥；或直接干燥。

【性味功用】甘、苦，凉。归肝、肾经。滋补肝肾，明目乌发。用于眩晕耳鸣，腰膝酸软，须发早白，目暗不明，内热消渴，骨蒸潮热。6～12克。

【精选验方】①肾虚腰酸：女贞子9克，桑葚、墨旱莲、枸杞子各12克，水煎服，每日1剂。②肝虚视物模糊：女贞子、枸杞子、生地、菊花、刺蒺藜各10克，水煎服，每日1剂。③便秘：女贞子、黄芪各20克，桔梗9克，甘草、桂枝各6克，白芍、当归各15克，大枣12枚，生姜3片，饴糖适量，每日1剂，水煎服，10日为1疗程，一般服药1～2疗程。④神经衰弱：女贞子、桑葚、鳢肠各25克，水煎服。

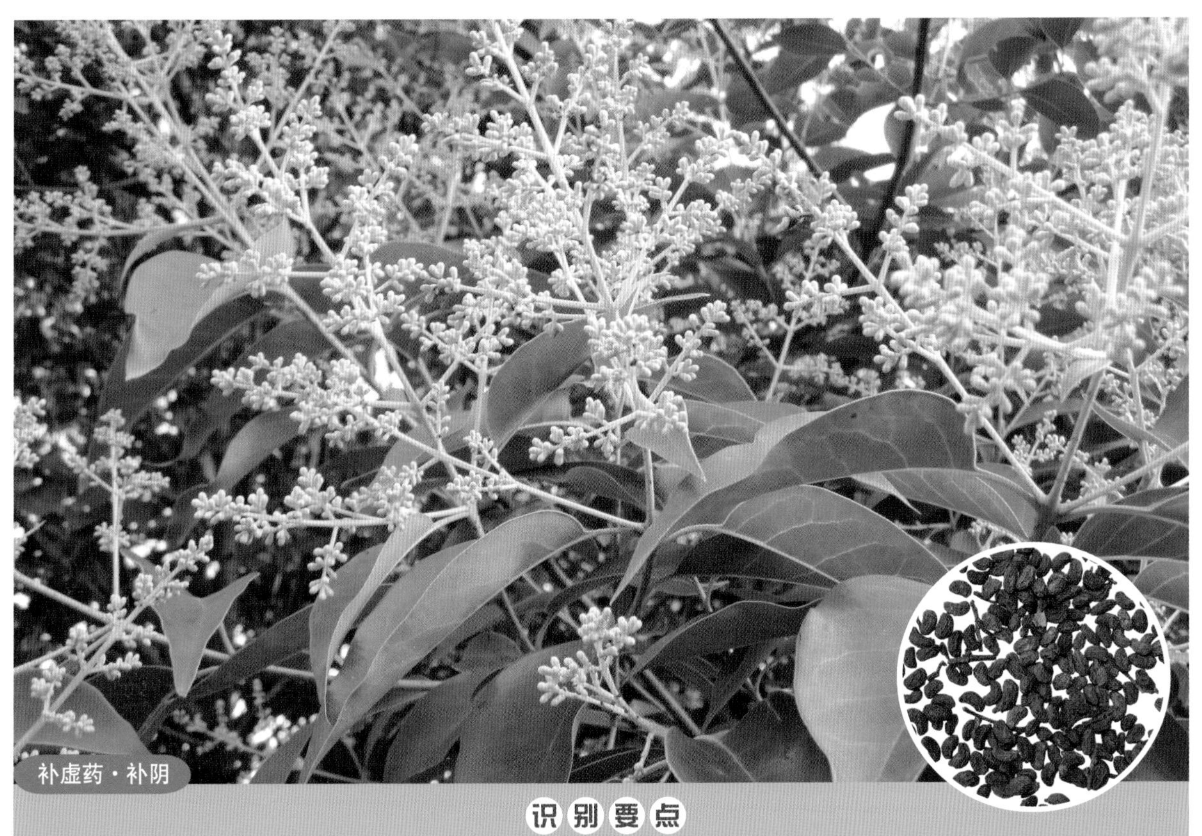

补虚药·补阴

识别要点

①枝条光滑具皮孔。②叶对生，叶片卵形或卵状披针形，全缘，无毛，背面密被细小的透明腺点。③圆锥花序顶生，花白色。

黑芝麻

别名：芝麻、油麻、乌麻子、乌芝麻、黑脂麻。
来源：为脂麻科植物脂麻*Sesamum indicum* L.的干燥成熟种子。

【生境分布】 生长于地势高、排水好的地方。我国各地均有栽培。

【采收加工】 秋季果实成熟时采割植株，晒干，打下种子，除去杂质，再晒干。

【性味功用】 甘，平。归肝、肾、大肠经。补肝肾，益精血，润肠燥。用于头晕眼花，精血亏损，耳鸣耳聋，须发早白，病后脱发，肠燥便秘。9～15克。

【精选验方】 ①头发枯脱、早年白发：黑芝麻、何首乌各200克共研细末，每日早、晚各服15克。②干咳少痰：黑芝麻250克，冰糖100克，共捣烂，每次以开水冲服20克，早、晚各1次。③催乳：黑芝麻500克炒熟，研成细末，每次取20克，用猪蹄汤冲服，每日早、晚各1次。④风湿性关节炎：鲜芝麻叶60克，水煎服，每日2次。

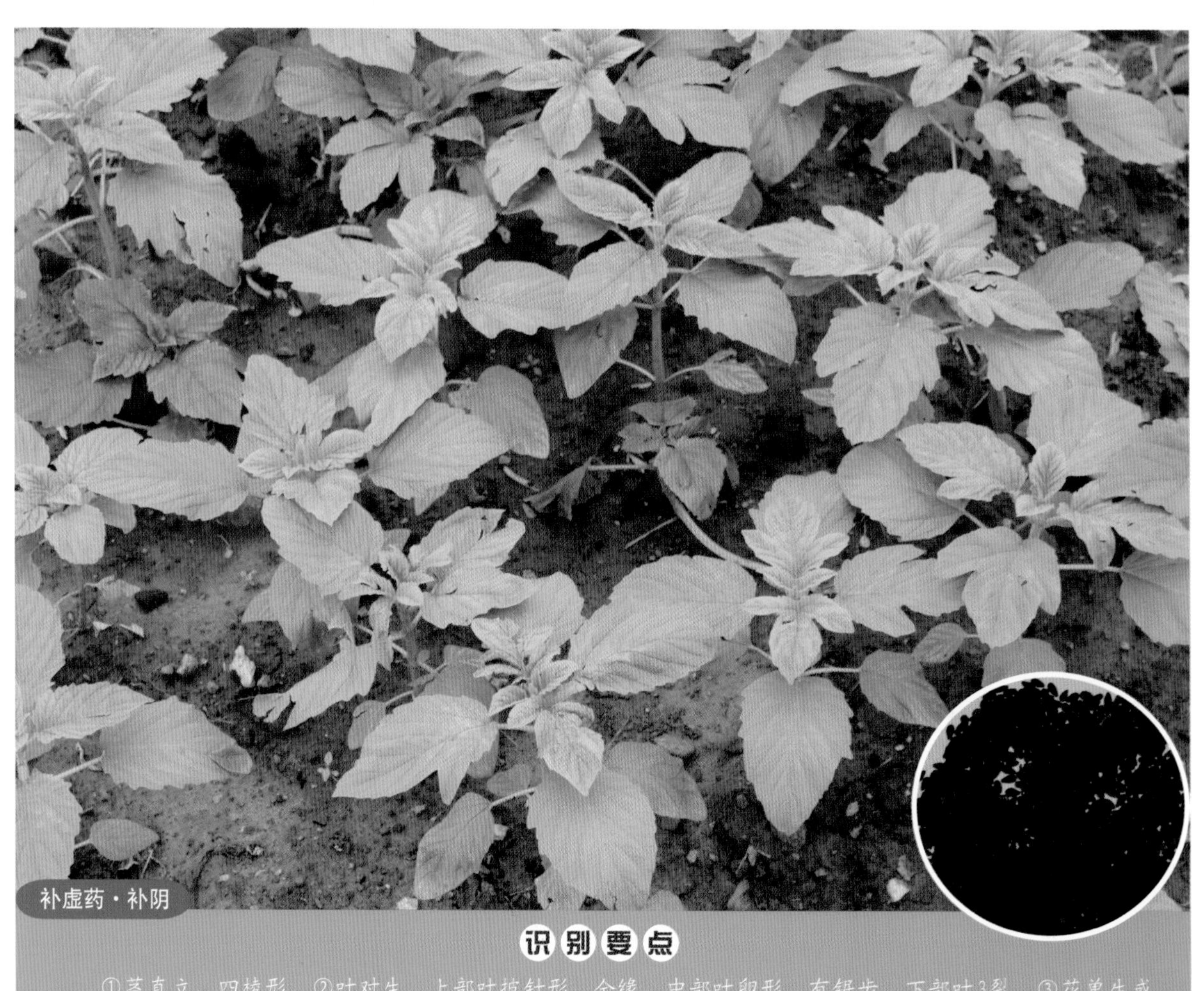

识别要点

①茎直立，四棱形。②叶对生，上部叶披针形，全缘，中部叶卵形，有锯齿，下部叶3裂。③花单生或2～3朵生叶叶腋，花萼裂片披针形；花冠白色或淡紫色。

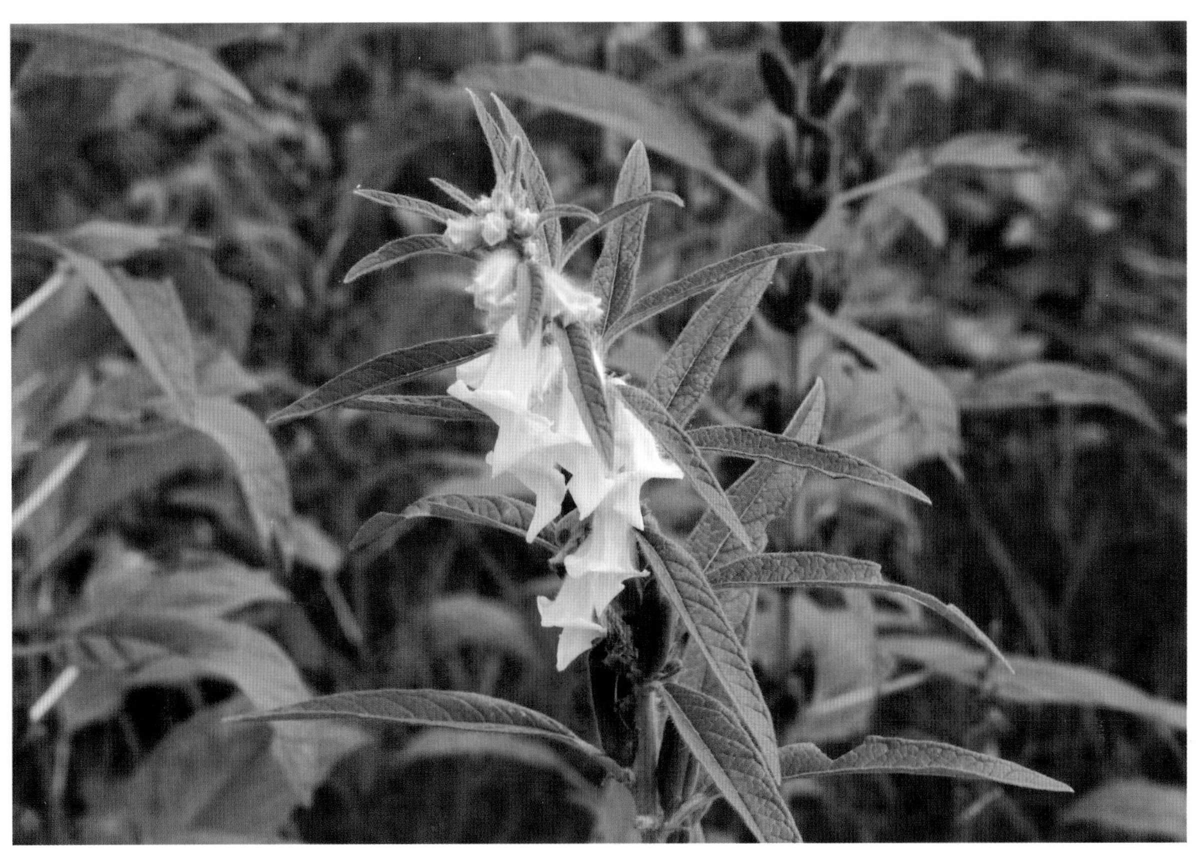

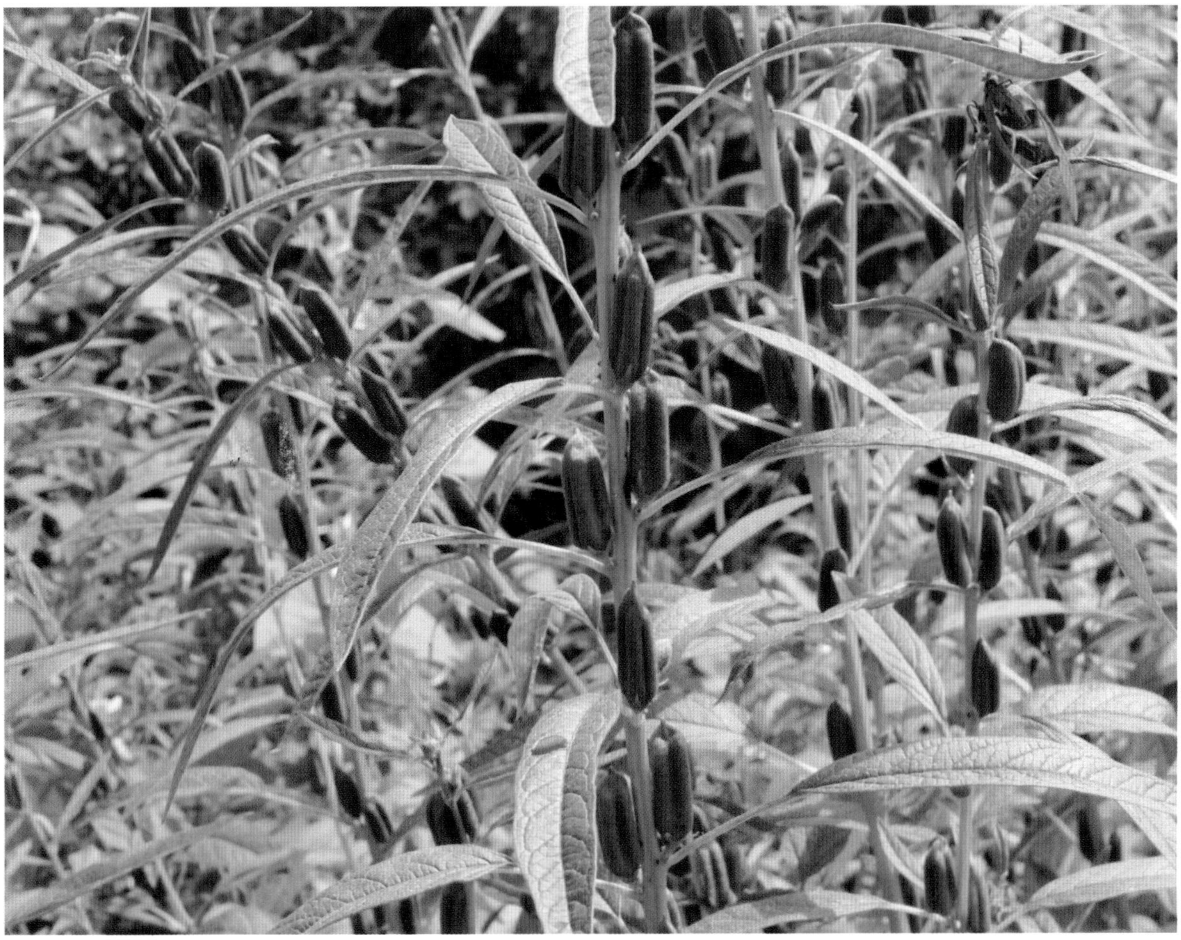

龟甲

别名：龟板、乌龟壳、龟下甲。
来源：为龟科动物乌龟*Chinemys reevesii*(Gray)**的背甲及腹甲。**

【生境分布】生长于江河、水库、池塘、湖泊及其他水域。主产于浙江、湖北、湖南、安徽、江苏等地。

【采收加工】全年均可捕捉，以秋、冬二季为多，捕捉后杀死，或用沸水烫死，剥取背甲及腹甲，除去残肉。晒干。

【性味功用】咸、甘，微寒。归肝、肾、心经。滋阴潜阳，益肾强骨，养血补心。用于阴虚潮热，骨蒸盗汗，头晕目眩，虚风内动，筋骨痿软，心虚健忘。9～24克，先煎。

【精选验方】①白带过多兼见面色苍白、手脚发冷、腰酸脚软、精神萎靡：龟甲、海螵蛸各500克，熬浓汁，调和成丸，如绿豆大，每次5克，每日2次，开水送下。②女性不孕症：龟板（炙）、枸杞子、乌药、菟丝子、益智仁、五味子、车前子、覆盆子各12克，水煎服，每日1剂，日服2次。③月经过多：龟板、牡蛎各90克，研末，每次2～3克，酒调服，每日3次。

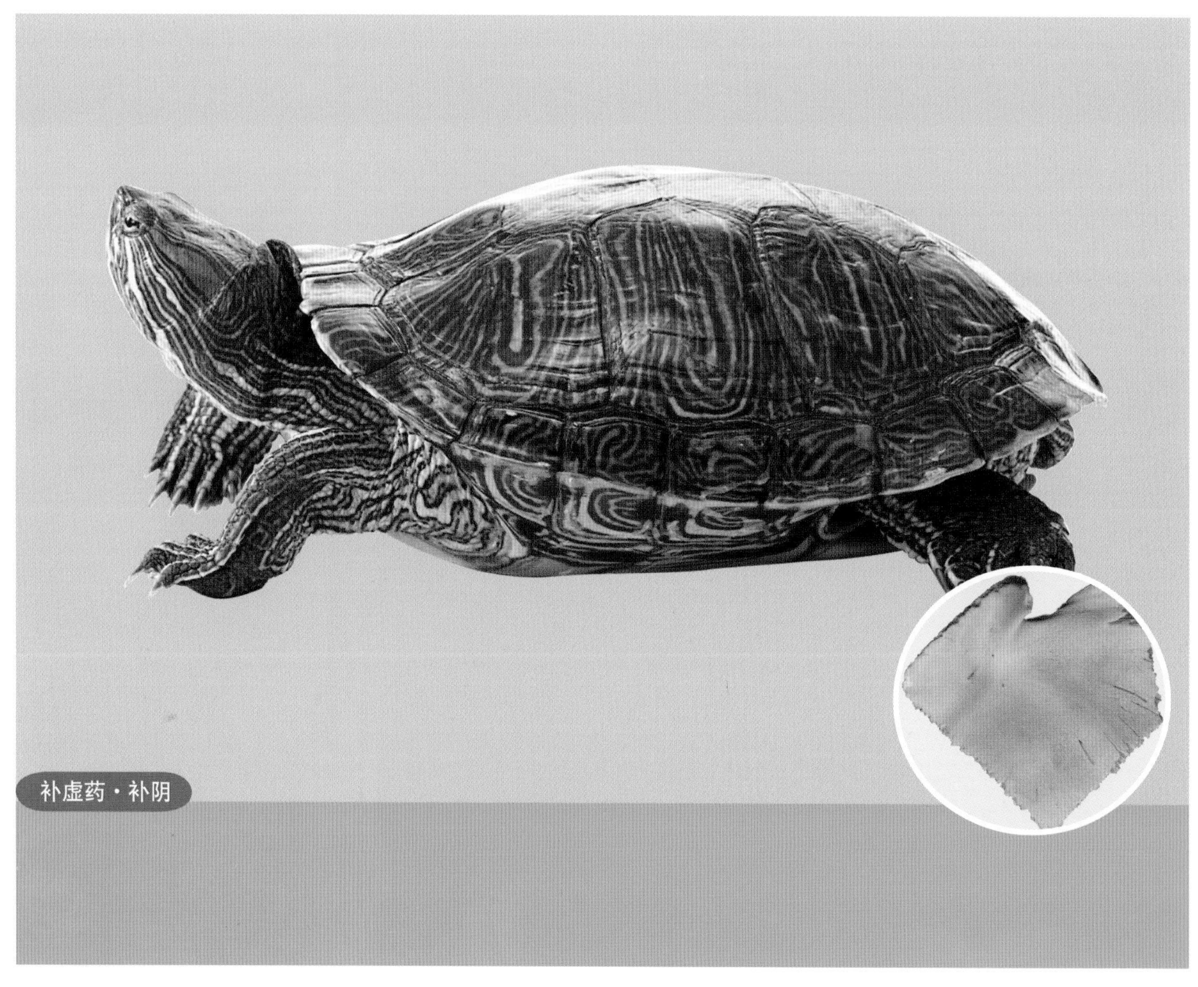

鳖甲

别名：上甲、鳖壳、甲鱼壳、团鱼壳。
来源：为鳖科动物鳖*Trionyx sinensis* Wiegmann的背甲。

【生境分布】生长于江河、湖泊、池塘、水库中。全国大部分地区有产。

【采收加工】全年均可捕捉，以秋、冬二季为多，捕捉后杀死，置沸水中烫至背甲上的硬皮能剥落时，取出，剥取背甲，除去残肉，晒干。

【性味功用】咸，微寒。归肝、肾经。滋阴潜阳，软坚散结，退热除蒸。用于阴虚发热，劳热骨蒸，虚风内动，经闭，癥瘕，久疟疟母。9～24克，捣碎，先煎。

【精选验方】①原发性肝癌：鳖甲、龟甲、半枝莲、黄芪各15克，泽泻、白术、党参、茯苓各10克，当归20克，白花蛇舌草45克，水煎服，每日1剂。②肝癌：制鳖甲30克，炮山甲、白芍、桃仁、青皮、广木香、郁金各12克，红花6克，每日1剂，水煎服。③骨蒸劳热：鳖甲1个，以醋炙黄，胡黄连6克，共研末，每次2克，入青蒿煎汤服。

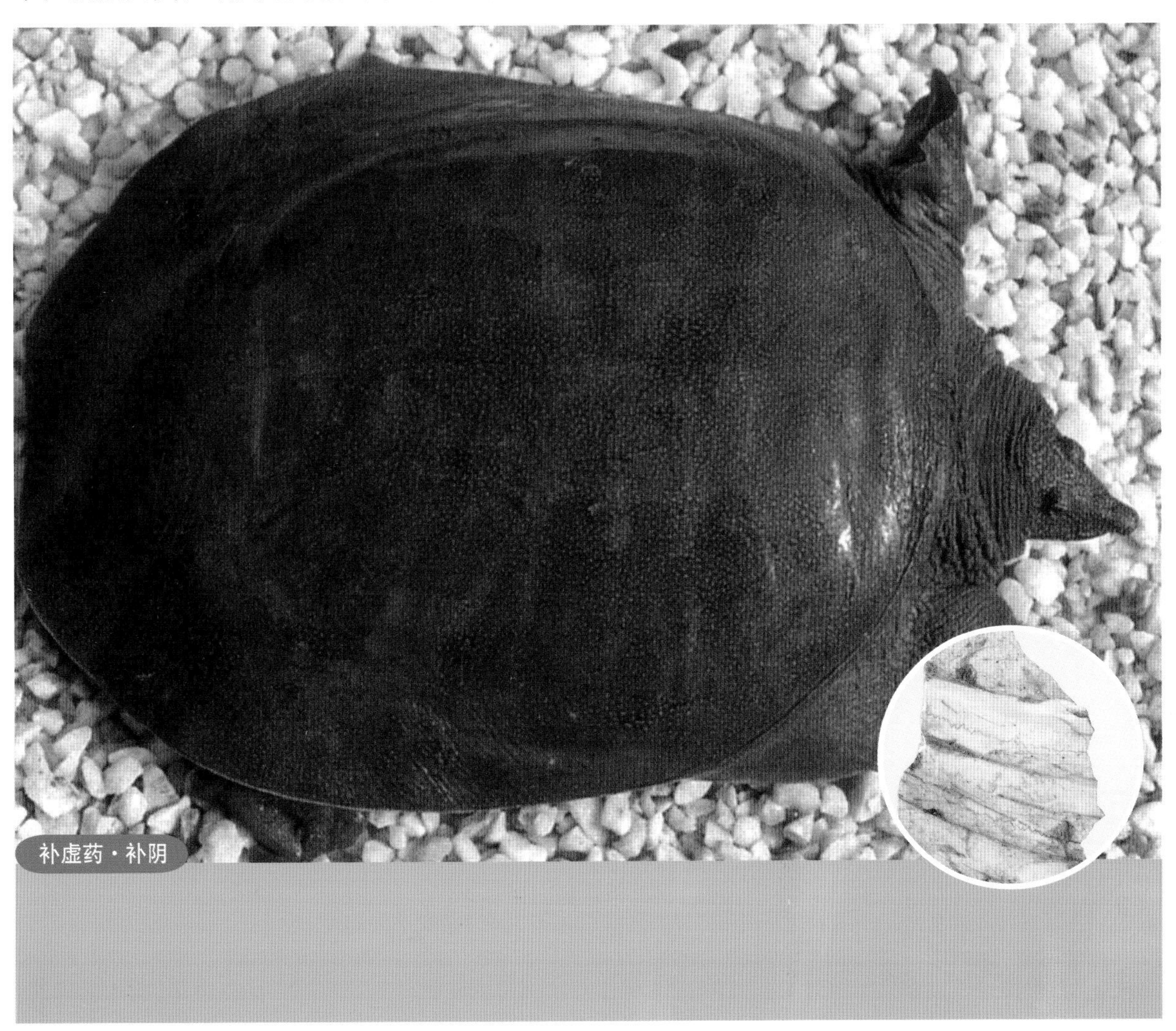

五味子

别名：玄及、会及、山花椒、乌梅子、软枣子。
来源：为木兰科植物五味子*Schisandra chinensis*(Turcz)Baill.**等的干燥成熟果实。**

【生境分布】生长于半阴阴湿的山沟、灌木丛中。主产于辽宁、黑龙江、吉林等地。

【采收加工】秋季果实成熟时采摘，晒干或蒸后晒干，除去果梗及杂质。

【性味功用】酸、甘，温。归肺、心、肾经。收敛固涩，益气生津，补肾宁心。用于久嗽虚喘，梦遗滑精，遗尿尿频，心悸失眠，自汗盗汗。2～6克。

【精选验方】①肾虚遗精、滑精、虚羸少气：五味子250克，加水适量，煎熬取汁，浓缩成稀膏，加适量蜂蜜，以小火煎沸，待冷备用。每次服1～2匙，空腹时沸水冲服。②失眠：五味子6克，丹参15克，远志3克，水煎服，午休及晚上睡前各服1次。③耳源性眩晕：五味子、山药、当归、枣仁各10克，桂圆肉15克，水煎2次，取汁40毫升，分早、晚2次服。

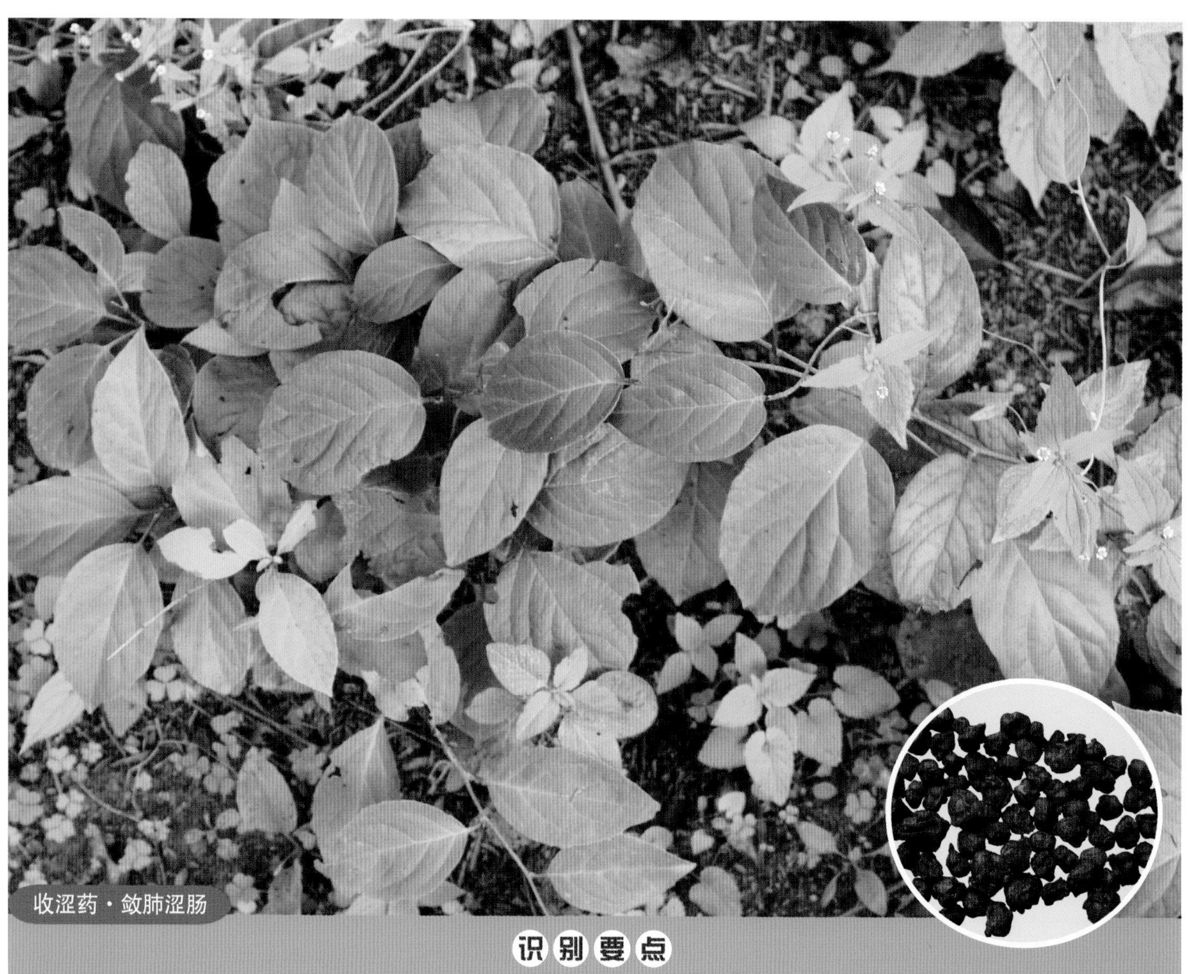

收涩药·敛肺涩肠

识别要点

①茎皮灰褐色，皮孔明显，小枝褐色。②单叶互生，叶卵形、宽倒卵形至宽椭圆形，边缘疏生有腺体的细齿，上面有光泽，无毛。

乌 梅

别名：梅实、酸梅、杏梅、熏梅、合汉梅、干枝梅。
来源：为蔷薇科植物梅*Prunus mume*(Sieb.)Sieb. et Zucc.的干燥近成熟果实。

【生境分布】以栽培为主。主产于四川、浙江、福建、广东、湖南、贵州等地。

【采收加工】夏季果实近成熟时采收，低温烘干后闷至色变黑。

【性味功用】酸、涩，平。归肝、脾、肺、大肠经。敛肺，涩肠，生津，安蛔。用于肺虚久咳，久痢滑肠，虚热消渴，蛔厥呕吐腹痛，胆道蛔虫症。6～12克。

【精选验方】①蛔虫病：乌梅若干，去核捣烂，每次6～9克，每日2次。②水气满急：乌梅、大枣各3枚，水4升，煮2升，纳蜜和匀，含咽之。③久泻久痢：乌梅15～20克，粳米100克，冰糖适量，将乌梅煎取浓汁去渣，入粳米煮粥，粥熟后加冰糖适量，稍煮即可，每日2次，温热食用。

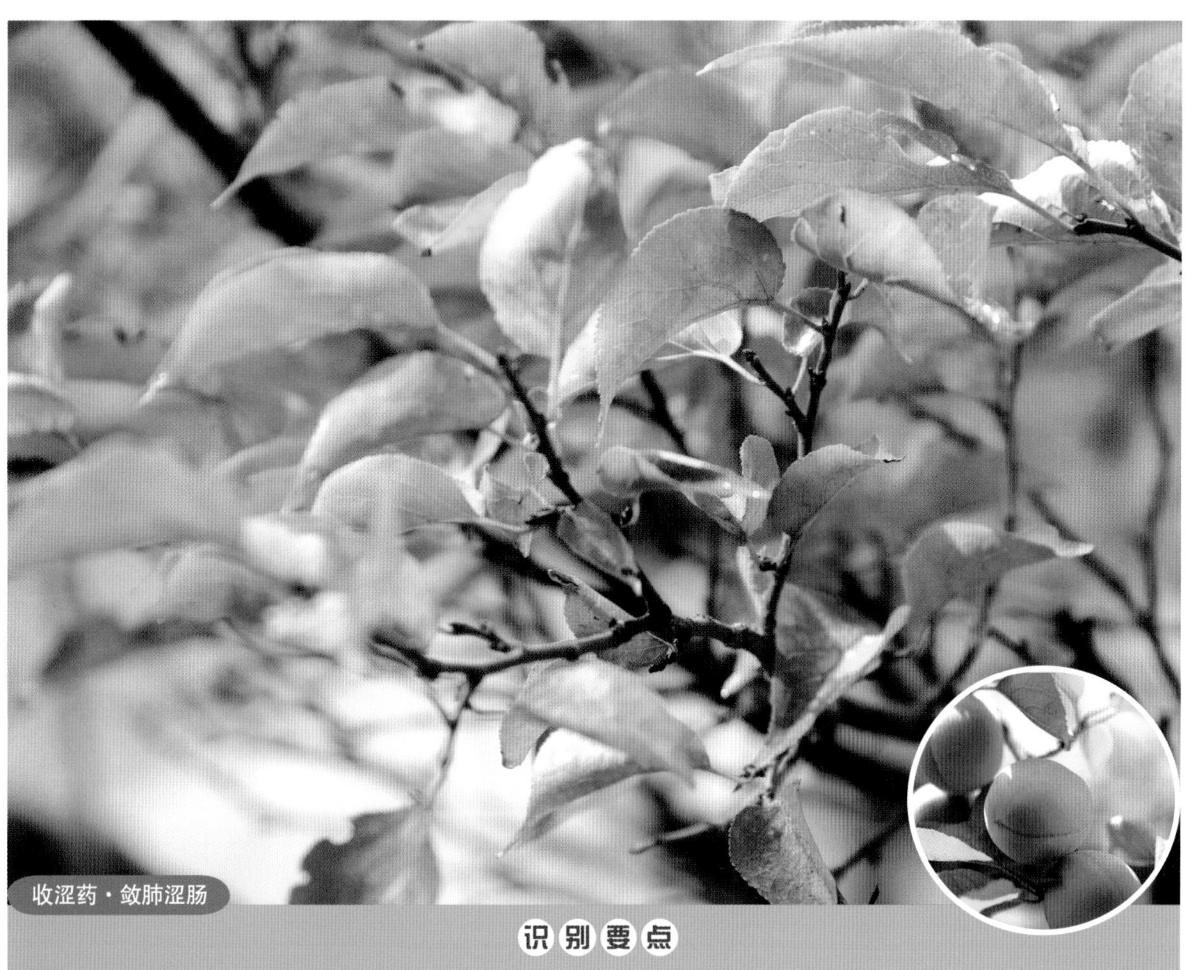

收涩药 · 敛肺涩肠

识别要点

①叶互生，托叶1对，边缘具细锐齿。叶片阔卵形或卵形，先端尾状渐尖。②核果球形，成熟时黄色。

五倍子

别名：百仓虫、木附子、漆倍子、旱倍子。
来源：为漆树科植物盐肤木*Rhus chinensis* Mill.叶上的虫瘿，主要由五倍子蚜*Melaphis chinensis*(Bell)Baker寄生而形成。

【生境分布】生长于向阳的山坡。主产于四川、贵州、云南、陕西、湖北、福建等地。

【采收加工】秋季采摘，置沸水中略煮或蒸至表面呈灰色，杀死蚜虫，取出，干燥。

【性味功用】酸、涩，寒。归肺、大肠、肾经。敛肺降火，涩肠止泻，敛汗，止血，收湿敛疮。用于肺虚久咳，肺热痰嗽，久泻久痢，盗汗，消渴，便血痔血，外伤出血，痈肿疮毒，皮肤湿烂。3～6克。外用适量。

【精选验方】①癣疮：五倍子（去虫）、白矾（烧过）各等份，为末，搽之，干则油调。②行经流涎：五倍子12克，麦芽10克，水煎服。③盗汗：五倍子、荞面各适量，共研为末，水和作饼，煨熟，晚上当点心吃2～3个。

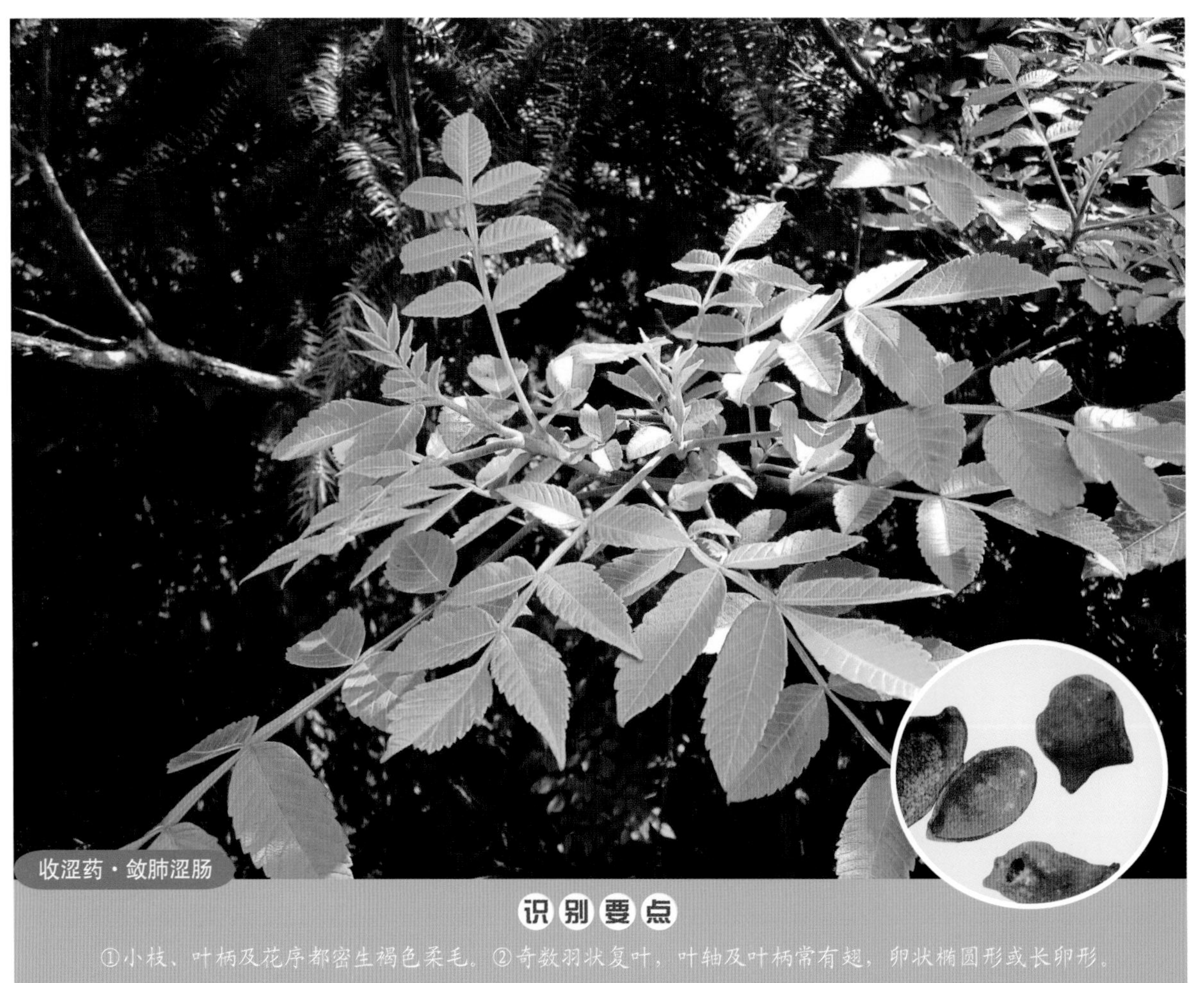

收涩药·敛肺涩肠

识别要点

①小枝、叶柄及花序都密生褐色柔毛。②奇数羽状复叶，叶轴及叶柄常有翅，卵状椭圆形或长卵形。

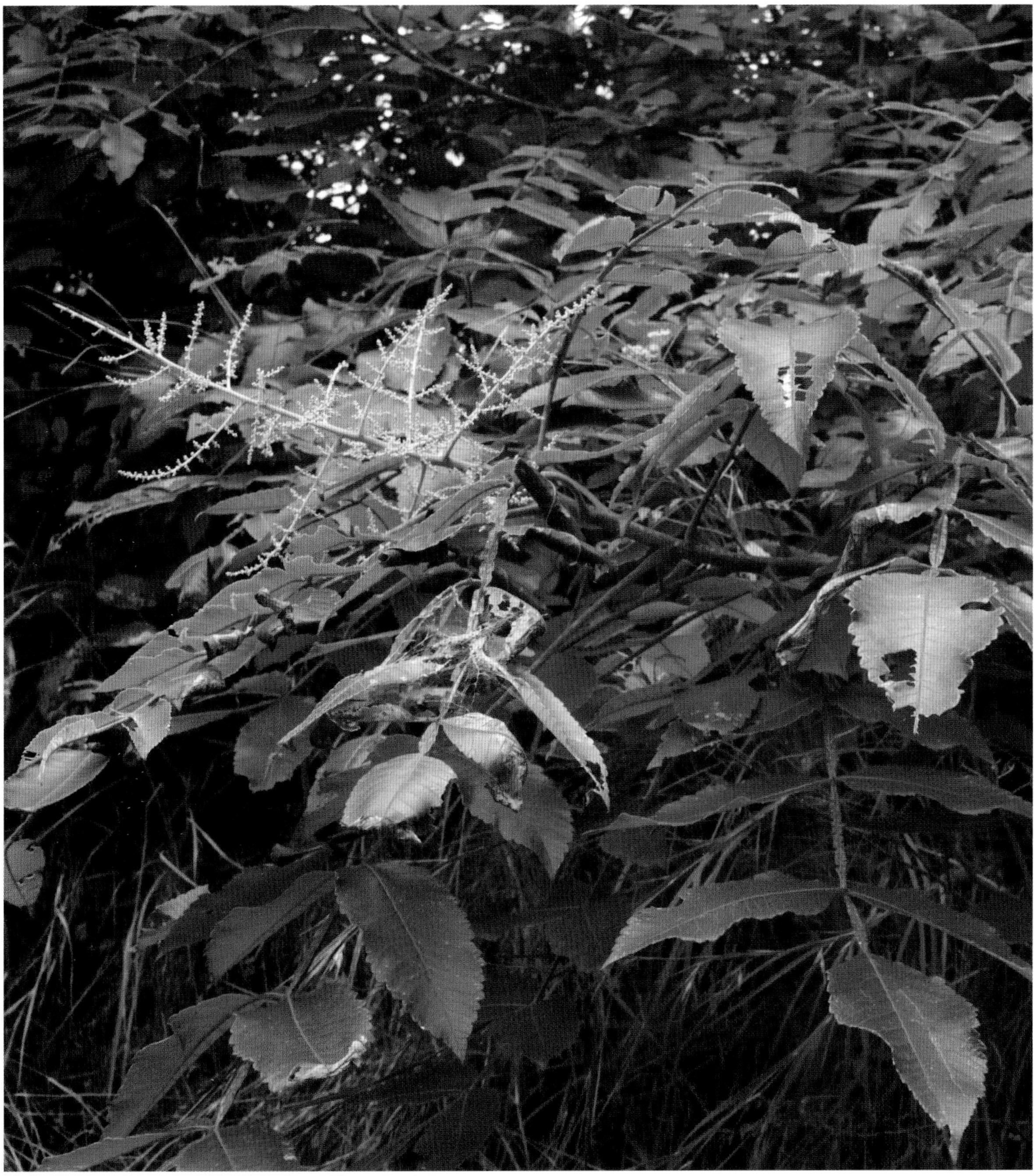

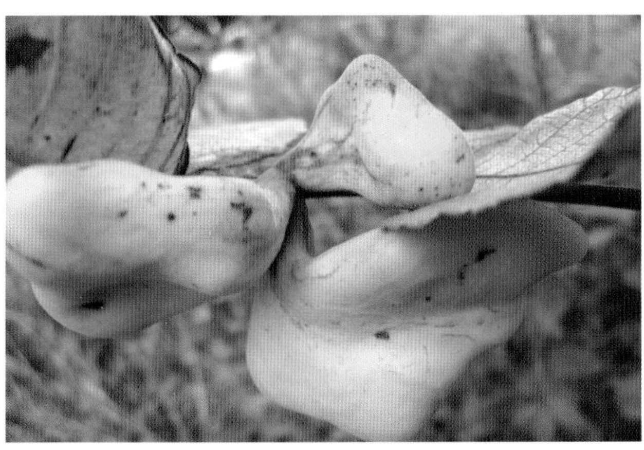

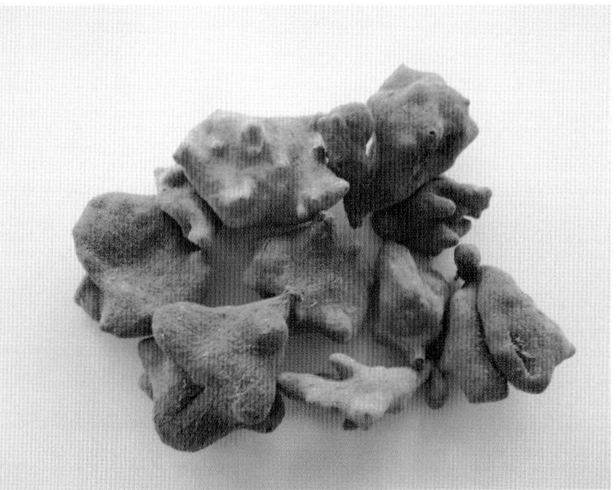

罂粟壳

别名：粟壳、御米壳、烟斗斗、罂子粟壳。
来源：为罂粟科植物罂粟*Papaver somniferum* L.的干燥成熟果壳。

【生境分布】原产于国外，我国部分地区的药物种植场有少量栽培。

【采收加工】秋季将已割取浆汁后的成熟果实摘下，破开，除去种子及枝梗，干燥。

【性味功用】酸、涩，平；有毒。归肺、大肠、肾经。敛肺，涩肠，止痛。用于久咳，久泻，脱肛，脘腹疼痛。3～6克。

【精选验方】①久咳不止：罂粟壳适量，研粉，每次3克，每日2次。②水泄不止：罂粟壳（去蒂膜）1枚，乌梅肉、大枣肉各10枚，水煎服。③肺虚久咳、自汗：罂粟壳6克，乌梅10克，将罂粟壳研粉，用乌梅水煎，分2次服。④慢性胃肠炎、结肠炎、消化不良：罂粟壳5克，水煎，山药、金银花各15克，炒焙研粉混匀，入罂粟壳水煎液，1日内分4次服。

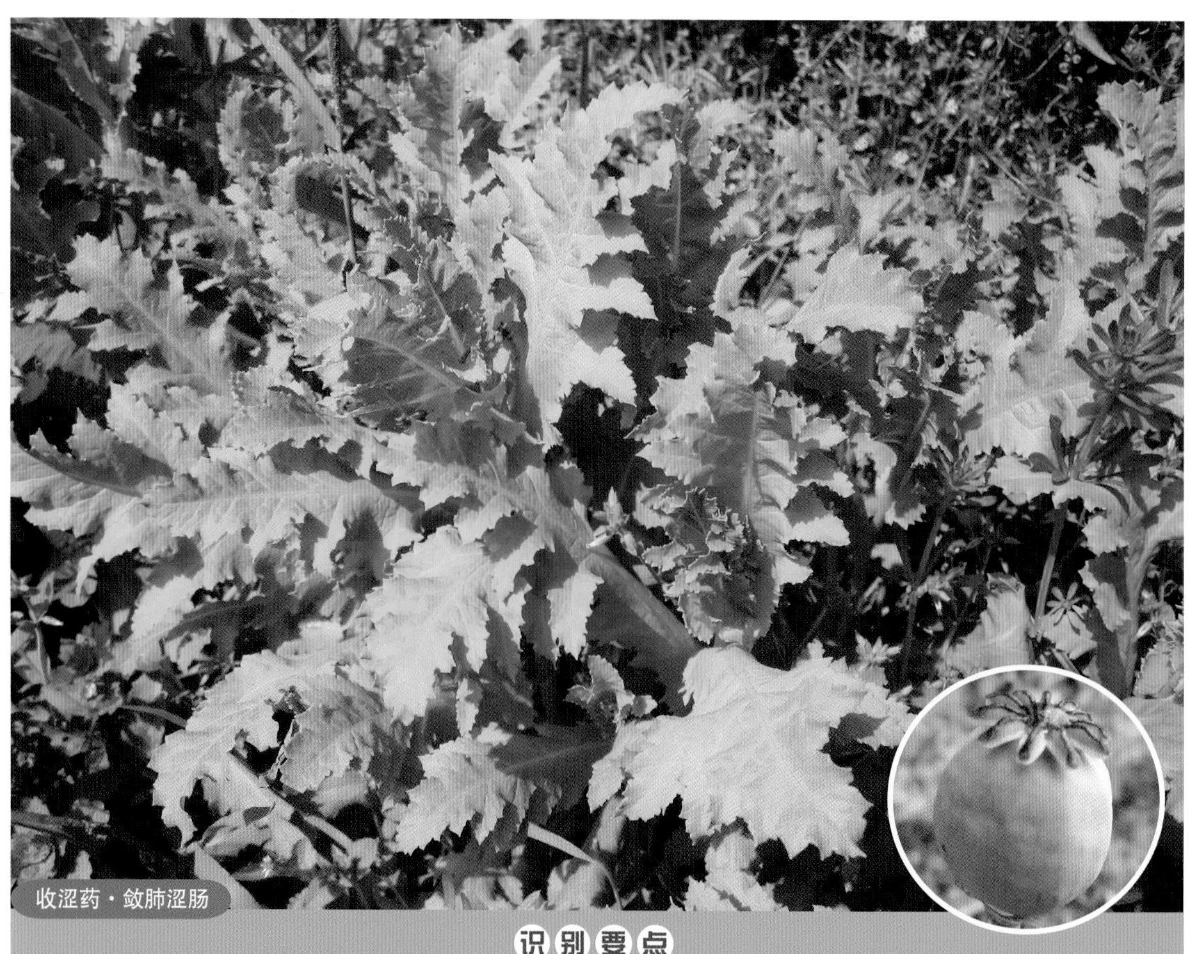

收涩药・敛肺涩肠

识别要点

①茎平滑，被有白粉。②叶互生，灰绿色，无柄，抱茎，长椭圆形。③花大而美丽，萼片2枚，绿色，早落；花瓣4枚，白色、粉红色或紫色。

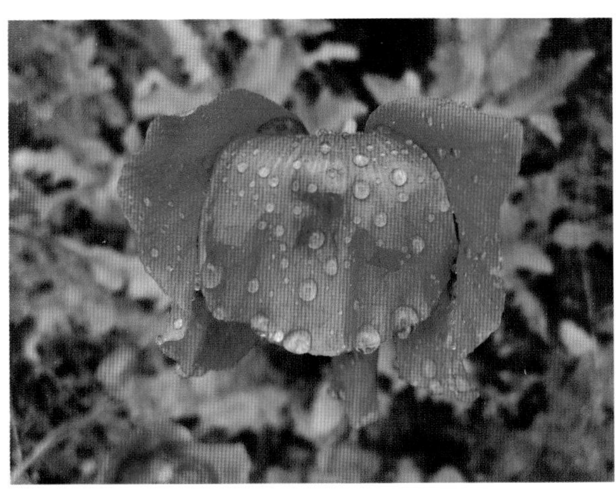

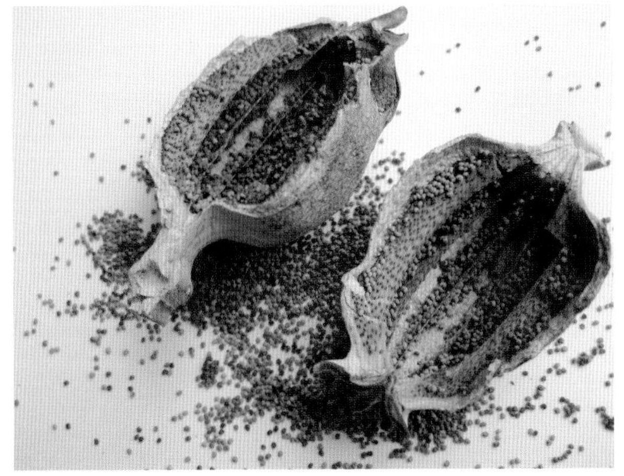

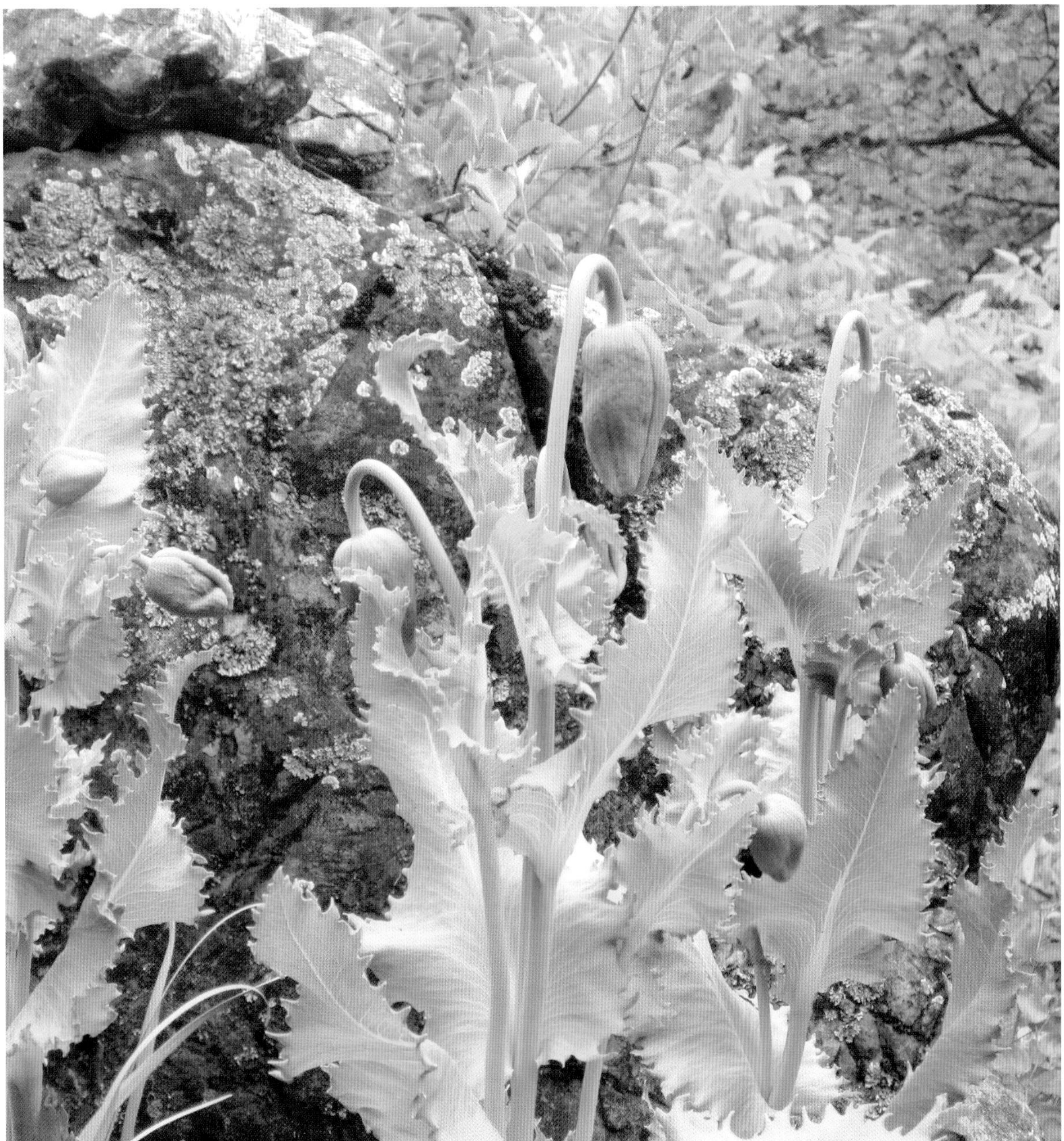

诃子

别名：诃黎、诃梨、诃黎勒、随风子。
来源：为使君子科植物诃子*Terminalia chebula* Retz.等的干燥成熟果实。

【生境分布】生长于疏林中或阳坡林缘。主产于广东、云南、广西等地。

【采收加工】秋、冬二季果实成熟时采收，除去杂质，晒干。

【性味功用】苦、酸、涩，平。归肺、大肠经。涩肠敛肺，敛肺止咳，降火利咽。用于久泻久痢，便血脱肛，肺虚喘咳，久嗽不止，咽痛音哑。3～10克。

【精选验方】①大叶性肺炎：诃子肉、瓜蒌各15克，百部9克，为1日量，水煎分2次服。②急慢性湿疹：诃子10克，捣烂，加水1500毫升，小火煎至500毫升，再加米醋500毫升，煮沸即可，取药液浸渍或湿敷患处，每次30分钟，每日3次，每日1剂。③失音：诃子肉12克，桔梗15克，甘草5克，射干10克，前三味各一半炒一半生用，合射干共水煎服。

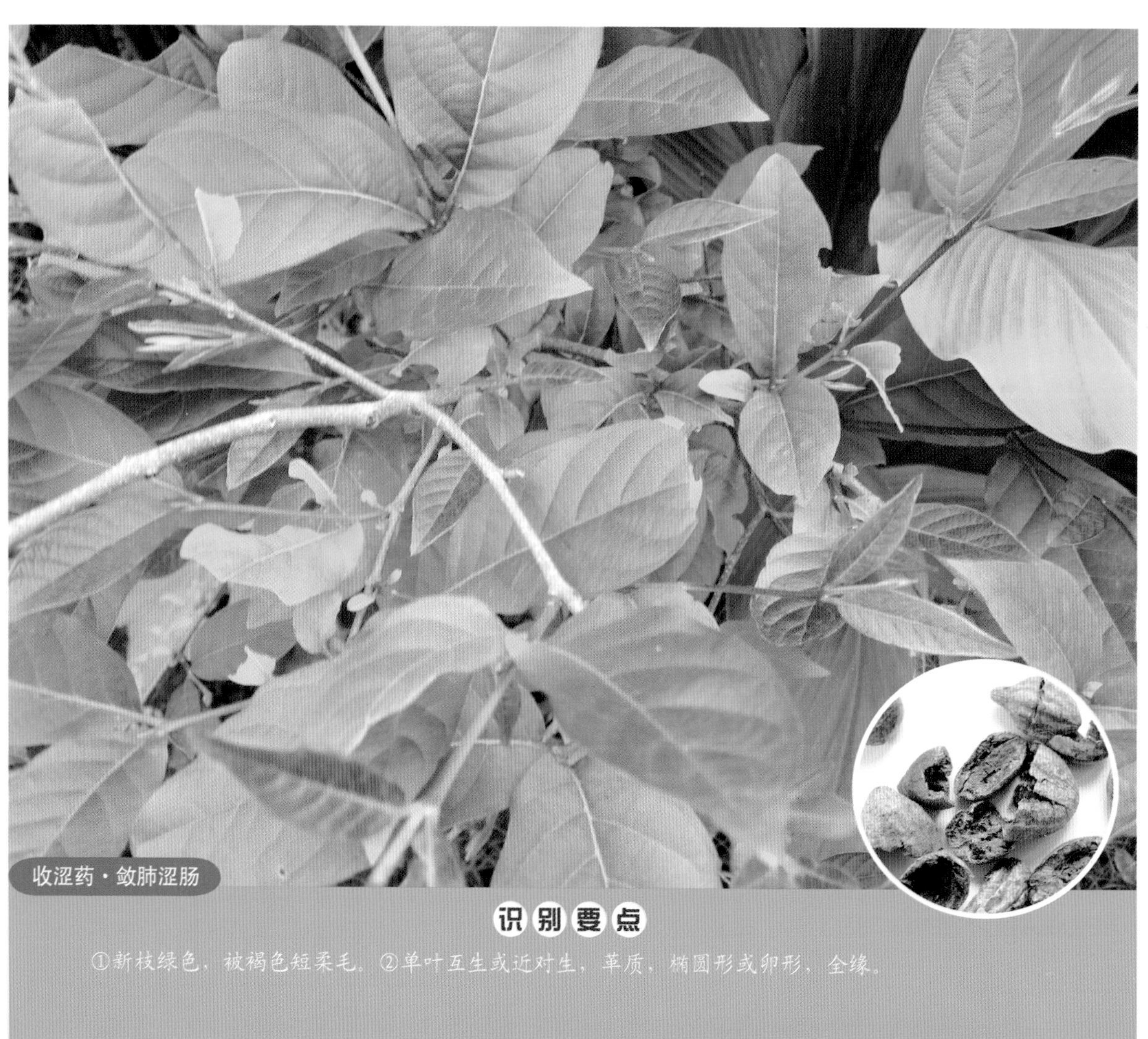

收涩药·敛肺涩肠

识别要点

①新枝绿色，被褐色短柔毛。②单叶互生或近对生，革质，椭圆形或卵形，全缘。

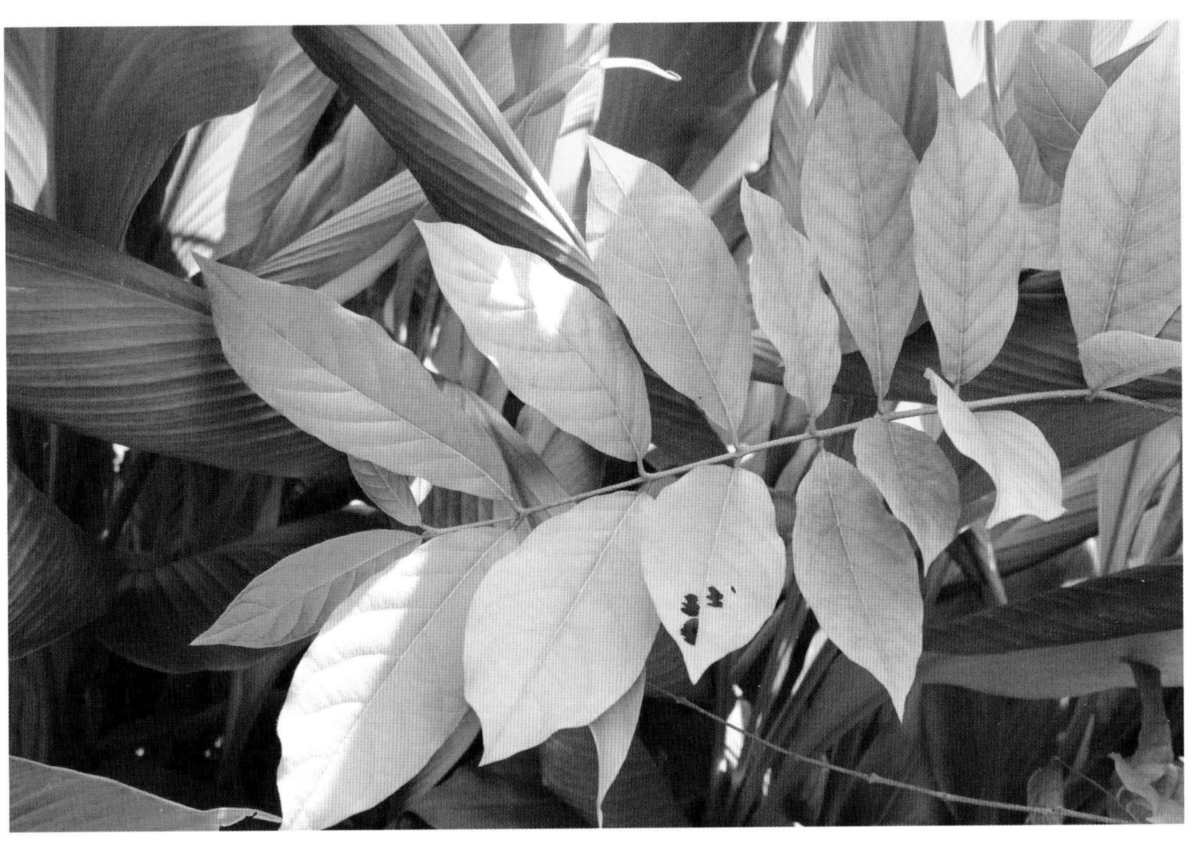

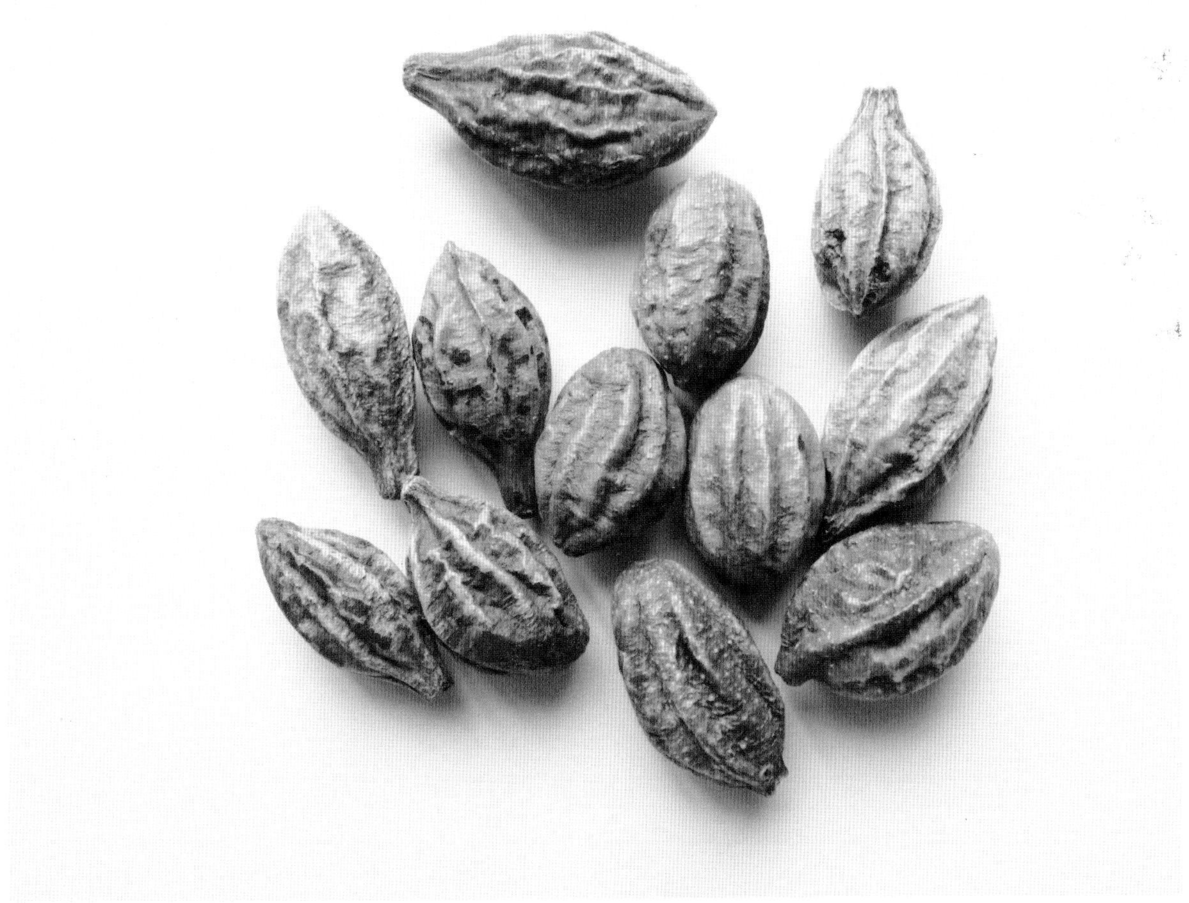

石榴皮

别名：安石榴、石榴壳、酸榴皮、西榴皮、酸石榴皮。
来源：为石榴科植物石榴*Punica granatum* L.的干燥果皮。

【生境分布】生长于高原山地、乡村的房舍前后。主产于江苏、湖南、山东、四川、湖北及云南等地。

【采收加工】秋季果实成熟后收集果皮，晒干。

【性味功用】酸、涩，温。归大肠经。涩肠止泻，止血，驱虫。用于久泻，久痢，便血，脱肛，崩漏，白带，虫积腹痛。3～9克。

【精选验方】①水火烫伤：石榴皮适量，研末，麻油调搽患处。②驱绦虫、蛔虫：石榴皮、槟榔各等份，研细末，每次服10克（小儿酌减），每日2次。③腹泻：石榴皮15克，水煎后加红糖或白糖饮服，每日2次，餐前服用。④鼻出血：石榴皮30克，水煎服。⑤便血：石榴皮适量，炒干研末，每次服9克，每日3次，开水送服。⑥外伤出血：石榴皮20克，桂圆核10克，加冰片0.3克和匀，敷患处。

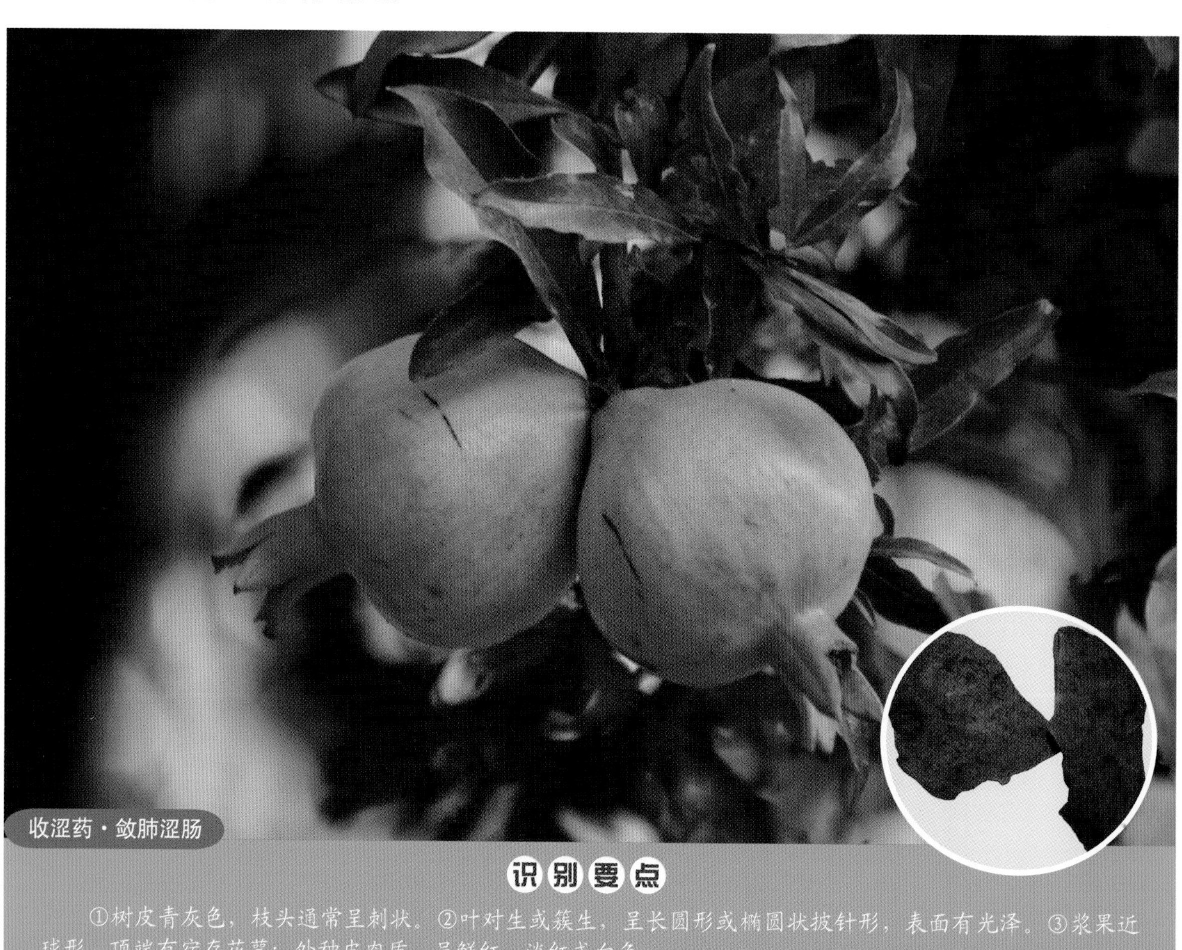

收涩药·敛肺涩肠

识别要点

①树皮青灰色，枝头通常呈刺状。②叶对生或簇生，呈长圆形或椭圆状披针形，表面有光泽。③浆果近球形，顶端有宿存花萼；外种皮肉质，呈鲜红、淡红或白色。

肉豆蔻

别名：玉果、肉果、豆蔻、迦拘勒。
来源：为肉豆蔻科植物肉豆蔻*Myristica fragrans* Houtt.的干燥种仁。

【生境分布】主产于马来西亚、印度尼西亚、斯里兰卡等国。

【采收加工】栽培后约7年开始结果。每年在11～12月及4～6月采收成熟果实，将肉质果皮纵剖开，有红色网状的假种皮包围着种子，将假皮剥干，再击破壳状种皮，取出种仁，浸于石灰水中一天以防虫蛀，取出低温烘干。

【性味功用】辛，温。归脾、胃、大肠经。温中行气，涩肠止泻。用于脾胃虚寒，久泻不止，脘腹胀痛，食少呕吐。3～10克。

【精选验方】①脾虚泄泻、肠鸣不食：肉豆蔻1枚，挖小孔，入乳香3小块在内，以面裹煨，面熟为度，去面，碾为细末。每次5克，米饮送下，小儿0.25克。②五更泄泻：肉豆蔻10克，吴茱萸、五味子各6克，补骨脂8克，水煎服。

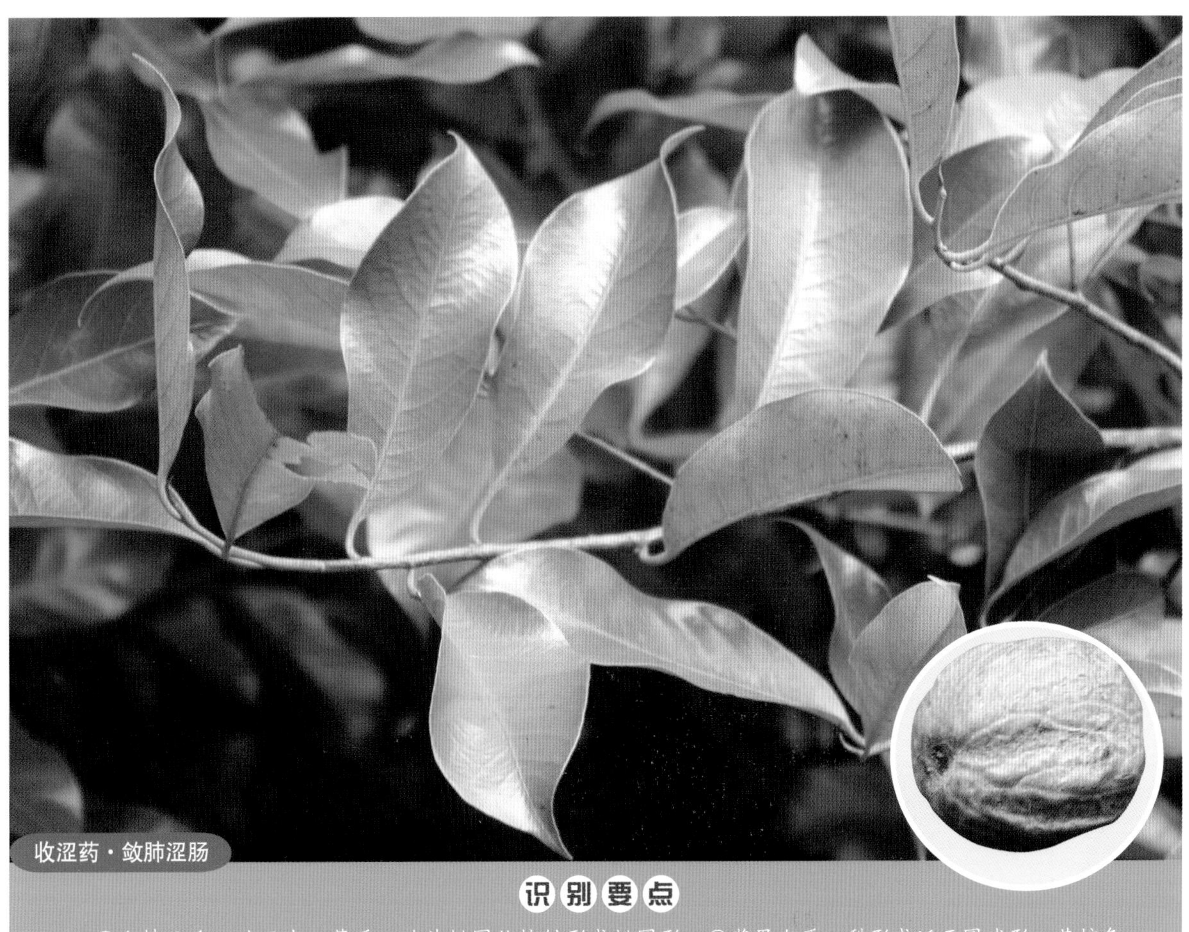

识别要点

①全株无毛。叶互生，革质，叶片椭圆状披针形或椭圆形。②浆果肉质，梨形或近于圆球形，黄棕色，成熟时纵裂成两瓣。

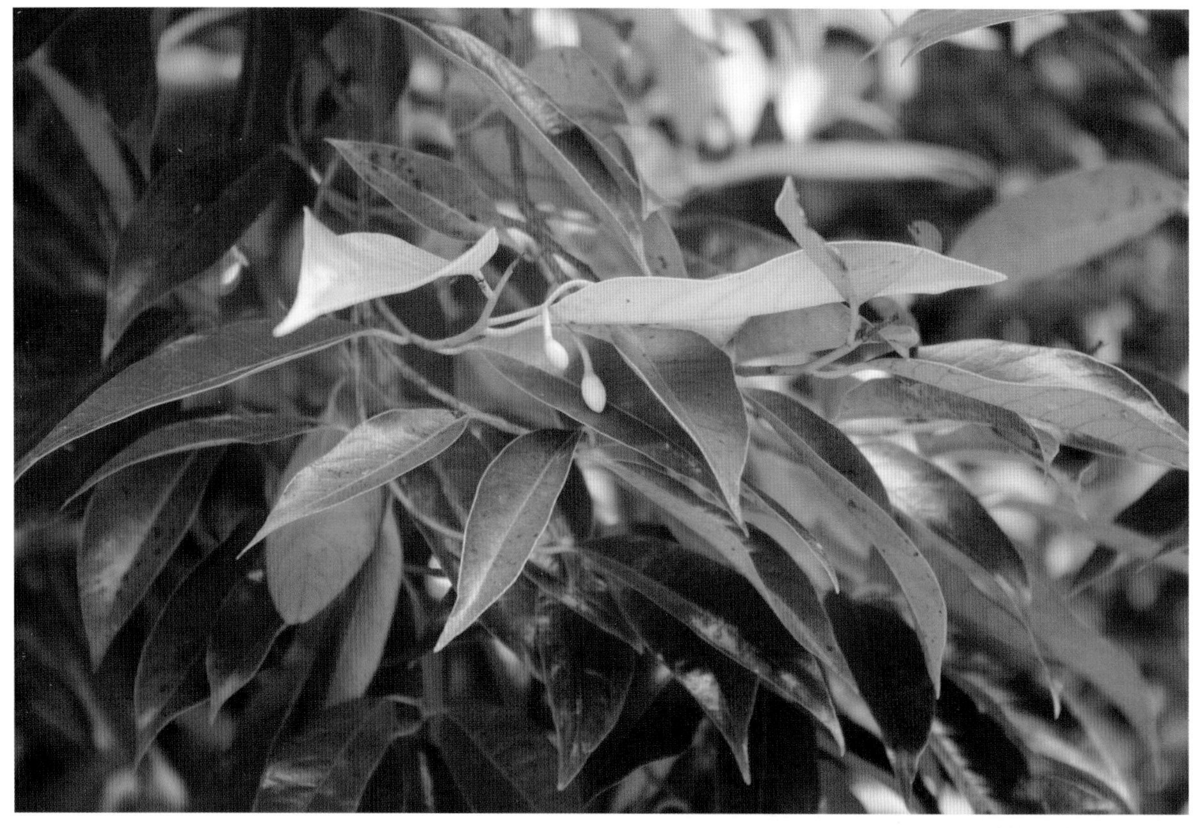

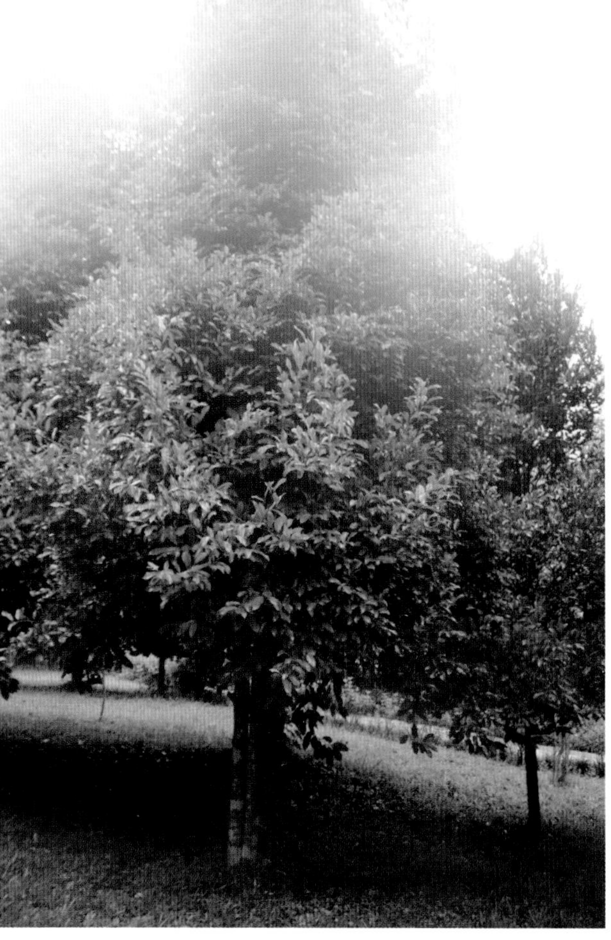

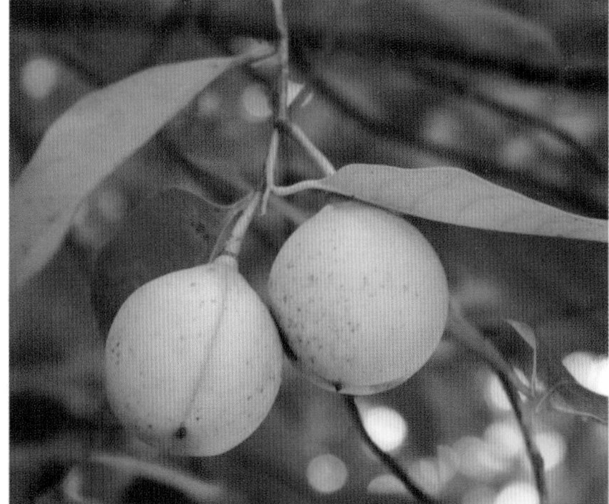

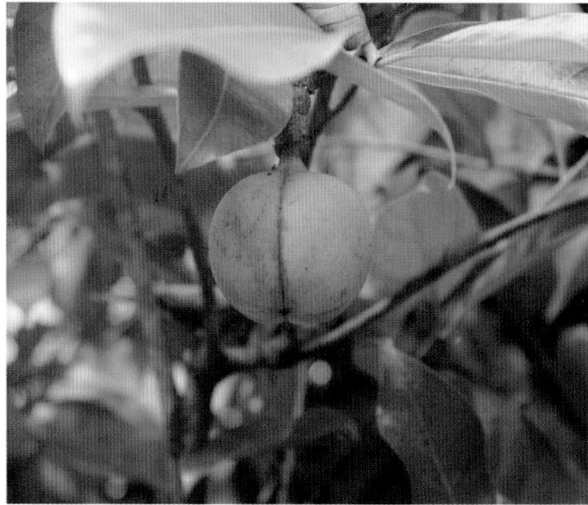

山茱萸

别名：药枣、萸萸肉、实枣儿。
来源：为山茱萸科植物山茱萸*Cornus officinalis* Sieb. et Zucc.的干燥成熟果肉。

【生境分布】生长于山沟、溪旁或较湿润的山坡。主产于浙江、河南、安徽、陕西、山东、四川、山西等地。

【采收加工】秋末冬初果皮变红时采收果实，用文火烘或置沸水中略烫后，及时除去果核，干燥。

【性味功用】酸、涩，微温。归肝、肾经。补益肝肾，涩精固脱。用于眩晕耳鸣，腰膝酸痛，阳痿遗精，遗尿尿频，崩漏带下，大汗虚脱，内热消渴。6～12克。

【精选验方】①自汗、盗汗：山茱萸、黄芪、防风各9克，水煎服。②大汗不止、四肢发冷、脉搏微弱、体虚欲脱：山茱萸50～100克，水煎服。③肩周炎：山茱萸35克，水煎分2次服，每日1剂。病情好转后，剂量减为10～15克，煎汤或代茶泡服。④遗尿：山茱萸、茯苓、覆盆子各10克，附子3克，熟地12克，水煎服。

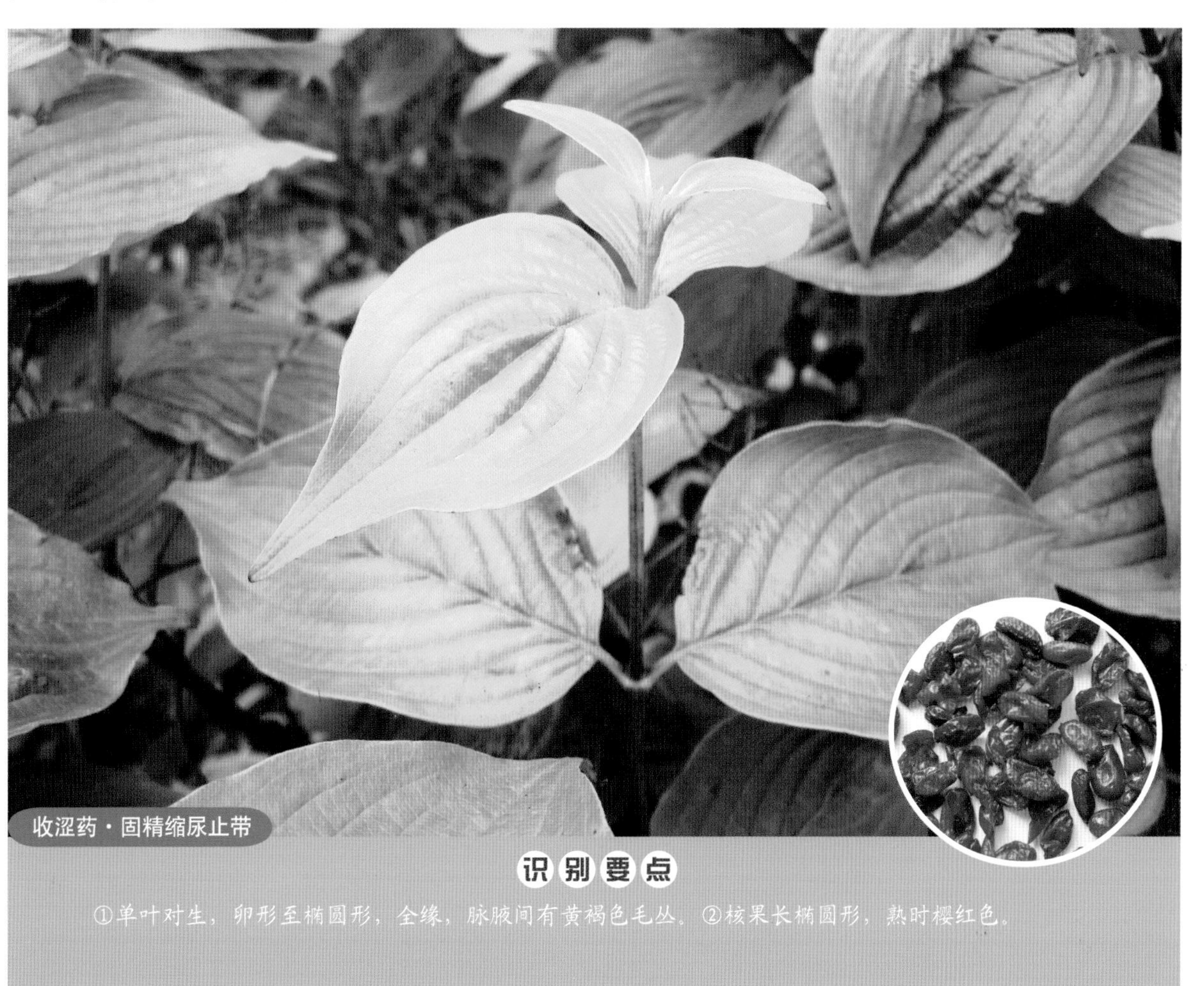

收涩药 · 固精缩尿止带

识别要点

①单叶对生，卵形至椭圆形，全缘，脉腋间有黄褐色毛丛。②核果长椭圆形，熟时樱红色。

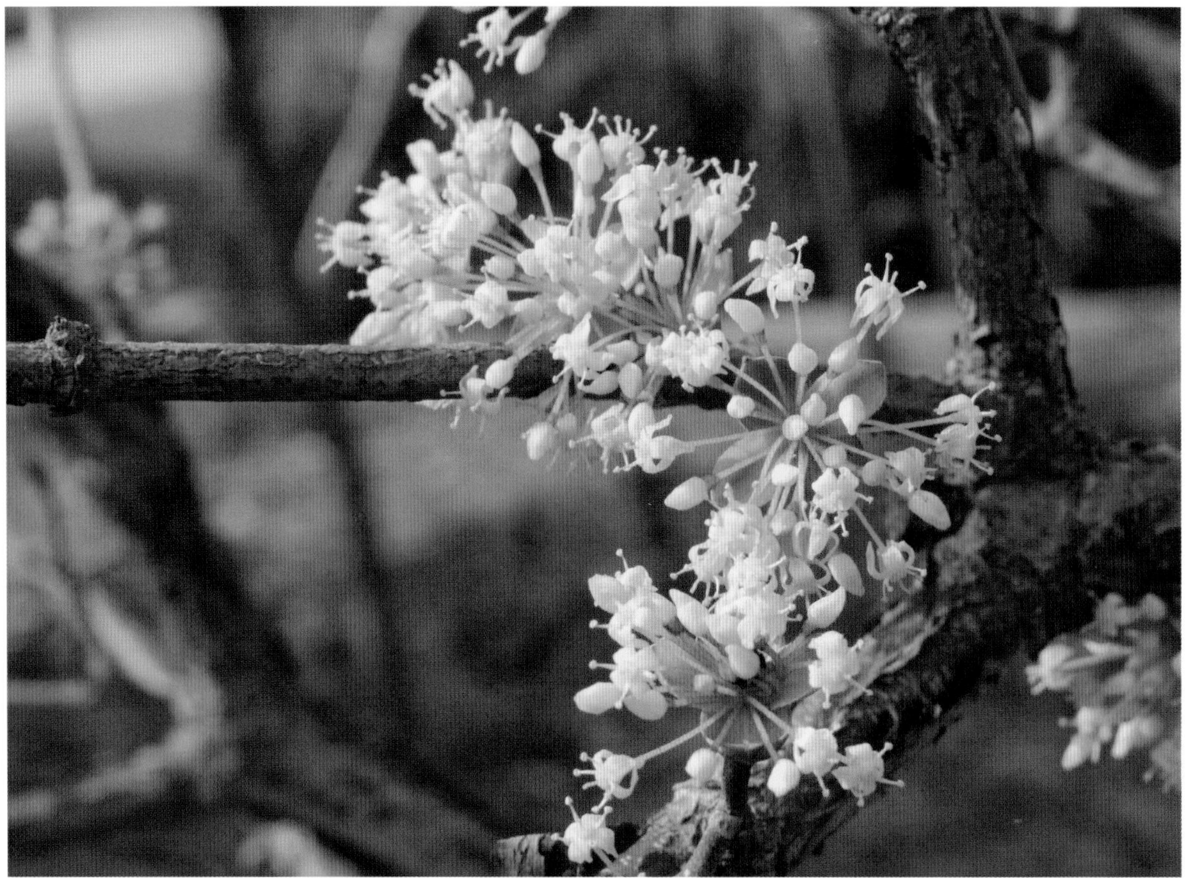

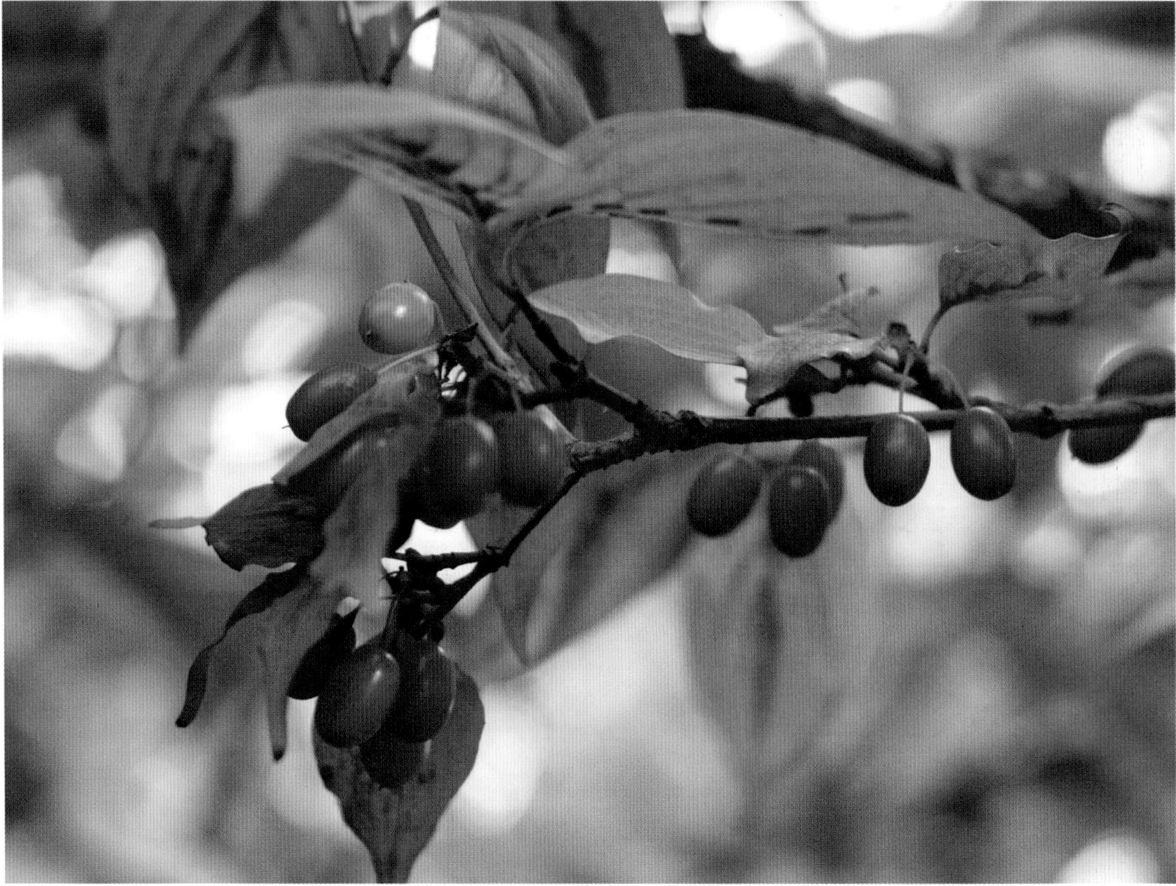